儿科实用药物速查手册

主　编　魏克伦　李玖军

U0393564

科学出版社

北京

内 容 简 介

本书密切结合儿科临床,既包括常用的儿科用药,也包括国内外新药品种,既有西药,也包括常用的中成药。编写形式跳出了以往传统药物性能、成分的描述,而是根据儿科用药特殊性、特色,采用阐述儿科药物特点、适应证、用量、不良反应、注意事项等体例,体现临床实用性。

本书可供各级医院儿科专业医师及实习医师的参考学习。

图书在版编目(CIP)数据

儿科实用药物速查手册 / 魏克伦,李玖军主编. —北京:科学出版社,2020.2

ISBN 978-7-03-064245-5

Ⅰ. ①儿… Ⅱ. ①魏… ②李… Ⅲ. ①小儿疾病–药物–手册 Ⅳ. ①R985-62

中国版本图书馆 CIP 数据核字(2020)第 007898 号

责任编辑:郝文娜 / 责任校对:张 娟

责任印制:赵 博 / 封面设计:吴朝洪

科 学 出 版 社 出版

北京东黄城根北街 16 号
邮政编码:100717
http://www.sciencep.com

北京凌奇印刷有限责任公司印刷

科学出版社发行 各地新华书店经销

*

2020 年 2 月第 一 版 开本:880×1230 1/32

2020 年 2 月第一次印刷 印张:22

字数:670 000

POD定价: 99.00元
(如有印装质量问题,我社负责调换)

编者名单

主　编　魏克伦　李玖军

副主编　邹　凝　潘佳丽

编　者（以姓氏笔画为序）

　　　　　王贤柱　刘　艳　孙心竹　李玖军

　　　　　李孝娟　李姝佳　邹　凝　张　涛

　　　　　陈　震　郑笑十　段旭东　徐　骁

　　　　　程　超　潘佳丽　潘梦文　魏克伦

秘　书　王贤柱

前　言

近年来，随着我国儿科临床医药诊治水平的不断提高，我国小儿病死率与伤残率已不断下降，但在国际上与部分发达国家相比仍有差距。为此，儿科医学诊治水平进一步提高对我国仍有重要社会意义。

2004 年，由中华医学会编著的《临床技术操作规范：儿科学分册》中明确提出，小儿药物治疗与成人有明显不同，为了使药物充分发挥治疗作用并避免或减弱不良反应，必须对所使用的药物进行全面了解，掌握它的性能、作用机制、毒副作用，精确地计算剂量并注意适当的用药方法；同时还应考虑患儿的个体特点，如年龄大小、体质强弱、疾病轻重、肝肾功能的好坏，做到合理用药。强调滥用抗生素可因各种毒副作用给患儿造成不良后果，例如卡那霉素、新霉素、庆大霉素等还可引起听神经损害和肾脏损害，尤其是新生儿、早产儿。

在我国儿科疾病的临床诊治中，药物的正确、合理应用与医疗质量密切相关，应给予重视。随着目前国内外临床药学的新发展，儿科医师更应不断提高对儿科药学新进展的认知。医师对药物的适应证、禁忌证、剂量与用法等认知的水平，密切关系到患儿的疗效与病情发展，用药的合理性甚而牵涉患儿病后体质恢复与保健水平，从而具有重要的临床意义。

本书密切结合儿科临床，既包括常用的儿科用药，也包括国内外新药品种的介绍；既有西药，也包括常用的中成药。编写形式跳出了以往传统药物性能、成分的描述，而是根据儿科用药特殊性、特色，采用阐述儿科药物特点、适应证、用法用量、不良反应、注意事项等体例，体现临床实用性。适合各级医院儿科专业医师及实习医师的参考需要，具有临床实用价值。

由于我们的能力有限，本书难免在内容或文字上存在不妥之处，望儿科同道们指教。

魏克伦　李玖军

中国医科大学附属盛京医院

2019 年 8 月

目　　录

第1章

抗 生 素 类

第一节　青 霉 素 类

青霉素　Penicillin

【药物特点】　青霉素通过抑制细菌细胞壁的合成，对细菌起到杀灭作用。

【适应证】

1. 青霉素适用于敏感细菌所致各种感染，如脓肿、菌血症、肺炎和心内膜炎等。青霉素为以下感染的首选药物。

（1）溶血性链球菌感染：如咽炎、扁桃体炎、猩红热、丹毒、蜂窝织炎和产褥热等。

（2）肺炎链球菌感染：如肺炎、中耳炎、脑膜炎和菌血症等。

（3）不产青霉素酶葡萄球菌感染。

（4）炭疽。

（5）破伤风、气性坏疽等梭状芽孢杆菌感染。

（6）梅毒（包括先天性梅毒）。

（7）钩端螺旋体病。

（8）回归热。

（9）白喉。

（10）青霉素与氨基糖苷类药物联合用于治疗草绿色链球菌心内膜炎。

2. 亦可用于治疗流行性脑脊髓膜炎，放线菌病，淋病，咽峡炎，莱姆病，鼠咬热，李斯特菌感染，除脆弱杆菌外的许多厌氧菌感染。

3. 风湿性心脏病或先天性心脏病患者进行口腔、牙科、胃肠道或泌尿生殖道手术和操作前，可用青霉素预防感染性心内膜炎发生。

【用法用量】　青霉素由肌内注射或静脉滴注给药。

1. 小儿　肌内注射，按体重 2.5 万 U/kg，每 12 小时给药 1 次；静脉滴注，每日按体重 5 万～20 万 U/kg，分 2～4 次给药。

2. 新生儿（足月产）　每次按体重 5 万 U/kg，肌内注射或静脉滴注给药；出生第一周每 12 小时 1 次，出生 1 周以上每 8 小时 1 次，严重感染每 6 小时 1 次。

3. 早产儿　每次按体重 3 万 U/kg，出生第一周每 12 小时 1 次，出生 2～4 周每 8 小时 1 次，出生 4 周以后每 6 小时 1 次。

【不良反应】

1. 变态反应　青霉素变态反应较常见，包括荨麻疹等各类皮疹、白细胞减少、间质性肾炎、哮喘发作等；过敏性休克偶见。

2. 毒性反应　少，但静脉滴注大剂量本品或鞘内给药时，可因脑脊液药物浓度过高导致抽搐、肌肉阵挛、昏迷及严重精神症状等（青霉素脑病）。此种反应多见于婴儿、老年人和肾功能不全患者。

3. 赫氏反应　用青霉素治疗梅毒、钩端螺旋体病等疾病时可由于病原体死亡致症状加剧，称赫氏反应。

4. 二重感染　可出现耐青霉素金黄色葡萄球菌、革兰阴性杆菌或念珠菌等二重感染。

【注意事项】

1. 应用本品前需详细询问药物过敏史并进行青霉素皮

肤试验，皮试液为每 1ml 含 500U 青霉素，皮内注射 0.05～0.1ml，20min 后，观察皮试结果，呈阳性反应者禁用。必须使用者脱敏后应用，应随时做好变态反应的急救准备。

2. 对一种青霉素过敏者可能对其他青霉素类药物、青霉胺过敏，有哮喘、湿疹、枯草热、荨麻疹等过敏性疾病患者应慎用本品。

3. 青霉素水溶液在室温不稳定，20U/ml 青霉素溶液 30℃放置 24h 效价下降 56%，青霉烯酸含量增加 200 倍。因此，应用本品须新鲜配制。

4. 大剂量使用本品时应定期检测电解质。

5. 对诊断的干扰：①应用青霉素期间，以硫酸铜法测定尿糖时可能出现假阳性，而用葡萄糖酶法则不受影响。②静脉滴注本品可出现血钠测定值增高。③本品可使血清丙氨酸氨基转移酶或天冬氨酸氨基转移酶升高。

苄星青霉素 Benzathine Benzylpenicillin

【药物特点】 本品为青霉素的二苄基乙二胺盐，抗菌活性成分为青霉素，通过抑制细菌细胞壁合成而发挥杀菌作用。

【适应证】 主要用于预防风湿热复发，也可用于控制链球菌感染的流行。

【用法用量】 肌内注射，小儿 1 次 30 万～60 万 U，2～4 周 1 次。

【不良反应】

1. 变态反应 青霉素所致的变态反应在应用本品中均可能发生，其中以皮疹等变态反应为多，白细胞减少、间质性肾炎、哮喘发作和血清病型反应等少见，严重者（如过敏性休克）偶见。

2. 二重感染 可出现耐青霉素金黄色葡萄球菌、革兰阴性杆菌或念珠菌二重感染。

【注意事项】

1. 该品肌内注射有局部刺激作用，不用于小婴儿。

2. 应询问青霉素过敏史，青霉素过敏者禁用。

3. 用前须做青霉素皮试。

4. 过敏性休克的抢救措施同青霉素。

氨苄西林　Ampicillin

【药物特点】　氨苄西林为广谱半合成青霉素，通过抑制细菌细胞壁合成发挥杀菌作用。

【适应证】　该品主要用于治疗由敏感的金黄色葡萄球菌、溶血性链球菌、淋球菌、脑膜炎球菌及白喉杆菌、百日咳杆菌、流感杆菌、沙门菌属、痢疾杆菌等引起的感染性疾病，如呼吸道感染（肺炎、急慢性支气管炎、百日咳等）、胃肠炎及消化道感染（肝、胆感染性疾病，急慢性胃肠炎，细菌性痢疾、伤寒及副伤寒等）、泌尿道感染（淋病、尿道炎、膀胱炎等）、软组织感染和败血症、脑膜炎、心内膜炎。

【用法用量】

1. 口服给药　每日 25mg/kg，分 2～4 次空腹服用。

2. 肌内注射　每日 50～100mg/kg，分 4 次给药。

3. 静脉给药

（1）小儿：每日 100～200mg/kg，分 2～4 次给药。每日最高剂量为 300mg/kg。

（2）足月产、新生儿：1 次 12.5～25mg/kg。出生第 1、2 日，每 12 小时 1 次；出生第 3 日至第 2 周，每 8 小时 1 次；出生第 2 周以后，每 6 小时 1 次。

（3）早产儿：1 次 12.5～50mg/kg，第 1 周，每 12 小时 1 次；1～4 周，每 8 小时 1 次；4 周以上，每 6 小时 1 次。

4. 鞘内注射　脑膜炎，婴幼儿（0～2 岁），5mg；儿童（3～12 岁），10mg。

【不良反应】　可引起皮疹、寒战、面部潮红或苍白、气喘、呼吸困难、心悸、胸闷、发绀、腹痛、过敏性休克等。口服后，少数患儿可出现恶心、呕吐和腹泻，少数患儿可有白细胞减少。暂时性血清转氨酶升高，也可有急性腮腺肿大，全身散在出血点，肾功能异常。大剂量氨苄西林静脉给药可发生抽搐等神经系统毒性症状，婴儿应用氨苄西林后可出现颅内压增高，表现为前囟隆起。

【注意事项】

1. 患者每次开始应用药品前，必须先进行青霉素皮肤试验。

2. 对头孢菌素类药物过敏者及有哮喘、湿疹、枯草热、荨麻疹等过敏性疾病史者慎用。

3. 药品与其他青霉素类药物之间有交叉过敏性。若有变态反应产生，则应立即停用该品，并采取相应措施。

4. 肾功能减退者应根据血浆肌酐清除率调整剂量或给药间期。

5. 对怀疑为伴梅毒损害的淋病患者，在使用药品前应进行暗视野检查，并至少在4个月内，每个月接受血清试验1次。

6. 长期或大剂量应用药品者，应定期检查肝、肾、造血系统功能和检测血清钾或钠。

7. 对实验室检查指标的干扰

（1）硫酸铜法尿糖试验可呈假阳性，但葡萄糖酶试验法不受影响。

（2）可使血清丙氨酸氨基转移酶或天冬氨酸氨基转移酶测定值升高。

阿莫西林 Amoxicillin

【药物特点】 阿莫西林为半合成广谱青霉素类药，抗菌谱及抗菌活性与氨苄西林基本相同，但其耐酸性较氨苄西林强，其杀菌作用较后者强而迅速，但不能用于脑膜炎的治疗。半衰期约为 61.3min。阿莫西林在酸性条件下稳定，胃肠道吸收率达 90%，较氨苄西林吸收更迅速完全，除对志贺菌效果较氨苄西林差以外，其余效果相似。阿莫西林杀菌作用强，穿透细胞壁的能力也强。口服后药物分子中的内酰胺基立即水解生成肽键，迅速和菌体内的转肽酶结合使之失活，切断了菌体依靠转肽酶合成糖肽用来建造细胞壁的唯一途径，使细胞细胞迅速成为球形体而破裂溶解，菌体最终因细胞壁损失，水分不断渗透而胀裂死亡。对大多数致病的革兰阳性菌和革兰阴性菌（包括球菌和杆菌）均有强大的抑菌和杀菌作用。其中对肺炎链球菌、溶血性链球菌等链球菌属、不产青霉素酶葡萄球菌、粪肠球菌等需氧革兰阳性球菌，大肠埃希菌、奇异变形菌、沙门菌属、流感嗜血杆菌、淋病奈瑟菌等需氧革兰阴性菌的不产 β-内酰胺酶菌株及幽门螺杆菌具有良好的抗菌活性。血液透析能清除部分药物，但腹膜透析无清除本品的作用。

【适应证】

1. 阿莫西林适用于敏感细菌（不产 β-内酰胺酶菌株）所致的下列感染。

（1）溶血链球菌、肺炎链球菌、葡萄球菌或流感嗜血杆菌所致中耳炎、鼻窦炎、咽炎、扁桃体炎等上呼吸道感染。

（2）大肠埃希菌、奇异变形杆菌或粪肠球菌所致的泌尿生殖道感染。

（3）溶血链球菌、葡萄球菌或大肠埃希菌所致的皮肤软组织感染。

（4）溶血链球菌、肺炎链球菌、葡萄球菌或流感嗜血杆菌所致急性支气管炎、肺炎等下呼吸道感染。

2. 急性单纯性淋病。

3. 可用于治疗伤寒、其他沙门菌感染、伤寒带菌者及钩端螺旋体病。

4. 阿莫西林亦可与克拉霉素、兰索拉唑三联用药根除胃、十二指肠幽门螺杆菌，降低消化道溃疡复发率。

【用法用量】

1. 口服 小儿每日 20～40mg/kg，每 8 小时 1 次服用。治疗无并发症的急性尿路感染可给予单次口服本品 3g 即可，也可于 10～12h 后再增加 1 次 3g 剂量。单次 3g 剂量也可用以预防感染性心内膜炎或治疗单纯性淋病，前者于口腔内手术（如拔牙）前 1h 给予，后者常加用丙磺舒 1g。新生儿和早产儿 1 次口服 50mg，每 12 小时 1 次；感染严重者可每 8 小时 1 次。

2. 肌内注射 1 次 0.5～1g，每日 3～4 次。

3. 静脉滴注 1 次 0.5～1g，每日 3～4 次。

【不良反应】 临床应用阿莫西林的不良反应发生率为 5%～6%，因反应而停药者约 2%。其主要不良反应如下。

1. 变态反应症状 可出现药物热、荨麻疹、皮疹和哮喘等，尤易发生于传染性单核细胞增多症者。少见过敏性休克。

2. 消化系统症状 多见腹泻、恶心、呕吐等症状，偶见假膜性结肠炎等胃肠道反应。

3. 血液系统症状 偶见嗜酸性粒细胞增多、白细胞减少、血小板减少、贫血等。

4. 皮肤黏膜反应 偶见斑丘疹、渗出性多形性红斑、Lyell 综合征、剥脱性皮炎。

5. 肝、肾功能紊乱 少数患儿用药后偶见血清氨基转移酶轻度升高、急性间质性肾炎。

6. 其他 兴奋、焦虑、失眠、头晕及行为异常等中枢神经系统症状。长期使用本药可出现由念珠菌或耐药菌引起的二重感染。

静脉注射量大时可见惊厥、嗜酸性粒细胞增多。在服用阿莫西林的过程中，如果出现皮疹等变态反应或严重的消化系统不良反应，如腹泻、呕吐等，必须立刻停药。

【注意事项】

1. 对一种青霉素过敏者可能对其他青霉素过敏，也可能对青霉胺或头孢菌素过敏，用药前必须做青霉素皮肤试验，阳性者禁用。

2. 传染性单核细胞增多症、淋巴细胞性白血病、巨细胞病毒感染、淋巴瘤等患者禁用。哮喘、湿疹、枯草热、荨麻疹等过敏性疾病史者；疱疹病毒感染者，尤其是传染性单核细胞增多症患者(可增强皮肤不良反应的危险性)应慎用。

3. 用含硫酸铜的片状试剂（R）、费林溶液测定尿糖时可能会导致假阳性反应；少数患者用药后可出现血清转氨酶升高、嗜酸性粒细胞增多和白细胞减少。

4. 孕妇和哺乳期妇女及 3 月龄以下儿童慎用。晚期妊娠孕妇应用后，可使血浆中结合的雌激素浓度减少，但对游离的雌激素和孕激素无影响。本品可经乳汁排出，乳母使用本品后可使婴儿致敏。

美洛西林　Mezlocillin

【药物特点】　美洛西林为半合成青霉素类抗生素。

【适应证】　用于大肠埃希菌、肠杆菌属、变形杆菌等革兰阴性杆菌中敏感菌株所致的呼吸系统、泌尿系统、消化系统、妇科和生殖器官等感染，如败血症、化脓性脑膜炎、腹膜炎、骨髓炎、皮肤和软组织感染，以及眼、耳、鼻、喉感染。

【用法用量】　儿童按体重每日 0.1～0.2g/kg，严重感染者可增至 0.3g/kg；肌内注射每日 2～4 次，静脉滴注按需要每 6～8 小时 1 次，其剂量根据病情而定，严重者可每 4～6 小时静脉注射 1 次。

【不良反应】　主要有食欲缺乏、恶心、呕吐、腹泻、肌内注射有局部疼痛和皮疹，且多在给药过程中发生，大多程度较轻，不影响继续用药，重者停药后上述症状迅速减轻或消失。少数病例可出现血清氨基转移酶、碱性磷酸酶升高及嗜酸性粒细胞一过性增多。中性粒细胞减少、低钾血症等极为罕见。

【注意事项】 对青霉素过敏者禁用。对其他 β-内酰胺类抗生素（例如头孢菌素）过敏者，在可能出现交叉过敏禁用。

长期或重复使用本药可导致耐药细菌或酵母样真菌的重度感染。任何原因引起的严重电解质紊乱的患者使用本药时，应注意本药中所含钠的影响。过敏性体质患者（例如支气管哮喘、枯草热或荨麻疹）由于增大了变态反应出现的机会，使用时必须谨慎。

磺苄西林 Sulfacillin

【药物特点】 磺苄西林为半合成的广谱青霉素，属磺基青霉素类。其抗菌作用机制与其他青霉素类药相似，系通过与细菌青霉素结合蛋白（PBPs）结合，干扰细菌细胞壁的合成而起抗菌作用。

【适应证】 磺苄西林临床上主要用于铜绿假单胞菌、变形杆菌、大肠埃希菌等敏感菌引起的下列感染。

1. 呼吸系统感染 如急慢性支气管炎、支气管扩张、支气管肺炎、肺炎等。

2. 腹腔感染 如腹膜炎、胆囊炎、胆管炎等。

3. 泌尿系统感染 如肾盂肾炎、膀胱炎、尿道炎等。

4. 妇产科感染 如子宫附件炎、盆腔炎等。

5. 浅表性化脓性疾病 如毛囊炎、蜂窝织炎、扁桃体炎、术后创口感染、外伤性或烧伤性感染等。

6. 其他 败血症、亚急性细菌性心内膜炎、中耳炎、腮腺炎、副鼻窦炎等。

【用法用量】 儿童：肌内注射，每日 40~80mg/kg，分 2~4 次给予；静脉给药，每日 40~80mg/kg，分 2~4 次静脉滴注或静脉注射。

【不良反应】 磺苄西林变态反应常见。严重的过敏性休克（Ⅰ型变态反应）的发生率为 0.004%～0.04%，其病死率可达 10%。血清病型反应（Ⅲ型变态反应）亦非少见，发生率为 1%～7%。其他变态反应尚有溶血性贫血（Ⅱ型变态反应）、药疹、接触性皮炎、哮喘发作等。

1. 毒性反应　磺苄西林钠肌内注射区域可发生周围神经炎。大剂量注射可引起口周、面部和四肢皮肤发麻，严重时有肌颤、抽搐等神经毒性反应，此反应尤易见于婴儿、老年人和肾功能减退患者。

2. 赫氏反应　在应用磺苄西林钠治疗梅毒或其他感染时可有症状加剧现象，称赫氏反应。

3. 血液学改变　静脉注射磺苄西林钠偶可产生中性粒细胞、白细胞减少。

4. 肝功能改变　少数患者使用该品后可出现肝酶升高，肝活检显示非特异性肝炎，停药后症状消失。

5. 消化道反应　用药后可出现恶心、呕吐、腹胀、腹泻、食欲缺乏、上腹部灼热感等胃肠道症状。

6. 二重感染　磺苄西林钠治疗期间可出现革兰阴性杆菌或白念珠菌感染，念珠菌过度繁殖可使舌苔呈棕色甚至黑色。

7. 其他　磺苄西林钠滴注浓度过大或过快，在注射部位可能引起疼痛、硬结等。

【注意事项】 有青霉素类药物过敏史或青霉素皮肤试验阳性患者禁用。

对一种青霉素过敏者可能对其他青霉素类药物、青霉胺过敏，有青霉素过敏性休克史者 5%～7%可能存在对头孢菌素类药物交叉过敏。

慎用：①有哮喘、湿疹、枯草热、荨麻疹等过敏性疾病史者；②孕妇及哺乳期妇女；③严重肝、肾功能障碍者。

哌拉西林/他唑巴坦　Piperacillin/Tazobactam

【药物特点】　哌拉西林为广谱半合成青霉素类抗生素，他唑巴坦为 β-内酰胺酶抑制药。

【适应证】　本品适用于对哌拉西林耐药，用于哌拉西林/他唑巴坦敏感的产 β-内酰胺酶细菌引起的中、重度下述感染。

1. 由耐哌拉西林、产 β-内酰胺酶的大肠埃希菌和拟杆菌属（脆弱拟杆菌、卵形拟杆菌、多形拟杆菌或普通拟杆菌）所致的阑尾炎（伴发穿孔或脓肿）和腹膜炎。

2. 由耐哌拉西林、产 β-内酰胺酶的金黄色葡萄球菌所致的非复杂性和复杂性皮肤及软组织感染，包括蜂窝织炎、皮肤脓肿、缺血性或糖尿病性足部感染。

3. 由耐哌拉西林、产 β-内酰胺酶的大肠埃希菌所致的产后子宫内膜炎或盆腔炎性疾病。

4. 由耐哌拉西林、产 β-内酰胺酶的流感嗜血杆菌所致的社区获得性肺炎（限中度）。

5. 由耐哌拉西林、产 β-内酰胺酶的金黄色葡萄球菌所致的中、重度医院获得性肺炎（院内获得性肺炎）。

【用法用量】　对于 12 岁以上儿童，每次 3.375g（含哌拉西林钠 3g 和他唑巴坦钠 0.375g）静脉滴注，每 6 小时 1 次，疗程 7～10d。治疗院内获得性肺炎时，起始量为每次 3.375g，每 4 小时 1 次，疗程 7～14d。同时合并使用氨基糖苷类药物，如果未分离出铜绿假单胞菌，可根据感染程度及病情考虑停用氨基糖苷类药物。12 岁以下儿童的用药剂量尚未正式确定。

【不良反应】

1. 常见不良反应　多发生在本品和氨基糖苷类药物联合疗时，皮肤反应，如皮疹、瘙痒等；消化道反应，如腹泻、恶心、呕吐等；变态反应；局部反应，如注射局部刺激反应、疼痛、静脉炎、血栓性静脉炎和水肿等；其他反应，如血小板减少、胰腺炎、发热、发热伴嗜酸性粒细胞增多、腹泻或转氨酶升高等。

2. 尚可见下列不良反应　腹泻、便秘、恶心、呕吐、腹痛、消化不良等；斑丘疹、疱疹、荨麻疹、湿疹、瘙痒等；烦躁、头晕、焦虑等；其他反应：如鼻炎、呼吸困难等。

【注意事项】

1. 交叉过敏　对其他青霉素类、头孢菌素类、头霉素类、灰黄霉素或青霉胺过敏者，对本药也可能过敏。

2. 禁忌证　对本药任一成分过敏者；对青霉素类、头孢类抗生素或 β-内酰胺酶抑制药过敏者。

3. 慎用　严重肝、肾功能障碍者；有过敏史或高度过敏性体质者；有出血史者；溃疡性结肠炎、克罗恩病或假膜性肠炎者。

药物对儿童的影响：12 岁以下儿童的用药安全性及剂量尚未正式确定。

药物对妊娠的影响：美国食品药品监督管理局（FDA）对本药的妊娠安全性分级为 B 级。

药物对哺乳的影响：尚不明确。

4. 药物对检验值或诊断的影响　直接抗球蛋白试验（Coombs）可呈阳性；硫酸铜法测定尿糖时可呈假阳性；少数患者用药后可出现血尿素氮和血清肌酸酐升高、血清氨基转移酶和血清乳酸脱氢酶、血清胆红素升高。

5. 用药前后及用药时应当检查或监测　疗程大于 21d 的患者应定期检查造血功能；肝、肾功能不全者应监测哌拉西林的血药浓度；需要控制盐摄入量的患者在使用本药时，应定期检查血清电解质水平。

阿莫西林/克拉维酸　Amoxicillin/Clavulanic Acid

【药物特点】　本品由阿莫西林和克拉维酸以 7：1 配

比组成的复方制剂,其中阿莫西林与氨苄西林的抗敏感微生物作用类似,主要作用在微生物的繁殖阶段,通过抑制细胞壁黏多肽的生物合成而起作用。克拉维酸具有青霉素类似的β-内酰胺结构,能通过阻断β-内酰胺酶的活性部位,使大部分细菌所产生的这些酶失活,尤其对临床重要的、通过质粒介导的 β-内酰胺酶(这些酶通常与青霉素和头孢菌素的抗药性改变有关)作用更好。

【适应证】

1. 上呼吸道感染 鼻窦炎、扁桃体炎、咽炎。

2. 下呼吸道感染 急性支气管炎、慢性支气管炎急性发作、肺炎、肺脓肿和支气管扩张合并感染。

3. 泌尿系统感染 膀胱炎、尿道炎、肾盂肾炎、前列腺炎、盆腔炎、淋病奈瑟菌尿路感染。

4. 皮肤和软组织感染 疖、脓肿、蜂窝织炎、伤口感染、腹内脓毒病等。

5. 其他感染 中耳炎、骨髓炎、败血症、腹膜炎和术后感染。

【用法用量】

1. 新生儿与 3 月龄以下婴儿 按阿莫西林计算,每 12 小时 15mg/kg。

2. 40kg 以下体重儿童 按阿莫西林计算,一般感染每 12 小时 25mg/kg 或每 8 小时 20mg/kg,较重感染每 12 小时 45mg/kg 或每 8 小时 40mg/kg,均根据病情轻重而定。疗程 7~10d;其他感染剂量减半。

3. 40kg 及以上体重的儿童 可按成人剂量给药。肺炎及其他中度严重感染:口服,1 次 625mg(含阿莫西林 500mg),每 8 小时 1 次,疗程 7~10d。一般感染:1 次 375mg(含阿莫西林 250mg),每 8 小时 1 次,疗程 7~10d。

【不良反应】 少数患者可见恶心、呕吐、腹泻等胃肠道反应,对症治疗后可继续给药。

偶见荨麻疹和皮疹(尤易发生于传染性单核细胞增多症者),若发生,应停止使用本品,对症治疗。

可见过敏性休克、药物热和哮喘等。

偶见血清氨基转移酶升高、嗜酸性粒细胞增多、白细胞减少及念珠菌或耐药菌引起的二重感染。

文献报道,个别患者注射部位出现静脉炎。

【注意事项】 患者每次开始服用本品前,必须先进行青霉素皮肤试验。

对头孢菌素类药物过敏者及有哮喘、湿疹、枯草热、荨麻疹等过敏性疾病史和严重肝功能障碍者慎用。

本品与其他青霉素类和头孢菌素类药物之间有交叉过敏性。若有变态反应产生,则应立即停用本品,采取相应措施。

本品和氨苄西林有完全交叉耐药性,与其他青霉素类和头孢菌素类有交叉耐药性。

肾功能减退者应根据血浆肌酐清除率调整剂量或给药间期;血液透析可影响本品中阿莫西林的血药浓度。

禁用于对本品过敏者,禁用于有青霉素类过敏史者,或对克拉维酸有过敏史者。传染性单核细胞增多症者禁用。

(李孝娟)

第二节　头孢菌素类

一 代 头 孢

头孢唑林　Cefazolin

【药物特点】

1. 头孢唑林钠为半合成的第一代头孢菌素,其抗菌作用机制是与细菌细胞膜上的靶位蛋白,即青霉素结合蛋白

（PBPs）结合（主要作用于 PBP-1、PBP-3），抑制细菌细胞壁生物合成，从而起抗菌作用。

2. 头孢唑林抗菌谱广，除肠球菌属和耐甲氧西林金黄色葡萄球菌外，其他革兰阳性球菌对本药均很敏感。对大肠埃希菌、奇异变形杆菌和肺炎克雷伯菌的抗菌活性较好，对伤寒沙门菌、痢疾志贺菌和奈瑟菌属相当敏感。对金黄色葡萄球菌所致的菌血症的疗效也满意，可作为治疗葡萄球菌感染的心内膜炎的选用药物。

3. 对表皮葡萄球菌、草绿色链球菌、溶血性链球菌和肺炎链球菌效果较青霉素差。

4. 头孢唑林与头孢噻吩、头孢羟氨苄、头孢拉定合用时，因较高的血浆蛋白结合率及较小的分布容积，可使血清药物浓度上升，并且半衰期延长。

【适应证】 用于敏感菌所致呼吸道感染、胆囊炎、肝脓肿、心内膜炎、败血症、扁桃体炎和中耳炎的治疗。

【用法用量】

1. 用法

（1）肌内注射：临用前加灭菌注射用水或 0.9%氯化钠注射液溶解后使用。

（2）静脉注射：临用前加 5～10ml 注射用水完全溶解后于 3～5min 静脉缓慢推注。

（3）静脉滴注：加 5～10ml 注射用水溶解后，再用 0.9%氯化钠或 5%或 10%葡萄糖注射液 50～100ml 稀释后静脉滴注。

2. 用量 每日 25～50mg/kg，分 2～3 次静脉缓慢推注，静脉滴注或肌内注射。对于严重感染，剂量可增至 100mg/（kg·d）。

小儿肾功能减退者应用头孢唑林时，先给予 12.5mg/kg，继以维持量，肌酐清除率 70ml/min 以上时，仍可按正常剂量给予；肌酐清除率 40～70ml/min 时，每 12 小时按体重

12.5～30mg/kg；肌酐清除率 20～39ml/min 时，每 12 小时按体重 3.1～12.5mg/kg；肌酐清除率 5～19ml/min 时，每 24 小时按体重 2.5～10mg/kg。

【不良反应】

1. 肌内注射可引起局部疼痛，静脉注射后少数患者可发生静脉炎。

2. 可有转氨酶升高、BUN 升高和蛋白尿。

3. 可致白细胞减少、嗜酸性粒细胞增多。

4. 变态反应有药疹、药物热。

5. 可致念珠菌的二重感染。

【禁忌证】　对头孢菌素过敏者及有青霉素过敏性休克或即刻反应史者禁用本品。

【注意事项】

1. 交叉变态反应：患者对一种头孢菌素或头霉素（cephamycin）过敏对其他头孢菌素或头霉素也可能过敏。患者对青霉素类、青霉素衍生物或青霉胺过敏也可能对头孢菌素或头霉素过敏。对青霉素过敏患者应用头孢菌素时临床发生变态反应达 5%～7%；如做免疫反应测定时，则青霉素过敏患者对头孢菌素过敏达 20%。对青霉素过敏患者应用本品时应根据患者情况充分权衡利弊后决定。有青霉素过敏性休克或即刻反应者，不宜再选用头孢菌素类。

2. 对诊断的干扰：应用本品和其他头孢菌素的患者抗球蛋白（Coombs）试验可出现阳性；孕妇产前应用这类药物，此阳性反应也可出现于新生儿。当应用本品的患者尿中头孢类含量超过 10mg/ml 时，以磺基水杨酸进行尿蛋白测定可出现假阳性反应。以硫酸铜法测定尿糖可呈假阳性反应。血清丙氨酸氨基转移酶、天冬氨酸氨基转移酶、碱性磷酸酶和血尿素氮在应用本品过程中皆可升高。如采用 Jaffe 反应进行血清和尿肌酐值测定时可有假性增高。

3. 患者有胃肠道疾病史，特别是溃疡性结肠炎、局限性肠炎或抗生素相关性结肠炎(头孢菌素类很少产生假膜性结肠炎)和有肾功能减退应慎用头孢菌素类。

4. 本品与庆大霉素或其他肾毒性抗生素合用有增加肾损害的危险性;对肾功能减退患者应在减少剂量情况下谨慎使用;因本品部分在肝脏代谢,因此,肝功能损害患者也应慎用。

5. 静脉滴注:将本品用灭菌注射用水、生理盐水或葡萄糖注射液溶解后使用,当静脉滴注体积超过 100ml 时不要用注射用水。

6. 本品配制后请避光保存。室温保存不得超过 24h。

7. 本品常温不溶时,可置 37℃加热使其溶解。

8. 如未按本品说明书【储藏】项下的要求储运,偶有产品会出现板结、发黄现象,如发现产品板结或发黄,请勿使用。

【药物相互作用】

1. 丙磺舒可使其血药浓度提高约 30%,有效血药浓度时间延长。

2. 本品与下列药物有配伍禁忌:硫酸阿米卡星、庆大霉素、卡那霉素、妥布霉素、新霉素、盐酸金霉素、盐酸四环素、盐酸土霉素、黏菌素甲磺酸钠、硫酸多黏菌素 B、葡萄糖酸红霉素、乳糖酸红霉素、林可霉素、磺胺异噁唑、氢茶碱、可溶性巴比妥类、氯化钙、葡萄糖酸钙、盐酸苯海拉明和其他抗组胺药、利多卡因、去甲肾上腺素、间羟胺、哌甲酯、琥珀胆碱等。

偶亦可能与下列药品发生配伍禁忌:青霉素、甲氧西林、琥珀酸氢化可的松钠、苯妥英钠、丙氯拉嗪、B 族维生素和维生素 C、水解蛋白。

3. 呋塞米、依他尼酸、布美他尼等强利尿药,卡氮芥、链佐星等抗肿瘤药以氨基糖苷类抗生素与本品合用有增加肾毒性的可能。

【用药过量】　本品无特效拮抗药，药物过量时主要给予对症治疗和大量饮水及补液等。

【超说明书用药】　暂无。

头孢拉定　Cefradine

【药物特点】

1. 头孢拉定为第一代头孢菌素，为广谱抗生素，其作用机制是通过与细菌细胞一个或多个青霉素结合蛋白（PBPs）相结合，抑制细菌分裂细胞的胞壁合成。

2. 头孢拉定口服后吸收迅速，肌内注射吸收虽然较口服差，但持续时间较久。血液透析和腹膜透析可有效清除本药。

3. 对革兰阳性菌包括对青霉素敏感和耐药的金黄色葡萄球菌（耐甲氧西林金黄色葡萄球菌除外）的抗菌作用强于第二代、第三代头孢菌素；对革兰阴性菌的作用不及第二代头孢菌素，更不及第三代头孢菌素。

【适应证】　本药适用于治疗敏感菌所致的急性咽炎、扁桃体炎、中耳炎、支气管炎、肺炎等呼吸道感染、生殖泌尿道感染及皮肤软组织感染等。

【用法用量】

1. 用法

（1）配制肌内注射用药：将 2ml 注射用水加入 0.5g，装瓶内，须做深部肌内注射。

（2）配制静脉注射液：将至少 10ml 注射用水或 5%葡萄糖注射液分别注入 0.5g，装瓶内。于 5min 内注射完毕。

（3）配制静脉滴注液：将适宜的稀释液 10ml 分别注入 0.5g，装瓶内，然后再以氯化钠注射液或 5%葡萄糖液做进一步稀释。

2. 用量

（1）口服给药：儿童，每次 6.25～12.5mg/kg，每 6 小

时 1 次。

（2）肌内注射：小儿（1 岁以上），每次 12.5～25mg/kg，每 6 小时 1 次，深部肌内注射。

（3）静脉给药：小儿（1 岁以上），每次 12.5～25mg/kg，每 6 小时 1 次，静脉滴注或静脉注射。

（4）其他：最高剂量为每次 1g，每 6 小时 1 次。

【不良反应】　头孢拉定毒性轻微，临床应用的不良反应发生率较低。

1. 变态反应　主要为皮疹、药物热等，偶见过敏性休克。

2. 消化系统　恶心、呕吐、腹泻和腹部不适等症状较为多见，偶见假膜性肠炎。

3. 血液系统　少数患者用药后可出现嗜酸性粒细胞增多、白细胞总数或中性粒细胞减少等。

4. 肾毒性　少数患者用药后可出现暂时性尿素氮升高，但尚无严重肾脏毒性反应的报道。

5. 肝毒性　少数患者用药后可出现碱性磷酸酶、血清丙氨酸氨基转移酶和天冬氨酸氨基转移酶一过性升高。

6. 其他　本药肌内注射部位疼痛较明显，有静脉注射后发生静脉炎的报道。

【禁忌证】　头孢菌素和青霉素有部分交叉过敏，对青霉素过敏的患者慎用。对头孢类抗生素过敏者禁用。

【注意事项】

1. 交叉过敏　对一种头孢菌素过敏者对其他头孢菌素类药也可能过敏。对青霉素类、青霉素衍生物过敏者也可能对头孢菌素过敏。

2. 慎用

（1）头孢拉定可透过胎盘屏障，妊娠期妇女慎用。

（2）本药可暂时性改变婴儿的肠道菌群平衡而导致腹泻，哺乳期妇女应慎用。

（3）肝、肾功能不全者慎用。

（4）胃肠道疾病，特别是抗生素相关性肠炎患者慎用。

3. 药物对检验值或诊断的影响　　直接抗人球蛋白（Coombs）试验可呈阳性反应；以硫酸铜法测定尿糖可呈假阳性反应。

4. 其他　　长期用药时应检查肝、肾功能和血常规。

【药物相互作用】　尚不明确。

【用药过量】　应及时停药并给予对症、支持治疗，可通过血液透析和腹膜透析清除头孢拉定。

【超说明书用药】　暂无。

二　代　头　孢

头孢孟多　Cefamandole

【药物特点】

1. 头孢孟多钠为第二代注射用头孢菌素，杀菌力强，抗菌谱广。其作用机制是通过抑制细菌的乙酰转肽酶而干扰细胞壁肽聚糖的合成，使细菌变成丝状或球状，最后溶解，从而起杀菌作用。

2. 对革兰阴性杆菌作用优于第一代头孢菌素，但不及第三代头孢菌素。对革兰阳性球菌的作用与第一代头孢菌素相似或略差，但比第三代头孢菌素强。临床多用于敏感菌所致的尿路感染。当脑膜有炎症时，本药可透过血-脑脊液屏障。

3. 本药血液透析的清除率较高；腹膜透析清除率较低，透析12h只能清除给药量的3.9%。

【适应证】　适用于敏感细菌所致的肺部感染、尿路感染、胆道感染、皮肤软组织感染、骨和关节感染及败血症、腹腔感染等。

具体敏感细菌所致的感染如下。

1. 下呼吸道感染　包括肺炎，由于肺炎链球菌、流感嗜血杆菌、克雷伯菌属、金黄色葡萄球菌（包括耐青霉素酶和不耐青霉素酶）、β-溶血链球菌、奇异变形杆菌所引起的。

2. 泌尿道感染 由于大肠埃希菌、变形杆菌属（包括吲哚基革兰阳性菌和吲哚基革兰阴性菌）、肠杆菌属、克雷伯菌属、D群链球菌（大多数肠球菌属都是耐药的）、表皮葡萄球菌所引起的。腹膜炎，由于大肠埃希菌和肠杆菌属所引起的。

3. 败血症 由于大肠埃希菌、金黄色葡萄球菌（包括耐青霉素酶和不耐青霉素酶）、肺炎链球菌、化脓性链球菌、流感嗜血杆菌、克雷伯菌属引起的，流行性感冒引起的。

4. 皮肤和软组织感染 由于金黄色葡萄球菌（包括耐青霉素酶和不耐青霉素酶）、化脓性链球菌、流感嗜血杆菌、大肠埃希菌、肠杆菌属、奇异变形杆菌引起的。

5. 骨和骨关节感染 由于金黄色葡萄球菌（包括耐青霉素酶和不耐青霉素酶）所引起的。

6. 其他 临床微生物学显示，女性的非淋球菌盆腔炎，下呼吸道感染及皮肤感染都是由需氧菌和厌氧菌所引起的。头孢孟多可通过使细菌裂解治愈这些疾病，大多数类杆菌体内耐药，但对头孢孟多敏感菌珠所引起的感染，头孢孟多仍有较好的疗效。本品在治疗 β-溶血性链球菌感染时疗程不得少于10d。

预防性治疗：本品能够减少术前、术中、术后感染。可有效防止患者术后的感染和潜伏感染，如胃肠手术、剖宫产、子宫切除、高危胆囊切除（如急性胆囊炎、黄疸或胆结石）。

【用法用量】

1. 用法

（1）肌内注射：每1.0g头孢孟多用3ml的稀释剂稀释，振摇至完全溶解。稀释剂可以选用注射用无菌水、0.9%氯化钠注射液。

（2）静脉注射：极严重的感染，如败血症、局部实质脓疮（如腹内脓疮）、腹膜炎或致命性感染，宜静脉注射；肾功能正常者，感染到这些症状时，静脉注射为 3.0～12.0g/d。细菌败血症患者，开始剂量 6～12g/d，然后根据临床反应和化验结果逐渐减少剂量。

如果需进行头孢孟多和氨基糖苷类抗生素联合使用时，必须分别注射于不同部位。不可将头孢孟多和氨基糖苷类混于同一注射器。

（3）静脉推注：每 1.0g 头孢孟多溶于注射用灭菌水、5%葡萄糖溶液或 0.9%氯化钠溶液内。在 3～5min 缓慢静脉推注，或在患者接受静脉注射时，经由导管和以下静脉注射液中注入：0.9%氯化钠注射液，5%葡萄糖注射液，10%葡萄糖注射液，5%葡萄糖和 0.9%氯化钠混合注射液，含 5%的葡萄糖和 0.45%的氯化钠混合注射液，含有 5%的葡萄糖和 0.2%的氯化钠混合注射液，乳酸钠注射液（M/6）。

（4）连续静脉给药：每 1.0g 头孢孟多应稀释至 10ml 的灭菌水溶液中。将头孢孟多溶于以下溶液中的一种内：0.9%氯化钠注射液，5%葡萄糖注射液，10%葡萄糖注射液，5%葡萄糖和 0.9%氯化钠混合注射液，含 5%的葡萄糖和 0.45%的氯化钠混合注射液，含有 5%的葡萄糖和 0.2%的氯化钠混合注射液，乳酸钠注射液（M/6）。

2. 用量

（1）肌内注射：1 月龄以上的婴儿和小儿，每日 50～100mg/kg，分 3～4 次肌内注射。

（2）静脉给药：1 月龄以上的婴儿和小儿，每日 50～100mg/kg，分 3～4 次静脉滴注或静脉注射。

（3）其他：重症感染可增至 0.15g/kg，但不能超成人最大量（成人危及生命的感染或由非敏感性细菌所引起的感染，剂量为 2g/4h 或 12g/d）。

【不良反应】　本药临床应用发生的不良反应较少（约为 7.8%），肾脏毒性比第一代头孢菌素低。

1. 偶见药疹、药物热等变态反应。

2. 少数患者用药后可出现肝功能改变（血清丙氨酸氨基转移酶、血清天冬氨酸氨基转移酶一过性升高）。

3. 少数患者用药后出现可逆性肾损害（血清肌酐和血尿素氮升高）。

4. 肾功能减退者大剂量用药时，由于本药干扰维生素 K 在肝中的代谢，可导致低凝血酶原血症，偶可出现凝血功能障碍所致的出血倾向，凝血酶原时间和出血时间延长等。

5. 肌内或静脉用药时可致注射部位疼痛，严重者可致血栓性静脉炎。

【禁忌证】　对头孢菌素类抗生素过敏者禁用。

【注意事项】

1. 交叉过敏：对一种头孢菌素过敏者对其他头孢菌素类药也可能过敏。对青霉素类、青霉素衍生物或青霉胺过敏者也可能对头孢菌素过敏。

2. 慎用：①孕妇慎用；②头孢孟多可经乳汁排出，有报道本药可以少量进入乳汁，暂时改变婴儿的肠道细菌平衡而导致腹泻，哺乳期妇女应慎用。

3. 1 月龄以下的新生儿和早产儿不推荐应用本药。

4. 药物对检验值或诊断的影响：①可出现直接抗人球蛋白（Coombs）试验阳性；②以硫酸铜法测定尿糖时可呈假阳性，采用葡萄糖酶法测定尿糖则不受影响；③以磺基水杨酸检测尿蛋白时可出现假阳性。

5. 长期用药时应定期检查肝肾功能和血常规；肾功能减退者大剂量用药时，在治疗前和治疗过程中应检测出、凝血时间。

【药物相互作用】

1. 本药与红霉素合用可增加头孢孟多对脆弱类杆菌的体外抗菌活性（高达 100 倍以上）。

2. 本药与庆大霉素或阿米卡星合用对某些革兰阴性杆菌在体外可呈现协同抗菌作用。

3. 丙磺舒可抑制本药从肾小管分泌，同用时可增加本药的血药浓度并延长半衰期。

4. 本药与产生低凝血酶原血症、血小板减少症或胃肠道溃疡的药物同用，可干扰凝血功能和增加出血危险。

5. 本药与氨基糖苷类、多黏菌素类、呋塞米、依他尼酸等强利尿药同用可增加肾毒性。

【用药过量】　大剂量给药时，头孢菌素会引起癫痫发作，特别是患者的肾脏会受到损害。当患者的肾脏功能受到损害时必须将剂量减少（参看用法用量）。如果癫痫发作应立即停止给药，若出现临床症状应给予抗惊厥药治疗，在无法治疗这种过量反应的情况下应考虑使用血液透析治疗。

【超说明书用药】暂无。

头孢呋辛　Cefuroxime

【药物特点】

1. 头孢呋辛为半合成的第二代注射用头孢菌素，其作用机制是通过与 1 个或多个青霉素结合蛋白（PBPs）相结合，抑制细菌分裂细胞的细胞壁合成，从而起杀菌作用。

2. 抗革兰阴性杆菌活性和对革兰阴性杆菌 β-内酰胺酶的稳定性均比第一代头孢菌素强；对革兰阳性球菌（包括产酶耐药金黄色葡萄球菌）的作用与第一代头孢菌素相似或略差，但比第三代头孢菌素强。

3. 本品临床治疗呼吸道、五官、骨、软组织感染及脑膜炎、单纯性尿路感染的临床和细菌学有效率达 70%～100%，预防外伤术后感染也有满意疗效。本品治疗淋球菌感染所致的急性淋病和尿道感染十分有效。

【适应证】　本药适用于治疗敏感菌所致的下列感染。

1. 下呼吸道感染。

2. 尿路感染。

3. 骨和关节感染。

4. 皮肤、软组织感染。

5. 急性化脓性脑膜炎（用于治疗对磺胺类、青霉素或氨苄西林耐药的脑膜炎球菌、流感嗜血杆菌所致脑膜炎）。

6. 败血症等其他严重感染。

7. 耐青霉素菌株所致单纯性淋病。本药也可用于手术前预防用药。

【用法用量】

1. 用法

（1）肌内注射：每 0.25g 用 1.0ml 灭菌注射用水溶解，缓慢摇匀得混悬液后，做深部肌内注射。在同一肌内注射部位，注射量不得超过 750mg。

（2）静脉推注：0.25g 至少用 2.0ml 灭菌注射用水溶解，0.75g 至少用 6.0ml 灭菌注射用水溶解，1.5g 至少用 12.0ml 灭菌注射用水溶解，摇匀后再缓慢静脉推注。

（3）静脉滴注：2.25g 和 2.5g 至少分别用 18.0ml 和 20.0ml 灭菌注射用水溶解，摇匀后静脉滴注。

2. 用量

（1）婴儿与儿童：剂量为按体重 30～100mg/（kg·d），分 3～4 次给药。重症感染，用量不低于 0.1g/（kg·d），但不能超过成人使用的最高剂量（成人常用量为一次 0.75～1.5g，q8）。骨和关节感染，0.15g/（kg·d）（不超过成人使用的最高剂量），分 3 次给药。脑膜炎，0.2～0.24g/（kg·d），分 3～4 次给药。治疗 3d 后，如临床症状改善，可减至 100mg/kg。对于大多数感染，60mg/（kg·d）较为适合。最高剂量不超过 6g/（kg·d）。

（2）新生儿：剂量为 30～100mg/（kg·d），分 2～3 次给药。出生数周的新生儿，其血清中头孢呋辛的半衰期可以是成人的 3～5 倍。

【不良反应】　本药不良反应轻微而短暂，以皮疹为多见，可达 5%左右。约 5%的患者可发生血清氨基转移酶升高、嗜酸性粒细胞增多、血红蛋白降低。肌内注射区疼痛较为多见，但属轻度。静脉炎少见。

【禁忌证】　对头孢菌素类抗生素过敏者禁用。

【注意事项】

1. 交叉过敏　对一种头孢菌素过敏对其他头孢菌素可能过敏；对青霉素类、青霉素衍生物或青霉胺过敏者也可能对头孢菌素过敏。

2. 慎用　①孕妇、哺乳期妇女；②早产儿、新生儿；③有胃肠道疾病病史者，特别是溃疡性结肠炎、局限性肠炎或抗生素相关性假膜性结肠炎；④严重肝、肾功能障碍者；⑤高度过敏性体质者；⑥年老体弱者。

3. 药物对检验值或诊断的影响　①直接抗人球蛋白（Coombs）试验可出现阳性反应；②高铁氰化物血糖试验呈假阴性；③硫酸铜尿糖试验呈假阳性，但葡萄糖酶试验法则不受影响。

【药物相互作用】

1. 本药与氨基糖苷类药合用有协同抗菌作用，但合用时可能增加肾毒性。本药与呋塞米等强利尿药同用可增加肾毒性。

2. 与丙磺舒合用可延长本药血浆半衰期，提高本药的血药浓度。

3. 本药与伤寒活疫苗同用可使机体对伤寒活疫苗的免疫应答减弱，可能的机制是本药对伤寒沙门菌具有抗菌活性。

【用药过量】　服用过多剂量的头孢菌素会导致大脑受刺激及引起惊厥,可用血液透析法或腹膜透析法降低头孢呋辛的血清浓度。

【超说明书用药】 暂无。

头孢替安 Cefotiam

【药物特点】

1. 头孢替安为半合成的注射用第二代头孢菌素，其抗菌作用机制与其他头孢菌素类药相似，主要是通过与细菌细胞 1 个或多个青霉素结合蛋白（PBPs）相结合（头孢替安与 PBP-1、PBP-3 有较高的亲和力），抑制细菌分裂细胞的细胞壁合成，从而起抗菌作用。

2. 头孢替安口服不吸收，药物吸收后，以肺中浓度较高，在其他内脏和肌肉组织中也有一定浓度，但本药不易进入脑脊液中。

3. 头孢替安对革兰阳性球菌的作用与第一代头孢菌素相似或略差，但比第三代头孢菌素强。

【适应证】 适用于治疗敏感菌所致的肺炎、支气管炎、胆道感染、腹膜炎、尿路感染和术后或外伤引起的感染及败血症等。

【用法用量】

1. 用法

（1）本品成分多含有缓冲药无水碳酸钠，溶解时因产生 CO_2，故可酌情减压处理。溶解 1g 时，可向瓶内注入约 5ml 溶解液使其溶解（1g 注射用本品如用作静脉滴注，可加入 100ml 溶解液使其溶解）。

（2）静脉推注：一般将 1g 稀释至 20ml 后注射。可用生理盐水或葡萄糖注射液溶解后使用。

（3）静脉滴注：不可用注射用水稀释，因不能成为等渗溶液。

2. 用量 ①儿童，剂量为 40～80mg/（kg·d）。对小儿败血症、脑脊膜炎等重症和难治性感染，剂量可增至 160mg/（kg·d）。②本品对于早产儿和新生儿是否安全的问题尚未确定。

【不良反应】

1. 变态反应　　多见皮疹、荨麻疹、红斑、瘙痒、发热等变态反应；偶见过敏性休克。

2. 消化道反应　　多见恶心、呕吐、食欲缺乏等症状；偶见假膜性肠炎。

3. 血液系统　　有报道静脉内使用头孢替安可引起低凝血酶原血症。

4. 肝毒性　　少数患者用药后可出现一过性的丙氨酸氨基转移酶和碱性磷酸酶升高。

5. 肾毒性　　少数患者用药后可出现暂时性尿素氮和血清肌酐升高。

6. 中枢神经系统　　有报道大剂量用药可引起眩晕、头痛、倦怠感、肌肉痉挛等症状，尤其多见于肾衰竭者。

7. 长期用药可致菌群交替、二重感染　　表现为口炎、念珠菌病、维生素 K 及维生素 B 缺乏等。

8. 其他　　肌内注射或静脉给药时可致注射部位疼痛、硬结，严重者可致血栓性静脉炎。

【禁忌证】

1. 对本品有休克既往史者。

2. 对本品或对头孢类抗生素有过敏既往史者。

【注意事项】

1. 交叉过敏　　本药与头孢菌素类药有交叉过敏。

2. 慎用　　①对青霉素类抗生素过敏者；②早产儿和新生儿；③严重肾功能不全者；④有慢性胃肠道疾病史者，特别是溃疡性结肠炎、局限性肠炎或抗生素相关性肠炎者；⑤高度过敏性体质者；⑥高龄、体弱者。

3. 药物对妊娠的影响　　孕妇使用本药的安全性尚未确定，应慎用。

4. 药物对哺乳的影响　　哺乳期妇女使用本药的安全性

尚未确定，应慎用。

5. 药物对检验值或诊断的影响　①应用碱性酒石酸铜试液进行尿糖试验时，可呈假阳性；②直接抗人球蛋白（Coombs）试验可呈阳性反应；③使用本药期间用 FRB 法测定的总胆红素水平可出现假性升高(正常值的 2～20 倍)，但用 DPD 法测定则不受影响。

【药物相互作用】　尚不明确。

【用药过量】　如发生药物过量，应立即停用本品，必要时可进行血液透析或腹膜透析。

【超说明书用药】　暂无。

头孢克洛　Cefaclor

【药物特点】

1. 头孢克洛为第二代口服头孢菌素，通过与细菌细胞内的青霉素结合蛋白（PBPs）结合，抑制细菌细胞壁的生物合成而起杀菌作用。兼有第一代头孢菌素对革兰阳性菌和第二代头孢菌素对革兰阴性菌作用强的特点。

2. 头孢克洛口服吸收良好。药物吸收后分布于大部分器官组织及组织液中。在唾液和泪液中的浓度较高，在脑组织中的浓度较低，在胆汁中的药物浓度低于血药浓度。

3. 本品是治疗淋病的一线药物。对淋菌性尿道炎，总有效率为 94.9%，细菌学消除率为 85.05%，对肾功能轻度不全者可不减用量，对肾功能不全或完全丧失者应进行血浆药物浓度监测，降低用量。

【适应证】　头孢克洛主要适用于敏感菌所致的急性咽炎、急性扁桃体炎、中耳炎、支气管炎、肺炎等呼吸道感染、皮肤软组织感染和尿路感染等。

【用法用量】

1. 用法　口服。

2. 用量　儿童，常用量 20mg/（kg·d），分 3 次（每 8

小时 1 次）给药，重症感染可按 40mg/（kg·d）给予，但每日总量不宜超过 1g。

【不良反应】

1. 腹泻、胃部不适、食欲缺乏、嗳气等胃肠道症状较多见，但程度均较轻。

2. 血清病样反应较其他口服抗生素多见（儿童尤其常见），典型症状包括皮肤反应（皮疹、瘙痒）和关节痛。

3. 少数患者应用本药后可出现碱性磷酸酶、血清丙氨酸氨基转移酶和天冬氨酸氨基转移酶一过性升高。

4. 少数患者应用本药后可出现可逆性间质性肾炎。

5. 长期使用本药可致菌群失调，引起二重感染。

【禁忌证】 部分患者与青霉素有交叉过敏。对头孢菌素过敏者慎用。肾功能轻度不全者可按原剂量给药，肾功能中度和重度减退的患者剂量分别为正常剂量的 1/2 和 1/4。餐后服降低吸收，应空腹服用。该品可透过胎盘，孕妇不宜使用。

【注意事项】

1. 交叉过敏 对一种头孢菌素过敏者对其他头孢菌素可能过敏；对青霉素类、青霉素衍生物过敏者也可能对头孢菌素类药物过敏。

2. 慎用 ①对青霉素类药物过敏者慎用；②头孢克洛可透过胎盘，孕妇慎用；③头孢克洛可以少量分泌入乳汁，哺乳期妇女慎用；④有哮喘或其他过敏史的患者慎用；⑤严重肾功能不全者慎用；⑥有胃肠道疾病尤其是假膜性肠炎者慎用。

3. 药物对检验值或诊断的影响 ①使用本药时可出现直接抗人球蛋白（Coombs）试验阳性反应；②使用本药时硫酸铜尿糖试验可呈假阳性，但葡萄糖氧化酶试验法则不受影响。

4. 用药前后及用药时应当检查或监测 对肾功能严重

不全或完全丧失者，用药中应进行血药浓度监测。

【药物相互作用】　尚不明确。

【用药过量】　过量症状包括恶心、呕吐及腹泻。过量反应的处理如下。

1. 严重的急性变态反应需用肾上腺素或其他拟肾上腺素类药物、抗组胺药物或肾上腺皮质激素，必要时还需加用抗惊厥药。

2. 严重的腹泻需补充水分、电解质及蛋白质。不宜使用减少肠蠕动的止泻药，可以口服万古霉素、甲硝唑、杆菌肽或消胆胺。

3. 血液透析或腹膜透析有助于清除血清中药物。

【超说明书用药】　暂无。

三 代 头 孢

头孢噻肟　Cefotaxime

【药物特点】

1. 头孢噻肟钠为半合成的第三代注射用头孢菌素，其抗菌作用机制与其他头孢菌素类药相似，主要通过与细菌内膜上青霉素结合蛋白（PBPs）结合，干扰细菌细胞壁的生物合成，导致细菌溶菌死亡，从而达到抗菌作用。

2. 对革兰阴性杆菌产生的广谱 β-内酰胺酶高度稳定；对革兰阴性杆菌抗菌作用强，明显超过第一代和第二代头孢菌素；但对革兰阳性球菌抗菌作用不如第一代和部分第二代头孢菌素。

3. 本药在肠道中不吸收。本药不易透过正常脑膜，但脑膜有炎症时可增加透入量。

4. 头孢噻肟治疗血液病合并感染的患者疗效最佳，杀菌作用时间维持较长，但对铜绿假单胞菌和阴沟肠杆菌杀菌作用较差。

【**适应证**】 本药适用于治疗敏感菌所致的下列感染。

1. 下呼吸道感染（如肺炎等）。

2. 泌尿生殖系统感染（包括尿路感染、子宫炎、前列腺炎、淋病等）。

3. 腹腔感染（如腹膜炎、胆道炎等）。

4. 骨、关节、皮肤及软组织感染。

5. 手术感染的预防。

6. 耳鼻喉科感染。

7. 其他严重感染，如急性化脓性脑膜炎（尤其是婴幼儿脑膜炎）、细菌性心内膜炎、败血症等。

【**用法用量**】

1. 用法 静脉给药。

2. 用量

（1）新生儿：小于或等于 7 日龄，每 12 小时 50mg/kg；大于 7 日龄，每 8 小时 50mg/kg。

（2）对 1 月龄以上小儿：每 8 小时 50mg/kg，治疗脑膜炎时剂量可增至每 6 小时 75mg/kg。

【**不良反应**】 头孢噻肟钠不良反应发生率低，仅 3%～5%，且一般均呈暂时性和可逆性。

1. 多见皮疹、荨麻疹、红斑、药热等变态反应及腹泻、恶心、呕吐、食欲缺乏等胃肠道反应。

2. 偶见暂时性肝肾功能异常及念珠菌病、维生素 K 缺乏、维生素 B 缺乏等。

3. 极少见过敏性休克、头痛、呼吸困难等症状。

【**禁忌证**】 对头孢菌素过敏者及有青霉素过敏性休克或即刻反应史者禁用本品。

【**注意事项**】

1. 交叉过敏 对一种头孢菌素过敏者对其他头孢菌素也可能过敏；对青霉素类、青霉素衍生物过敏者也可能对头孢菌素过敏。

2. 慎用 ①对青霉素类抗生素过敏者；②孕妇、哺乳期妇女；③严重肝、肾功能障碍者；④有慢性胃肠道疾病病史者，特别是溃疡性结肠炎、局限性肠炎或抗生素相关性肠炎者；⑤高度过敏性体质者、高龄体弱者。

3. 药物对检验值或诊断的影响 ①直接抗人球蛋白（Coombs）试验可出现阳性反应；②当患者尿液中头孢噻肟钠含量超过 10mg/ml 时，以磺基水杨酸进行尿蛋白测定可出现假阳性；③以硫酸铜法测定尿糖可呈假阳性。

4. 用药前后及用药时应当检查或监测 ①长期用药时应定期检查肝、肾功能，以及血、尿常规；②有显著肝、肾功能损害和(或)胆道梗阻患者使用本药时应进行血药浓度监测。

【药物相互作用】 尚不明确。

【用药过量】 本品无特效拮抗药，药物过量时主要给予对症治疗和大量饮水及补液等。

【超说明书用药】 暂无。

头孢甲肟 Cefmenoxime

【药物特点】

1. 本品为第三代头孢菌素，抗菌谱与头孢噻肟相似。本品治疗慢性或复杂性泌尿系统、呼吸系统和腹腔感染疗效优于头孢替安。

2. 口服本药不能吸收，本品在胆汁、尿液中有很高浓度，可在化脓性脑膜炎患者的脑脊液中达到治疗浓度。

【适应证】 临床主要用于各种敏感菌所致的呼吸系统、肝胆系统、泌尿生殖系、腹膜等部位的感染，并可用于败血症和烧伤、术后感染。

【用法用量】

1. 用法 本品溶于0.9%氯化钠注射液或葡萄糖注射液中，静脉滴注。用1g时注入约5ml溶解液于瓶内溶解，溶解后注入不少于100ml溶解液中。

2. 用量　儿童，按 40～80mg/（kg·d），每 6～8 小时
1 次，重症感染可增加至 160mg/（kg·d）；脑膜炎可用到
200mg/（kg·d），每 6～8 小时 1 次。

【不良反应】

1. 严重的不良反应

（1）有时引起休克（小于 0.1%），故要仔细观察，若出
现感觉不适、口内异常感、喘鸣、眩晕、排便感、耳鸣、出
汗等异常症状时，应停止给药，并进行适当处理。

（2）偶有急性肾功能不全等严重肾功能障碍（小于
0.1%）。故要定期检查肾功能，仔细观察，如异常时，要停
止给药，并进行适当的处理。

（3）有时出现粒细胞减少（小于 5%）或无粒细胞症（小
于 0.1%）。另外，其他头孢类抗生素有引起溶血性贫血的报
道，出现异常时，应停止给药，进行适当处理。

（4）有时出现假膜性结肠炎等伴随血便的严重性结肠
炎（小于 0.1%），如出现腹痛、多次腹泻时，应立即停止给
药，进行适当处理。

（5）伴有发热、咳嗽、呼吸困难、胸部 X 线检查异常、
嗜酸性粒细胞增多等的间质性肺炎和 PIE 综合征（小于
0.1%），出现症状时，要停止给药，进行适当处理。

（6）对肾功能不全的患者，大量用药时，有时引起痉
挛等。

2. 其他不良反应

（1）过敏症：皮疹、荨麻疹、红斑、瘙痒、发热、淋巴
结肿大、关节痛。

（2）血液：贫血、嗜酸性粒细胞增多、血小板减少。

（3）肝脏：ALT、AST、ALP、LDH 升高，黄疸，γ-GTP
升高。

（4）消化道：腹泻、恶心、呕吐、食欲缺乏、腹痛。

（5）菌群失调症：口腔炎、念珠菌症。

（6）维生素缺乏症：维生素 K 缺乏症状（低凝血酶原血症、出血倾向等）、维生素 B 缺乏症状（舌炎、口腔炎、食欲缺乏、神经炎等）。

（7）其他：倦怠感、蹒跚、头痛。

【禁忌证】 对本品及头孢菌素类有变态反应史者禁用。

【注意事项】

1. 慎用：①有 β-内酰胺类家族过敏史者；②孕妇及哺乳期妇女；③严重肾功能不全者慎用并相应减量。用药期间同时饮酒可出现面部潮红、恶心、心率加快、出汗、头痛等症状，故用药期间及用药后 1 周内禁止饮酒。

2. 用药期间应定期检查肝肾功能及血常规。

3. 为了防止变态反应的发生，用前应了解患者的药物过敏史，必要时须用 300～500μg/ml 浓度的药液做皮肤试验，呈现阴性后方可应用。

4. 静脉推注速度应缓慢，以免导致血管肿胀或疼痛。

5. 本品溶解后应立即使用，放置时间不得超过 12h。

【药物相互作用】 尚不明确。

【用药过量】 该品无特效拮抗药，药物过量时主要给予对症治疗和大量饮水及补液等。

【超说明书用药】 暂无。

头孢曲松 Ceftriaxone

【药物特点】

1. 头孢曲松钠为半合成的第三代注射用头孢菌素，其抗菌作用机制为影响细菌细胞壁的生物合成，导致细菌细胞溶菌死亡，从而起抗菌作用。

2. 本药作用特点：对革兰阴性杆菌产生的广谱 β-内酰胺酶高度稳定，对革兰阴性杆菌特别是肠杆菌属有强大抗菌活性，明显超过第一代和第二代头孢菌素；但对革兰阳性球菌抗菌作用不如第一代和部分第二代头孢菌素。抗菌谱与头孢噻肟近似，对革兰阳性菌有中度的抗菌作用。对革兰阴性菌的作用强。

3. 头孢曲松钠口服不吸收，肌内或静脉给药后可被充分吸收。

4. 药物可在各组织、体腔、体液中达到有效抗菌浓度，尤其以胆汁中浓度较高。本药能透过血-脑脊液屏障，不论脑膜有无炎症，脑脊液中均能达到抑制大多数阴性细菌的有效浓度（约为 2mg/ml）。头孢曲松钠也可透过胎盘屏障进入胎儿血循环，母乳中也含有较低浓度的药物。

5. 本药是头孢菌素类中半衰期最长的品种。

6. 血液透析不能有效清除本药。

【适应证】　头孢曲松钠适用于治疗敏感菌所致的下列感染。

1. 下呼吸道感染，如肺炎、支气管炎等。

2. 腹部感染，如腹膜炎、胆管炎、胃肠道感染。

3. 泌尿系统感染。

4. 生殖系统感染（包括淋病）。

5. 皮肤、软组织感染。

6. 骨、关节感染。

7. 术前预防感染。

8. 其他严重感染，如急性化脓性脑膜炎、心内膜炎、败血症。

【用法用量】

1. 用法

（1）肌内注射：本品 1.0g 溶于 1%盐酸利多卡因 3.5ml 中用于肌内注射，以注射于相对大些的肌肉为好，不主张在同一处肌内注射 1g 以上的剂量。利多卡因溶液绝对不能用于静脉注射。

（2）静脉注射：本品 1.0g 溶于 10ml 灭菌注射用水中用于静脉注射，注射时间不能少于 4min。

（3）静脉滴注：本品 2g 溶于 0.9%氯化钠溶液 40ml 或 5%葡萄糖注射液 40ml 中,再用同一溶剂稀释至 100～250ml 静脉滴注。静脉剂量按体重 50mg/kg 以上时,输注时间至少 30min。

2. 用量

（1）新生儿（出生体重大于 2kg）：不超过 7 日龄,每日 50mg/kg；大于 7 日龄,每日 75mg/kg。每日最高剂量不宜超过 2g。

（2）儿童：1 月龄以上小儿,每日 50～75mg/kg；12 岁以上儿童,使用成人剂量。

（3）脑膜炎患儿：每 12 小时 50mg/kg,每日最高剂量不宜超过 4g。

（4）成人剂量

①肌内注射：每 24 小时 1～2g 或每 12 小时 0.5～1g。最高剂量每日不能超过 4g。淋病推荐剂量为单剂注射 250mg。

②静脉给药：每 24 小时 1～2g 或每 12 小时 0.5～1g。最高剂量每日不能超过 4g。

③肾功能不全剂量：建议肾功能不全患者每日剂量小于 2g。

④老年人剂量：老年患者的用药剂量和一般成年人相同,不需调整。

⑤透析时剂量：血液透析不能有效清除药物,透析后不需增补剂量。

【不良反应】　头孢曲松钠不良反应与治疗的剂量、疗程有关。

1. 变态反应　以皮疹、荨麻疹、红斑、药物热、支气管痉挛和血清病等变态反应症状多见,过敏性休克少见。

2. 消化道反应　可见恶心、呕吐、食欲缺乏、腹痛、腹泻、胀气、味觉障碍等胃肠道症状,偶见假膜性肠炎。

3. 血液学改变　少数患者用药后可出现嗜酸性粒细胞增多、血小板增多或减少、白细胞减少等。

4. 肝脏毒性　少数患者用药后可出现碱性磷酸酶、丙氨酸氨基转移酶（ALT）和天冬氨酸氨基转移酶（AST）升高。

5. 肾脏毒性　本药对肾脏基本无毒性。少数患者用药后可出现血尿素氮和血清肌酐暂时性升高。

6. 二重感染　长期用药可导致耐药菌的大量繁殖，引起菌群失调，发生二重感染。

7. 维生素缺乏　少数患者长期用药可能引起维生素K、维生素B缺乏。

8. 其他　肌内注射时，注射部位可能出现硬结、疼痛；静脉给药时，如剂量过大或速度过快可产生灼热感、血管疼痛，严重者可致血栓性静脉炎。

【禁忌证】

1. 妊娠前3个月及对头孢菌素类药物过敏者。

2. 对青霉素过敏者，孕妇和哺乳妇女慎用。

3. 有黄疸或有黄疸倾向的新生儿应慎用或避免使用。

4. 如新生儿（≤28日龄）需要（或预期需要）使用含钙静脉营养液治疗，则禁用头孢曲松，防止头孢曲松钙沉积风险。

【注意事项】

1. 交叉过敏　对任何一种头孢菌素过敏者对其他头孢菌素类药有可能过敏；对青霉素类、青霉素衍生物或青霉胺过敏者也可能对头孢菌素过敏。

2. 慎用　①对青霉素类药过敏者；②孕妇、早产儿和新生儿使用本药的安全性尚未确定，应慎用；③严重肝衰竭伴肾功能不全者；④胆管阻塞者；⑤胃肠道疾病，特别是结肠炎患者；⑥高度过敏性体质者。

3. 药物对检验值或诊断的影响　①以硫酸铜法测定尿

糖时可出现假阳性,以葡萄糖酶法测定则不受影响;②直接抗人球蛋白(Coombs)试验可呈阳性反应。

【药物相互作用】

1. 本药与氨基糖苷类药合用有协同抗菌作用,但合用时可能增加肾损害。

2. 本药与呋塞米等强利尿药合用可增加肾损害。

3. 丙磺舒不能增高和延长本品的血药浓度。

【用药过量】 尚不明确。

【超说明书用药】 暂无。

头孢他啶 Ceftazidime

【药物特点】 头孢他啶为半合成的注射用第三代头孢菌素,其抗菌作用机制是作用于靶细胞壁的蛋白质,抑制细菌细胞壁的生物合成而达杀菌作用。为目前临床应用的活性较高的头孢菌素类药。作用特点:对革兰阴性杆菌产生的广谱 β-内酰胺酶高度稳定;对革兰阴性杆菌抗菌作用强,明显超过第一代和第二代头孢菌素;但对革兰阳性球菌抗菌作用不如第一代和部分第二代头孢菌素。

【适应证】

1. 呼吸道感染 如肺炎、支气管炎、肺脓肿、肺囊性纤维病变、感染性支气管扩张等。也可用于治疗囊肿纤维化患者合并假单胞菌属肺部感染。

2. 腹内感染 如胆囊炎、胆管炎、腹膜炎等。

3. 泌尿、生殖系统感染 如急性或慢性肾盂肾炎、尿道炎、子宫附件炎、盆腔炎等。

4. 皮肤及皮肤软组织感染 如蜂窝织炎、严重烧伤或创伤感染。

5. 严重耳鼻喉感染 如中耳炎、恶性外耳炎、鼻窦炎等。

6. 骨、关节感染 如骨炎、骨髓炎、脓毒性关节炎等。

7. 其他严重感染 如败血症、急性化脓性脑膜炎等。

8. 其他　术前预防感染。亦可作为经验治疗单独或与其他抗生素联合用于粒细胞减少发热患者。

【用法用量】

1. 用法　5ml 注射用水加入 0.5g 装瓶中或 10ml 注射用水加入 1g 或 2g 装瓶中，使完全溶解后，于 3～5min 缓慢静脉推注。也可将上述溶解后的药液（含 1～2g）用 5%葡萄糖或生理盐水 100ml 稀释后静脉滴注 20～30min。

2. 用量　儿童静脉给药：剂量 30～100mg/（kg·d），分 3 次用药，严重可增至 150mg/（kg·d），每日极量为 6g。对新生儿至 2 月龄婴儿临床经验有限。

【不良反应】　头孢他啶的不良反应轻微而少见（发生率约 2.5%），不影响凝血酶原合成，也无其他凝血机制障碍发生。对肾脏基本无毒性。

1. 过敏　以皮疹、荨麻疹、红斑、药物热、支气管痉挛和血清病等变态反应多见，少见过敏性休克。

2. 胃肠道　少数患者有恶心、呕吐、食欲缺乏、腹痛、腹泻、胀气、味觉障碍等胃肠道症状，偶见假膜性肠炎。

3. 中枢神经　用药后偶见头痛、眩晕、感觉异常等中枢神经反应的症状；少见癫痫发作。

4. 二重感染　少数患者长期用药可导致耐药菌的大量繁殖，引起菌群失调，发生二重感染。偶见念珠菌病（包括鹅口疮、阴道炎等）等。

5. 维生素缺乏　少数患者长期用药可能引起维生素 K、维生素 B 缺乏。

6. 其他　肌内注射时，注射部位可能出现硬结、疼痛；静脉给药时，如剂量过大或速度过快可产生血管灼热感、血管疼痛，严重者可致血栓性静脉炎。

【禁忌证】　对头孢他啶或其他头孢菌素类药物过敏的患者禁用。有黄疸的新生儿或有黄疸严重倾向的新生儿禁用。

【注意事项】

1. 交叉过敏　对一种头孢菌素类药过敏者对其他头孢菌素也可能过敏；对青霉素类、青霉素衍生物或青霉胺过敏者也可能对头孢菌素过敏。

2. 慎用　①对青霉素类药过敏者；②孕妇、早产儿、新生儿的用药安全性尚未确定，应慎用；③严重肝、肾功能不全者；④高度过敏性体质、高龄体弱者。

3. 药物对检验值或诊断的影响　①应用碱性酒石酸铜试液进行尿糖试验可呈假阳性；②直接抗人球蛋白（Coombs）试验约5%患者可呈阳性反应；③少数患者用药后偶有丙氨酸氨基转移酶、天冬氨酸氨基转移酶、乳酸脱氢酶和碱性磷酸酯酶值升高，中性粒细胞减少，嗜酸性粒细胞增多等。

4. 用药前后及用药时应当检查或监测　①长期用药时应常规监测肝功能和血常规；②有肝、肾功能损害和（或）胆道阻塞者使用本药时应进行血药浓度监测。患结肠炎者慎用。

【药物相互作用】

1. 本药与氨基糖苷类药联用对铜绿假单胞菌和部分大肠埃希菌有协同抗菌作用，大多呈累加作用。但二者合用时也可能加重肾损害，肾功能不全者在合用时应注意减量。但与妥布霉素和阿米卡星联用对多重耐药的铜绿假单胞菌则出现明显协同作用，协同率达93%。

2. 本药与头孢磺啶、美洛西林或哌拉西林联用对铜绿假单胞菌和大肠埃希菌有协同或累加作用。

3. 本药与呋塞米等强利尿药合用可致肾损害。

4. 本药与氯霉素有相互拮抗作用。

5. 遇碳酸氢钠不稳定，不可配伍。

【用药过量】

1. 用药过量的症状　注射处疼痛、发炎和静脉炎；眩晕、头痛；有肾功能障碍患者引起癫痫发作等。

2. 药物过量时的处理　立即停药，保护患者的气道通畅；注意监护和维护患者的生命体征、血气、电解质等；对严重过量患者可应用血液透析和腹膜透析清除部分药物。

【超说明书用药】　新生儿（出生体重大于 2kg）：不超过 7 日龄，每 8 小时 30mg/kg；超过 7 日龄，每 8 小时 50mg/kg。

头孢哌酮　Cefoperazone

【药物特点】

1. 头孢哌酮钠为半合成的注射用第三代头孢菌素。其抗菌作用机制与其他第三代头孢菌素相似，通过与一个或多个青霉素结合蛋白（PBPs）相结合，抑制细菌分裂细胞的细胞壁合成，从而起到杀菌作用。

2. 对革兰阴性杆菌产生的广谱 β-内酰胺酶高度稳定，对革兰阴性杆菌抗菌作用强，明显超过第一代和第二代头孢菌素。但本药对革兰阳性球菌抗菌作用不如第一代和部分第二代头孢菌素。

3. 头孢哌酮钠口服不吸收；药物吸收后组织穿透力强、体内分布广，可在腹水、脑膜炎患者的脑脊液、尿、胆汁、胆囊壁、痰及肺、腭扁桃体、鼻黏膜、耳、心、肾、输尿管、前列腺、睾丸、子宫、输卵管、骨、脐带血和羊膜液中达到有效浓度，其中尤以胆汁和尿中浓度较高。

4. 本药对血-脑脊液屏障的渗透性较差，脑膜无炎症者的脑脊液中不能测到药物。脑脊液中头孢哌酮浓度随脑脊液蛋白含量增高而增高，与脑脊液中细胞数无关。

5. 血液透析和腹膜透析清除体内药物的效果不显著，前者能透析出一定量的药物。

【适应证】　本药适用于治疗敏感菌所致的下列感染。

1. 呼吸道感染（包括上呼吸道与下呼吸道）。

2. 泌尿道感染（包括上泌尿道与下泌尿道）。

3. 腹内感染（包括腹膜炎、胆囊炎、胆管炎）。

4. 生殖系统感染，如盆腔炎、子宫内膜炎、淋病和其他生殖器感染。

5. 皮肤、软组织感染。

6. 骨骼及关节感染。

7. 口腔及眼、耳鼻喉感染。

8. 其他严重感染，如败血症、急性化脓性脑膜炎等。

本药也可用于预防腹部、妇科、心血管及骨科手术所引起的术后感染。

【用法用量】

1. 用法 制备肌内注射液，每 1g 药物加灭菌注射用水 2.8ml 及 2% 利多卡因注射液 1ml，其浓度为 250mg/ml。徐缓静脉注射时，每 1g 药物加葡萄糖氯化钠注射液 40ml 溶解；供静脉滴注时，取 1～2g 头孢哌酮溶解于 100～200ml 葡萄糖氯化钠注射液或其他稀释液中，最后药物浓度为 5～25mg/ml。

2. 用量 小儿每日 50～200mg/kg，分 2～3 次静脉滴注。

【不良反应】 本药毒性很低，易为患者所耐受。不良反应总发生率约为 4%。

1. 变态反应 皮疹、荨麻疹、斑丘疹、红斑、药物热较为多见；罕见过敏性休克。

2. 胃肠道反应 多见恶心、呕吐、食欲缺乏、腹痛、腹泻、便秘等胃肠道症状。

3. 肝脏毒性 少数患者用药后可出现碱性磷酸酶、血清丙氨酸氨基转移酶、血清天冬氨酸氨基转移酶暂时性升高。

4. 肾脏毒性 本药对肾脏基本无毒性；有报道少数患者用药后可出现血清肌酐和血尿素氮暂时性升高。

5. 血液系统 长期用药可能会导致可逆性中性粒细胞减少、短暂性的嗜酸性粒细胞增多。有报道，本药可降低血红蛋白及血细胞比容。疗程长、剂量大时则可致凝血功能障

碍(血小板减少、凝血酶原时间延长、凝血酶原活力降低等),
偶有致出血的报道。

6. 二重感染　长期用药可导致耐药菌大量繁殖,引起
菌群失调,发生二重感染。

7. 维生素缺乏　长期用药可能引起维生素 K、维生素
B 缺乏。

8. 其他　①肌内或静脉给药时,可能引起注射部位硬
结、疼痛;浓度过大或速度过快时可产生血管灼热感、血管
疼痛,严重者可致血栓性静脉炎。②大量长期应用可致肠道
菌群失调。

【禁忌证】　对青霉素或头孢菌素类抗生素过敏者禁用。

【注意事项】　有下列情况时应慎用本药。

1. 对青霉素类抗生素过敏者。

2. 孕妇、哺乳期妇女。

3. 早产儿和新生儿。

4. 严重肝、肾功能障碍者。

5. 胆梗阻严重者。

6. 有胃肠道溃疡性出血史者,高度过敏性体质者。

7. 高龄、体弱者。

【药物相互作用】　尚不明确。

【用药过量】

1. 有关人体发生头孢哌酮舒巴坦的急性中毒的资料很
少。预期本品药物过量的临床表现主要是那些已被报道的不
良反应的扩大。脑脊液中高浓度的 β-内酰胺类抗生素可引
起中枢神经系统的不良反应,如抽搐等。

2. 由于头孢哌酮舒巴坦可通过血液透析从血液循环中
被清除,因此,肾功能损害的患者发生药物过量时血液透析
可增加本品从体内排出。

【超说明书用药】　暂无。

头孢唑肟 Ceftizoxime

【药物特点】

1. 头孢唑肟为半合成的第三代注射用头孢菌素类广谱抗生素。本药对细菌细胞青霉素结合蛋白 1（PBP-1）和青霉素结合蛋白 3（PBP-3）有很高的亲和力，能影响细菌细胞壁的合成和代谢，从而起到抗菌作用。

2. 本药抗菌谱和抗菌活性与头孢噻肟相似。对革兰阴性杆菌产生的广谱 β-内酰胺酶高度稳定，对革兰阴性杆菌抗菌作用强，明显超过第一代和第二代头孢菌素，但对革兰阳性球菌抗菌作用不如第一代和部分第二代头孢菌素。

3. 头孢唑肟应肌内或静脉注射给药。本药分布于许多组织和体液（包括脑脊液）中，可透过胎盘屏障，可在乳汁中发现药物。

【适应证】 敏感菌所致的下呼吸道感染、尿路感染、腹腔感染、盆腔感染、败血症、皮肤软组织感染、骨和关节感染、肺炎链球菌或流感嗜血杆菌所致脑膜炎和单纯性淋病。

【用法用量】

1. 用法 本品可用注射用水、0.9%氯化钠注射液、5%葡萄糖注射液溶解后缓慢静脉注射，亦可加在 10%葡萄糖注射液、电解质注射液或氨基酸注射液中静脉滴注 30～120min。

2. 用量

（1）儿童：6 月龄及以上的婴儿和儿童常用量，按体重1 次 50mg/kg，每 6～8 小时 1 次。6 月龄以下小儿使用本品的安全性和有效性尚未确定。

（2）肾功能损害患者：肾功能损害的患者需根据其损害程度调整剂量。在给予 0.5～1g 的首次负荷剂量后，肾功能轻度损害患者[内生肌酐清除率（Ccr）为 50～79ml/min]

常用剂量为 1 次 0.5g, 每 8 小时 1 次, 严重感染时 1 次 0.75～1.5g, 每 8 小时 1 次; 肾功能中度损害患者 (Ccr 为 5～49ml/min) 常用剂量为 1 次 0.25～0.5g, 每 12 小时 1 次, 严重感染时 1 次 0.5～1g, 每 12 小时 1 次; 肾功能重度损害需透析患者 (Ccr 为 0～4ml/min) 常用剂量为 1 次 0.5g, 每 48 小时 1 次或 1 次 0.25g, 每 24 小时 1 次, 严重感染时 1 次 0.5～1g, 每 48 小时 1 次或 1 次 0.5g, 每 24 小时 1 次。

（3）血液透析患者: 透析后可不追加剂量, 但需按上述给药剂量和时间, 在透析结束时给药。

【不良反应】 本药不良反应与其他第三代头孢菌素类似, 但是头孢唑肟没有双硫仑样反应或出血; 对肾脏基本无毒性。其不良反应一般均属暂时性, 停药后可逐渐恢复正常。

1. 偶有恶心、呕吐、食欲缺乏、腹痛、腹泻、便秘等胃肠道反应; 偶见假膜性肠炎。

2. 偶有头痛、一过性眩晕、感觉异常等中枢神经系统反应。

3. 偶有皮疹、荨麻疹、红斑、药热等变态反应, 极少见过敏性休克。

4. 长期用药可致菌群失调, 发生二重感染。

5. 长期用药可致维生素 K、维生素 B 缺乏。

6. 肌内或静脉给药, 可能引起注射部位硬结、疼痛, 严重者可引起血栓性静脉炎。

【禁忌证】 对本品及其他头孢菌素过敏者禁用。

【注意事项】

1. 交叉过敏 对一种头孢菌素过敏者对其他头孢菌素也可能过敏。对青霉素类、青霉素衍生物或青霉胺过敏者也可能对头孢菌素过敏。

2. 慎用 ①妊娠、哺乳期妇女; ②早产儿、新生儿; ③有胃肠道疾病病史者, 特别是溃疡性结肠炎、局限性肠炎或抗生素相关性肠炎患者; ④严重肝、肾功能障碍者; ⑤高度过敏性体质、高龄体弱者。

3. 药物对检验值或诊断的影响　①直接抗人球蛋白（Coombs）试验可出现阳性反应，以磺基水杨酸进行尿蛋白测定时可出现假阳性反应；②以硫酸铜法测定尿糖可呈假阳性；③少数患者用药后可出现暂时性丙氨酸氨基转移酶、天冬氨酸氨基转移酶、碱性磷酸酶和尿素氮测定值升高，中性粒细胞减少等；④采用 Jaffe 法进行血清和尿肌酐值测定时，可出现测定值假性升高。

【药物相互作用】

1. 本药与氨基糖苷类药合用时，有协同抗菌作用，但合用时可能致肾损害，肾功能不全者在合用时应注意减量。

2. 本药与呋塞米等强利尿药合用时可致肾损害。丙磺舒能阻滞本品的排泄，使有效浓度维持时间较长。

【用药过量】　尚不明确。

【超说明书用药】　暂无。

头孢克肟　Cefixime

【药物特点】

1. 头孢克肟为口服用第三代头孢菌素。其抗菌作用机制与其他第三代头孢菌素相似，主要通过与细菌细胞的一个或多个青霉素结合蛋白（PBPs）相结合，抑制细菌分裂期的胞壁合成，从而起抗菌作用。

2. 对革兰阴性杆菌产生的广谱 β-内酰胺酶高度稳定；对革兰阴性杆菌抗菌作用明显超过第一代和第二代头孢菌素，但对革兰阳性球菌抗菌作用不如第一代和部分第二代头孢菌素。

3. 头孢克肟口服吸收良好（生物利用度约为 60%），组织穿透力强，体内分布广。药物吸收后可在各组织、体腔液、体液中达到有效抗菌浓度，也可透过胎盘屏障进入胎儿血循环。

4. 血液透析或腹膜透析不能有效清除本药。

【适应证】　适用于治疗敏感菌所致的咽炎、扁桃体炎、急性支气管炎和慢性支气管炎急性发作、中耳炎、尿路感染、单纯性淋病（宫颈炎或尿道炎）等。

【用法用量】

1. 用法　口服给药。

2. 用量

（1）成人和体重 30kg 以上儿童：每次 50～100mg（效价），每日 2 次，重症可每次口服 200mg（效价），每日 2 次。

①一般感染：每日 400mg，可单次或分 2 次服用。

②单纯性淋病：宜用 400mg 单剂疗法。

③化脓性链球菌感染：每日 400mg，可单次或分 2 次服用，疗程至少 10d。

④肾功能不全时剂量：肾功能障碍者，需根据肌酐清除率调整用药剂量。肌酐清除率为每分钟 21～60ml 并进行血液透析者，给予标准剂量的 75%，即每日给药 300mg；肌酐清除率每分钟≤20ml 并进行腹膜透析者，给予标准剂量的 50%，即每日给药 200mg。

（2）小儿：每次 1.5～3mg（效价）/kg，每日 2 次，重症可每次口服 6mg/kg，每日 2 次。

①体重 50kg 及以下或年龄 12 岁以下的儿童：每日 8mg/kg，分 2 次服用。

②体重 50kg 及以上或年龄≥12 岁的儿童：用量同成人。

③头孢克肟对于小于 6 日龄的儿童的安全性尚未确定。

【不良反应】　头孢克肟不良反应大多短暂而轻微。

1. 最常见的不良反应为腹泻、腹痛、恶心、消化不良、腹胀等胃肠道反应。

2. 其次可见皮疹、荨麻疹、药物热、瘙痒等变态反应。

3. 偶见头痛、头晕等中枢神经系统反应。

4. 少数患者用药后有一过性血清丙氨酸氨基转移酶、天冬氨酸氨基转移酶、碱性磷酸酶、血尿素氮、肌酐升高、血小板、白细胞计数减少，嗜酸性粒细胞增多等。

5. 长期用药可致菌群失调，发生二重感染；也有引起维生素缺乏的报道。

【禁忌证】　对该品或头孢菌素类抗生素有过敏史者禁用。

【注意事项】

1. 交叉过敏　对一种头孢菌素类药过敏者对其他头孢菌素也可能过敏；对青霉素类、青霉素衍生物过敏者也可能对头孢菌素类药过敏。

2. 慎用　①对青霉素类抗生素过敏者；②孕妇、哺乳期妇女；③早产儿、新生儿；④肾功能不全者；⑤高度过敏性体质者；⑥抗生素相关性肠炎患者。

3. 药物对检验值或诊断的影响　①服药时用硫酸铜法测定尿糖可呈假阳性；②直接抗人球蛋白（Coombs）试验可呈阳性反应。

【药物相互作用】

1. 与氨基糖苷类药联用对某些敏感菌株有协同抗菌作用。

2. 丙磺舒能延长本药排泄，升高本药的血药浓度。

3. 阿司匹林可能升高本药的血药浓度。

4. 与氨基糖苷类或其他头孢菌素合用可增加肾毒性。

5. 与呋塞米等强利尿药合用可增强肾毒性。

6. 与伤寒活疫苗同用可减弱伤寒活疫苗的免疫效应，其机制可能为本药对伤寒沙门菌有抗菌活性。

7. 本药与氯霉素合用可能产生相互拮抗作用。

【用药过量】　妊娠妇女使用本品的安全性和有效性尚未确定，仅在确实需要使用时使用本品；尚不清楚本品是否从乳汁中分泌，必须使用时应暂停哺乳。

【超说明书用药】　暂无。

头孢泊肟酯　Cefpodoxime Proxetil

【药物特点】

1. 头孢泊肟酯为口服的第三代头孢菌素，是头孢泊肟的前体药物。口服后被肠道吸收，经肠壁酯酶水解产生活性代谢物头孢泊肟而显示抗菌特性。

2. 抗菌谱包括金黄色葡萄球菌、腐生葡萄球菌、肺炎链球菌、化脓性链球菌、大肠埃希菌、流感嗜血杆菌、肺炎克雷伯杆菌、卡他莫拉菌、淋球菌和奇异变形杆菌。对耐甲氧西林葡萄球菌、多数的肠球菌株、铜绿假单胞菌和肠杆菌无效。

【适应证】

1. 上呼吸道感染　耳、鼻和喉部感染，包括急性中耳炎、鼻窦炎、扁桃体炎和咽喉炎等。

2. 下呼吸道感染　社区获得性肺炎、慢性支气管炎急性发作。

3. 单纯性泌尿道感染　膀胱炎。

4. 单纯性皮肤和皮肤软组织感染　毛囊炎（包括脓疱性痤疮）、疖、痈、丹毒、蜂窝织炎、淋巴管（结）炎、化脓性甲沟炎、皮下脓肿、汗腺炎、簇状痤疮、皮脂腺囊肿合并感染。

5. 其他　急性单纯性淋球菌性尿道炎和子宫颈炎，由奈瑟淋球菌引起的肛周炎。

【用法用量】

1. 用法　口服给药。

2. 用量　儿童。

（1）急性中耳炎：每日剂量 10mg/kg，1 次 5mg/kg，每 12 小时 1 次，疗程 10d。每日最大剂量不超过 0.4g。

（2）扁桃体炎、鼻窦炎：每日剂量 10mg/kg，1 次 5mg/kg，每 12 小时 1 次，疗程 5～10d。每日最大剂量不超过 0.2g。

【不良反应】

1. 偶可致过敏，用药前应详细询问患者过敏史，曾对青霉素、头孢菌素过敏的患者应慎用。

2. 可致菌群失调，引起消化道症状、维生素缺乏和二重感染等。

3. 可有眩晕、头痛、晕厥、腹痛、焦虑等。

4. 实验室检查可见 AST、ALT、ALP、LDH 和胆红素升高，各种形式的血常规改变，Coombs 试验阳性、血红蛋白减少和凝血酶原时间延长；尚可见血糖升高或降低、血清白蛋白或总蛋白降低、BUN 和肌酐升高等。

【禁忌证】 对本药成分有休克既往史者禁用。

【注意事项】 曾对青霉素过敏者慎用。妊娠及哺乳期妇女慎用。小于 5 月龄婴儿的安全性和有效性尚未确立。

1. 患者本人、双亲和兄弟有易引起支气管哮喘、发疹、荨麻疹等变态反应体质，高度肾功能障碍者，经胃肠摄取营养不良或非经胃肠营养患者，高龄者和全身状态恶劣者慎用。

2. 本品曾导致休克或休克症状。因此，如出现不快感、口内异常感、喘鸣、眩晕、便意、耳鸣、出汗等症状时应及时停药。

3. 由于本品从人乳汁中分泌，为避免哺乳婴儿不良反应的发生，应停止哺乳或更换其他药物。

【药物相互作用】 尚不明确。

【用药过量】 未有药物过量报道。药物过量可能有恶心、呕吐、腹泻、上腹不适症状。由药物过量引起的严重毒性反应，肾功能许可的情况下，可用血液透析和腹膜透析以降低体内头孢泊肟的血药浓度。

【超说明书用药】 暂无。

头孢地嗪　Cefodizime

【药物特点】

1. 头孢地嗪是第一个具有免疫功能的头孢类抗菌药物。可提高人体免疫系统的吞噬作用，提高中性粒细胞、吞噬细胞与淋巴细胞的活力，与多形核白细胞和吞噬细胞协同杀菌，依据人体自身的作用而加强拮抗感染的能力，特别对进行化疗的肿瘤患者可拓展双重的抗感染途径。

2. 头孢地嗪口服不能吸收，必须注射给药。可肌内注射、静脉注射和静脉滴注给药，药物剂量与血清药物水平呈线性关系。

【适应证】　用于呼吸系统、消化系统、泌尿系统、皮肤与软组织、五官、骨与关节感染，以及腹膜炎、胆囊炎、胆管炎和其他腹内感染、菌血症、急性化脓性脑膜炎（脑膜炎）、盆腔炎、子宫内膜炎。亦可用于预防腹部、妇科、心血管和矫形外科手术后的感染，特别适宜免疫功能较弱的肿瘤患者的感染。

【用法用量】

1. 用法　静脉注射、静脉滴注、肌内注射。

2. 用量

（1）成人常用量：1.0g，每12小时1次，每日最大量为4.0g。儿童用药尚不明确。

（2）静脉注射：0.25g、0.5g或1.0g注射用头孢地嗪溶于4ml注射用水，2.0g注射用头孢地嗪溶于10ml注射用水中，3～5min注射。

（3）静脉滴注：0.25g、0.5g、1.0g或2.0g注射用头孢地嗪溶于40ml注射用水、生理盐水或林格液中，20～30min输注。

（4）肌内注射：0.25g、0.5g或1.0g注射用头孢地嗪溶于4ml注射用水，2.0g注射用头孢地嗪溶于10ml注射用水中，臀肌深部注射；为防止疼痛，可将本品溶于 1%利多卡因溶液中注射（须避免注入血管内）。

（5）肾功能减退患者应根据肌酐清除率调整给药剂量：先给予与正常人一样的初始剂量后，肌酐清除率为每分钟 10～30ml 者，每日 1.0～2.0g；每分钟＜10ml 者，每日 0.5～1.0g，每 12 小时 1 次。

【不良反应】

1. 可出现皮肤变态反应，如荨麻疹、药物热，也可发生严重的急性变态反应。

2. 胃肠道反应有恶心、呕吐和腹泻，可致肝酶值升高。

3. 偶见血小板减少、嗜酸性粒细胞增多及溶血性贫血。

4. 个别情况下可出现暂时性的血清肌酐及尿素水平升高。

【禁忌证】 对头孢菌素类过敏者禁用。

【注意事项】

1. 慎用：①有 β-内酰胺类家族过敏史者；②早产儿和新生儿；③妊娠及哺乳期妇女；④严重肾功能不全者，慎用并相应减量；⑤哮喘、皮疹或变态反应者。

2. 用药期间及其后 5d 内避免饮用含酒精的饮料。

3. 本品可干扰体内维生素 K 的代谢，个别病例用药后可致维生素 K 缺乏，造成出血倾向，大剂量应用时应予以注意。

【药物相互作用】

1. 丙磺舒可延长本品的半衰期。

2. 与氨基糖苷类抗生素、强利尿药（如呋塞米）及多黏菌素 B 同时应用，可导致肾衰竭。

【用药过量】 尚不明确。

【超说明书用药】 暂无。

头孢匹胺　Cefpiramide

【药物特点】

1. 头孢匹胺对革兰阴性杆菌产生的广谱 β-内酰胺酶高度稳定,对革兰阴性杆菌的抗菌活性明显超过第一代和第二代头孢菌素。

2. 对革兰阳性菌的作用较强,超过其他第三代头孢菌素,且对铜绿假单胞菌等不酵解葡萄糖的革兰阴性杆菌也具有较强的抗菌活性。

3. 头孢匹胺钠口服不吸收,静脉或肌内给药后吸收良好。

4. 在脑膜发炎时,药物可透过血-脑脊液屏障达有效浓度。

【适应证】　头孢匹胺钠适用于治疗敏感菌所致的下列感染。

1. 呼吸道感染(包括慢性呼吸系统疾病的继发感染)。

2. 腹腔感染(包括胆道感染、腹膜炎)。

3. 妇产科感染。

4. 泌尿系统感染。

5. 口腔科感染。

6. 骨及骨关节感染。

7. 其他严重感染,如急性化脓性脑膜炎、败血症等。

【用法用量】

1. 用法　静脉给药。

2. 用量　儿童静脉给药,每日 30～80mg/kg,分 2～3次缓慢静脉注射或静脉滴注。重度感染每日剂量可达150mg/kg,分 2～3 次静脉给药。

【不良反应】　头孢匹胺钠不良反应较轻微,发生率约为 1.5%,且呈可逆性。

1. 变态反应　多见皮疹、荨麻疹、红斑、药物热等,少见过敏性休克。

2. 消化系统　多见恶心、呕吐、食欲缺乏、腹痛、腹泻、便秘等症状。

3. 肝脏　少数患者用药后可出现碱性磷酸酶、血清丙氨酸氨基转移酶、血清天冬氨酸氨基转移酶一过性升高。

4. 肾脏　少数患者用药后可出现血清肌酐和血尿素氮暂时性升高。

5. 血液系统　长期大剂量用药可致凝血功能障碍（血小板减少、凝血酶原时间延长、凝血酶原活力降低等），偶有致出血的报道。

6. 中枢神经系统　有报道，用药后偶可出现头痛、倦怠感等症状。

7. 二重感染　长期用药可导致耐药菌的大量繁殖，引起菌群失调。

8. 维生素缺乏　还可能引起维生素 K、维生素 B 缺乏。

9. 其他　肌内注射或静脉给药可致注射部位疼痛、硬结，严重者可致血栓性静脉炎。

【禁忌证】　有本药成分所致过敏性休克既往史的患者忌用；对本药成分或头孢菌素类抗生素有过敏史的患者禁用。

【注意事项】

1. 交叉过敏　对一种头孢菌素过敏者对其他头孢菌素也可能过敏；对青霉素类、青霉素衍生物或青霉胺过敏者也可能对头孢菌素过敏。

2. 慎用　①对青霉素类药过敏者；②严重肝、肾功能障碍者；③严重胆道梗阻者；④慢性胃肠道疾病患者，特别是出血性溃疡患者；⑤高度过敏性体质者；⑥高龄、体弱者。

3. 药物对儿童的影响　本药在早产儿和新生儿中的用药安全性尚未确定，应慎用。

4. 药物对妊娠的影响　本药在孕妇中的用药安全性尚未确定，应慎用。

5. 药物对哺乳的影响　本药可分泌入乳汁中,虽然含量较少,但哺乳期妇女仍须慎用。

6. 药物对检验值或诊断的影响　①用碱性酒石酸铜试液进行尿糖测定时可出现假阳性;②直接抗人球蛋白(Coombs)试验可呈阳性反应。

【药物相互作用】

1. 头孢匹胺钠与氨基糖苷类药(如庆大霉素、妥布霉素等)合用时对肠杆菌科细菌和铜绿假单胞菌的某些敏感菌株有协同抗菌作用,但二者合用时也可增加肾毒性。

2. 头孢匹胺钠与其他头孢菌素药同用可增加肾毒性。

3. 头孢匹胺钠与呋塞米等强利尿药同用可增强肾毒性。

【用药过量】　过量用药或频繁用药可导致恶心、呕吐、腹泻、癫痫发作,需对症治疗。

【超说明书用药】　暂无。

四 代 头 孢

头孢吡肟　Cefepime

【药物特点】

1. 头孢吡肟为第四代头孢菌素,对产Ⅰ型 β-内酰胺酶的肠杆菌属、枸橼酸菌属、沙雷菌属的抗菌活性超过头孢他啶等第三代头孢菌素;对铜绿假单胞菌的抗菌作用与头孢他啶相似或略差;对金黄色葡萄球菌革兰阳性菌的抗菌活性比第三代头孢菌素有所增强。

2. 头孢吡肟静脉或肌内给药后吸收迅速,绝对生物利用度为100%。

【适应证】　头孢吡肟适用于治疗敏感菌所致的下列感染。

1. 下呼吸道感染,如肺炎、支气管炎等。

2. 泌尿系统感染,如肾盂肾炎等。

3. 皮肤及软组织感染。

4. 腹腔感染（包括腹膜炎及胆道感染等）。

5. 妇产科感染。

6. 败血症。

7. 本药可用于中性粒细胞减少性发热患者的经验性治疗。

8. 也可用于儿童细菌性脑脊髓膜炎。

【用法用量】

1. 成人和 16 岁以上儿童或体重为 40kg 及以上儿童患者，可根据病情，每次 1～2g，每 12 小时 1 次，静脉滴注，疗程 7～10d；轻中度尿路感染，每次 0.5～1g，静脉滴注或深部肌内注射，疗程 7～10d；重度尿路感染，每次 2g，每 12 小时 1 次，静脉滴注，疗程 10d；对于严重感染并危及生命时，可以每 8 小时 2g 静脉滴注；用于中性粒细胞减少伴发热的经验治疗，每次 2g，每 8 小时 1 次静脉滴注，疗程 7～10d 或至中性粒细胞减少缓解。如发热缓解但中性粒细胞仍处于异常低水平，应重新评价有无继续使用抗生素治疗的必要。

2. 2 月龄至 12 岁儿童，最大剂量不可超过成人剂量（即每次 2g 剂量）。一般可 40mg/kg，每 12 小时静脉滴注，疗程 7～14d；对细菌性脑脊髓膜炎儿童患者，可为 50mg/kg，每 8 小时 1 次，静脉滴注。对儿童中性粒细胞减少伴发热经验治疗的常用剂量为 50mg/kg，每 12 小时 1 次（中性粒细胞减少伴发热的治疗为每 8 小时 1 次），疗程与成人相同。

3. 2 月龄以下患儿经验有限，可使用 50mg/kg。然而 2 月龄以上患儿的资料表明，30mg/kg，每 8～12 小时 1 次对于 1～2 月龄患儿已经足够。对 2 月龄以下患儿使用本品应谨慎。儿童深部肌内注射的经验有限。

【不良反应】　通常本品耐受性良好，不良反应轻微且多为短暂，终止治疗少见。常见的与本品可能有关的不良反应主要是腹泻、皮疹和注射局部反应，如静脉炎、注射部位疼痛和炎症。其他不良反应包括恶心、呕吐、过敏、瘙痒、发热、感觉异常和头痛。肾功能不全患者而未相应调整头孢吡肟剂量时，可引起脑病、肌痉挛、癫痫。如发生与治疗有关的癫痫，应停止用药；必要时，应进行抗惊厥治疗。本品治疗儿童脑膜炎患者，偶有惊厥、嗜睡、神经紧张和头痛，主要是脑膜炎引起，与本品无明显关系。偶有肠炎（包括假膜性肠炎）、口腔念珠菌感染报道。

【禁忌证】　本品禁用于对头孢吡肟或 L-精氨酸、头孢菌素类药物、青霉素或其他 β-内酰胺类抗生素有即刻变态反应的患者。

【注意事项】

1. 交叉过敏　对一种头孢菌素过敏者对其他头孢菌素也可能过敏；对青霉素类、青霉素衍生物或青霉胺过敏者也可能对头孢菌素类药过敏。

2. 慎用　①妊娠及哺乳期妇女；②肾功能不全者；③有胃肠道疾病病史者，特别是溃疡性结肠炎、局限性肠炎或假膜性肠炎患者；④13 岁以下儿童。

3. 药物对检验值或诊断的影响　①使用本药期间，直接抗人球蛋白（Coombs）试验呈阳性反应；②用含硫酸铜的试剂进行尿糖测定，可呈假阳性。

【药物相互作用】

1. 本药与氨基糖苷类药（如庆大霉素或阿米卡星）有协同抗菌作用；但二者合用时可增加肾毒性。

2. 本药与强效利尿药同用时可增加肾毒性。

3. 本药与伤寒活疫苗同用会降低伤寒活疫苗的免疫效应，可能的机制是本药对伤寒沙门菌具有抗菌活性。

【用药过量】　用药过量患者，应仔细观察并使用支持疗法，并用血液透析治疗促进药物的排除，而不宜采用腹膜透析。在血液透析开始的 3h 内，体内 68% 的头孢吡肟可排出。

【超说明书用药】 暂无。

（刘 艳）

第三节 β-内酰胺酶抑制药

舒巴坦 Sulbactam

【药物特点】

1. 此药为一种半合成的不可逆性 β-内酰胺酶抑制药，可抑制 β-内酰胺酶 II 、III 、IV 、V 型并与此酶进行牢固结合，对 β-内酰胺酶 I 型无效。由于其在抑制 β-内酰胺酶失活的同时，也使其自身失去活性，故又称之为"自杀性"β-内酰胺酶抑制药。

2. 本品的抑酶谱较克拉维酸广，但抑酶作用弱。

3. 本品与 β-内酰胺酶的结合有时间依赖性，即结合时间越长，抑制作用越强。

4. 但由于其透过细胞膜作用差，对阴性杆菌产生的胞内酶，本品抑制作用不及克拉维酸，而对革兰阳性球菌所产生的胞外酶有很强的抑制作用，故其与 β-内酰胺类抗生素联用，可显著提高后者对耐药菌株的抗菌活性。

5. 本品对变异的耐甲氧西林金黄色葡萄球菌及其他菌属的非产酶菌亦有活性，提示它可能还存在其他作用机制，可能涉及与青霉素结合蛋白（PBP）的结合。

6. 本品对能改变细胞壁通透性的细菌无作用。

7. 本品口服吸收差，宜静脉注射、静脉滴注或肌内注射。

8. 其在组织液的浓度与炎症程度有关，感染组织中的药物浓度明显高于非感染组织中的浓度，并可透入有炎症的脑膜。

【适应证】　本品单用疗效差。主要与青霉素类（氨苄西林、阿莫西林、美洛西林等）及头孢菌素类（头孢哌酮、头孢噻肟、头孢曲松）联用，治疗产 β-内酰胺酶耐药菌株所致呼吸道、胆管、泌尿道、血液系统、腹腔、皮肤软组织、骨和关节感染。

【用法用量】

1. 用法　肌内注射、静脉注射或静脉滴注。

2. 用量　本品与氨苄西林以 1∶2 剂量比应用。一般感染，成人剂量为每日舒巴坦 1～2g（2～4 支），氨苄西林 2～4g，分 2～3 次静脉滴注或肌内注射；轻度感染，每日舒巴坦 0.5g（1 支），氨苄西林 1g，分 2 次静脉滴注或肌内注射；重度感染，可增大剂量至每日舒巴坦 3～4g（6～8 支），氨苄西林 6～8g，分 3～4 次静脉滴注。

【不良反应】　本品与氨苄西林联合应用，不良反应发生率约 10% 以下，需终止治疗者仅 0.7%。注射部位疼痛发生率约 3.6%，静脉炎、腹泻、恶心等反应偶有发生，皮疹发生率 1%～6%。偶见一过性嗜酸性粒细胞增多、血清氨基转移酶升高等。极个别病例发生剥脱性皮炎、过敏性休克。

【注意事项】

1. 本品必须和 β 内酰胺类抗生素合用，单独使用无效。

2. 用药前须做青霉素皮肤试验，阳性者禁用。

3. 交叉变态反应：对一种青霉素类抗生素过敏者可能对其他青霉素类抗生素也过敏。

4. 肾功能减退者，根据血浆肌酐清除率调整用药。

5. 本品配成溶液后必须及时使用，不宜久置。

6. 对诊断的干扰：①用药期间，以硫酸铜法进行尿糖测定时可出现假阳性，用葡萄糖酶法者则不受影响；②大剂量注射给药可出现高钠血症；③可使血清丙氨酸氨基转移酶或天冬氨酸氨基转移酶升高。

7. 应用大剂量时应定期检测血清钠。

【药物相互作用】

1. 丙磺舒、阿司匹林、吲哚美辛、保泰松、磺胺药可减少本品自肾脏排泄，因此与本品合用时使其血药浓度增高，排泄时间延长，毒性也可能增加。

2. 本品与双硫仑（乙醛脱氢酶抑制药）也不宜合用。

【用药过量】　尚不明确。

【超说明书用药】　暂无。

他唑巴坦　Tazobactam

【药物特点】

1. 他唑巴坦是舒巴坦的衍生物，也是青霉素的衍生物，是不可逆竞争性 β-内酰胺酶抑制药。

2. 他唑巴坦抑酶谱广、抑酶作用强，包括 Ⅰ～Ⅴ 型 β-内酰胺酶，特别是对于难控制的染色体介导的 Ⅰ 型酶也有效，且有较强的细菌细胞膜通透性和组织穿透力。单用无效，故与青霉素类药物联用，不仅可高对常见产酶耐药的革兰阳性和阴性菌的抗菌活性，而且对一些原来对青霉素类不敏感的致病菌，如厌氧菌、铜绿假单胞菌、军团菌等也可提高抗菌活性。

3. 他唑巴坦是第一个能有效抑制铜绿假单胞菌产生的头孢菌素酶和 PSE-1β-内酰胺酶的抑制药。

4. 他唑巴坦本身的抗菌活性很弱，但是与哌拉西林组成的复方抗生素他唑西林（又名特治星），不仅进一步增强了哌拉西林的抗铜绿假单胞菌的活性，还使许多临床重要的致病菌的 MICs 得以降低，由耐药转为敏感。

5. 他唑巴坦在脑膜炎患者脑脊液中的浓度可达血药浓度的 32.5%，且其穿透率随着剂量的增大而提高。

举例：特治星

【适应证】特治星适用于治疗下列由已检出或疑为敏感

细菌所致的全身或局部细菌感染。

1. 下呼吸道感染。

2. 泌尿道感染（混合感染或单一细菌感染）。

3. 腹腔内感染。

4. 皮肤及软组织感染。

5. 细菌性败血症。

6. 妇科感染。

7. 与氨基糖苷类药物联合用于中性粒细胞减少症患者的细菌感染。

8. 骨与关节感染。

9. 多种细菌混合感染；特治星适用于治疗多种细菌混合感染，包括怀疑感染部位（腹腔内、皮肤和软组织、上下呼吸道、妇科）存在需氧菌和厌氧菌的感染。

10. 尽管特治星仅适用于上述情况，但由于特治星药物中有哌拉西林成分，所以对于治疗由哌拉西林敏感细菌所致的感染仍是经受得起检验的。因此，治疗由对哌拉西林敏感细菌以及对特治星敏感的产 β-内酰胺酶细菌所致的混合感染没有必要增加使用另一种抗生素。

11. 在治疗前应进行适当的细菌培养以及做药敏试验，以便确认引起感染的微生物，并且确定致病菌对特治星的敏感程度。基于特治星对下文所罗列的革兰阳性和阴性、需氧和厌氧细菌具有广谱的抗菌活性，因此，将其用于治疗混合感染以及在药敏试验结果尚未报出时进行经验性治疗均十分见效。然而，虽然在药敏试验结果报出之前，可以使用特治星进行治疗，一旦获得药敏结果或治疗无临床反应时，仍需要修正治疗方案。

12. 特治星与氨基糖苷类抗生素联合治疗铜绿假单胞菌某些菌株的感染有协同作用。特别是在患者宿主防御系统受损的情况下，联合用药的治疗是成功的。两种药物均应使用全治疗剂量。一旦细菌培养和药敏试验结果报出，应调整抗生素的治疗。

13. 在治疗中性粒细胞减少症的患者时，应使用全剂量的特治星以及某一种氨基糖苷类抗生素，对于钾储备低下的患者要警惕可能出现低钾血症，此类患者应定期测定电解质水平。

【用法用量】

1. 用法　特治星必须缓慢静脉滴注给药（给药时间20min 以上）。

2. 用量

（1）对于 9 月龄以上、体重不超过 40kg、肾功能正常的阑尾炎和（或）腹膜炎的患儿，特治星推荐剂量为每千克体重哌拉西林 100mg/他唑巴坦 12.5mg，每 8 小时 1 次。

（2）对于在 2～9 月龄的儿童患者，基于药动学模型，特治星的推荐剂量为每千克体重哌拉西林 80mg/他唑巴坦10mg，每 8 小时 1 次。

（3）体重超过 40kg 肾功能正常的儿童患者应该接受成人剂量。对肾功能损害的儿童患者，特治星尚无推荐剂量。

（4）成人与 12 岁及以上的青少年：肾功能正常的成人和青少年的常用剂量为每 8 小时给予特治星 4.5g。每日的用药总剂量根据感染的严重程度和部位增减，可每 6 小时、每8 小时或每 12 小时 1 次，特治星 1 次 2.25～4.5g。当特治星与另一种抗生素（如氨基糖苷类药物）合用时，必须分别给药。β-内酰胺类在体外可导致氨基糖苷类药物的大量失活。

【不良反应】

1. 在临床调查研究期间，世界范围内的 2621 例患者用本复方治疗，在新药的Ⅲ期试验中，其中 3.2% 的患者因不良事件而停药，这些不良事件主要涉及皮肤反应（1.3%，包括皮疹和瘙痒）、胃肠系统症状（0.9%，包括腹泻、恶心和呕吐）及变态反应（0.5%）。

2. 据报道，局部的不良事件（不管与使用本复方有无关系)有静脉炎(1.3%)、注射部位反应(0.5%)、头痛(0.2%)、炎症(0.2%)、血栓静脉炎(0.2%)及水肿(0.1%)。

3. 在关键性的临床研究中(830例患者),据报道,90%的不良事件在严重程度上是轻至中度的,在性质上是短暂的。

4. 临床不良事件:根据1063例患者的临床研究,患者中发生率最高的不良事件(不管与本复方有无关系),有腹泻(11.3%)、头痛(7.7%)、便秘(7.7%)、恶心(6.9%)、失眠(6.6%)、皮疹(4.2%,包括斑丘疹,水疱,荨麻疹及皮肤湿疹样改变)、呕吐(3.3%)、消化不良(3.3%)、瘙痒(3.1%)、粪便改变(2.4%)、发热(2.4%)、激动不安(2.1%)、疼痛(1.7%)、念珠菌感染(1.6%)、高血压(1.6%)、头晕(1.4%)、腹痛(1.3%),水肿(1.2%)、焦急(1.2%)及呼吸困难(1.1%)。

5. 据报道,1%或小于1%的患者中出现的全身不良事件按系统排列如下。

(1)自主神经系统:低血压、肠梗阻、晕厥。

(2)全身表现:寒战、背痛、不适。

(3)心血管系统:心动过速(包括室上性心动过速和室性心动过速、心动过缓)、心房纤颤、心室纤颤、心脏停搏、心力衰竭、循环衰竭、心肌梗死。

(4)中枢神经系统:震颤、惊厥、眩晕。

(5)消化系统:黑粪、胃肠胀气、消化道出血、胃炎、呃逆、溃疡性口腔炎、药物诱发的结肠炎、黄疸。在临床试验期间,假膜性结肠炎症状的发生可以在使用抗生素之时,也可以发生于其后。

(6)听觉:耳鸣。

(7)过敏性:变态反应、变态性反应、变态样反应(包括休克)。

(8)感染:念珠菌属二重感染。

（9）代谢和营养方面：症状性低血糖、口渴、低钾血症。

（10）肌肉骨骼系统：肌痛、关节痛。

（11）血小板、出血、凝血方面：贫血、肠系膜血管栓塞、紫癜、鼻出血、出血时间延长、溶血性贫血、粒细胞缺乏症、全血细胞减少、血小板增多、肺栓塞（见【注意事项】）。

（12）精神病表现：精神错乱、幻觉、抑郁。

（13）女性生殖系统：白带、阴道炎。

（14）呼吸系统：咽炎、肺水肿、支气管痉挛、咳嗽。

（15）皮肤及其附属器：生殖器瘙痒、多汗、大疱性皮炎、多形性红斑、Stevens-Johnson 综合征（多形糜烂性红斑的一型）、毒性表皮坏死溶解。

（16）特殊感觉：味觉反常。

（17）泌尿系统：尿潴留，排尿困难，少尿，血尿，尿失禁。

（18）视觉系统：畏光。

（19）血管（外周血管）：潮红。

（20）肾脏：肾衰竭、罕见有间质性肾炎。

6. 异常的实验室检查结果：不考虑药物之间的相互关系，仅实验室参数的改变包括如下方面。

（1）造血系统方面：血红蛋白的血细胞比容的减少，血小板减少症，血小板计数增加，嗜酸性粒细胞增多，白细胞减少症，中性粒细胞减少症。与使用本复方相关的白细胞减少症/中性粒细胞减少症表现为可逆性，最常见的是与用药时间延长有关（如疗程大于 21d）。这些患者以撤药而结束治疗，部分患者伴有全身症状（如发热、强直、寒战）。

（2）凝血方面：直接库姆斯试验（Coombs test）阳性，凝血酶原时间延长，部分凝血活酶时间延长。

（3）肝脏：血清转氨酶包括丙氨酸氨基转移酶（ALT，即 SGPT），天冬氨酸氨基转移酶（AST，即 SGOT），碱性磷酸酶，胆红素和 γ-谷氨酰转移酶短暂性升高。

（4）肾脏：血肌酐，血尿素氮增高。

（5）尿液分析：蛋白尿、血尿、脓尿。

（6）实验室检查结果的改变还包括电解质的异常改变（即血钠、钾和钙的升高和降低）、高血糖、总蛋白、葡萄糖或白蛋白降低。

【注意事项】

1. 虽然哌拉西林/他唑巴坦具有青霉素类抗生素的低毒性的特征，但在长期用药时，仍建议定期检查（包括肾功能、肝功能及造血功能等）储备器官系统的功能状况。

2. 有些患者在接受 β-内酰胺抗生素时出现出血的表现，这些反应有时与凝血试验的异常有关。如凝血时间、血小板聚集功能和凝血酶原时间可出现异常，肾衰竭的患者更易发生这类反应，如果出现出血，应停用 β-内酰胺抗生素并代之以适当的治疗。

3. 必须记住耐药菌株出现的可能性，它将引起二重感染，尤其在长时间治疗时可能发生。如果发生二重感染，应采取适当的治疗措施。

4. 同使用其他青霉素类药物一样，如果静脉内给药，而剂量超过推荐剂量，患者可能会出现神经肌肉兴奋或惊厥。

5. 哌拉西林钠/他唑巴坦钠是哌拉西林的一钠盐和他唑巴坦的一钠盐。每瓶中的钠含量：2g/250mg 的瓶中；含 4.69mEq（折合 108.0mg）钠；4g/500mg 的瓶中，含 9.39mEq（折合 216mg）钠；患者钠的总摄入量可能会增加，当用于治疗需要限制钠盐摄入的患者时，应考虑上述的钠含量。对于存在钾储备量低下的用药患者，应定期测定血电解质水平；对潜在的钾储备低下状态和同时正在接受可能降低钾水平的治疗（如细胞毒药物或者利尿药治疗）的患者，保持警惕性。

6. 短期大剂量使用抗生素治疗淋病可以掩盖或者延缓潜伏期梅毒的症状。因此，在治疗前，应排除淋病患者，同时患有梅毒，应从有可疑原发损害的患者身上取标本进行暗视野映光法检查，并进行至少为期 4 个月的多次血清学检查。

7. 实验室检查：应定期检查造血功能，尤其是长时间（即大于 21d）用药时，因为可能发生白细胞减少或中性粒细胞减少（参见【不良反应】6. 异常的实验室检查结果）。

【药物相互作用】　勿与丙磺舒、妥布霉素、氨基糖苷类抗生素、非极化肌松剂合用。

【用药过量】

1. 症状　已经有上市后哌拉西林/他唑巴坦用药过量的报道，大多数的事件包括恶心、呕吐和腹泻，常规推荐剂量用药的情况下也会发生这些事件。如果静脉给药剂量超过推荐的常用剂量（特别是有肾衰竭患者），患者可能出现神经肌肉兴奋性升高或惊厥。

2. 治疗　应当根据患者的临床表现采取支持治疗和对症治疗。尚无特异性解毒剂。哌拉西林或他唑巴坦血药浓度过高时可通过血液透析降低血药浓度。哌拉西林/三唑巴坦单剂 3.375g 给药后，血液透析清除的哌拉西林和三唑巴坦分别约相当于给药剂量中哌拉西林和三唑巴坦成分的 31%和 39%。

【超说明书用药】　暂无。

克拉维酸　Clavulanic Acid

【药物特点】

1. 本品为不可逆性 β-内酰胺酶抑制药，本身仅有微弱抗菌活性，不仅抑制金黄色葡萄球菌产生的酶，而且也能抑制对多数革兰阴性菌产生的酶。临床上一般不单独使用，常与 β-内酰胺类抗生素（如阿莫西林/氨苄西林）合用，使最小抑菌浓度明显下降，抗菌活力几乎增大几十倍到几百倍，抗菌谱也扩大。

2. 口服吸收，广泛分布到组织间液中，但脑脊液中浓度甚微。

【适应证】　主要根据欲与之合用的抗生素固有的适应证而定。

【用法用量】　举例：注射用阿莫西林钠克拉维酸钾（每1.2g 本品含阿莫西林 1.0g，克拉维酸 0.2g；每 0.6g 本品含阿莫西林 0.5g，克拉维酸 0.1g）。

1. 治疗感染用量

（1）12 岁以上儿童：每 8 小时 1 次，每次 1.2g；严重感染者：可增加至每 6 小时 1 次，每次 1.2g。

（2）3 月龄至 12 岁儿童：每 8 小时 1 次，每次 30mg/kg；严重感染者：可增加至每 6 小时 1 次，每次 30mg/kg。

（3）0～3 月龄儿童：围生期的早产儿及足月新生儿，每 12 小时给药 1 次，每次 30mg/kg；随后增加至每 8 小时 1 次，每次 30mg/kg。

2. 儿童肾功能不全的用量

（1）轻度损害（肌酐清除率＞30ml/min）：用量不变。

（2）中度损害（肌酐清除率 10～30ml/min）：开始给予本品 1.2g，然后每 12 小时给予本品 600mg。

（3）重度损害（肌酐清除率＜10ml/min）：开始给予本品 1.2g，以后每 24 小时给予本品 600mg。采用透析法降低血中本品浓度，并在透析中或透析后补充给予本品 600mg。

【不良反应】　可见皮疹、嗜酸性粒细胞增多、胃肠道反应及静脉炎等。

【注意事项】　注意与之配伍的抗生素相关注意事项。

【药物相互作用】

1. 阿莫西林、吲哚美辛、保泰松、磺胺药可减少本品在肾小管的排泄，因而使本品的血药浓度升高，血消除半衰期延长，毒性可能增强。

2. 本品与别嘌呤合用时，皮疹发生率增高，故应避免合用。

3. 不宜与双硫仑等乙醛脱氢酶抑制药合用。

4. 与氯霉素合用治疗细菌性脑膜炎时，远期后遗症的发生率较两者单用时高。

5. 可刺激雌激素代谢或减少其肠肝循环，因此可降低口服避孕药的效果。

6. 氯霉素、红霉素、四环素类等抗生素和磺胺药等抑菌药可干扰本药的杀菌活性，因此不宜与本品合用，尤其在治疗脑膜炎或急需杀菌药的严重感染时。

7. 本品可加强华法林的作用。

8. 氨基糖苷类抗生素在亚抑菌浓度时一般可增强本品对粪肠球菌的体外杀菌作用。

9. 由于本品在胃肠道的吸收不受食物影响，故可在空腹或餐后服用，可与牛奶等食物同服；与食物同服可减少胃肠道反应。

【用药过量】　尚不明确。

【超说明书用药】　暂无。

（刘　艳）

第四节　碳青霉烯类

亚胺培南/西司他丁　Imipenem/Cilastatin

【药物特点】　本品是一种广谱的 β-内酰胺类抗生素。以静脉滴注剂型供应。本品含有两种成分：①亚胺培南，为一种最新型的 β-内酰胺抗生素——亚胺硫霉素；②西司他丁钠，为一种特异性酶抑制药，它能阻断亚胺培南在肾脏内的代谢，从而提高泌尿道中亚胺培南原型药物的浓度。在本品中亚胺培南与西司他丁的重量比为 1∶1。

【适应证】　本品适用于敏感菌所致的各种感染，特别适用于多种细菌联合感染和需氧菌及厌氧菌的混合感染,如腹膜炎、肝胆感染、腹腔内脓肿、阑尾炎、妇科感染、下呼吸道感染、皮肤和软组织感染、尿路感染、骨和关节感染及败血症等。本品不适用于脑膜炎的治疗。

【用法用量】 本品的推荐剂量是以亚胺培南的使用量表示,也表示同等剂量的西司他丁。

1. 儿童体重≥40kg 可按成人剂量给予静脉滴注:轻度感染,1次250mg,每日2次;中度感染,1次500～1000mg,每日2次;严重感染: 1次500～1000mg, 每日3～4次。

2. 儿童和婴儿体重<40kg 可按15mg/kg,每6小时1次给药,每日总剂量不超过2g。

【不良反应】

1. 静脉使用速度过快可引起血栓静脉炎,肌内注射可引起局部疼痛、红斑、硬结等,应注意改换注射部位。

2. 肝脏:氨基转移酶、血胆红素或碱性磷酸酶升高。

3. 肾脏:可有血肌酐和血尿素氮升高,儿童使用本药时可发现红色尿。

4. 神经系统方面:肌阵挛、精神障碍等。

5. 恶心、呕吐、腹泻等胃肠道症状,偶可引起假膜性肠炎。

6. 可有嗜酸性粒细胞增多、白细胞减少、中性粒细胞减少、血小板减少或增多、血红蛋白减少等,并可致抗人球蛋白试验阳性。

7. 可致变态反应,如皮肤瘙痒、皮疹、荨麻疹、药物热等。

【注意事项】 一般使用:一些临床和实验室资料表明,本品与其他 β-内酰胺抗生素、青霉素类和孢菌素类抗生素有部分交叉变态反应。有报道,大多数 β-内酰胺抗生素可引起严重的反应(包括变态反应)。因此,在使用本品前,应详细询问患者过去有无对 β-内酰胺抗生素的过敏史,若在使用本品时出现变态反应,应立即停药并做相应处理。有报道,几乎所有抗生素都可引起假膜性结肠炎,其严重程度由轻度至危及生命不等。因此,对曾患过胃肠道疾病尤其是结肠炎的患者,均需小心使用抗生素。对在使用抗生素过程中出现腹泻的患者,应考虑诊断假膜性结肠炎的可能。有研究显示,梭状芽孢杆菌所产生的毒素是在使用抗生素期间引起的结肠炎的主要原因,但也应考虑其他原因。中枢神经系统:本品与其他 β-内酰胺抗生素一样,静脉滴注制剂可产生中枢神经系统的不良反应,如肌阵挛、精神错乱或癫痫发作,尤其当使用剂量超过了根据体重和肾功能状态所推荐剂量时,但这些不良反应大多发生于已有中枢神经系统疾病的患者(如脑损害或有癫痫病史)和(或)肾功能损害者,因为这些患者会发生药物蓄积。因此,需严格按照推荐剂量安排使用。已有癫痫发作的患者,应继续使用抗惊厥药来治疗。如发生病灶性震颤、肌阵挛或癫痫时,应做神经病学检查评价:如原来未进行抗惊厥治疗,应给予治疗,如中枢神经系统症状持续存在,应减少本品的剂量或停药。肌酐清除率≤5ml/(min·1.73m²)的患者不应使用本品,除非在 48h 内进行血液透析。血液透析患者亦仅在使用本品的益处大于癫痫发作的危险时才可考虑。

美罗培南 Meropenem

【药物特点】 美罗培南为人工合成的广谱碳青霉烯类抗生素,通过抑制细菌细胞壁的合成而产生抗菌作用,美罗培南容易穿透大多数革兰阳性和阴性细菌的细胞壁,而达到其作用靶点青霉素结合蛋白(PBP)。除金属 β-内酰胺酶以外,其对大多数 β-内酰胺酶(包括由革兰阳性菌及革兰阴性菌所产生的青霉素酶和头孢菌素酶)的水解作用具有较强的稳定性。美罗培南不宜用于治疗对甲氧西林耐药的葡萄球菌感染,有时对其他碳青霉烯类的耐药菌株亦表现出交叉耐药性。体外实验显示，对一些铜绿假单胞菌的分离菌株，美罗培南与氨基糖苷类抗生素合用可产生协同作用。

【适应证】　主要适用于敏感菌引起的感染。

1. 呼吸系统感染　如慢性支气管炎、肺炎、肺脓肿、脓胸等。

2. 腹内感染　如胆囊炎、胆管炎、肝脓肿、腹膜炎等。

3. 泌尿、生殖系统感染　如肾盂肾炎、复杂性膀胱炎、子宫附件炎、子宫内感染、盆腔炎、子宫结缔组织炎等。

4. 骨、关节及皮肤、软组织感染　如蜂窝织炎、肛周脓肿、骨髓炎、关节炎、外伤创口感染、烧伤创面感染、手术切口感染、颌面及颌面周围蜂窝织炎等。

5. 其他　眼及耳鼻喉感染；其他严重感染，如脑膜炎、败血症等。

【用法用量】

1. 3 月龄至 12 岁的儿童　按每 8 小时 10～20mg/kg 给药；脑膜炎儿童患者的治疗，剂量按每 8 小时 40mg/kg 给药。

2. 体重超过 50kg 的儿童（按成人剂量给药）　给药剂量和时间间隔应根据感染类型、严重程度及患者的具体情况而定。推荐日剂量如下。

（1）肺炎、尿路感染、妇科感染（如子宫内膜炎）、皮肤或软组织感染，每 8 小时给药 1 次，每次 500mg，静脉滴注。

（2）院内获得性肺炎、腹膜炎、中性粒细胞减少患者合并感染、败血症的治疗，每 8 小时给药 1 次，每次 1g，静脉滴注。

（3）脑膜炎患者，推荐每 8 小时给药 1 次，每次 2g。

3. 婴幼儿　年龄 3 月龄以下婴幼儿不推荐使用美罗培南。

【不良反应】

1. 变态反应　主要有皮疹、瘙痒、变态反应；偶见过敏性休克。

2. 消化系统　主要有腹泻、恶心、呕吐、便秘等胃肠道症状。

3. 肝脏　偶见肝功能异常、胆汁淤积性黄疸。

4. 肾脏　偶见排尿困难和急性肾衰竭。

5. 中枢神经系统　偶见失眠、焦虑、意识模糊、眩晕、神经过敏、感觉异常、幻觉、抑郁、痉挛、意识障碍等中枢神经系统症状。

6. 血液系统　偶见胃肠道出血、鼻出血和腹腔积血等出现症状。

7. 其他　注射给药时可导致局部疼痛、红肿、硬结，严重者可致血栓静脉炎。

【注意事项】

1. 对碳青霉烯类抗生素、青霉素类或其他 β-内酰胺类抗生素过敏感染患者慎用。

2. 对肝功能不全患者不必要进行剂量调整，应认真监测患者的肝功能。

3. 本品不推荐用于耐甲氧西林葡萄球菌引起的感染。

4. 青霉素过敏者要进行皮试。

5. 在抗生素的使用过程中，可能导致轻微至危及生命的假膜性结肠炎。对使用美罗培南后引起腹泻或腹痛加剧的患者，应确诊其是否为艰难梭菌引起的假膜性结肠炎，同时也应认真考虑其他因素。

6. 治疗铜绿假单胞菌等假单胞菌感染时，应常规进行药物敏感试验。

7. 美罗培南和具有潜在肾毒性的药物联用时，应注意：本品可通过血液透析清除，若病情需要持续使用本品，建议在血液透析后根据病情再给予全量，以达到有效的血浓度；

对腹膜透析的患者，目前尚无本品的使用经验。

8. 美罗培南不应冷冻。使用前摇晃均匀；本品配制后应一次用完。

9. 勿让儿童触及药物。

10. 本品与齐多夫定、昂丹司琼、多种维生素、多西环素、地西泮、葡萄糖酸钙和阿昔洛韦等药有配伍禁忌。

厄他培南　Ertapenem

【药物特点】　该品是一种新型碳青霉烯类抗生素，通过与青霉素结合蛋白（PBP）结合，干扰细菌细胞壁的合成，导致细菌生长繁殖受抑制，少数出现细胞溶解。

【适应证】　适用于治疗成人由下述细菌的敏感菌株引起的中度至重度感染：①继发性腹腔感染，由大肠埃希菌、梭状芽孢杆菌、迟缓真杆菌、消化链球菌属、脆弱拟杆菌、吉氏拟杆菌、卵形拟杆菌、多形拟杆菌或单形拟杆菌引起者；②复杂性皮肤及附属器感染者，由金黄色葡萄菌（仅指对甲氧西林敏感菌）、化脓性链球菌、大肠埃希菌或消化链球菌属引起者；③社区获得性肺炎，由肺炎链球菌（仅指对青霉素敏感的菌株，包括合并菌血症的病例）、流感嗜血杆菌（仅指 β-内酰胺酶阴性菌株）或卡他莫拉球菌引起者；④复杂性尿道感染，包括肾盂肾炎，由大肠埃希菌或肺炎克雷伯杆菌引起者；⑤急性盆腔感染，包括产后子宫内膜炎、流产感染和妇科产科术后感染，由无乳链球菌、大肠埃希菌、脆弱拟杆菌、不解糖卟啉单胞菌、消化链球菌属或双路普雷沃菌属引起者；⑥菌血症。

【用法用量】　13 岁及以上患者，1g，每日 1 次；3 月龄至 12 岁患者，15mg/kg，每日 2 次（每日不超过 1g）；静脉输注给药，最长可使用 14d，输注时间超过 30min；肌内注射给药最长使用 7d。

【不良反应】

1. 神经系统 头痛；血管：静脉炎/血栓性静脉炎、幻觉（罕见）。

2. 胃肠道 口腔念珠菌病、便秘、反酸、腹泻、口干、消化不良、食欲缺乏。

3. 呼吸系统 呼吸困难。

4. 皮肤和皮下组织 红斑、瘙痒。

5. 生殖系统和乳房 阴道瘙痒；免疫系统：变态反应（罕见）。

6. 其他 全身不适及给药部位的异常：腹痛、味觉倒错、无力/疲劳、念珠菌病、水肿/肿胀、发热、胸痛。

【注意事项】 在接受 β-内酰胺类抗生素治疗的患者中，已有严重的和偶发的致死性变态反应的报道。有对多种过敏原过敏既往史的患者发生这些反应的可能性比较大。报道，有青霉素过敏史的患者使用另一种 β-内酰胺类抗生素治疗时发生了严重的变态反应。开始厄他培南治疗以前，必须向患者仔细询问有关对青霉素、头孢菌素、其他 β-内酰胺类抗生素及其他过敏原过敏的情况。如果发生对厄他培南的变态反应，须立即停药。严重的变态反应需要立即进行急救处理。与其他抗生素一样，延长厄他培南的使用时间可能会导致非敏感细菌的过量生长。有必要反复评估患者的状况。如在治疗期间发生了二重感染，应采取适当的措施。包括厄他培南在内的几乎所有抗菌药都有引发假膜性结肠炎的报道，其严重程度可以从轻度至危及生命。因此，对于给予抗生素后出现腹泻的患者考虑这一诊断是重要的。研究表明，难辨梭状芽孢杆菌产生的毒素是引发"抗生素相关的结肠炎"的主要原因。肌内注射厄他培南时应谨慎，以避免误将药物注射到血管中。盐酸利多卡因是肌内注射厄他培南的稀释液。参照盐酸利多卡因的使用说明书。不考虑与药物相关性的前提下，临床研究中接受厄他培南治疗（1g，每日 1 次）的成人患者中有 0.2%出现了癫痫发作。这种现象在患有神经系统疾病（如脑部病变或有癫痫发作史）和（或）肾功能受到损害的患者中最常发生。应严格遵循推荐的给药方案，这对于那些具备已知的惊厥诱发因素的患者尤为重要。

比阿培南　Biapenem

【药物特点】　比阿培南为碳青霉烯类抗生素，通过抑制细菌细胞壁的合成而发挥抗菌作用，对革兰阳性、革兰阴性的需氧和厌氧菌有广谱抗菌活性。比阿培南对人肾脱氢肽酶-Ⅰ（DHP-Ⅰ）稳定，可单独给药而不需与 DHP-Ⅰ抑制药合用。

【适应证】　对本品敏感的菌株：葡萄球菌属、链球菌属、肺炎球菌、肠球菌属（屎肠球菌除外）、莫拉菌属、大肠菌、枸橼酸菌属、克雷伯菌属、肠杆菌属、沙雷菌属、变形杆菌属、流感嗜血杆菌、铜绿假单胞菌、放线菌属、消化链球菌属、拟杆菌属、普氏菌属、梭形杆菌属等。本品适用于由敏感菌引起的败血症、肺炎、肺部脓肿、慢性呼吸道疾病引起的二次感染、难治性膀胱炎、肾盂肾炎、腹膜炎、妇科附件炎等。

【用法用量】

1. 成人　每日 0.6g，分 2 次静脉滴注，每次 30～60min。可根据患者年龄、症状适当增减给药剂量。但 1d 的最大给药量不得超过 1.2g。

2. 儿童用药　对儿童用药的安全性尚不明确。

【禁忌证】　对本品过敏者禁用。正在服用丙戊酸钠类药物的患者禁用。

【不良反应】　休克、过敏；间质性肺炎、PIE 综合征；假膜性结肠炎等严重肠炎；肌痉挛、精神障碍；肝功能损伤、黄疸；急性肾功能不全。

【注意事项】

1. 对碳青霉烯类、青霉素类及头孢类抗生素药物过敏者慎用。

2. 患者本人或直系亲属有易诱发支气管哮喘、皮疹、荨麻疹等症状的过敏性体质者慎用。

3. 严重的肾功能不全者慎用。

4. 有癫痫史或中枢神经系统疾病患者慎用。

5. 除尿隐血反应外，采用斑氏试剂、斐林试剂以及试纸法检测尿糖可能出现假阳性结果。

6. 直接 Coombs 试验可能呈现阳性结果。

帕尼培南/倍他米隆　Panipenem/Betamiron

【药物特点】　帕尼培南-倍他米隆是碳青霉烯类 β-内酰胺类抗生素。其作用机制与其他 β-内酰胺药相似，主要通过与青霉素结合蛋白（PBPs）结合而抑制细菌细胞壁的合成，从而起抗菌作用。帕尼培南/倍他米隆作用特点：对β-内酰胺酶高度稳定，且本身尚有酶抑制作用，具有广谱、强效、耐酶、抑酶的特性。帕尼培南/倍他米隆除对军团菌、沙眼衣原衣原体和肺炎衣原体无效外，对大多数革兰阳性与革兰阴性需氧和厌氧菌均有抗菌活性。

【适应证】　本品适用于治疗由敏感菌（如葡萄球菌属、链球菌属、肺炎链球菌、肠球菌属、黏膜炎莫拉菌、大肠埃希菌、枸橼酸杆菌属、克雷伯杆菌属、肠杆菌属、沙雷菌属、变形杆菌属、摩氏摩根菌属、普罗威登斯菌属、流感嗜血杆菌、假单胞菌属、铜绿假单胞菌、洋葱伯克霍尔德菌、消化链球菌属、拟杆菌属、普雷沃菌属等）所引起的下列感染症。

1. 呼吸系统感染　如急慢性支气管炎、肺炎、肺脓肿等。

2. 腹内感染　如胆囊炎、腹膜炎、肝脓肿等。

3. 泌尿、生殖系统感染　如肾盂肾炎、前列腺炎、子宫内感染等。

4. 眼科感染　如角膜溃疡、眼球炎等。

5. 皮肤、软组织感染　如丹毒、蜂窝织炎、淋巴管炎、肛周炎等。

6. 骨、关节感染　如骨髓炎、关节炎等。

7. 其他严重感染　如败血症、感染性心内膜炎等。

【用法用量】　儿童，通常每日 30～60mg/kg，分 3 次给药，每次静脉滴注时间应在 30min 以上；根据患者年龄和症状可适当增减给药量，对重症或难治性的感染患者，可增至每日 100mg/kg，分 3～4 次给药，但是不得超过每日 2g。

【不良反应】

1. 严重不良反应（罕见）

（1）罕见引起休克、变态反应症状（不适、口腔异常感、喘鸣、眩晕、便意、耳鸣、出汗等）。

（2）有可能出现皮肤黏膜眼综合征（Stevens-Johnson 综合征）、中毒性表皮坏死症（Lyell 综合征）。

（3）有可能出现急性肾衰竭等严重的肾功能损害。

（4）有可能出现惊厥、意识障碍等中枢神经系统症状，特别是有肾脏疾病的患者和中枢神经系统功能障碍的患者。

（5）有可能出现伴有便血的假膜性肠炎等严重的肠炎（初期症状如腹痛、腹泻频繁）。

（6）肝功能障碍，有可能出现（如暴发性肝炎等）严重肝功能障碍、黄疸病等。

（7）罕见出现粒细胞缺乏症、全血细胞减少症、溶血性贫血。

（8）罕见出现伴有发热、咳嗽、呼吸困难、胸部 X 线检查异常、嗜酸性粒细胞增多等症状的间质性肺炎、伴有嗜酸细胞增多肺浸润（PIE）综合征，一旦出现类似症状应立即停药并做适当处理，如使用肾上腺皮质激素。

2. 临床重大不良反应　血栓性静脉炎，用其他的碳青霉烯类抗生素时，有可能引起血栓性静脉炎。

3. 其他不良反应　①维生素缺乏症，维生素 K 缺乏（低凝血酶原血症、出血倾向等）、维生素 B 缺乏（舌炎、口腔炎、食欲缺乏、神经炎等）；②变态反应，皮疹、发热、荨麻疹、皮肤瘙痒；③血液，贫血、嗜酸性粒细胞增多、白细胞减少、血小板增多、血小板减少、嗜碱细胞增多、粒细胞减少；④肝，AST（GOT）升高，ALT（GPT）升高、γ-GTP 升高、ALP 升高、IDH 升高、LAP 升高、肝功能障碍尿胆原上升、黄疸；⑤肾脏，BUN 升高、血清肌酐升高、肌酐清除率降低；⑥消化系统，腹泻、恶心、呕吐、食欲缺乏；⑦菌群失调，口腔炎、念珠菌病；⑧其他，水肿、头痛。

【注意事项】

1. 既往对碳青霉烯类、青霉素类以及头孢菌素类等抗生素有过敏体质者，患者本人及其父母、兄弟、姐妹中有支气管哮喘、皮疹、荨麻疹等过敏体质者、严重肾功能损害者（易引起痉挛、意识障碍等中枢神经功能障碍）、经口摄食不足患者或非经口维持营养患者、全身状态不良患者（有时出现维生素 K 缺乏症状）需慎用。此外，推荐使用前进行皮试。

2. 本药属于经肾脏排泄型药物，高龄者在使用本药时血中浓度有增高趋势。

3. 早产儿、新生儿及孕妇不宜应用。

4. 本品禁止与丙戊酸钠合并使用。

5. 有报道，高龄者应用同类药物时发生因维生素 K 缺乏而致的出血倾向。

6. 帕尼培南分解后可能使尿呈茶色。

7. 本药在溶解后应立即使用。本药在溶解时，溶液可呈无色至澄明微黄色，颜色的浓淡对本药的药效没有影响。此外，在不得已需要保存时，应在室温下保存 6h 内使用。

（李孝娟）

第五节　单　环　类

氨曲南　Aztreonam

【药物特点】　氨曲南通过与敏感需氧革兰阴性菌细胞膜上青霉素结合蛋白 3（PBP3）高度亲和而抑制细胞壁的合成。与大多数 β-内酰胺类抗生素不同的是它不诱导细菌产生 β-内酰胺酶，同时对细菌产生的大多数 β-内酰胺酶高度稳定。

【适应证】

1. 尿路感染　大肠埃希菌、奇异变形杆菌、铜绿假单胞菌、阴沟肠杆菌、臭鼻克雷伯菌、枸橼酸杆菌、黏质沙雷菌引起的单纯性和复杂性肾盂肾炎以及反复发作性膀胱炎。

2. 下呼吸道感染　大肠埃希菌、肺炎克雷伯菌、铜绿假单胞菌、流感嗜血杆菌、奇异变形杆菌、肠杆菌属和黏质沙雷菌所致的肺炎和支气管炎。

3. 血流感染　大肠埃希菌、肺炎克雷伯菌、铜绿假单胞菌、奇异变形杆菌、黏质沙雷菌和肠杆菌属引起的血流感染。

4. 皮肤软组织感染　大肠埃希菌、奇异变形杆菌、黏质沙雷菌、肠杆菌属、铜绿假单胞菌、肺炎克雷伯菌、枸橼酸杆菌引起的皮肤软组织感染（包括手术伤口感染、溃疡和烧伤创面感染）。

5. 腹膜炎等腹腔感染　包括大肠埃希菌、臭鼻克雷伯菌、肺炎克雷伯菌、阴沟肠杆菌、铜绿假单胞菌、枸橼酸杆菌、黏质沙雷菌引起的腹腔感染，常需与甲硝唑等抗厌氧菌药联合应用。

6. 生殖道感染　大肠埃希菌、肺炎克雷伯菌、肠杆菌属（包括阴沟肠杆菌）、铜绿假单胞菌、奇异变形杆菌引起的子宫内膜炎、盆腔炎等妇科感染，常需与甲硝唑等抗厌氧菌药联合应用。

【用法用量】　儿童：1 次 30mg/kg，每 8 小时给药 1 次；重症感染可增加至每 6 小时给药 1 次，每日最大剂量为 120mg/kg。氨曲南可供静脉滴注、静脉注射和肌内注射给药。

【不良反应】　不良反应较少见，全身性不良反应发生率 1%～1.3%或略低，包括消化道反应，常见为恶心、呕吐，腹泻及皮肤变态反应。白细胞计数降低、血小板减少、艰难梭菌腹泻、胃肠出血、剥脱性皮炎、低血压、一过性心电图变化、肝胆系统损害、中枢神经系统反应及肌肉疼痛等较罕见。

【注意事项】

1. 对青霉素过敏者或过敏体质者慎用。

2. 与氨基糖苷类药物（庆大霉素、妥布霉素及阿米卡星）联合用药具有协同抗菌作用。

3. 该品不可与头孢西丁配伍合用，因可引起拮抗作用。

4. 对肾功能损害的患者，应酌情调整剂量。

5. 过敏体质及对其他 β-内酰胺类抗生素（如青霉素、头孢菌素）有变态反应者慎用。

6. 可与氯霉素磷酸酯、硫酸庆大霉素、硫酸妥布霉素、头孢唑林钠、氨苄西林钠联合使用，但和萘呋西林、头孢拉定、甲硝唑有配伍禁忌。

（李孝娟）

第六节　头　霉　素　类

头孢西丁　Cefoxitin

【药物特点】　头孢西丁通过与 1 个或多个青霉素结合蛋白（PBPs）结合，抑制细菌分裂活跃的细胞的细胞壁生物合成，从而起到抗菌作用。

【适应证】　适用于对本品敏感的细菌引起的下列感染：上（下）呼吸道感染、泌尿道感染（包括无并发症的淋病）、腹膜炎及其他腹腔内和盆腔内感染、败血症（包括伤害）、妇科感染、骨和关节软组织感染、心内膜炎。

【用法用量】　2 岁以上儿童：每日 80～160mg/kg，分 3～4 次。重症可每日 200mg/kg；新生儿每日 40mg/kg，分 3～4 次用。

【不良反应】

1. 偶见恶心、呕吐、食欲缺乏、腹痛、腹泻、便秘等胃肠道反应。

2. 偶见皮疹、荨麻疹、红斑、药物热等变态反应；罕见过敏性休克症状。

3. 少数患者用药后可出现肝、肾功能异常。

4. 长期大剂量使用该品可致菌群失调，发生二重感染。还可能引起维生素 K、维生素 B 缺乏。

5. 肌内注射部位可能引起硬结、疼痛；静脉注射剂量过大或过快时可产生灼热感、血管疼痛，严重者可致血栓性静脉炎。

【注意事项】

1. 与其他 β-内酰胺类抗生素可产生交叉变态反应，故对青霉素类和头孢菌素类有过敏者不宜用。乳母慎用。

2. 对肾功能损害者应减量使用。

3. 肌内注射一般不用，如必要肌内注射时，应与 0.5%

盐酸利多卡因注射液混合注射,以减轻局部刺激。肌内注射,本品 1g 用 2ml 稀释液溶解。

4. 本品可引起尿糖反应假阳性。

头孢美唑　Ceftazidime

【药物特点】　头孢美唑通过抑制增殖期细菌的细胞壁合成而发挥杀菌作用,对产 β-内酰胺酶以及不产 β-内酰胺酶的敏感菌具有相同的强抗菌活性。

【适应证】　适用于治疗由对头孢美唑敏感的金黄色葡萄球菌、大肠埃希菌、肺炎杆菌、变形杆菌属、摩氏摩根菌、普罗威登斯菌属、消化链球菌属、拟杆菌属、普雷沃菌属(双路普雷沃菌除外)所引起的下列感染:败血症;急性支气管炎、肺炎、肺脓肿、脓胸、慢性呼吸道疾病继发感染;膀胱炎、肾盂肾炎;腹膜炎;胆囊炎、胆管炎;前庭大腺炎、子宫内膜炎、子宫附件炎、子宫旁组织炎;颌骨周围蜂窝织炎、颌炎。

【用法用量】　小儿每日 25～100mg/kg,分 2～4 次静脉注射或静脉滴注;难治性感染或严重感染时增至 150mg/kg。

【不良反应】

1. 罕见引起休克、变态反应症状(不适感、口腔异常感、喘鸣、眩晕、便意、耳鸣、发汗等)。

2. 有可能出现皮肤黏膜眼综合征(Stevens-Johnson 综合征)、中毒性表皮坏死症(Lyell 综合征)。

3. 有可能出现急性肾衰竭等严重肾功能损害。

4. 肝炎、肝功能障碍、黄疸:AST(GOT)、ALT(GPT)显著升高等肝炎、肝功能障碍表现。

5. 有可能出现粒细胞缺乏症、溶血性贫血、血小板减少。

6. 罕见出现伴有便血的假膜性肠炎(初期症状腹痛、

腹泻频繁)。

7. 有可能出现伴有发热、咳嗽、呼吸困难、胸部 X 线检查异常、嗜酸细胞增多等症状的间质性肺炎、伴有嗜酸性细胞增多肺浸润(FIE)综合征。

8. 其他不良反应:①变态反应,皮疹、瘙痒、荨麻疹、红斑、发热。②血液,粒细胞减少、嗜酸性粒细胞增多、红细胞减少、血小板减少。③肝脏,AST(GOT)升高、ALT(GPT)升高、肝功能异常、ALP 升高。④消化系统,恶心及呕吐、腹泻、食欲缺乏。⑤菌群失调,口腔炎、念珠菌等;维生素 K 缺乏(低凝血酶原血症、出血倾向等);维生素 B 群缺乏(舌炎、口腔炎、食欲缺乏、神经炎等);头痛。

【注意事项】

1. **交叉过敏**　患者对一种头孢菌素或头霉素过敏者对其他头孢菌素或头霉素也可能过敏。患者对青霉素类、青霉素衍生物或青霉胺过敏者也可能对头孢菌素或头霉素过敏。

2. **禁忌证**

(1)对该品及其他头孢菌素类药过敏者禁用。

(2)有青霉素过敏性休克史者禁用。

3. **以下情况慎用**

(1)孕妇、哺乳期妇女、早产儿、新生儿慎用。

(2)有胃肠道疾病病史者,特别是溃疡性结肠炎、局限性肠炎或抗生素相关性结肠炎者应慎用。

(3)严重肝、肾功能障碍者慎用。

(4)高度过敏性体质、年老、体弱患者慎用。

4. **对诊断的影响**

(1)Coombs 试验可出现阳性反应;以磺基水杨酸进行尿蛋白测定时可出现假阳性反应。

(2)斑氏或斐林尿糖试验可呈假阳性。

(3)少数患者用药后可出现丙氨酸氨基转移酶、天冬氨酸氨基转移酶、碱性磷酸酶和尿素氮测定值升高;嗜酸性粒细胞增多、白细胞和红细胞减少等。

（4）如采用 Jaffe 反应进行血清和尿肌酐值测定时可有测定值假性升高。

5. 其他 长期用药时应常规监测肝、肾功能和血常规。

头孢米诺 Cefminox

【药物特点】 头孢米诺对 β-内酰胺类抗生素通常作用点的青霉素结合蛋白显示很强的亲和性，可抑制细胞壁合成，并与肽聚糖结合，抵制肽聚糖与脂蛋白结合以促进溶菌，在短时间内显示很强杀菌力。

【适应证】 可用于治疗大肠埃希菌等多种敏感菌引起的下列感染。

1. 呼吸系统感染：扁桃体炎、扁桃体周围脓肿、支气管炎、细支气管炎、支气管扩张症（感染时）、慢性呼吸道疾病继发感染、肺炎、肺化脓症。

2. 泌尿系统感染：肾盂肾炎、膀胱炎。

3. 腹腔感染：胆囊炎、胆管炎、腹膜炎。

4. 盆腔感染：盆腔腹膜炎、子宫附件炎、子宫内感染、盆腔炎、子宫旁组织炎。

5. 败血症。

【用法用量】 儿童按体重计，每次 20mg/kg，每日 3～4 次。

【不良反应】

1. 严重不良反应 偶引起休克，应注意观察，若出现不适感、口内异物感、喘鸣、眩晕、便意、耳鸣、出汗等，应停药并适当处理；偶出现全血细胞减少症；偶出现假膜性大肠炎等伴有血便的严重大肠炎。

2. 同类药观察到的严重不良反应 皮肤黏膜眼综合征（Stevens-Johnson 综合征）、中毒性表皮坏死症（Lyell 综合征）；急性肾衰竭；溶血性贫血；间质性肺炎、PIE

综合征。

3. 其他不良反应　过敏症，有时出现皮疹，偶出现皮肤发红、瘙痒、发热等；肾脏，偶出现 BUN 上升、血中肌酐上升、少尿、蛋白尿等肾损害；血液，有时出现粒细胞减少、嗜酸性粒细胞增多，偶出现红细胞减少、血细胞比容降低、血红蛋白减少、血小板减少、凝血酶原时间延长等；肝脏，有时出现 GOT、GPT、AL-P 上升，偶出现 GTP、LAP、LDH、胆红素上升等及黄疸；消化道，有时出现腹泻，偶出现恶心、呕吐、食欲缺乏等；菌群交替症，偶出现口腔炎、念珠菌病；维生素缺乏症，偶出现维生素 K 缺乏症状（低凝血酶原血症、出血倾向等）、维生素 B 群缺乏症状（舌炎、口腔炎、食欲缺乏、神经炎等）；其他偶出现全身乏力感。

【注意事项】

1. 禁忌证　对本品及其他头孢菌素类药过敏者或有青霉素过敏性休克史者禁用。

2. 慎用　孕妇、新生儿、早产儿的用药安全性尚未确定，应慎用。严重肝、肾功能不全者慎用。

3. 药物对检验值或诊断的影响

（1）尿糖试验（斐林法）呈假阳性。

（2）Coombs 试验阳性反应。

（3）血肌酐（Jaffe 法）、尿素氮升高，转氨酶、碱性磷酸酶、血胆红素升高。

（4）血小板、红细胞、白细胞计数减少，嗜酸性粒细胞增多，凝血酶原时间延长等。

4. 其他　长期用药时应定期检查肝肾功能和血常规。

头孢替坦　Cefotetan

【药物特点】　头孢替坦为广谱杀菌性头霉素，可抑制增殖期细菌细胞壁的合成而产生杀菌作用。

【适应证】　用于敏感菌所致的呼吸系统、泌尿系统、生殖系统、腹腔、骨与关节、皮肤与软组织等部位感染，也用于败血症。

【用法用量】 儿童每日 40～60mg/kg，严重者每日 100mg/kg，分 2 次给予。

【不良反应】 静脉注射后可发生疼痛、血栓性静脉炎。肌内注射部位有疼痛感或硬结。常见变态反应有皮疹、全身性丘疹、荨麻疹、瘙痒、发热。偶见腹泻、呕吐、BUN 上升、少尿、蛋白尿、血尿、粒细胞减少、嗜酸性粒细胞增多、白细胞减少、溶血性贫血、AST 或 ALT 升高、LDH 升高、碱性磷酸酶升高、胆红素升高。罕见全身倦怠、休克、口感异常、哮喘、眩晕、耳鸣、出汗、念珠菌病、维生素 K 缺乏。

【注意事项】

1. 慎用：曾对头孢菌素过敏者慎用；妊娠及哺乳期妇女慎用；患有哮喘、皮疹、荨麻疹等变态体质者慎用；肾功能不全者慎用。

2. 头孢替坦与多数头孢菌素均有交叉变态反应，用前最好做皮肤敏感试验。

3. 用药期间 1 周内避免饮酒。

（李孝娟）

第七节 氧 头 孢 类

拉氧头孢 Latamoxef

【药物特点】 拉氧头孢是新型半合成 β-内酰胺类的广谱抗生素，与细胞内膜上的靶位蛋白结合，使细菌不能维持正常形态和正常繁殖，最后溶菌死亡。

【适应证】 用于敏感菌引起的各种感染症，如败血症、脑膜炎、呼吸系统感染症（肺炎、支气管炎、支气管扩张症、肺化脓症、脓胸等），消化系统感染症（胆管炎、胆囊炎等），腹腔内感染症（肝脓疡、腹膜炎等），泌尿系统及生殖系统感染症（肾盂肾炎、膀胱炎、尿道炎、淋病、副睾炎、子宫内感染、子宫附件炎、盆腔炎等），皮肤及软组织感染、骨、关节感染及创伤感染。

【用法用量】　静脉滴注、静脉注射或肌内注射，小儿 $40 \sim 80mg/（kg \cdot d）$，分 $2 \sim 4$ 次，并依年龄、体重、症状适当增减，难治性或严重感染时，小儿 $150mg/（kg \cdot d）$，分 $2 \sim 4$ 次给药。低体重初生儿慎用。

【不良反应】　本品不良反应轻微，很少发生过敏性休克，主要有发疹、荨麻疹、瘙痒、恶心、呕吐、腹泻、腹痛等，偶有转氨酶（SGPT、SGOT）升高，停药后均可自行消失。

【注意事项】

1. 对青霉素过敏者、肾功能损害者慎用。

2. 静脉内大量注射，应选择合适部位，缓慢注射，以减轻对管壁的刺激及减少静脉炎的发生。

氟氧头孢　Flomoxef

【药物特点】　氟氧头孢钠是一种广谱的氧头孢烯（氧杂头孢菌素）抗菌药物，对 β-内酰胺酶十分稳定。其抗菌谱和其他第三代头孢菌素相似，对革兰阳性菌的抗菌作用几乎与拉他头孢相同。抗菌性能与第四代头孢菌素相近。

作用机制:氟氧头孢是一种与拉氧头孢相似的氧头孢烯（氧杂头孢菌素）类抗生素。两者差异是拉氧头孢的甲基硫四唑基团被一个羟乙基硫四唑基团所取代。同其他 β-内酰胺类抗生素相似，氟氧头孢可能也是通过与 1 种或多种青霉素结合蛋白（PBPs）相结合，阻碍细菌细胞壁生物合成，从而达到抑制细菌活性的作用。大多数 β-内酰胺类抗生素通过抑制细菌胞壁合成过程中肽聚糖合成的最后一步转肽步骤来抑制胞壁的生物合成。

【适应证】　临床上用于敏感菌所致的下列感染。

1. 呼吸系统感染　如中耳炎、咽炎、扁桃体炎、支气管炎、肺炎等。

2. 腹内感染　如胆道感染、腹膜炎等。

3. 泌尿、生殖系统感染　如肾盂肾炎、膀胱炎、前列腺炎、盆腔炎、子宫及附件炎等。

4. 皮肤、软组织感染　如蜂窝织炎、创口感染等。

5. 其他严重感染　如心内膜炎、败血症等。

【用法用量】

1. 用法　静脉注射或静脉滴注，静脉滴注时间至少要30min 以上。

2. 用量

（1）儿童，60～80mg/（kg·d），分 3～4 次给药。

（2）早产儿，新生儿 1 次 20mg/kg，出生后 3d 内每日分 2～3 次，出生 4d 后每日分 3～4 给药；可依年龄，症状适当增减。

（3）早产儿、新生儿、儿童可增量到 15mg/（kg·d），分 3～4 次给药。

【不良反应】

1. 休克和过敏毒性反应　可引起休克，过敏毒性反应（呼吸困难、全身赤红、水肿等）。

2. 急性肾衰竭　可引起急性肾衰竭等严重肾功能损害。

3. 全血细胞减少　无粒细胞症，贫血（红细胞减少，血红蛋白减少，血细胞比容减少），嗜酸性粒细胞增多，血小板减少，粒细胞减少，溶血性贫血。

4. 假膜性大肠炎　可引起假膜性大肠炎等伴有血便的严重大肠炎，如出现腹痛，频繁腹泻应立即停药进行适当处理。

5. 皮肤黏膜眼综合征（Stevens-Johnson 综合征）　中

毒性表皮坏死症（Lyel1 综合征）：药疹，荨麻疹，瘙痒，发红，颜面潮红，皮肤感觉异样等。间质性肺炎，PIE 综合征：可出现伴有发热，咳嗽，呼吸困难，胸部 X 线异常，嗜酸性粒细胞增多等间质性肺炎及 PIE 综合征，如出现这类症状，应停药并使用肾上腺皮质激素适当处理。

6. 肝功能障碍、黄疸(频度不明)　可引起 GOT、GPT、ALP、r-GTP、LAP 上升、黄疸出现。

7. 其他不良反应　消化道异常（有时出现腹泻、软便，罕有恶心、呕吐、腹部膨胀感），菌群交替症（口内炎、念珠菌症），罕有缺乏维生素 K 症状（低凝血酶原血症，出血倾向等），维生素 B 缺乏症状（舌炎、口内炎、食欲缺乏、神经炎等），罕有头重、全身倦怠感、尿道不适感、血清淀粉酶上升、尿淀粉酶上升等。

【注意事项】

1. 对青霉素类过敏及过敏体质者慎用。严重肾功能障碍者、依靠静脉营养者、高龄者及全身状态恶化者均应慎用。

2. 对孕妇及新生儿的用药安全性尚未确定，一般不宜应用。

（李孝娟）

第八节　大环内酯类

红霉素　Erythromycin

【药物特点】

1. 本品属大环内酯类抗生素，为水溶性的红霉素乳糖醛酸酯。对葡萄球菌属、各组链球菌和革兰阳性杆菌均具抗菌活性。奈瑟菌属、流感嗜血杆菌、百日咳鲍特菌等也可对本品呈现敏感。本品对除脆弱拟杆菌和梭杆菌属以外的各种厌氧菌亦具抗菌活性；对军团菌属、胎儿弯曲菌、某些螺旋体、肺炎支原体、立克次体属和衣原体属也有抑制作用。本品系抑菌药，但在高浓度时对某些细菌也具杀菌作用。

2. 本品可透过细菌细胞膜，在接近供位（"P"位）处与细菌核糖体的 50S 亚基成可逆性结合，阻断了转移核糖核酸（t-RNA）结合至"P"位上，同时也阻断了多肽链自受位（"A"位）至"P"位的位移，因而细菌蛋白质合成受抑制。红霉素仅对分裂活跃的细菌有效。

【适应证】

1. 本品作为青霉素过敏患者治疗下列感染的替代用药：溶血性链球菌、肺炎链球菌等所致的急性扁桃体炎、急性咽炎、鼻窦炎；溶血性链球菌所致的猩红热、蜂窝织炎；白喉及白喉带菌者；气性坏疽、炭疽、破伤风；放线菌病；梅毒；李斯特菌病等。

2. 军团菌病。

3. 肺炎支原体肺炎。

4. 肺炎衣原体肺炎。

5. 其他衣原体属、支原体属所致泌尿生殖系感染。

6. 沙眼衣原体结膜炎。

7. 淋球菌感染。

8. 厌氧菌所致口腔感染。

9. 空肠弯曲菌肠炎。

10. 百日咳。

【用法用量】

1. 静脉滴注 小儿每日按体重 20～30mg/kg，分 2～3次。乳糖酸红霉素滴注液的配制：先加灭菌注射用水 10ml 至 0.5g 乳糖酸红霉素粉针瓶中或加 20ml 至 1g 乳糖酸红霉素粉针瓶中，用力振摇至溶解。然后加入生理盐水或其他电解质溶液中稀释，缓慢静脉滴注，注意红霉素浓度在 1%～5%。溶解后也可加入含葡萄糖的溶液稀释，但因葡萄糖溶液偏酸性,必须每 100ml 溶液中加入 4%碳酸氢钠 1ml。

2. 口服　小儿按体重每日 30～50mg/kg,分 3～4 次服用。

【不良反应】

1. 胃肠道反应多见,有腹泻、恶心、呕吐、中上腹痛、口舌疼痛、食欲缺乏等,其发生率与剂量大小有关。

2. 肝毒性少见,患者可有乏力、恶心、呕吐、腹痛、发热及肝功能异常,偶见黄疸等。

3. 大剂量(≥4mg/d)应用时,尤其肝、肾疾病患者或老年患者,可能引起听力减退,主要与血药浓度过高(>12mg/L)有关,停药后大多可恢复。

4. 变态反应表现为药物热、皮疹、嗜酸性粒细胞增多等,发生率为 0.5%～1%。

5. 其他:偶有心律失常、口腔或阴道念珠菌感染。

【禁忌证】　对红霉素类药物过敏者禁用。

【注意事项】

1. 溶血性链球菌感染用本品治疗时,至少需持续 10d,以防止急性风湿热的发生。

2. 肾功能减退患者一般无须减少用量。

3. 用药期间定期随访肝功能。肝病患者和严重肾功能损害者,红霉素的剂量应适当减少。

4. 患者对一种红霉素制剂过敏或不能耐受时,对其他红霉素制剂也可过敏或不能耐受。

5. 对诊断的干扰:红霉素可干扰 Higerty 法的荧光测定,使尿儿茶酚胺的测定值出现假性增高。血清碱性磷酸酶、胆红素、丙氨酸氨基转移酶和天冬氨酸氨基转移酶的测定值均可能增高。

6. 因不同细菌对红霉素的敏感性存在一定差异,故应做药敏测定。

【药物相互作用】

1. 本品可抑制卡马西平和丙戊酸等抗癫痫药的代谢，导致后者血药浓度增高而发生毒性反应。本品与阿芬太尼合用可抑制后者的代谢，延长其作用时间。本品与阿司咪唑或特非那定等抗组胺药合用可增加心脏毒性，与环孢素合用可使后者血药浓度增加而产生肾毒性。

2. 本品与氯霉素和林可酰胺类有拮抗作用，不推荐合用。

3. 本品为抑菌药，可干扰青霉素的杀菌效能，故当需要快速杀菌作用（如治疗脑膜炎）时，两者不宜合用。

4. 长期服用华法林的患者应用红霉素时可导致凝血酶原时间延长，从而增加出血的危险性，老年患者尤应注意。两者必须合用时，华法林的剂量宜适当调整，并严密观察凝血酶原时间。

阿奇霉素　Azithromycin

【药物特点】

1. 阿奇霉素是大环内酯类抗生素亚类之一。

2. 阿奇霉素的作用机制是通过和 50S 核糖体的亚单位结合及阻碍细菌转肽过程，从而抑制细菌蛋白质的合成。

3. 体外实验证明阿奇霉素对多种致病菌有效。

（1）革兰阳性需氧菌：金黄色葡萄球菌、化脓性链球菌（A 组 β-溶血性链球菌）、肺炎链球菌、α 溶血性链球菌（草绿色链球菌组）、其他链球菌及白喉棒状杆菌。阿奇霉素对于耐红霉素的革兰阳性菌包括粪链球菌（肠球菌）以及大多数耐甲氧西林的葡萄球菌菌株呈交叉耐药性。

（2）革兰阴性需氧菌：流感嗜血杆菌、副流感嗜血杆菌、卡他莫拉菌、不动杆菌属、耶尔森菌属、嗜肺军团菌、百日咳杆菌、副百日咳杆菌、志贺菌属、巴斯德菌属、霍乱弧菌、副溶血性弧菌、类志贺毗邻单胞菌。对大肠埃希菌、肠炎沙门菌、伤寒沙门菌、肠杆菌属、嗜水性气单胞菌属和克雷伯杆菌属的活性不尽相同,需进行敏感性试验。对变形杆菌属、沙雷菌属、摩根菌属和铜绿假单胞杆菌通常是耐药的。

（3）厌氧菌：脆弱类杆菌、类杆菌属、产气荚膜杆菌、消化球菌属和消化链球菌属、坏死梭杆菌、痤疮丙酸杆菌。

（4）性传播疾病微生物：沙眼衣原体、梅毒密螺旋体、淋球菌、杜克嗜血杆菌。

（5）其他微生物：包柔螺旋体（Lyme 病原体）、肺炎衣原体、肺炎支原体、人型支原体、脲素脲原体、弯曲菌属、单核细胞增多性李斯特杆菌。

（6）与 HIV 感染相关的条件致病菌：鸟胞内分枝杆菌、卡氏肺囊虫和鼠弓形虫。

4. 耐药机制：在肺炎链球菌和化脓性链球菌临床分离株中有两种主要的耐药性决定簇：mef 和 erm。mef 编码的排出泵仅导致细菌对 14 和 15 元环的大环内酯类抗生素耐药。在其他多种菌属中也曾检测到 mef。erm 基因编码 23S-rRNA 甲基转移酶,将甲基基团加至 23SrRNA（大肠埃希菌 rRNA 的编号系统）的腺嘌呤 2058 上。甲基化后的核苷酸在 V 区域,除与大环内酯类抗生素、还可与林可酰胺类抗生素和链霉素 B 相互作用,形成 MLSB 耐药表型。erm（B）和 erm（A）基因型均曾在肺炎链球菌和化脓性链球菌临床分离株中检测到。流感嗜血杆菌中的 AcrAB-ToIC 泵,导致固有的对大环内酯类抗生素的 MIC 值升高。23SrRNA 变异,特别是 V 区域中 2057-2059 或 2611 位的核苷酸的变异,或核糖体蛋白 L4 或 L22 的变异,在临床分离株中是很少见的。

5. 敏感折点：推荐的阿奇霉素的 MIC 值（单位：μg/ml）的敏感折点（NCCLS 的推荐标准）。嗜血杆菌属：S≤4；没有关于耐药折点的推荐链球菌包括肺炎链球菌和化脓性链球菌：S≤0.5，R>2 鉴于目前缺少耐药菌株的资料,故不能定义敏感以外的其他类型。如果菌株的 MIC 值不在敏感的范围内，应当送至参比实验室进行进一步的检测。

6. 细菌的敏感性：特定菌株的获得性耐药的流行趋势可能是有地域性和时间差异的，当地耐药的信息是十分重要的，特别是对于严重感染的治疗。如果当地的耐药情况会使至少在一些感染中使用该药治疗产生顾虑，应当适时咨询专家的建议。体外的敏感性数据并不总是和临床结果相一致。

7. 通常敏感的菌株

（1）革兰阳性需氧菌：金黄色葡萄球菌、无乳链球菌、链球菌（C、F 和 G 组）和草绿色链球菌组。

（2）革兰阴性需氧菌：百日咳杆菌、杜克雷嗜血杆菌、流感嗜血杆菌、副流感嗜血杆菌、嗜肺军团菌、卡他莫拉菌和淋病奈瑟球菌。

（3）其他：肺炎衣原体、沙眼衣原体、肺炎支原体和解脲脲原体。

8. 已报道有获得性耐药的菌株

（1）革兰阳性需氧菌：肺炎链球菌、化脓性链球菌。

注意：阿奇霉素对于红霉素耐药的革兰阳性菌株有交叉耐药。

（2）固有耐药的菌株：肠杆菌科、假单胞菌属对于该菌株的疗效已经在临床试验中证实天然具有中介敏感性的菌株。

【适应证】 本品适用于敏感细菌所引起的下列感染。

1. 支气管炎、肺炎等下呼吸道感染。

2. 皮肤和软组织感染。

3. 急性中耳炎。

4. 鼻窦炎、咽炎、扁桃体炎等上呼吸道感染（青霉素是治疗化脓性链球菌咽炎的常用药，也是预防风湿热的常用药物。阿奇霉素可有效清除口咽部链球菌，但目前尚无阿奇霉素治疗和预防风湿热疗效的资料）。

5. 阿奇霉素可用于男、女性传播疾病中由沙眼衣原体所致的单纯性生殖器感染。

6. 阿奇霉素亦可用于由非多重耐药淋球菌所致的单纯性生殖器感染及由杜克嗜血杆菌引起的软下疳(需排除梅毒螺旋体的合并感染)。

【用法用量】

1. 急性中耳炎(年龄大于 6 月龄)　30mg/kg 口服,单次给药;10mg/kg 口服,每日 1 次,持续 3d;第 1 日 10mg/kg 口服,之后第 2～5 日 5mg/kg 口服(制药商剂量)。

2. 巴贝斯虫病　第 1 日 10mg/kg 口服(最大剂量为每日 500mg),之后 5mg/(kg·d)(每日最大剂量为 250mg),同时添加阿托伐醌 20mg/kg 口服,每 12 小时 1 次,持续 7～10d。

3. 细菌性结膜炎(年龄大于 1 岁)　1 滴 1%药液滴入感染的眼中,每日 2 次(间隔 8～12h),持续 2d,之后每日 1 滴,持续 5d。

4. 预防细菌性心内膜炎(高危患者;牙齿,呼吸道或者感染皮肤/皮肤结构或者肌肉骨骼组织手术者)　术前 30～60min,15mg/kg 口服。

5. 急性细菌性鼻窦炎(轻度至中度)(年龄大于 6 月龄)　10mg/kg 口服,每日 1 次,持续 3d(最大剂量为每日 500mg)。

6. 巴尔通体病-艾滋病毒感染(皮肤细菌性血管瘤病)5～12mg/kg 口服,每日 1 次,持续 3 个月(最大剂量为每日 600mg)。

7. 衣原体感染(体重至少 45kg 或者年龄至少 8 月龄)1g 口服,单次给药。

8. 社区获得性肺炎(轻度至中度)(片剂或速释混悬液,年龄大于 6 月龄)　第 1 日 10mg/kg(最大剂量为每日 500mg)口服,之后的第 2～5 日 5mg/kg(每日最大

250mg）口服（制药商剂量）；该剂量同样推荐于年龄大于3月龄的门诊儿童患者的治疗（指南推荐用法）（缓释悬液，年龄大于6月龄，体重小于34kg）：60mg/kg 口服，单次给药；体重大于34kg，2g 口服，单次给药（制药商剂量）（静脉输注）500mg 静脉输注，每日1次，持续至少2d，之后500mg 口服，每日1次，直至完成7～10d 的疗程（住院治疗，年龄大于3月龄）10mg/kg 静脉输注，每日1次，至少2d，之后5mg/kg 口服，每日1次，直至完成疗程。

9. 囊性纤维化(年龄大于6岁,体重不足40kg)　250mg 口服，每周3次。该剂量曾用于2个临床试验（年龄大于6岁，体重多于40kg）500mg 口服，每周3次。该剂量曾用于2个临床试验。

10. 预防分枝杆菌-胞内分枝杆菌感染-艾滋病毒感染初次预防　①首选方案，20mg/kg 口服（最大剂量为每周1200mg），每周1次；替代方案，5mg/kg 口服，每日1次（最大剂量为每日250mg）。②二级预防：5mg/kg 口服（最大剂量为每日250mg），每日1次，联合乙胺丁醇15～25mg/kg 口服（最大剂量为每日2.5g），每日1次，联合或不联合利福布丁5mg/kg 口服（每日1次）均可（最大剂量为每日300mg）。

11. 莱姆病（一线替代疗法）　10mg/kg 口服，每日1次，持续7～10d，可用于用于早期局部或早期传播的，伴随红斑或者螺旋体淋巴细胞瘤的莱姆病，最大剂量为每日500mg。百日咳（年龄小于6月龄）10mg/（kg·d）单次口服给药，维持5d；（年龄大于6月龄）第1日10mg/kg 口服（最大剂量为500mg），单次给药；之后第2～5日，5mg/kg 口服（最大剂量为250mg），每日1次（指南推荐用法）。

12. 链球菌性咽炎　替代一线治疗12mg/kg 口服，每日1次，持续5d；最大剂量为每次500mg（指南推荐用法）（片剂或速释悬液，年龄大于2岁）12mg/kg 口服，每日1次，持续 5d（制药商剂量）。

13. 链球菌性扁桃体炎　替代一线治疗 12mg/kg 口服，每日 1 次，持续 5d；最大剂量为每次 500mg（指南推荐用法）（片剂或速释混悬液，年龄大于 2 岁）12mg/kg 口服，每日 1 次，持续 5d（制药商剂量）。

14. 旅行者腹泻　10mg/kg 口服，单次给药，持续 3d。

15. 伤寒　20mg/（kg·d）口服（最大剂量为每日 1000mg），持续 5d；或阿奇霉素 10mg/（kg·d）口服（最大剂量为每日 500mg），持续 7d。

【不良反应】　虽然不能确定所有事件均是由阿奇霉素引起的，但我们仍在此报道了在临床试验期间及产品上市后的报道中所收集到的所有不良事件。患者对本品的耐受性良好，不良反应发生率较低。

1. 在临床试验中观察到下列不良事件

（1）血液和淋巴系统异常：临床试验中偶见一过性的中性粒细胞减少症，但无资料表明与阿奇霉素有关。

（2）耳和迷路异常：部分患者服用阿奇霉素后曾出现听力损害包括听力丧失、耳鸣和（或）耳聋。据调查研究表明这种现象与患者持续大剂量使用本品有关，通过对这些患者的随访，发现大多数患者的听力可恢复。

（3）胃肠道异常：恶心，呕吐，腹泻，稀便，腹部不适（疼痛或痉挛），胃肠胀气。

（4）肝胆系统异常：肝功能异常。

（5）皮肤和皮下软组织异常：包括皮疹和血管神经性水肿在内的变态反应。

2. 在使用本品过程中报道的其他不良事件

（1）感染和寄植：念珠菌病和阴道炎。

（2）血液和淋巴系统异常：血小板减少症。

（3）免疫系统异常：变态反应（罕有致死）。

（4）代谢和营养异常：厌食。

（5）精神异常：攻击性反应，神经质，激惹，焦虑。

（6）神经系统异常：头晕，惊厥（与其他大环内酯类相似），头痛，多动，感觉减退，感觉异常，嗜睡，晕厥。罕有味觉/嗅觉倒错和（或）缺失的报道。但与用药是否相关，尚未明确。

（7）耳和迷路异常：耳聋、耳鸣、听觉损害、眩晕。

（8）心脏异常：心悸和心律失常，包括室性心动过速（和其他大环内酯类一样）均有报道；罕有报道 Q-T 间期延长和尖端扭转型室性心动过速。但尚未证实上述不良事件与阿奇霉素有关。

（9）血管异常：低血压。

（10）胃肠道异常：呕吐/腹泻（罕有脱水者），消化不良，便秘，假膜性肠炎，胰腺炎，舌变色（罕见）。

（11）肝胆系统异常：曾有报道阿奇霉素引起肝炎和胆汁淤积性黄疸，偶尔引起肝坏死和肝衰竭，但罕有致死者，因果关系尚未确定。

（12）皮肤和皮下软组织异常：过敏性反应（如瘙痒），皮疹，光过敏，水肿，荨麻疹，血管性水肿。罕见的严重皮肤反应（如多形性红斑），Stevens-Johnson 综合征及中毒性表皮坏死松解症等曾有报道。

（13）肌肉骨骼和关节组织异常：关节痛。

（14）肾脏和泌尿系统异常：间质性肾炎及急性肾衰竭。

（15）一般异常和输注部位反应：有全身无力报道但尚未证实与本品有关，其他有疲劳和全身不适。

【禁忌证】　已知对阿奇霉素、红霉素、其他大环内酯类或酮内酯类药物过敏的患者禁用。以前使用阿奇霉素后有胆汁淤积性黄疸/肝功能不全病史的患者禁用。

警告：①变态反应，已有采用阿奇霉素治疗引起严重变态反应，包括血管神经性水肿、过敏性休克反应、皮肤反应，包括 Stevens-Johnson 综合征和中毒性表皮坏死松解症等的报道。②有死亡的报道。也有嗜酸性粒细胞浸润和全身症状的药物反应（DRESS）案例的报道。某些患者出现过敏症状时，起初给予对症治疗有效，若过早停止治疗，即使未再用阿奇霉素，过敏症状仍可迅速复发。对这类患者需延长对症治疗和观察的时间。目前尚不知这些事件的发生是否与阿奇霉素在组织中的半衰期长因而机体暴露于抗原的时间较长有关。③如发生变态反应，应立即停药并给予适当的治疗。医师应知道，停止对症治疗后，过敏症状可能再次出现。

克拉霉素　Clarithromycin

【药物特点】

1. 微生物学　克拉霉素属于半合成的大环内酯类抗生素。克拉霉素可与细菌核糖体 50S 亚基结合，从而抑制其蛋白合成而产生抗菌作用。在体外，其对标准菌株和临床分离菌株均具有很好的抗菌活性，对多种需氧和厌氧的革兰阳性或革兰阴性菌均具有很好的抗菌作用。通常，克拉霉素的最低抑菌浓度（MIC）为红霉素最低抑菌浓度的对数稀释浓度。体外实验数据表明，克拉霉素能抑制嗜肺军团菌和肺炎支原体，杀灭幽门螺杆菌，其中性条件下的活性强于酸性条件下。体内外实验数据表明，它对分枝杆菌的临床作用显著。体内实验数据显示，肠杆菌属、假单胞菌属和其他非乳糖代谢的革兰阴性菌对克拉霉素不敏感。

2. 克拉霉素对体外和临床感染的多数菌株均有效（详见【适应证】【用法用量】）。

（1）革兰阳性菌：金黄色葡萄球菌，肺炎链球菌，化脓链球菌和单核细胞增多性李斯特菌。

（2）革兰阴性菌：流感嗜血杆菌，副流感嗜血杆菌，卡他摩拉克菌，淋球菌，嗜肺性军团菌。

（3）分枝杆菌：麻风分枝杆菌，堪萨斯分枝杆菌，海龟分枝杆菌，偶发分枝杆菌，鸟型分枝杆菌和胞内分枝杆菌。

（4）其他：肺炎支原体，肺炎衣原体。

3. 内酰胺的产生不影响克拉霉素的活性。

4. 注意大多数耐新青霉素Ⅰ和Ⅱ的菌株对克拉霉素均有耐药性。

5. 克拉霉素在人类和其他灵长类动物体内主要代谢为具有生物活性的 14-OH 克拉霉素，代谢物对多数微生物的活性与克拉霉素一样或仅为其 1/4 或 1/2，但对副流感嗜血杆菌的活性却是克拉霉素的 2 倍。在体外或体内，对流感嗜血杆菌的不同菌株，克拉霉素和 14-OH 克拉霉素有叠加或协同作用。

6. 在多个动物感染模型中发现，克拉霉素的活性是红霉素的 2～10 倍。例如，在小鼠全身感染、小鼠皮下脓肿和由链球菌、金黄色葡萄球菌、化脓性链球菌和流感嗜血杆菌引起的小鼠呼吸道感染中，克拉霉素的活性均较红霉素高，在豚鼠军团菌感染中更显著，即克拉霉素腹腔给药剂量为 1.6mg/（kg·d），比红霉素 50mg/（kg·d）更有效。

【适应证】　克拉霉素适用于对其敏感的致病菌引起的感染。

1. 下呼吸道感染（如支气管炎、肺炎）。

2. 上呼吸道感染（如咽炎、窦炎）。

3. 皮肤及软组织感染（如毛囊炎、蜂窝织炎、丹毒）。

4. 鸟型分枝杆菌或细胞内分枝杆菌引起的局部或弥散性感染。由海龟分枝杆菌、意外分枝杆菌或堪萨斯分枝杆菌引起的局部感染。

5. 克拉霉素适用于 CD4 淋巴细胞数≤100/mm^3 的 HIV 感染的患者预防由弥散性鸟型分枝杆菌引起的混合感染。

6. 存在胃酸抑制药时，克拉霉素也适用于根除幽门螺杆菌，从而减少十二指肠溃疡的复发。

7. 牙源性感染的治疗。

【用法用量】　建议使用克拉霉素干混悬剂。

儿童口服：6 月龄以上的儿童按体重 1 次 7.5mg/kg，每 12 小时 1 次。或按以下方法给药。

体重 8～11kg：1 次 62.5mg，每 12 小时 1 次。

体重 12～19kg：1 次 0.125g，每 12 小时 1 次。

体重 20～29kg：1 次 0.1875g，每 12 小时 1 次。

体重 30～40kg：1 次 0.25g，每 12 小时 1 次。

根据感染的严重程度应连续服用 5～10d。

【不良反应】

1. 主要有口腔有异味（3%），腹痛、腹泻、恶心、呕吐等胃肠道反应（2%～3%），头痛（2%），血清氨基转移酶短暂升高。

2. 可能发生变态反应，轻者为药疹、荨麻疹，重者为过敏及 Stevens-Johnson 综合征。

3. 偶见肝毒性、艰难梭菌引起的假膜性肠炎。

4. 曾有发生短暂性中枢神经系统不良反应的报道，包括焦虑、头晕、失眠、幻觉、噩梦或意识模糊，然而其原因和药物的关系仍不清楚。

【禁忌证】

1. 对本品或大环内酯类药物过敏者禁用。

2. 孕妇、哺乳期妇女禁用。

3. 严重肝功能损害者、水电解质紊乱患者、服用特非那定治疗者禁用。

4. 某些心脏病（包括心律失常、心动过缓、Q-T 间期延长、缺血性心脏病、充血性心力衰竭等）患者禁用。

【注意事项】

1. 肝功能损害、中度至严重肾功能损害者慎用。

2. 本品与红霉素及其他大环内酯类药物之间有交叉过敏和交叉耐药性。

3. 与别的抗生素一样，可能会出现真菌或耐药细菌导致的严重感染，此时需要中止使用本品，同时采用适当的治疗。

4. 本品可空腹口服，也可与食物或牛奶同服，与食物同服不影响其吸收。

5. 血液或腹膜透析不能降低本品的血药浓度。

6. 使用本品期间，同如出现不良事件和（或）不良反应，及时咨询医师。

7. 同时使用其他药品，请告知医师。

8. 请放置于儿童不能触及的地方。

【药物相互作用】

1. 本品可轻度升高卡马西平的血药浓度，两者合用时需对后者进行血药浓度监测。

2. 本品对氨茶碱、茶碱的体内代谢略有影响，一般不需要调整后者的剂量，但氨茶碱、茶碱应用剂量偏大时需监测血药浓度。

3. 与其他大环内酯类抗生素相似，本品会升高需要经过细胞色素 P450 系统代谢的药物的血清浓度(如阿司咪唑、华法林、麦角生物碱、三唑仑、咪达唑仑、环孢素、奥美拉唑、雷尼替丁、苯妥英、溴隐亭、阿芬他尼、海索比妥、丙吡胺、洛伐他汀、他克莫司等)。

4. 与 HMG-CoA 还原酶抑制药（如洛伐他汀和辛伐他汀）合用，极少有横纹肌溶解的报道。

5. 与西沙必利、匹莫齐特合用会升高后者血药浓度，导致 Q-T 间期延长，心律失常（如室性心动过速）、心室纤颤和充血性心力衰竭。与阿司咪唑合用会导致 Q-T 间期延长，但无任何临床症状。

6. 大环内酯类抗生素能改变特非那定的代谢而升高其血浓度，导致心律失常（如室性心动过速）、心室纤颤和充血性心力衰竭。

7. 与地高辛合用会引起地高辛血药浓度升高，应进行血药浓度监测。

8. HIV 感染的成年人同时口服本品和齐多夫定时，本品会干扰后者的吸收，使其稳态血浓度下降，应错开服用时间。

9. 与利托那韦合用，本品代谢会明显被抑制，故本品每日剂量大于 1g 时，不应与利托那韦合用。

10. 与氟康唑合用会增加本品血药浓度。

罗红霉素　Roxithromycin

【药物特点】

1. 本品为半合成的 14 元大环内酯类抗生素。抗菌谱与抗菌作用基本上与红霉素相仿，对革兰阳性菌的作用较红霉素略差，对嗜肺军团菌的作用较红霉素强，对肺炎衣原体、肺炎支原体、溶脲脲原体的抗微生物作用与红霉素相仿或略强。

2. 本品可透过细菌细胞膜，在接近供体（"P"位）与细菌核糖体的 50S 亚基成可逆性结合，阻断了转移核糖核酸（t-RNA）结合至"P"位上，同时也阻断了多肽链自受位（"A"）至"P"位的转移，因而细菌蛋白质合成受到抑制。

【适应证】　本品适用于化脓性链球菌引起的咽炎及扁桃体炎，敏感菌所致的鼻窦炎、中耳炎、急性支气管炎、慢性支气管炎急性发作，肺炎支原体或肺炎衣原体所致的肺炎；沙眼衣原体引起的尿道炎和宫颈炎；敏感细菌引起的皮肤软组织感染。

【用法用量】

1. 片剂　空腹口服，儿童一次按体重 2.5～5mg/kg，每日 2 次。

2. 干混悬剂

6～11kg 的儿童：早、晚各 25mg（0.5 袋），或遵医嘱。

12～23kg 的儿童：早、晚各 50mg（1 袋），或遵医嘱。

24～40kg 的儿童：早、晚各 100mg（2 袋），或遵医嘱。

【不良反应】 主要不良反应为腹痛、腹泻、恶心、呕吐等胃肠道反应，但发生率明显低于红霉素。偶见皮疹、皮肤瘙痒、头晕、头痛、肝功能异常（ALT 及 AST 升高）、外周血细胞下降等。

【禁忌证】 对本品、红霉素或其他大环内酯类药物过敏者禁用。

【注意事项】

1. 肝功能不全者慎用。严重肝硬化者的血消除半衰期延长至正常水平 2 倍以上，如确实需要使用，则 1 次给药 1 片，每日 1 次。

2. 轻度肾功能不全者不需做剂量调整，严重肾功能不全者给药时间延长 1 倍（1 次给药 1 片，每日 1 次）。

3. 本品与红霉素存在交叉耐药性。

4. 为获得较高血药浓度，本品需空腹（餐前 1h 或餐后 3～4h）与水同服。

5. 服药期间定期检测肝功能。

【药物相互作用】

1. 不可与麦角胺、二氢麦角胺、溴隐亭、特非那定、酮康唑及西沙必利配伍。

2. 对氨茶碱的代谢影响小，对卡马西平、华法林、雷尼替丁及其他制酸药基本无影响。

环酯红霉素 Erythromycin Cycloester

【药物特点】 环酯红霉素属大环内酯类抗生素。作用于细菌细胞核糖体 50S 亚单位，抑制细菌蛋白质的合成。环酯红霉素是红霉素的半合成衍生物，环碳酸酯基的引入极大的改善了红霉素的亲酯性，从而增加了吸收。实验证明，这一结构改变降低了血清蛋白结合率，提高了抗菌活性和降低了毒性。

【**适应证**】　由敏感菌引起的感染，如扁桃体炎、咽炎、细菌性肺炎、支原体肺炎、口腔炎、军团病、白喉、百日咳、猩红热、红癣、类丹毒、淋病、早期梅毒、软下疳、尿道炎、弯曲菌肠炎、阿米巴肠炎等。

【**用法用量**】　每 12 小时服用 1 次，空腹服用。

儿童：首剂 30mg/kg 体重，12h 后继服 15mg/kg 体重。

【**不良反应**】　本品有很好的耐受性，但偶见下列不良反应。

1. 胃肠道功能紊乱　如恶心、呕吐、腹泻。

2. 变态反应　如皮疹、嗜酸性粒细胞增多、发热。

3. 其他　可逆性听力减退。长期和反复应用可引起不敏感菌（如难辨梭菌）和真菌的过度生长。

【**禁忌证**】　对大环内酯类药物过敏者禁用。

【**注意事项**】　肝功能受损患者慎用，服用时应减少剂量。长期服用应监测肝功能。

【**药物相互作用**】

1. 本品与下列药物同时服用，会产生药物相互作用。

（1）茶碱：茶碱的血清浓度与毒性会增加，同时接受本品治疗的患者应减少茶碱的使用剂量。

（2）地高辛：地高辛的血清浓度与吸收会增加。

（3）环孢素 A：环孢素 A 的血清浓度与肾脏毒性会增加。

（4）香豆素类抗凝血药物：这类药物的作用会增加。

（5）本品与林可霉素或克林霉素合用时会产生拮抗作用。

2. 本品的抗菌谱广，对下列细菌有效。

（1）革兰阳性菌：金黄色葡萄球菌、酿脓链球菌、肺炎球菌、白喉棒状杆菌等。

（2）革兰阴性菌：淋球菌、流感嗜血杆菌、百日咳杆菌、志贺菌属等。

（3）除脆弱类杆菌和梭杆菌外，对各种厌氧菌亦具有相当抗菌活性。

（4）对其他微生物：支原体、衣原体、螺旋体、军团菌属、弯曲菌属、阿米巴等也有一定疗效。

（徐 骁）

第九节 氨基糖苷类

庆大霉素 Gentamicin

【药物特点】

1. 本品为氨基糖苷类抗生素。对各种革兰阴性菌及革兰阳性菌都有良好抗菌作用，对各种肠杆菌科细菌（如大肠埃希菌、克雷伯菌属、变形杆菌属、沙门菌属、志贺菌属、肠杆菌属、沙雷菌属及铜绿假单胞菌等）有良好抗菌作用。奈瑟菌属和流感嗜血杆菌对本品中度敏感。对布鲁菌属、鼠疫杆菌、不动杆菌属、胎儿弯曲菌也有一定作用。对葡萄球菌属（包括金黄色葡萄球菌和凝固酶阴性葡萄球菌）中甲氧西林敏感菌株的约 80%有良好抗菌作用，但甲氧西林耐药株则对本品多数耐药。对链球菌属和肺炎链球菌的作用较差，肠球菌属则对本品大多耐药。

2. 本品与 β-内酰胺类合用时，多数可获得协同抗菌作用。

3. 本品的作用机制是与细菌核糖体 30S 亚单位结合，抑制细菌蛋白质的合成。近年来革兰阴性杆菌对庆大霉素耐药株显著增多。

【适应证】

1. 适用于治疗敏感革兰阴性杆菌，如大肠埃希菌、克雷伯菌属、肠杆菌属、变形杆菌属、沙雷菌属、铜绿假单胞菌及葡萄球菌甲氧西林敏感株所致的严重感染，如败血症、下呼吸道感染、肠道感染、盆腔感染、腹腔感染、皮肤软组

织感染、复杂性尿路感染等。治疗腹腔感染及盆腔感染时
应与抗厌氧菌药物合用，临床上多采用庆大霉素与其他抗
菌药联合应用。与青霉素（或氨苄西林）合用可治疗肠球
菌属感染。

2. 用于敏感细菌所致中枢神经系统感染，如脑膜炎、
脑室炎时，可同时用本品鞘内注射作为辅助治疗。

【用法用量】

1. 成人、肌内注射或稀释后静脉滴注　1 次 80mg（8
万 U），或按体重 1 次 1～1.7mg/kg。每 8 小时 1 次；或 1
次 5mg/kg，每 24 小时 1 次。疗程为 7～14d。静脉滴注时
将 1 次剂量加入 50～200ml 的 0.9%氯化钠注射液或 5%葡萄
糖注射液中，每日 1 次静脉滴注时加入的液体量应不少于
300ml。使药液浓度不超过 0.1%。该溶液应在 30～60min
缓慢滴入，以免发生神经肌肉阻滞作用。

2. 小儿、肌内注射或稀释后静脉滴注　1 次 2.5mg/kg，
每 12 小时 1 次；或 1 次 1.7mg/kg，每 8 小时 1 次。疗程为
7～14d，期间应尽可能监测血药浓度，尤其新生儿或小婴儿。

3. 鞘内及脑室内给药　成人 1 次 4～8mg，小儿（3 月
龄以上）1 次 1～2mg，每 2～3 日 1 次。注射时将药液稀释
至不超过 0.2%的浓度，抽入 5ml 或 10ml 的无菌针筒内，进
行腰椎穿刺后先使相当量的脑脊液流入针筒内，边抽边推，
将全部药液于 3～5min 缓缓注入。

4. 肾功能减退　患者的用量按肾功能正常者每 8 小时
1 次，1 次的正常剂量为 1～1.7mg/kg，肌酐清除率为 10～
50ml/min 时，每 12 小时 1 次，1 次为正常剂量的 30%～70%；
肌酐清除率<10ml/min 时，每 24～48 小时给予正常剂量的
20%～30%。

5. 血液透析后可按感染严重程度　成人按体重 1 次补
给剂量 1～1.7mg/kg，小儿（3 月龄以上）1 次补给 2～
2.5mg/kg。

【不良反应】

1. 用药过程中可能引起听力减退、耳鸣或耳部饱满感等耳毒性反应，影响前庭功能时可发生步态不稳、眩晕。也可能发生血尿、排尿次数显著减少或尿量减少、食欲缺乏、极度口渴等肾毒性反应。发生率较低者有因神经肌肉阻滞或肾毒性引起的呼吸困难、嗜睡、软弱无力等。偶有皮疹、恶心、呕吐、肝功能减退、白细胞减少、粒细胞减少、贫血、低血压等。

2. 少数患者停药后可发生听力减退、耳鸣或耳部饱满感等耳毒性症状，应引起注意。

3. 全身给药合并鞘内注射可能引起腿部抽搐、皮疹、发热和全身痉挛等。

【注意事项】

1. 下列情况应慎用本品：失水、第Ⅷ对脑神经损害、重症肌无力或帕金森病及肾损害患者。

2. 交叉过敏，对一种氨基糖苷类抗生素（如链霉素、阿米卡星）过敏的患者，可能对本品过敏。

3. 在用药前、用药过程中应定期进行尿常规和肾功能测定，以防止出现严重肾毒性反应。必要时做听力检查或听电图尤其高频听力测定以及温度刺激试验，以检测前庭毒性。

4. 有条件时疗程中应监测血药浓度，并据以调整剂量，尤其对新生儿、老年和肾功能减退患者。每 8 小时 1 次给药者，有效血药浓度应保持在 4～10μg/ml，避免峰浓度超过 12μg/ml，谷浓度保持在 1～2μg/ml；每 24 小时 1 次给药者，血药峰浓度应保持在 16～24μg/ml，谷浓度应＜1μg/ml。接受鞘内注射者，应同时监测脑脊液内药物浓度。

5. 不能测定血药浓度时，应根据测得的肌酐清除率调整剂量。

6. 给予首次饱和剂量（1～2mg/kg）后，有肾功能不全、前庭功能或听力减退的患者所用维持量应酌减。

7. 应给予患者足够的水分，以减少肾小管的损害。

8. 长期应用可能导致耐药菌过度生长。

9. 不宜用于皮下注射。

10. 本品有抑制呼吸作用，不得静脉推注。

11. 对诊断的干扰：本品可使丙氨酸氨基转移酶（ALT）、天冬氨酸氨基转移酶（AST）、血清胆红素浓度及乳酸脱氢酶浓度的测定值增高；血钙、镁、钾、钠浓度的测定值可能降低。

阿米卡星　Amikacin

【药物特点】

1. 硫酸阿米卡星是一种氨基糖苷类抗生素。本品对多数肠杆菌科细菌，如大肠埃希菌、克雷伯菌属、肠杆菌属、变形杆菌属、志贺菌属、沙门菌属、枸橼酸杆菌属、沙雷菌属等均具良好作用，对铜绿假单胞菌及部分其他假单胞菌、不动杆菌属、产碱杆菌属等亦有良好作用；对脑膜炎球菌、淋球菌、流感杆菌、耶尔森菌属、胎儿弯曲菌、结核杆菌及某些分枝杆菌属亦具较好抗菌作用，其抗菌活性较庆大霉素略低。本品最突出的优点是对许多肠道革兰阴性杆菌所产生的氨基糖苷类钝化酶稳定，不会为此类酶钝化而失去抗菌活性。

2. 在目前所分离到的 12 种钝化酶中，本品仅可为 AAC（6'）所钝化，此外 AAD（4'）和 APH（3'）-Ⅲ偶可导致细菌对本品中度耐药。临床分离的肠杆菌科细菌中对庆大霉素、妥布霉素和奈替米星等氨基糖苷类耐药者 60%～70% 对本品仍敏感。近年来革兰阴性杆菌中对阿米卡星耐药菌株亦有增多。

3. 革兰阳性球菌中本品除对葡萄球菌属中甲氧西林敏感株有良好抗菌作用外，肺炎链球菌、各组链球菌及肠球菌属对之大多耐药。本品对厌氧菌无效。

4. 本品作用机制为作用于细菌核糖体的 30S 亚单位，抑制细菌合成蛋白质。阿米卡星与半合成青霉素类或头孢菌素类合用常可获协同抗菌作用。

5. 毒理研究未进行该项实验且无可靠参考文献。

【适应证】

1. 本品适用于铜绿假单胞菌及部分其他假单胞菌、大肠埃希菌、变形杆菌属、克雷伯菌属、肠杆菌属、沙雷菌属、不动杆菌属等敏感革兰阴性杆菌与葡萄球菌属（甲氧西林敏感株）所致严重感染，如菌血症或败血症、细菌性心内膜炎、下呼吸道感染、骨关节感染、胆道感染、腹腔感染、复杂性尿路感染、皮肤软组织感染等。

2. 由于本品对多数氨基糖苷类钝化酶稳定，故尤其适用于治疗革兰阴性杆菌对卡那霉素、庆大霉素或妥布霉素耐药菌株所致的严重感染。

【用法用量】　小儿肌内注射或静脉滴注。

首剂按体重 10mg/kg，继以每 12 小时 7.5mg/kg，或每 24 小时 15mg/kg。

【不良反应】

1. 患者可发生听力减退、耳鸣或耳部饱满感；少数患者亦可发生眩晕、步态不稳等症状。听力减退一般于停药后症状不再加重，但个别在停药后可能继续发展至耳聋。

2. 本品有一定肾毒性，患者可出现血尿，排尿次数减少或尿量减少、血尿素氮、血肌酐值增高等。大多系可逆性，停药后即见减轻，但亦有个别报道出现肾衰竭。

3. 软弱无力、嗜睡、呼吸困难等神经肌肉阻滞作用少见。

4. 其他不良反应有头痛、麻木、针刺感染、震颤、抽搐、关节痛、药物热、嗜酸性粒细胞增多、肝功能异常、视物模糊等。

【注意事项】

1. 交叉过敏，对一种氨基糖苷类过敏的患者可能对其他氨基糖苷类也过敏。

2. 在用药过程中应注意进行下列检查。

（1）尿常规和肾功能测定，以防止出现严重肾毒性反应。

（2）听力检查或听电图检查，尤其注意高频听力损害，这对老年患者尤为重要。

3. 疗程中有条件时应监测血药浓度，尤其新生儿、老年和肾功能减退患者。每 12 小时给药 7.5mg/kg 者，血药峰浓度（C_{max}）应保持在 15～30μg/ml，谷浓度 5～10μg/ml；每日 1 次给药 15mg/kg 者，血药峰浓度应维持在 56～64μg/ml，谷浓度应小于 1μg/ml。

4. 下列情况应慎用本品。

（1）失水，可使血药浓度增高，易产生毒性反应。

（2）第Ⅷ对脑神经损害，因本品可导致前庭神经和听神经损害。

（3）重症肌无力或帕金森病，因本病可引起神经肌肉阻滞作用，导致骨骼肌软弱。

（4）肾功能损害者，因本品具有肾毒性。

5. 对诊断的干扰：本品可使丙氨酸氨基转移酶（ALT）、天冬氨酸氨基转移酶（AST）、血清胆红素浓度及乳酸脱氢酶浓度的测定值增高；血钙、镁、钾、钠浓度的测定值可能降低。

6. 氨基糖苷类与 β 内酰胺类（头孢菌素类与青霉素类）混合时可导致相互失活。本品与上述抗生素联合应用时必须分瓶滴注。阿米卡星亦不宜与其他药物同瓶滴注。

7. 应给予患者足够的水分，以减少肾小管损害。

8. 配制静脉用药时，每 500mg 加入 0.9%氯化钠注射液或 5%葡萄糖注射液或其他灭菌稀释液 100～200ml。成人应在 30～60min 缓慢滴注，婴儿患者稀释的液量相应减少。

【药物相互作用】

1. 本品与其他氨基糖苷类合用或先后连续局部或全身应用，可增加耳毒性、肾毒性及神经肌肉阻滞作用。

2. 本品与神经肌肉阻断药合用可加重神经肌肉阻滞作用，导致肌肉软弱、呼吸抑制等症状。本品与卷曲霉素、顺铂、依他尼酸、呋塞米或万古霉素（或去甲万古霉素）等合用，或先后连续局部或全身应用，可能增加耳毒性与肾毒性。

3. 本品与头孢噻吩或头孢唑林局部或全身合用可能增加肾毒性。本品不宜与两性霉素 B、头孢噻吩、磺胺嘧啶和四环素等注射剂配伍，不在同一瓶中滴注。

4. 本品与多黏菌素类注射剂合用或先后连续局部或全身应用，可增加肾毒性和神经肌肉阻滞作用。

5. 其他肾毒性药物及耳毒性药物均不宜与本品合用或先后应用，以免加重肾毒性或耳毒性。

妥布霉素　Nebcin

【药物特点】

1. 本品属氨基糖苷类抗生素。抗菌谱与庆大霉素近似，对大肠埃希菌、产气杆菌、克雷伯杆菌、奇异变形杆菌、某些吲哚阳性变形杆菌、铜绿假单胞菌、某些奈瑟菌、某些无色素沙雷杆菌和志贺菌等革兰阴性菌有抗菌作用；本品对铜绿假单胞菌的抗菌作用较庆大霉素强 3～5 倍，对庆大霉素中度敏感的铜绿假单胞菌对本品高度敏感。革兰阳性菌中，金黄色葡萄球菌（包括产 β-内酰胺酶株）对本品敏感；链球菌（包括化脓性链球菌、肺炎球菌、粪链球菌等）均对本品耐药。厌氧菌（拟杆菌属）、结核杆菌、立克次体、病毒和真菌亦对本品耐药。

2. 本品的作用机制是与细菌核糖体 30S 亚单位结合，

抑制细菌蛋白质的合成。

【适应证】

1. 本品适用于铜绿假单胞菌、变形杆菌属、大肠埃希菌、克雷伯菌属、肠杆菌属、沙雷菌属所致的新生儿脓毒症、败血症、中枢神经系统感染（包括脑膜炎）、泌尿生殖系统感染、肺部感染、胆道感染、腹腔感染及腹膜炎、骨骼感染、烧伤、皮肤软组织感染、急性与慢性中耳炎、鼻窦炎等，或与其他抗菌药物联合用于葡萄球菌感染（耐甲氧西林菌株无效）。

2. 本品用于铜绿假单胞菌脑膜炎或脑室炎时可鞘内注射给药；用于支气管及肺部感染时可同时气溶吸入本品作为辅助治疗。

3. 本品对多数 D 组链球菌感染无效。

【用法用量】

1. 用法　肌内注射或静脉滴注。

2. 用量

（1）成人：按体重 1 次 1～1.7mg/kg，每 8 小时 1 次，疗程 7～14d。

（2）小儿：按体重，早产儿或出生 0～7d 龄小儿，1 次 2mg/kg，每 12～24 小时 1 次；其他小儿，1 次 2mg/kg，每 8 小时 1 次。

【不良反应】

1. 全身给药合并鞘内注射可能引起腿部抽搐、皮疹、发热和全身痉挛等。

2. 发生率较多者有听力减退、耳鸣或耳部饱满感（耳毒性）、血尿、排尿次数显著减少或尿量减少、食欲缺乏、极度口渴（肾毒性）、步态不稳、眩晕（耳毒性、影响前庭、肾毒性）。发生率较低者有呼吸困难、嗜睡、极度软弱无力（神经肌肉阻滞或肾毒性）。本品引起肾功能减退的发生率较庆大霉素低。

3. 停药后如发生听力减退、耳鸣或耳部饱满感，须注意耳毒性。

【注意事项】

1. 肾功能不全、肝功能异常、前庭功能或听力减退者、失水、重症肌无力或帕金森病及老年患者慎用。

2. 本品 1 个疗程不超过 14d。

3. 交叉过敏：对一种氨基糖苷类抗生素（如链霉素、庆大霉素）过敏的患者，可能对本品过敏。

4. 对患者（尤其对肾功能减退者、早产儿、新生儿、婴幼儿或老年患者、休克、心力衰竭、腹水或严重失水等患者）应注意监测。

（1）听电图：对老年患者须在用药前、用药过程中定期及长期用药后用以检测高频听力损害。

（2）温度刺激试验：在用药前、用药过程中定期及长期用药后用以检测前庭毒性。

（3）尿常规检查和肾功能测定，在用药前、用药过程上中定期测定肾功能，以防止严重肾毒性反应。

（4）在用药过程中应注意监测本品的血清浓度，一般于静脉滴注后 30～60min 测血清峰浓度，于下次用药前测血清谷浓度，当峰浓度超过 12μg/ml、谷浓度超过 2μg/ml 时易出现毒性反应。

5. 肌酐清除率在 70ml/min 以下者其维持剂量须根据测得的肌酐清除率进行调整。

6. 本品静脉滴注时必须经充分稀释。可将每次用量加入 50～200ml 的 5%葡萄糖注射液或氯化钠注射液稀释成浓度为 1mg/ml（0.1%）的溶液，在 30～60min 滴完（滴注时间不可少于 20min），小儿用药时稀释的液量应相应减少。

7. 本品不能静脉注射，以免产生神经肌肉阻滞和呼吸抑制作用。不宜皮下注射，因可引起疼痛。

8. 长期应用本品可能导致耐药菌过度生长。

9. 应给患者补充足够的水分，以减少肾小管损害。

10. 对实验室检查指标的干扰：本品可使丙氨酸氨基转移酶、天冬氨酸氨基转移酶、血清胆红素浓度及血清乳酸脱氢酶浓度的测定值增高；血钙、镁、钾、钠浓度的测定值可能降低。

【儿童用药】 年龄对于本品的血药浓度有显著影响。剂量相同时，5 岁以下小儿的平均血药峰浓度约为成人的一半，5～10 岁儿童约为成人的 2/3。按体表面积计算给药剂量可消除年龄造成的差异。小儿应慎用本品。在小儿使用过程中，要注意监测听力和肾功能，以防本品产生的肾毒性和耳毒性。

【药物相互作用】

1. 本品与其他氨基糖苷类合用或先后连续局部或全身应用，可增加耳毒性、肾毒性及神经肌肉阻滞作用。可能发生听力减退，停药后仍可能进展至耳聋；听力损害可能恢复或呈永久性。神经肌肉阻滞作用可导致骨骼肌软弱无力、呼吸抑制或呼吸麻痹（呼吸暂停），用抗胆碱酯酶药或钙盐有助于阻滞作用恢复。

2. 本品与神经肌肉阻滞药合用，可加重神经肌肉阻滞作用，导致肌肉软弱、呼吸抑制或呼吸麻痹（呼吸暂停）。与代血浆类药（如右旋糖酐、海藻酸钠）、利尿药（如依他尼酸、呋塞米及卷曲霉素、顺铂、万古霉素）等合用，或先后连续局部或全身应用，可增加耳毒性与肾毒性，可能发生听力损害，且停药后仍可能发展至耳聋，听力损害可能恢复或呈永久性。

3. 本品与头孢噻吩局部或全身合用可能增加肾毒性。

4. 本品与多黏菌素类合用，或先后连续局部或全身应用，因可增加肾毒性和神经肌肉阻滞作用，后者可导致骨骼肌软弱无力，呼吸抑制或呼吸麻痹（呼吸暂停）。

5. 本品不宜与其他肾毒性或耳毒性合用或先后应用，

以免加重肾毒性或耳毒性。

6. 本品与 β-内酰胺类（头孢菌素类或青霉素类）合用常可获得协同作用。

7. 本品与 β-内酰胺类（头孢菌素类或青霉素类）混合可导致相互失活，需联合应用时必须分瓶滴注。本品亦不宜与其他药物同瓶滴注。

（徐　骁）

第十节　喹诺酮类

环丙沙星　Ciprofloxacin

【药物特点】　环丙沙星为合成的第三代喹诺酮类抗菌药物，具有广谱抗菌活性，杀菌效果好，几乎对所有细菌的抗菌活性均较诺氟沙星及依诺沙星强 2～4 倍，对肠杆菌、绿脓杆菌、流感嗜血杆菌、淋球菌、链球菌、军团菌、金黄色葡萄球菌具有抗菌作用。

【适应证】　用于敏感菌引起的感染。

1. 泌尿生殖系统感染，包括单纯性、复杂性尿路感染，细菌性前列腺炎，淋病奈瑟菌尿道炎或宫颈炎（包括产酶株所致者）。

2. 呼吸道感染，包括敏感革兰阴性杆菌所致支气管感染急性发作及肺部感染。

3. 胃肠道感染，由志贺菌属、沙门菌属、产肠毒素大肠埃希菌、亲水气单胞菌、副溶血弧菌等所致。

4. 伤寒。

5. 骨和关节感染。

6. 皮肤软组织感染。

7. 败血症等全身感染。

【用法用量】　不宜用于 18 岁以下的患儿。

【不良反应】

1. 常见不良反应

（1）胃肠道反应：较为常见，可表现为腹部不适或疼痛、腹泻、恶心或呕吐。

（2）中枢神经系统反应：可有头晕、头痛、嗜睡或失眠。

（3）变态反应：皮疹、皮肤瘙痒，偶可发生渗出性多形红斑及血管神经性水肿。少数患者有光敏反应。

2. 偶可发生

（1）癫痫发作、精神异常、烦躁不安、意识混乱、幻觉、震颤。

（2）血尿、发热、皮疹等间质性肾炎表现。

（3）静脉炎。

（4）结晶尿，多见于高剂量应用时。

（5）关节疼痛。

（6）少数患者可发生血清氨基转移酶升高、血尿素氮增高及周围血白细胞降低，多属轻度，并呈一过性。

【禁忌证】　　对本品及氟喹诺酮类药过敏的患者禁用。

【注意事项】

1. 由于目前大肠埃希菌对氟喹诺酮类药物耐药者多见，应在给药前留取尿培养标本，参考细菌药敏结果调整用药。

2. 本品大剂量应用或尿 pH>7 时可发生结晶尿。为避免结晶尿的发生，宜多饮水，保持 24h 排尿量在 1200ml 以上。

3. 肾功能减退者，需根据肾功能调整给药剂量。

4. 应用氟喹诺酮类药物可发生中、重度光敏反应。应用本品时应避免过度暴露于阳光，如发生光敏反应须停药。

5. 肝功能减退时，如属重度（肝硬化腹水）可减少药物清除，血药浓度增高，肝、肾功能均减退者尤为明显，均需权衡利弊后应用，并调整剂量。

6. 原有中枢神经系统疾患者，例如癫痫及癫痫病史者均应避免应用，有指征时需仔细权衡利弊后应用。

【药物相互作用】

1. 尿碱化剂可减低本品在尿中的溶解度，导致结晶尿和肾毒性。

2. 本品与茶碱类合用时可能由于与细胞色素 P450 结合部位的竞争性抑制，导致茶碱类的肝清除明显减少，血消除半衰期延长，血药浓度升高，出现茶碱中毒症状，如恶心、呕吐、震颤、不安、激动、抽搐、心悸等，故合用时应测定茶碱类血药浓度和调整剂量。

3. 环孢素与本品合用，可使前者的血药浓度升高，必须监测环孢素血药浓度，并调整剂量。

4. 本品与抗凝药华法林合用时可增强后者的抗凝作用，合用时应严密监测患者的凝血酶原时间。

5. 丙磺舒可减少本品自肾小管分泌约 50%，合用时可因本品血药浓度增高而产生毒性。

6. 本品干扰咖啡因的代谢，从而导致咖啡因清除减少，血消除半衰期延长，并可能产生中枢神经系统毒性。

【超说明书用药】

1. 肾盂肾炎、复杂尿路感染（1～17 岁患儿）　疗程 10～21d。

口服：10～20m/kg，q12h（每次最大剂量 750mg）。

静脉：6～10mg/kg，q8h（每次最大剂量 400mg）。

2. 吸入性炭疽（出生后至 17 岁）　疗程 60d。

口服：10～15mg/kg，q12h（每次最大剂量 500mg）。

静脉滴注：10～15mg/kg，q12h（每次最大剂量 400mg）。

3. 铜绿假单胞菌引起的囊性纤维性变体支气管肺感染疗程 10～14d。

口服：20mg/kg，q12h（每次最大剂量 750mg）。

静脉：10mg/kg，q8h（每次最大剂量 400mg）。

4. 鼠疫 疗程 10～21d。

口服：15mg/kg，q8h～q12h（每次最大剂量 500mg）。

静脉：10mg/kg，q8h～q12h（每次最大剂量 400mg）。

5. 其他严重感染 发热伴中性粒细胞减少、胃肠道感染。

静脉：10mg/kg，q8h（每次最大剂量 400mg）。

口服：20mg/kg，q12h（每次最大剂量 750mg）。

0.3%环丙沙星滴眼液

1. 细菌性结膜炎

1～2d：1～2 滴/次，q2h（清醒）。

3～7d：1～2 滴/次，qid（每日 4 次）。

2. 角膜溃疡

第 1 日前 6h：2 滴/次，q15min。

18h 后：2 滴/次，q30min。

第 2 日：2 滴/次，q1h。

第 3～14 日（疗程可能超 14d）：2 滴/次，q4h。

CFDA 说明书：1 次 1～2 滴，1d，3～6 次。

（来自《氟喹诺酮类抗菌药物在儿童应用中的专家共识》）

左氧氟沙星 Levofloxacin

【药物特点】

1. 本品为氧氟沙星的左旋体，抗菌活性约为氧氟沙星的 2 倍，主要作用机制是通过抑制细菌 DNA 旋转酶（细菌拓扑异构酶Ⅱ）的活性，阻碍细菌 DNA 的复制而达到抗菌作用。

2. 本品具有抗菌广谱、抗菌作用强的特点，对大多数肠杆菌科细菌，如大肠埃希菌、克雷伯菌属、沙雷菌属、变形杆菌属、志贺菌属、沙门菌属、枸橼酸杆菌、不动杆菌属以及铜绿假单胞菌、流感嗜血杆菌、淋球菌等革兰阴性细菌有较强的抗菌活性。对部分甲氧西林敏感葡萄球菌、肺炎链球菌、化脓性链球菌、溶血性链球菌等革兰阳性菌和军团菌、支原体、衣原体也有良好的治疗作用，但对厌氧菌和肠球菌的作用较差。

【适应证】　本品适用于敏感细菌所引起的下列轻、中度感染。

1. **呼吸系统感染**　急性支气管炎、慢性支气管炎、慢性支气管炎急性发作、弥漫性支气管炎、支气管扩张合并感染、肺炎、咽喉炎、扁桃体炎（扁桃体周围脓肿）。

2. **泌尿系统感染**　肾盂肾炎、复杂性尿路感染等。

3. **生殖系统感染**　急性前列腺炎、急性附睾炎、宫腔感染、子宫附件炎、盆腔炎（疑有厌氧菌感染时可合用甲硝唑）。

4. **皮肤软组织感染**　传染性脓疱病、蜂窝织炎、淋巴管（结）炎、皮下脓肿、肛周脓肿等。

5. **肠道感染**　细菌性痢疾、感染性肠炎、沙门菌属肠炎、伤寒及副伤寒等。

6. **其他感染**　败血症、粒细胞减少及免疫功能低下患者的各种感染。乳腺炎、外伤、烧伤及术后伤口感染、腹腔感染（必要时合用甲硝唑）、胆囊炎、胆管炎、骨与关节感染及五官科感染等。

【用法用量】　口服，成人每日 1～2 粒（0.1～0.2g），每日 2 次。病情偏重者可增为每日 3 次。另外，可根据感染的种类及症状适当增减。

【不良反应】　盐酸左氧氟沙星用药期间可能出现以下不良反应。

1. **消化系统**　有时会出现恶心、呕吐、腹部不适、腹泻、食欲缺乏、腹痛、消化不良等。

2. **过敏症**　偶有水肿、荨麻疹、发热感、光过敏症及有时会出现皮疹、瘙痒、红斑等症状。

3. **神经系统**　偶有震颤、麻木感、视觉异常、耳鸣、幻觉、嗜睡，有时会出现失眠、头晕、头痛等症状。

4. 肾脏　偶见血中尿素氮上升。

5. 肝脏　可出现一过性肝功能异常，如血转氨酶增高、血清总胆红素增加等。

6. 血液　有时会出现贫血、白细胞减少、血小板减少和嗜酸性粒细胞增加等。

上述不良反应发生率在 0.1%～5%，一般均能耐受，疗程结束后迅速消失。如发觉异常时应注意观察，必要时可停止用药并进行适当处置。

【禁忌证】　对喹诺酮类药物过敏者、孕妇及哺乳期妇女、18 岁以下患者禁用。

【注意事项】

1. 肾功能不全者应减量或延长给药间期，重度肾功能不全者慎用。

2. 有中枢神经系统疾病及有癫痫病史患者应慎用。

3. 喹诺酮类药物尚可引起少见的光毒性反应（发生率小于 0.1%）。在接受本品治疗时应避免过度阳光暴晒和人工紫外线。如出现光敏反应或皮肤损伤应停用本品。

4. 若发生过敏，应立即停药，并根据临床具体情况而采取药物或方法治疗：肾上腺素及其他抢救措施，包括吸氧、静脉输液、抗组胺药、皮质类固醇等。

5. 此外，偶有用药后发生跟腱炎或跟腱断裂的报道，故如有上述症状发生时须立即停药并休息，严禁运动，直至症状消失。

【药物相互作用】

1. 本品不能与多价金属离子（如镁、钙）等溶液在同一输液管中使用。

2. 避免与茶碱同时使用，如需同时应用，应监测茶碱的血药浓度，据以调整剂量。

3. 与华法林或其衍生物同时应用时，应监测凝血酶原时间或其他凝血试验。

4. 与非甾体抗炎药物同时应用，有引发抽搐的可能。

5. 与口服降血糖药同时使用时可能引起低血糖，因此用药过程中应注意监测血糖浓度，一旦发生低血糖时应立即停用本品，并给予适当处理。

【超说明书用药】

1. 细菌性结膜炎（FDA≥6 岁儿童，EMA≥1 岁儿童，0.5%左氧氟沙星滴眼液）

（1）1～2d：1～2 滴/次，q2h（清醒，每日最多 8 次）。

（2）3～7d：1～2 滴/次，q4h（清醒，每日最多 4 次）。

（3）CFDA 说明书：1 滴/次，tid（根据症状适当增减，角膜炎治疗急性期每 15～30 分钟滴眼 1 次，严重病例开始 30min 内每 5 分钟滴眼 1 次）。

2. 社区获得性肺炎

（1）6 月龄到 5 岁的患儿：16～20mg/（kg·d）静脉滴注或口服，分 2 次给药，每 12 小时给药 1 次，连用 10d，最大剂量为 750mg/d。对于轻度感染的门诊患者，疗程可缩短；而对于耐药或复杂感染，疗程可延长（指南推荐剂量）。

（2）5～16 岁的患儿：8～10mg/（kg·d）静脉滴注或口服。

（3）骨骼发育成熟的青少年：500mg 口服，每日 1 次。

3. 角膜溃疡（1.5%滴眼液，6 岁及以上儿童）

（1）1～3d：1～2 滴/次，q30～60min（清醒）；1～2 滴/次，q4～6h（休息）。

（2）4d 至治疗结束：1～2 滴/次，q1～4h（清醒）。

（3）CFDA 说明书：1 滴/次，tid（根据症状适当增减）。

4. 吸入性炭疽（6 月龄及以上）

（1）体重超过 50kg：500mg 静脉滴注或口服，每 24 小时给药 1 次，连用 60d。

（2）体重≤50kg：8mg/kg 静脉滴注或口服，每 12 小时给药 1 次，连用 60d，单次最大剂量为 250mg。

5. 鼠疫（6 月龄及以上）

（1）体重超过 50kg：500mg 静脉滴注或口服，每 24 小时给药 1 次，连用 10～14d。

（2）体重≤50kg：8mg/kg 静脉滴注或口服，每 12 小时给药 1 次，连用 10～14d，单次最大剂量为 250mg。

6. 急性细菌性鼻窦炎（疗程 10～14d）　　10～20mg/kg 口服，每 12～24 小时给药 1 次。

7. 耐多药结核　　7.5～10mg/kg，每 24 小时给药 1 次，每日最大剂量 750mg，静脉剂量同口服剂量一样。

（来自《氟喹诺酮类抗菌药物在儿童应用中的专家共识》）

莫西沙星　Moxifloxacin

【药物特点】

1. 作用机制　　莫西沙星是具有广谱活性和杀菌作用的 8-甲氧基氟喹诺酮类抗生素。莫西沙星在体外显示出对革兰阳性菌、革兰阴性菌、厌氧菌、抗酸菌和非典型微生物（如支原体、衣原体和军团菌）具有广谱抗菌活性。杀菌作用机制为干扰拓扑异构酶Ⅱ和Ⅳ。拓扑异构酶是控制 DNA 拓扑和在 DNA 复制、修复和转录中关键的酶。莫西沙星表现为浓度依赖性的杀菌活性。最低杀菌浓度和最低抑菌浓度基本一致。莫西沙星对 β-内酰胺类和大环内酯类耐药的细菌亦有效。通过感染的实验动物模型证实，莫西沙星体内活性高。

2. 耐药　　导致对青霉素类、头孢菌素类、氨基糖苷类、大环内酯类和四环素类耐药的耐药机制不影响莫西沙星的抗菌活性。莫西沙星和这些抗生素间无交叉耐药性。至今未发现质粒介导的耐药性出现。莫西沙星的 8-甲氧基部分与 8-氢部分相比具有对革兰阳性菌高活性和耐药突变的低选择性。庞大的 7 位二氮杂环取代基能阻止细菌的主动外排，该主动外排为氟喹诺酮类的耐药机制。体外实验显示细菌经过多步变异才能缓慢出现对莫西沙星的耐药性。总之其耐药发生率很低。序列地将细菌暴露在低于莫西沙星 MIC 的浓度下只能使 MIC 值有少量的增加。与其他喹诺酮类药物之间存在交叉耐药。但是，一些对其他喹诺酮类耐药的革兰阳性菌和厌氧菌对莫西沙星敏感。

3. 对人类肠道菌群的作用 在两项志愿者口服莫西沙星的研究中观察到下列变化：大肠埃希菌、芽孢杆菌属、普通拟杆菌、肠球菌、克雷伯菌属和厌氧菌（如双歧杆菌、真杆菌和消化链球菌等）的减少，这些变化在停药后的 2 周内可以恢复正常，未发现艰难梭菌毒素。

【适应证】 盐酸莫西沙星片剂和注射剂用于治疗成人（≥18 岁）敏感细菌所引起的下列感染。

1. 急性细菌性鼻窦炎 由肺炎链球菌、流感嗜血杆菌或卡他莫拉菌引起。

2. 慢性支气管炎急性发作 由肺炎链球菌、流感嗜血杆菌、副流感嗜血杆菌、肺炎克雷伯菌、甲氧西林敏感的金黄色葡萄球菌或卡他莫拉菌引起。

3. 社区获得性肺炎 由肺炎链球菌（包括多药耐药株）、流感嗜血杆菌、卡他莫拉菌、甲氧西林敏感的金黄色葡萄球菌、肺炎克雷伯菌、肺炎支原体或肺炎衣原体引起。

4. 非复杂性皮肤和皮肤软组织感染 由甲氧西林敏感的金黄色葡萄球菌或化脓性链球菌引起。

5. 复杂性皮肤和皮肤组织感染 由甲氧西林敏感的金黄色葡萄球菌、大肠埃希菌、肺炎克雷伯菌或阴沟肠杆菌引起。

6. 复杂性腹腔内感染 由大肠埃希菌、脆弱类杆菌、咽峡炎链球菌、星座链球菌、粪肠球菌、变形杆菌、产气荚膜梭菌、多形类杆菌或消化链球菌属等引起，包括腹腔脓肿。

【用法用量】 耐多药结核：7.5～10mg/kg/d，qd（每日最大剂量 400 mg）。

细菌性结膜炎（≥0 岁儿童）：0.5%莫西沙星滴眼液：1 滴/次，bid～tid，疗程 7d。原描述用法用量没有错误！

【不良反应】　肌腱病和肌腱断裂；Q-T 间期延长；变态反应；其他严重反应，有时是致命的反应；中枢神经系统的影响；艰难梭菌相关性腹泻；周围神经病变；光敏性/光毒性；细菌耐药性发生；对血糖的干扰。

【禁忌证】

1. 已知对莫西沙星或其他喹诺酮类或任何辅料过敏者。

2. 妊娠和哺乳期妇女禁用。

3. 由于缺乏患有肝功能严重损伤（Child Pugh C 级）的患者和转氨酶升高大于 5 倍正常值上限的患者使用莫西沙星的临床数据，该药在这类患者中禁用。

4. 18 岁以下患者禁用。

5. 有喹诺酮类药物治疗相关肌腱疾病/病症病史的患者禁用。

6. 在临床前研究及在人体研究的研究数据显示，暴露于莫西沙星后曾经观察到心脏电生理改变，表现为 Q-T 间期延长。

7. 先天性或证明有获得性 Q-T 间期延长患者。

8. 电解质紊乱，尤其是未纠正的低钾血症患者。

9. 有临床意义的心动过缓患者。

10. 有临床意义的心力衰竭并伴有左心室射血分数降低患者。

11. 既往发生过有症状的心律失常患者。

12. 盐酸莫西沙星不应与其他能延长 Q-T 间期的药物同时使用。

【注意事项】

1. 致残和潜在的不可逆转的严重不良反应，包括肌腱炎和肌腱断裂，周围神经病变，中枢神经系统的影响。

2. 腱末端病，跟腱断裂。

3. 重症肌无力加重。

4. Q-T 间期延长。

5. 变态反应。

6. 其他严重并且有时致命的反应：在接受喹诺酮类药物，包括盐酸莫西沙星治疗的患者，已有出现其他严重、有时是致命的事件的报道。这些事件中有些是由于过敏，有些则病因不明。这些事件可能是严重的，通常发生多个剂量给药后。临床表现可包括以下的 1 个或多个指征：发热、皮疹、严重的皮肤反应（如中毒性表皮坏死，史-约综合征）；血管炎；关节痛；肌痛；血清病；过敏性肺炎；急性间质性肾炎；肾功能不全或衰竭；肝炎、黄疸、急性肝坏死；贫血、血小板减少症、溶血性贫血和再生障碍性贫血等，包括血栓性血小板减少性紫癜；白细胞减少症、粒细胞缺乏症、全血细胞减少症和（或）其他血液系统异常。应在第一次出现皮疹、黄疸，或任何其他过敏表现时立即停药并且采取措施。

7. 中枢神经系统的影响：喹诺酮类药物，包括盐酸莫西沙星，可能导致中枢神经（中枢神经系统）的事件，包括紧张、激动、失眠、焦虑、噩梦或偏执狂。

8. 艰难梭菌相关性腹泻。

9. 周围神经病变：已有报道，患者接受喹诺酮类产生罕见的感觉或感觉运动性轴索神经病，影响小和（或）大的轴索，致皮肤感觉异常、感觉迟钝、触物痛感和衰弱。

10. 动物的关节病：口服盐酸莫西沙星引起未成熟犬跛行。负重关节的组织病理学检查发现这些犬软骨永久性改变。相关喹诺酮类药物也产生负重关节的软骨糜烂，以及在未成熟的各种动物的物种产生其他关节症状。

11. 光敏性/光毒性：在应用喹诺酮类抗生素后暴露于阳光或紫外线照射下，会发生中度至重度的光敏性/光毒性反应，后者可能表现过度的晒伤反应（如燃烧、红斑、水疱、渗出、水肿），常在暴露于光的部位出现（通常是颈部的"V"形区域、前臂伸肌表面、手的背部）。因此，应该避免过度暴露于光源下。发生光毒性反应时应停用药物。

12. 细菌耐药性的发生：在没有证据或强烈怀疑细菌感染的情况下，或者缺乏预防性应用指征的情况下，使用盐酸莫西沙星并不能使患者受益，反而会增加细菌耐药性的发生。

【药物相互作用】

1. 抗酸药、硫糖铝、复合维生素和其他含有多价阳离子的产品　莫西沙星与抗酸药、矿物质和多种维生素同时服用会因为与这些物质中的多价阳离子形成多价螯合物而减少药物的吸收。这将导致血浆中的药物浓度比预期值低，因此，抗酸药、抗反转录病毒药（如去羟肌苷）、其他含镁或铝的制剂、硫糖铝，以及含铁或锌的矿物质，至少需要在口服莫西沙星 4h 前或 2h 后服用。

2. 华法林　有报道称喹诺酮类药物，包括盐酸莫西沙星有增强华法林或其衍生品对患者的抗凝效果。此外，患者所患的传染病及其伴随炎症过程、年龄和一般状态都是抗凝活性增加的危险因素。因此，如果喹诺酮类药物与华法林或其衍生物合并使用，必须严密监控患者的凝血酶原时间、国际标准化比值（INR）或其他合适的抗凝测试。

3. 非甾体抗炎药（NSAIDs）　虽然在临床前研究和临床试验中均没有得到相关结论，但喹诺酮类药物和非甾体抗炎药合用可能会增加患者中枢神经系统的刺激和抽搐的风险。

4. 延长 Q-T 间期的药物　有限的资料表明，盐酸莫西沙星和其他有延长 Q-T 间期作用的药物合用时具有潜在药效学相互作用。Ⅲ类抗心律失常药索他洛尔已被证实和大剂量盐酸莫西沙星注射剂合用后对犬有进一步延长 Q-T 间期的作用。因此，应该避免盐酸莫西沙星与ⅠA类和Ⅲ类抗心律失常药同用。

【超说明书用药】

1. 耐多药结核　7.5～10mg/kg，每 24 小时给药 1 次，每日最大剂量 400mg。

2. 细菌性结膜炎（婴儿，0.5%莫西沙星滴眼液）　每次 1 滴，每 8～12 小时给药 1 次，疗程为 7d。

（来自《氟喹诺酮类抗菌药物在儿童应用中的专家共识》）

（徐　骁）

第十一节　糖　肽　类

万古霉素　Vancomycin

【药物特点】

1. 抗菌作用　在体外药敏实验中，万古霉素对耐甲氧西林金黄色葡萄球菌（MRSA）有效，与其他种类的抗生素无交叉耐药；另外，用耐甲氧西林金黄色葡萄球菌在试管内进行传代培养实验其对万古霉素的诱导耐药性也很低。在体外药敏实验中，万古霉素对革兰阴性菌无效。

2. 作用机制　万古霉素能够抑制细菌细胞壁的合成，具有杀菌作用。另外，还可以改变细菌细胞膜的通透性，阻碍细菌 RNA 的合成。

【适应证】　本品适用于耐甲氧西林金黄色葡萄球菌及其他细菌所致的感染：败血症、感染性心内膜炎、骨髓炎、关节炎、灼伤、手术创伤等浅表性继发感染、肺炎、肺脓肿、脓胸、腹膜炎、脑膜炎。

【用法用量】

1. 儿童、婴儿每日 40mg/kg，分 2～4 次静脉滴注，每次静脉滴注在 60min 以上。

2. 新生儿每次给药量 10～15mg/kg，1 周龄内的新生儿每 12 小时给药 1 次，1 周龄至 1 月龄新生儿每 8 小时给药 1 次，每次静脉滴注在 60min 以上。

3. 配制方法为在含有本品 0.5g 的小瓶中加入 10ml 注射用水溶解，在以至少 100ml 的生理盐水或 5%葡萄糖注射液稀释，静脉滴注时间在 60min 以上。

【不良反应】

1. 休克、过敏样症状。

2. 急性肾功能不全。

3. 多种血细胞减少。

4. 皮肤黏膜综合征（Stevens-Johnson 综合征）、中毒性表皮坏死症（Lyell 综合征）、脱落性皮炎（频率不明）。

5. 第Ⅷ对脑神经损伤。

6. 假膜性大肠炎。

7. 肝功能损害、黄疸。

【禁忌证】　对本品有既往过敏性休克史的患者禁用。

1. 下列患者原则不予给药但若有特殊需要须慎重

（1）对本品、替考拉宁及糖肽类抗生素、氨基糖苷类抗生素有既往过敏史患者。

（2）因糖肽类抗生素、替考拉宁或氨基糖苷类抗生素所致耳聋及其他耳聋患者（可使耳聋加重）。

2. 下列患者应慎重给药

（1）肾功能损害患者（因排泄延迟，药物蓄积，所以应监测血中药物浓度慎重给药）。

（2）肝功能损害患者（可加重功能损害）。

（3）老年患者。

（4）低出生体重儿、新生儿。

【注意事项】

1. 基本注意事项

（1）本品对耐甲氧西林金黄色葡萄球菌所致感染明确

有效，但对葡萄球菌肠炎非口服用药，其有效性尚未明确。

（2）用药期间希望能监测血药浓度。

2. 有关用法和用量

（1）快速推注或短时内静脉滴注本药可使组胺释放出现红人综合征（面部、颈躯干红斑性充血、瘙痒等），低血压等不良反应，所以每次静脉滴注应在 60min 以上。

（2）肾功能损害及老年患者应调节用药量和用药间隔，监测血中药物浓度慎重给药。

（3）为防止使用本药后产生耐药菌，原则上应明确细菌的敏感性，治疗时应在必要的最小期间内用药，使用上应注意。

3. 配药　目前已明确本品与下列注射剂混合使用引起药物变化，所以不能混注。与氨茶碱、5-氟尿嘧啶混合后可引起外观改变，时间延长药物效价可显著降低。

4. 给药　因可引起血栓性静脉炎，所以应十分注意药液的浓度和静脉滴注的速度，再次静脉滴注时应更换静脉滴注部位。药液渗漏于血管外可引起坏死，所以在给药时应慎重，不要渗漏于血管外。

5. 给药途径　肌内注射可伴有疼痛，所以不能肌内注射。

6. 其他注意事项　国外有快速静脉滴注本药引起心搏停止的报道。

【药物相互作用】

1. 要注意与各种药物的相互作用。与氨基糖苷类、两性霉素 B、阿司匹林及其他水杨酸盐类、注射用杆菌肽及布美他尼、卷曲霉素、卡氮芥、顺铂、环孢素、依他尼酸、巴龙霉素及多黏菌素类药物等合用或先后应用，可增加耳毒性及肾毒性。如必须合用，应监测听力及肾功能并给予剂量调整。抗组胺药、布克利嗪、赛克利嗪、吩噻嗪类、噻吨类及曲美苄胺等与本品合用时，可能掩盖耳鸣、头晕、眩晕等耳毒性症状。

2. 有报道称同时使用万古霉素和麻醉药可能出现红斑、类组胺样潮红和变态反应。

3. 本品与碱性溶液有配伍禁忌,遇重金属可发生沉淀。

替考拉宁　Teicoplanin

【药物特点】

1. **作用机制**　替考拉宁是一种糖肽类抗生素。通过抑制细菌细胞壁合成抑制和杀灭细菌。替考拉宁的作用位点不同于 β-内酰胺类抗生素,通过与 d-丙氨酰-d-丙氨酸残基特异性结合,阻断细菌细胞壁的肽聚糖合成。

2. **抗菌谱**　替考拉宁对厌氧的及需氧的革兰阳性菌均有抗菌活性。敏感菌有金黄色葡萄球菌、凝固酶阴性葡萄球菌(包括对甲氧西林敏感及耐药菌)、链球菌、肠球菌、单核细胞增多性李斯特菌、细球菌、JK 组棒状杆菌和革兰阳性厌氧菌(包括艰难梭状芽孢杆菌和消化球菌)。

3. **耐药性**　靶点结构修饰的耐药性已经出现,尤其是在屎肠球菌中。修饰是基于将细胞壁前体氨基酸链末端的 d-丙氨酸-d-丙氨酸更换为 d-丙氨酸-d-乳酸,导致对万古霉素的亲和力下降。负责靶点结构修饰的酶是一种新合成的 d-乳酸脱氢酶或连接酶。葡萄球菌对替考拉宁敏感性降低或耐药是由于与替考拉宁结合的细胞壁前体合成过多。糖肽类抗生素替考拉宁和万古霉素之间也可能出现交叉耐药性。许多对万古霉素耐药的肠球菌对替考拉宁敏感(vanB 表型)。

【适应证】

1. 本品可用于治疗各种严重的革兰阳性菌感染,包括不能用青霉素类和头孢菌素类其他抗生素者。本品可用于不能用青霉素类及头孢菌素类抗生素治疗或用上述抗生素治疗失败的严重葡萄球菌感染,或对其他抗生素耐药的葡萄球菌感染。

2. 已证明替考拉宁对下列感染有效：皮肤和软组织感染、泌尿道感染、呼吸道感染、骨和关节感染、败血症、心内膜炎及持续不卧床腹膜透析相关性腹膜炎。

3. 在骨科手术具有革兰阳性菌感染的高危因素时，本品也可作预防用。

4. 本品也可口服用于艰难梭状芽孢杆菌感染相关的腹泻和结肠炎的替代治疗。

5. 应考虑抗生素合理用药的官方指南。

【用法用量】

1. 给药方法 替考拉宁可通过静脉注射或肌内注射给药。可通过 3～5min 推注或 30min 滴注进行静脉给药。新生儿应采用静脉滴注给药。

2. 治疗剂量 应根据感染基础类型和严重程度及患者的临床应答和患者因素（如年龄和肾功能）调整剂量和治疗持续时间。

（1）新生儿和 2 月龄以下婴儿

负荷剂量：单次 16mg/kg 体重，第一日静脉滴注。

维持剂量：单次 8mg/kg 体重，每日 1 次静脉滴注。

（2）儿童（2 月龄到 12 岁）

负荷剂量：每 12 小时按体重 10mg/kg 单次静脉给药，重复给药 3 次。

维持剂量：按体重 6～10mg/kg 单次静脉给药，每日 1 次。

【不良反应】

1. 本品毒性低，患者对本品的耐受性良好，不良反应一般轻微且短暂，大多无须中断治疗，严重不良反应罕见。

2. 报道主要有以下不良反应

（1）局部反应：注射部位疼痛、血栓性静脉炎。

（2）变态反应：皮疹、瘙痒、支气管痉挛、药物热等变态反应。

（3）胃肠道反应：恶心、呕吐、腹泻。

（4）神经系统反应：嗜睡、头痛。

（5）血常规异常：嗜酸性粒细胞增多、白细胞减少、中性粒细胞减少、血小板减少或血小板增多。

（6）肝肾功能异常：血清转氨酶和（或）碱性磷酸酶增高，一过性血肌酐增高。

3. 其他虽已报道但尚未明确与本药是否有关的不良反应：轻微听力下降、耳鸣及前庭功能紊乱。

【注意事项】

1. 变态反应。

2. 输液相关反应。

3. 重度大疱性反应。

4. 抗菌谱：替考拉宁的抗菌谱窄（革兰阳性菌）。替考拉宁不适合以单药形式治疗某些类型感染,除非是已证明和已知对替考拉宁敏感的病原体或高度怀疑为最可能适用于替考拉宁治疗的病原体。替考拉宁合理用药应考虑抗菌谱、安全性和个体患者标准抗菌治疗的适用性。在此基础上,预期在大多数情况下,替考拉宁将被用于治疗标准抗菌治疗不足以控制的重度感染患者。

5. 负荷剂量方案：由于安全性数据有限,当替考拉宁按体重 12mg/kg、每日 2 次给药时,应密切监测患者的不良反应。在此给药方案下,除推荐的定期血液学检查外,还应监测血肌酐值。

6. 替考拉宁不应通过心室内途径进行给药。

7. 血小板减少：有使用替考拉宁出现血小板减少的报道。在治疗期间推荐进行定期血液学检查,包括全血细胞计数。

8. 肾毒性。

9. 耳毒性。

10. 当替考拉宁需要与有耳毒性和（或）肾毒性的药物

合用时,应特别注意,推荐进行常规血液学检查及肝肾功能检查。

11. 二重感染:与其他抗生素相同,使用替考拉宁特别是长期使用时,可能导致非敏感微生物过度增殖。如果治疗期间出现二重感染,应采取适当措施。

12. 对驾驶车辆和操作机器能力的影响:替考拉宁对驾驶车辆和操作机器能力有轻微影响。替考拉宁可引起头晕和头痛,可能影响驾驶车辆或操作机器的能力。出现上述不良影响的患者不应驾驶车辆或操作机器。

【药物相互作用】　未开展特定的相互作用研究。

1. 替考拉宁和氨基糖苷类药物溶液存在配伍禁忌,不能混合注射;但是,二者在透析液中可以配伍,治疗 CAPD 相关腹膜炎时可以自由配伍使用。

2. 替考拉宁治疗的同时或序贯服用其他已知有肾毒性或耳毒性药物时应谨慎。这些药物包括氨基糖苷类、黏菌素、两性霉素 B、环孢素、顺铂、呋塞米和依他尼酸(见【注意事项】)。但是,没有证据表明这些药物与替考拉宁合用时出现协同毒性。

3. 在临床研究中,许多已经接受多种药物(包括其他抗生素、抗高血压药物、麻醉药、心脏药物和降血糖药物)治疗的患者,使用替考拉宁时未出现不良相互作用。

(徐　骁)

第十二节　硝基咪唑类

甲硝唑　Metronidazole

【药物特点】

1. 据文献报道,本品为硝基咪唑衍生物,可抑制阿米巴原虫的氧化还原反应,使原虫氮链发生断裂。

2. 体外实验证明，药物浓度为 1～2mg/L 时，溶组织阿米巴于 6～20h 即可发生形态改变，24h 内全部被杀灭；药物浓度为 0.2mg/L 时，72h 内可杀死溶组织阿米巴。

3. 本品有强大的杀灭滴虫的作用，其机制未明。甲硝唑对厌氧微生物有杀灭作用，它在人体中还原时生成的代谢物也具有抗厌氧菌作用，抑制细菌的脱氧核糖核酸的合成，从而干扰细菌的生长、繁殖，最终致细菌死亡。

4. 对某些动物有致癌作用。

【适应证】

1. 用于治疗肠道和肠外阿米巴病（如阿米巴肝脓肿、胸膜阿米巴病等）。

2. 还可用于治疗阴道滴虫病、小袋虫病和皮肤利什曼病、麦地那龙线虫感染等。

3. 目前还广泛用于厌氧菌感染的治疗。

【用法用量】

1. 阿米巴病　每日按体重 35～50mg/kg，分 3 次口服，10d 为 1 个疗程。

2. 贾第虫病　每日按体重 15～25mg/kg，分 3 次口服，连服 10d。治疗麦地那龙线虫病、小袋虫病、滴虫病的剂量同贾第虫病。

3. 厌氧菌感染　口服每日按体重 20～50mg/kg。

【不良反应】

1. 15%～30%病例出现不良反应，以消化道反应最为常见，包括恶心、呕吐、食欲缺乏、腹部绞痛，一般不影响治疗。

2. 神经系统症状有头痛、眩晕，偶有感觉异常、肢体麻木、共济失调、多发性神经炎等，大剂量可致抽搐。

3. 少数病例发生荨麻疹、潮红、瘙痒、膀胱炎、排尿困难、口中有金属味及白细胞减少等，均属可逆性，停药后自行恢复。

【禁忌证】　有活动性中枢神经系统疾病和血液病者

禁用。

【注意事项】

1. 对诊断的干扰：本品的代谢产物可使尿液呈深红色。

2. 原有肝脏疾病患者剂量应减少。出现运动失调或其他中枢神经系统症状时应停药。

3. 重复1个疗程之前，应查白细胞计数。

4. 厌氧菌感染合并肾衰竭者，给药间隔时间应由8h延长至12h。

5. 本品可抑制乙醇代谢，用药期间应戒酒，饮酒后可能出现腹痛、呕吐、头痛等症状。

【药物相互作用】

1. 本品能增强华法林等抗凝药物的作用。

2. 与土霉素合用可干扰甲硝唑清除阴道滴虫的作用。

替硝唑　**Tinidazole**

【药物特点】 替硝唑为硝基咪唑类药物。对原虫（溶组织阿米巴、阴道滴虫等）和厌氧菌有良好活性。对阿米巴和兰氏贾第虫的作用优于甲硝唑。革兰阳性厌氧菌（消化球菌、消化链球菌、乳杆菌属），梭状芽孢杆菌属和难辨梭菌等对该品均较敏感；该品对脆弱类杆菌、梭杆菌属和费氏球菌属等革兰阴性厌氧菌的作用略胜于甲硝唑，空肠弯曲菌等则对该品中度敏感。放线菌属和丙酸杆菌属等对该品耐药。其作用机制为抑制病原体DNA合成、并能快速进入细胞内。

【适应证】

1. 用于治疗男、女泌尿生殖道毛滴虫病。

2. 敏感厌氧菌（如脆弱拟杆菌属、其他拟杆菌属、消化球菌属、梭状芽孢杆菌属、梭形杆菌等）所致的感染，如肺炎、肺脓肿等呼吸道感染，腹膜内感染、子宫内膜炎，输卵管脓肿等妇科感染，牙周炎、冠周炎等口腔感染等。

【用法用量】

1. 泌尿生殖道毛滴虫病的治疗

（1）单次疗法：成人单次顿服 2g，其配偶应同时用药；12 岁以上儿童单次顿服 2g；6～12 岁儿童单次顿服 1g；个别病例需重复用药 1 次。或遵医嘱。

（2）多次疗法：成人每日服用 1 次，每次 1g，首次加倍，连服 3d 或遵医嘱。

2. 厌氧菌感染的治疗　成人及 12 岁以上儿童，第一日口服 2g，以后每 24 小时服 1g。用药一般 5～6d，或根据病情决定。或遵医嘱。

3. 口腔感染的治疗　成人每日服用 1 次，每次 1g，首次加倍，连服 3d。或遵医嘱。

【不良反应】

1. 不良反应少见而轻微，主要为恶心、呕吐、上腹痛、食欲缺乏及口中有金属味，可有头痛、眩晕、皮肤瘙痒、皮疹、便秘及全身不适。

2. 还可有中性粒细胞减少、双硫仑样反应及黑尿。

3. 高剂量时也可引起癫痫发作和周围神经病变。

【禁忌证】

1. 对本品或甲硝唑等硝基咪唑类、吡咯类药物过敏者禁用。

2. 有活动性中枢神经疾病和血液病者禁用。

3. 孕妇及哺乳期妇女禁用。

【注意事项】

1. 致癌、致突变作用：动物实验或体外测定发现本品具致癌、致突变作用，但人体中尚缺乏资料。

2. 如疗程中发生中枢神经系统不良反应，应及时停药。

3. 本品可干扰丙氨酸氨基转移酶、乳酸脱氢酶、三酰甘油、己糖激酶等的检验结果，使其测定值降至零。

4. 用药期间不应饮用含酒精的饮料，因可引起体内酒精蓄积，干扰乙醇的氧化过程，导致双硫仑样反应，患者可出现腹部痉挛、恶心、呕吐、头痛、面部潮红等。

5. 肝功能减退者本品代谢减慢，药物及其代谢物易在体内蓄积，应予以减量，并做血药浓度监测。

6. 本品可自胃液持续清除，某些放置胃管做吸引减压者，可引起血药浓度下降。血液透析时，本品及代谢物迅速被清除，故应用本品不需减量。

7. 念珠菌感染者应用本品，其症状会加重，需同时给予抗真菌治疗。

8. 本品对阿米巴包囊作用不大，宜加用杀包囊药物。

9. 治疗阴道滴虫病时，需同时治疗其性伴侣。

10. 药物不要放在孩童可触及的地方。

11. 废弃药品包装不应随意丢弃。

【药物相互作用】

1. 本品能抑制华法林和其他口服抗凝药的代谢，加强它们的作用，引起凝血酶原时间延长。

2. 与苯妥英钠、苯巴比妥等诱导肝微粒体酶的药物合用时，可加强本品代谢，使血药浓度下降并使苯妥英钠排泄减慢。

3. 与西咪替丁等抑制肝微粒体酶活性的药物合用时，可减慢本品在肝内的代谢及其排泄，延长本品的血药消除半衰期，应根据血药浓度测定的结果调整剂量。

4. 本品干扰双硫仑代谢，两者合用时，患者饮酒后可出现精神症状，故 2 周内应用双硫仑者不宜再用本品。

5. 本品可干扰血清氨基转移酶和乳酸脱氢酶的测定结果，可使胆固醇、三酰甘油水平下降。

6. 与土霉素合用时，土霉素可干扰本品清除阴道滴虫的作用。

奥硝唑　Ornidazole

【药物特点】　奥硝唑主要在肝脏代谢，在体内主要以具有细胞毒作用的原药和其有细胞毒作用的中间代谢活性产物，作用于厌氧菌、阿米巴虫、贾第虫和毛滴虫细胞的DNA，使其螺旋结构断裂或阻断其转录复制而致其死亡达到抗菌、抗原生质的目的。

【适应证】

1. 用于治疗由脆弱拟杆菌、狄氏拟杆菌、卵形拟杆菌、多形拟杆菌、普通拟杆菌、梭状芽孢杆菌、真杆菌、消化球菌和消化链球菌、幽门螺杆菌、黑色素拟杆菌、梭杆菌、CO_2嗜织维菌、牙龈类杆菌等敏感厌氧菌所引起的多种感染性疾病。

2. 肠、肝阿米巴虫病（包括阿米巴痢疾、阿米巴肝脓肿），肠、肝变形虫感染引起的疾病。

3. 用于预防和治疗各科手术后厌氧菌感染。

【用法用量】

1. 防治厌氧菌感染　成人每次500mg，每日2次（早、晚各服1次）；儿童每12小时10mg/kg。

2. 阿米巴虫病　成人每次500mg，每日2次（早、晚各服1次）；儿童25mg/（kg·d）。

3. 贾第虫病　成人每次1.5g，每日1次；儿童40mg/（kg·d）。

4. 毛滴虫病　成人每次1~1.5g，每日1次；儿童25mg/（kg·d），或遵医嘱。

【不良反应】　用药期间有轻度头晕、头痛、嗜睡、胃肠道反应、肌肉乏力。

【禁忌证】　对硝基咪唑类药物过敏的患者对此药也过敏，禁用于对此药过敏的患者；也禁用于脑和脊髓发生病变的患者、癫痫及各种器官硬化症患者。

【注意事项】 服用剩余的药片应立即包装好并做好标记并放在儿童接触不到的地方。

【儿童用药】 用于体重6kg以上的儿童，用量应严格按照医师处方剂量，依照儿童体重用药。

【药物相互作用】

1. 奥硝唑能抑制抗凝药华法林的代谢，使其半衰期延长，增强抗凝药的药效，当与华法林同用时，应注意观察凝血酶原时间并调整给药剂量。

2. 巴比妥类药、雷尼替丁和西咪替丁等药物可使奥硝唑加速消除而降效并可影响凝血，因此应禁忌合用。

（徐 骁）

第十三节　噁唑烷酮类

利奈唑胺　Linezolid

【药物特点】

1. 利奈唑胺属于新一类的合成抗生素——噁唑烷酮类抗生素，可用于治疗由需氧的革兰阳性菌引起的感染。利奈唑胺的体外抗菌谱还包括一些革兰阴性菌和厌氧菌。利奈唑胺通过与其他抗生素不同的作用机制抑制细菌的蛋白质合成，因此，利奈唑胺与其他类别的抗生素间不太可能具有交叉耐药性。利奈唑胺与细菌50S亚基的23S核糖体RNA上的位点结合，从而阻止形成功能性70S始动复合物，后者为细菌转译过程中非常重要的组成部分。时间-杀菌曲线研究的结果表明利奈唑胺为肠球菌和葡萄球菌的抑菌药。利奈唑胺为大多数链球菌菌株的杀菌剂。

2. 在临床研究中，6例感染屎肠球菌的患者中发生了对利奈唑胺的耐药（4例利奈唑胺的用药剂量为200mg，q12h，低于推荐剂量；2例为600mg，q12h）。在一项应用项目中，

8 例屎肠球菌感染患者和 1 例粪肠球菌感染患者中，发生了对利奈唑胺的耐药。所有患者均带有未移除的假体装置或未引流的脓肿。在体外，利奈唑胺耐药的发生率为 $10^{-11} \sim 10^{-9}$。体外研究显示，23SrRNA 的点突变与利奈唑胺耐药性产生有关。临床用药过程中，对万古霉素耐药的屎肠球菌对利奈唑胺产生耐药的报道曾有发表。在一项报道中，有万古霉素与利奈唑胺耐药的屎肠球菌医院内传播的情况。另有一项在利奈唑胺的临床用药过程中发生了（甲氧西林耐药）金黄色葡萄球菌耐药的报道。这些微生物对利奈唑胺的耐药与其23SrRNA 中的点突变（2576 位鸟嘌呤被胸腺嘧啶取代）有关。当在医院中发现对抗生素耐药的微生物时，加强感染控制十分重要。未见链球菌对利奈唑胺耐药的报道，包括肺炎链球菌。

3. 体外研究显示利奈唑胺与万古霉素、庆大霉素、利福平、亚胺培南-西司他丁、氨曲南、氨苄西林或链霉素具有相加作用或无关。

4. 体外实验和临床应用结果均表明，本品对以下微生物的大多数菌株具有抗菌活性：需氧和兼性革兰阳性致病菌，屎肠球菌（仅指万古霉素耐药菌株）、金黄色葡萄球菌（包括甲氧西林耐药菌株）、无乳链球菌、肺炎链球菌[包括对多药耐药菌株（MDRSP）]，化脓性链球菌。

【适应证】

1. 本品用于治疗由特定微生物敏感株引起的下列感染。

（1）万古霉素耐药的屎肠球菌引起的感染：包括伴发的菌血症。

（2）院内获得性肺炎：由金黄色葡萄球菌（甲氧西林敏感或耐药菌株）或肺炎链球菌（包括多药耐药菌株）引起的院内获得性肺炎。

（3）复杂性皮肤和皮肤软组织感染：包括未并发骨髓炎的糖尿病足部感染，由金黄色葡萄球菌（甲氧西林敏感或耐药菌株）、化脓性链球菌或无乳链球菌引起的复杂性皮肤和皮肤软组织感染。尚无利奈唑胺用于治疗压疮的研究。

（4）非复杂性皮肤和皮肤软组织感染：由金黄色葡萄球菌（仅为甲氧西林敏感菌株）或化脓性链球菌引起的非复杂性皮肤和皮肤软组织感染。

（5）社区获得性肺炎：由肺炎链球菌（包括对多药耐药菌株）引起的社区获得性肺炎，包括伴发的菌血症，或由金黄色葡萄球菌（仅为甲氧西林敏感菌株）引起的社区获得性肺炎。

2. 为减少细菌耐药的发生，保持利奈唑胺及其他抗生素的疗效，利奈唑胺应仅用于确诊或高度怀疑敏感菌所致感染的治疗或预防。如可获得细菌培养和药物敏感性结果，应当考虑据此选择或调整抗菌治疗。如缺乏这些数据，当地的流行病学资料和药物敏感性状况可能有助于经验性治疗的选择。

3. 利奈唑胺不适用于治疗革兰阴性菌感染。如确诊或疑诊合并革兰阴性菌感染，立即开始针对性的抗革兰阴性菌治疗十分重要。

4. 对多药耐药的肺炎链球菌（MDRSP）是指对如下 2 种或更多种抗生素耐药的菌株。抗生素包括青霉素、二代头孢菌素、大环内酯类药物、四环素和磺胺甲基异噁唑/甲氧苄氨嘧啶。

【用法用量】

1. 复杂性皮肤和皮肤软组织感染　出生后至 11 岁，每 8 小时，10mg/kg，静脉注射或口服；12 岁及以上，每 12 小时，600mg，静脉注射或口服（连续治疗 10～14d）。

2. 社区获得性肺炎（包括伴发的菌血症）　出生后至 11 岁，每 8 小时，10mg/kg，静脉注射或口服；12 岁及以上，每 12 小时，600mg，静脉注射或口服（连续治疗 10～14d）。

3. 院内获得性肺炎　出生后至 11 岁，每 8 小时，10mg/kg，静脉注射或口服；12 岁及以上，每 12 小时，600mg，静脉注射或口服（连续治疗 10～14d）。

4. 万古霉素耐药的屎肠球菌感染（包括伴发的菌血症）　出生后至 11 岁，每 8 小时，10mg/kg，静脉注射或口服；12 岁及以上，每 12 小时，600mg，静脉注射或口服（连续治疗 14～28d）。

5. 非复杂性皮肤和皮肤软组织感染　<5 岁，每 8 小时，10mg/kg，口服；5～11 岁，每 12 小时，10mg/kg，口服；青少年，每 12 小时口服 400mg；成人，每 12 小时口服 600mg（连续治疗 10～14d）。

【不良反应】

1. 常见不良反应

（1）胃肠道：腹泻（成人 8.2%～8.3%，儿童 1.6%～10.8%），恶心（成人 5.1%～6.6%，儿童 1.9%～3.7%），呕吐（成人 2%～4.3%，儿童 9.4%）。

（2）神经系统：头痛（成人 5.7%～8.8%，儿童 0.9%～6.5%）。

2. 严重不良反应

（1）内分泌与代谢：乳酸性酸中毒。

（2）胃肠道：艰难梭菌相关性腹泻。

（3）血液系统：骨髓抑制。

（4）肝脏：肝损伤。

（5）神经系统：周围神经病，癫痫。

（6）眼部：视神经损伤。

（7）其他：5-羟色胺综合征。

【注意事项】

1. 乳酸性酸中毒：应用利奈唑胺过程中，有乳酸性酸中毒的报道。在报道的病例中，患者反复出现恶心和呕吐。患者在接受利奈唑胺治疗时，如发生反复恶心或呕吐、有

原因不明的酸中毒或低碳酸血症，需要立即进行临床
检查。

2. 5-羟色胺综合征：利奈唑胺合用 5-羟色胺类药物，
包括抗抑郁药，如选择性 5-羟色胺再摄取抑制药（SSRIs），
患者中有关于 5-羟色胺综合征的自发性报道。当临床上利
奈唑胺需与 5-羟色胺类药物合用时，应密切观察患者是否
出现 5-羟色胺综合征的症状和体征，如认知障碍、高热、
反射亢进和共济失调。如果出现了上述体征或症状，医师应
考虑停用其中 1 种药物或 2 种药物均停用。如果停用 5-羟
色胺类药物，可出现停药症状（其相关的停药症状见该药物
的说明书）。

3. 周围神经和视神经病变：在利奈唑胺治疗的患者中
有周围神经病和视神经病变的报道，主要为治疗时间超过了
28d 的最长推荐疗程的患者。在视神经病变进展至视力丧失
的病例中，患者治疗时间超过了最长的推荐疗程。在利奈唑
胺治疗小于 28d 的患者中，有视物模糊的报道。如患者出现
视力损害的症状，如视敏度改变、色觉改变、视物模糊或视
野缺损，应及时进行眼科检查。对于所有长期（≥3 个月）
应用利奈唑胺的患者及有新的视觉症状的患者，不论其接受
利奈唑胺治疗时间的长短，均应当进行视觉功能监测。如发
生周围神经病和视神经病变，应进行用药利益与潜在风险的
评价，以判断是否继续用药。

4. 惊厥：在利奈唑胺治疗过程中有惊厥的报道。其中
一些病例原有癫痫发作病史或有癫痫发作的危险因素。

5. 抗生素的应用可能促使非敏感菌株的过度生长。在
治疗中如出现二重感染，应采取适当的措施。

6. 尚未对利奈唑胺用于未控制的高血压、嗜铬细胞
瘤、类癌综合征和未经治疗的甲状腺功能亢进的患者进行
研究。

7. 在对照临床研究中，对于应用利奈唑胺制剂超过 28d

的安全性和有效性尚未进行评价。

8. 在没有确诊或高度怀疑细菌感染的证据或没有预防指征时,处方利奈唑胺可能不会给患者带来益处,且有增加耐药细菌产生的风险。

【药物相互作用】

1. 通过细胞色素酶 P450 代谢的药物　在大鼠中,利奈唑胺不是细胞色素酶 P450(CYP450)的诱导剂。另外,利奈唑胺不抑制有临床意义的人类细胞色素同工酶(如 1A2,2C9,2C19,2D6,2EI 和 3A4)的活性。所以,预计利奈唑胺不会影响经这些主要细胞色素同工酶代谢的药物的药动学。与利奈唑胺联合用药,不会显著改变主要由 CYP2C9 进行代谢的(S)-华法林的药动学性质。华法林、苯妥英等药物,作为 CYP2C9 的底物,可与利奈唑胺合用而无须改变给药方案。

2. 抗生素

(1)氨曲南:当二者合用时,利奈唑胺与氨曲南的药动学特性均未发生改变。

(2)庆大霉素:当二者合用时,利奈唑胺与庆大霉素的药动学特性均未发生改变。

(3)利福平:在一项对 16 例健康成人男性志愿者进行的研究中,评价了利福平对利奈唑胺药动学影响。研究中志愿者口服利奈唑胺 600mg,每日 2 次,共 5 剂,伴或不伴利福平 600mg,每日 1 次,共 8d。利福平和利奈唑胺合用,导致利奈唑胺的 C_{max} 降低 21%(90%CI 15%~27%),AUC_{0-12} 降低 32%(90%CI 27%~37%)。这一相互作用的机制未完全阐明,可能与肝酶诱导有关。

3. 单胺氧化酶抑制作用　利奈唑胺为可逆的、非选择性的单胺氧化酶抑制药。所以,利奈唑胺与肾上腺素能药物或 5-羟色胺类制剂有潜在的相互作用。

4. 肾上腺素能类药物　当健康受试者同时接受利奈唑

胺及超过 100mg 的酪胺时，可见明显的增压反应。所以，应用利奈唑胺的患者应避免食用酪胺含量高的食物或饮料。对血压正常的健康志愿者给予利奈唑胺，可观察到利奈唑胺能可逆性地增加伪麻黄碱（PSE）、盐酸苯丙醇胺（PPA）的增压作用。未对高血压患者进行类似的研究。对血压正常的健康志愿者进行了利奈唑胺、PSE、PPA、安慰剂分别单用，以及利奈唑胺达稳态时（600mg，每 12 小时 1 次，连用 3d）联用 PSE 或 PPA［PPA（25mg）或 PSE（60mg）各 2 个剂量，给药间隔 4h］对血压和心率影响的研究。任何给药方式心率均不受影响。利奈唑胺与 PPA 或 PSE 联用均能使血压上升。在 PPA 或 PSE 第二次给药后的 2～3h，观察到最高的血压值；在达峰值后的 2～3h，血压又回复到了基础水平。PPA 研究结果表明，平均（范围）最大收缩压为：安慰剂 =121mmHg（103～158mmHg），利奈唑胺单用=120mmHg（107～135mmHg）；PPA 单用 =125mmHg（106～139mmHg），PPA 与利奈唑胺联用= 147mmHg（129～176mmHg）。PSE 的研究结果与 PPA 的研究结果相似。当利奈唑胺与 PSE 或 PPA 联用时，较基础收缩压的平均最大增加值分别为 32mmHg（范围 20～52mmHg）和 38mmHg（范围 18～79mmHg）。

对 5-羟色胺类药物的作用：对健康志愿者进行了利奈唑胺与右美沙芬潜在药物相互作用的研究。给予志愿者右美沙芬（2 个剂量，每次 20mg，间隔 4h），同时给予或不给予利奈唑胺。在接受右美沙芬和利奈唑胺的血压正常的志愿者中未观察到 5-羟色胺综合征的作用（意识模糊、极度兴奋、不安、震颤、潮红、发汗以及体温升高）。

（徐　骁）

第十四节　四 环 素 类

替加环素　Tigecycline

【药物特点】

1. 替加环素为甘氨酰环素类抗生素，是四环素类新品，其通过与核糖体 30S 亚单位结合、阻止氨酰化 tRNA 分子进入核糖体 A 位而抑制细菌蛋白质合成。这阻止了肽链因合并氨基酸残基而延长。

2. 不受四环素类两大耐药机制（核糖体保护和外排机制）的影响。相应地，体外实验和体内试验证实替加环素具有广谱抗菌活性。

3. 临床感染研究均显示替加环素对下列细菌的大多数菌株具有抗菌活性：需氧及兼性需氧革兰阳性菌、粪肠球菌（仅限万古霉素敏感菌株）、金黄色葡萄球菌（甲氧西林敏感及耐药菌株）、无乳链球菌、咽峡炎链球菌族（包括咽峡炎链球菌、中间链球菌和星座链球菌）、化脓性链球菌、需氧及兼性需氧革兰阴性菌、弗劳地枸橼酸杆菌、阴沟肠杆菌、大肠埃希菌、产酸克雷伯菌、肺炎克雷伯菌、厌氧菌、脆弱拟杆菌、多形拟杆菌、单形拟杆菌、普通拟杆菌、产气荚膜梭菌、微小消化链球菌。

【适应证】　适用于 18 岁以上患者在下列情况下由特定细菌的敏感菌株所致感染的治疗。

1. 复杂性腹腔内感染：由弗劳地枸橼酸杆菌、阴沟肠杆菌、大肠埃希菌、产酸克雷伯菌、肺炎克雷伯菌、粪肠球菌（仅限于万古霉素敏感菌株）、金黄色葡萄球菌（甲氧西林敏感菌株和甲氧西林耐药菌株）、咽峡炎链球菌族（包括咽峡炎链球菌、中间链球菌和星座链球菌）、脆弱拟杆菌、多形拟杆菌、单形拟杆菌、普通拟杆菌、产气荚膜梭菌和微小消化链球菌所致者。

2. 复杂皮肤及软组织感染：由大肠埃希菌、肠球菌（万古霉素敏感株）、金黄色葡萄球菌（甲氧西林敏感和耐药株）、无乳链球菌、咽峡炎链球菌属（包括咽峡炎链球菌、中间链球菌和星座链球菌）、化脓性链球菌、阴沟肠杆菌、肺炎杆菌和脆弱拟杆菌所致者。

3. 社区获得性肺炎：由肺炎链球菌（青霉素敏感株）、流感嗜血杆菌（β-内酰胺酶阴性株）和嗜肺性军团病杆菌等所致，包括并发菌血症。

4. 为了分离、鉴定病原菌并明确其对替加环素的敏感性，应该留取合适标本进行细菌学检测。在尚未获知这些试验结果之前，可采用本品作为经验性单药治疗。

5. 为了减少耐药细菌的出现并维持本品及其他抗生素的有效性，本品应该仅用于治疗确诊或高度怀疑细菌所致的感染。一旦获知培养及药敏试验结果，应该据之选择或调整抗生素治疗。缺乏此类资料时，可根据当地流行病学和敏感性模式选用经验性治疗药物。

6. 仅在已知和怀疑不宜使用其他抗生素治疗时才使用本品治疗。

【用法用量】

1. 常规剂量

（1）静脉滴注：推荐的给药方案为首剂 100mg，然后每 12 小时 50mg。替加环素的静脉滴注时间应该每 12 小时给药 1 次，每次 30～60min。

（2）替加环素用于治疗复杂性腹腔内感染的推荐疗程为 5～14d。治疗疗程应该根据感染的严重程度及部位、患者的临床和细菌学进展情况而定。

2. 肝功能不全患者　轻至中度肝功能损害（Child Pugh 分级 A 和 B 级）患者无须调整剂量。根据重度肝功能损害患者（Child Pugh 分级 C 级）的药动学特征，替加环素的剂量应调整为 100mg，然后每 12 小时 25mg。重度肝功能损害患者（Child Pugh 分级 C 级）应谨慎用药并监测治疗反应。

3. 肾功能不全患者或接受血液透析的患者　无须进行剂量调整。

4. 18 岁以上患者　无须根据年龄、性别或种族调整剂量。

【不良反应】

1. 常见不良反应　恶心、呕吐。

2. 其他不良反应（<2%）

（1）全身性不良事件：注射部位炎症，注射部位疼痛，注射部位反应，感染性休克，变态反应，寒战，注射部位水肿，注射部位静脉炎。

（2）心血管系统：血栓性静脉炎。

（3）消化系统：食欲缺乏，黄疸，排便异常。

（4）代谢/营养系统：肌酐水平升高，低钙血症，低血糖症，低钠血症，血清 AST 和 ALT 升高。

（5）神经系统：嗜睡。

（6）特殊感觉：味觉倒错。

（7）血液淋巴系统：部分凝血活酶时间（APTT）延长，凝血酶原时间（PT）延长，嗜酸性粒细胞增多，国际标准化比值（INR）升高，血小板减少。

（8）皮肤及其附属结构：瘙痒。

（9）泌尿生殖系统：阴道念珠菌病、阴道炎、白带。

（10）变态反应，类变态反应。

【禁忌证】　禁用于已知对替加环素过敏的患者。

【注意事项】

1. 警告

（1）全因病死率：接受替加环素治疗的患者全因病死率会升高（原因不明），选择治疗药物时应考虑到这种全因病死率的升高。

（2）变态反应/类变态反应：替加环素在结构上与四环

素类抗生素相似。因此,四环素类抗生素过敏的患者应慎用替加环素。

(3)肝脏效应:在接受替加环素治疗的患者中,可观察到总胆红素浓度、凝血酶原时间及转氨酶类升高的情况。应监测接受替加环素治疗的肝功能检查异常的患者,防止肝功能继续恶化并评价替加环素治疗的风险和利益。

(4)治疗呼吸机相关性肺炎时出现病死率不平衡及低治愈率。

(5)胰腺炎:对怀疑出现胰腺炎的患者应考虑停止替加环素治疗。

(6)妊娠妇女应用本品时可导致胎儿伤害。

(7)在牙齿发育期间(妊娠后半期、婴儿期以及 8 岁以下儿童期),除非其他药物无效或禁忌使用,否则不应使用本品。

(8)艰难梭菌相关性腹泻。

2. 一般注意事项

(1)肠穿孔。

(2)四环素类药物效应:光敏感性、假性脑瘤、胰腺炎以及抑制蛋白合成作用(后者导致 BUN 升高、氮质血症、酸中毒和高磷酸盐血症)。

(3)二重感染。

(4)在未确诊或高度怀疑细菌感染情况下,处方本品不仅不会使患者获益,还会增加耐药菌出现的危险性。

【药物相互作用】

1. 替加环素与地高辛合用时两者均无须调整剂量。

2. 替加环素与华法林同用时应该监测凝血酶原时间或其他合适的抗凝试验。

3. 替加环素不抑制下列 6 种细胞色素 P450(CYP)亚型所介导的代谢过程:1A2、2C8、2C9、2C19、2D6 和 3A4。

4. 抗生素与口服避孕药同时使用可导致口服避孕药作

用降低。

5. 下列药物不应通过同一 "Y" 形管与替加环素同时给药：两性霉素 B、两性霉素 B 和两性霉素 B 脂质体复合物、地西泮、艾美拉唑和奥美拉唑。

6. 静脉输液袋或其他合适的输液容器（如玻璃瓶）中药物的最高浓度为 1mg/ml。配制后的溶液呈黄色或橙色。如果不是，则不应使用，应将此溶液丢弃不用。

7. 同瓶药物不可配伍：奥美拉唑&替加环素，胺碘酮&替加环素，埃索美拉唑&替加环素，苯妥英钠&替加环素，博来霉素&替加环素，表柔比星&替加环素，地西泮&替加环素，丹曲林&替加环素，伏立康唑&替加环素，甲泼尼龙&替加环素，肼曲嗪&替加环素，喹诺酮&替加环素，两性霉素 B 常规胶体&替加环素，氯丙嗪&替加环素，两性霉素 B 脂质复合物&替加环素，氯霉素&替加环素，枸橼酸柔红霉素脂质体&替加环素，尼卡地平&替加环素，维拉帕米&替加环素，伊达比星&替加环素。

【用药过量】

1. 替加环素过量尚无特殊治疗措施。

2. 单剂量静脉给予健康志愿者替加环素 300mg（60min 以上）可导致恶心和呕吐的发生率增加。在小鼠中进行的单剂量静脉给药毒性研究结果显示，雄性小鼠的估计半数致死量（LD50）为 124mg/kg，雌性小鼠的 LD50 为 98mg/kg。两种性别大鼠的 LD50 均为 106mg/kg。

3. 血液透析不能显著清除替加环素。

【超说明书用药】 每次 1mg/kg，每日 2 次，首剂倍量。18 岁以下患者的疗效及安全性尚不明确。因此，不推荐用于 18 岁以下患者。牙齿发育阶段（妊娠后期、婴儿期和 8 岁前儿童期）使用治疗可能造成永久性的牙齿变色（棕黄色）。因此，不推荐 8 岁以下儿童使用本品。

多西环素　Doxycycline

【药物特点】

1. 四环素类抗生素，为广谱抑菌药，高浓度时具杀菌作用。

2. 立克次体属、支原体属、衣原体属、非典型分枝杆菌属、螺旋体对多西环素敏感。

3. 多西环素对革兰阳性菌作用优于革兰阴性菌，但肠球菌属对其耐药。

4. 放线菌属、炭疽杆菌、单核细胞增多性李斯特菌、梭状芽孢杆菌、奴卡菌属、弧菌、布鲁菌属、弯曲杆菌、耶尔森菌对多西环素敏感。

5. 多西环素对淋病奈瑟菌具一定抗菌活性，但耐青霉素的淋病奈瑟菌对多西环素也耐药。

6. 多西环素与四环素类抗生素不同品种之间存在交叉耐药。

7. 多西环素作用机制为药物能特异性与细菌核糖体30S 亚基的 A 位置结合，抑制肽链的增长和影响细菌蛋白质的合成。

8. 动物实验证实本品有致畸性。体外实验表明本品在一定浓度时有致突变的可能。

【适应证】

1. 本品作为选用药物之一可用于下列疾病。

（1）立克次体病，如流行性斑疹伤寒、地方性斑疹伤寒、洛矶山热、恙虫病和 Q 热。

（2）支原体属感染。

（3）衣原体属感染，包括鹦鹉热、性病、淋巴肉芽肿、非特异性尿道炎、输卵管炎、宫颈炎及沙眼。

（4）回归热。

（5）布鲁菌病。

（6）霍乱。

（7）兔热病。

（8）鼠疫。

（9）软下疳。

治疗布鲁菌病和鼠疫时需与氨基糖苷类联合应用。

2. 由于目前常见致病菌对四环素类耐药现象严重，仅在病原菌对本品敏感时，方有应用指征。葡萄球菌属大多对本品耐药。

3. 本品可用于对青霉素类过敏患者的破伤风、气性坏疽、雅司病、梅毒、淋病和钩端螺旋体病及放线菌属、李斯特菌感染。

4. 可用于中、重度痤疮患者作为辅助治疗。

【用法用量】

1. 抗菌及抗寄生虫感染　成人，第一日 100mg，每 12 小时 1 次，继以 100～200mg，每日 1 次，或 50～100mg，每 12 小时 1 次。

（1）淋病奈瑟菌性尿道炎和宫颈炎：1 次 100mg，每 12 小时 1 次。共 7d。

（2）非淋病奈瑟菌性尿道炎，由沙眼衣原体或解脲脲原体引起者，以及沙眼衣原体所致的单纯性尿道炎、宫颈炎或直肠感染：均为 1 次 100mg，每日 2 次，疗程至少 7d。

2. 梅毒　1 次 150mg，每 12 小时 1 次，疗程至少 10d。8 岁以上小儿第一日按体重 2.2mg/kg，每 12 小时 1 次，继以按体重 2.2～4.4mg/kg，每日 1 次，或按体重 2.2mg/kg，每 12 小时 1 次。体重超过 45kg 的小儿用量同成人。

【不良反应】

1. 消化系统　本品口服可引起恶心、呕吐、腹痛、腹泻等胃肠道反应。偶有食管炎和食管溃疡的报道，多发生于服药后立即卧床的患者。

2. 肝毒性　脂肪肝变性患者和妊娠期妇女容易发生，

亦可发生于并无上述情况的患者。偶可发生胰腺炎，本品所致胰腺炎也可与肝毒性同时发生，患者并不伴有原发肝病。

3. 变态反应 多为斑丘疹和红斑，少数患者可有荨麻疹、血管神经性水肿、过敏性紫癜、心包炎及系统性红斑狼疮皮损加重，表皮剥脱性皮炎并不常见。偶有过敏性休克和哮喘发生。某些用本品的患者日晒可有光敏现象。所以，建议患者服用本品期间不要直接暴露于阳光或紫外线下，一旦皮肤有红斑应立即停药。

4. 血液系统 偶可引起溶血性贫血、血小板减少、中性粒细胞减少和嗜酸性粒细胞减少。

5. 中枢神经系统 偶可致良性颅内压增高，可表现为头痛、呕吐、视神经盘水肿等，停药后可缓解。

6. 二重感染 长期应用本品可发生耐药金黄色葡萄球菌、革兰阴性菌和真菌等引起的消化道、呼吸道和尿路感染，严重者可致败血症。

7. 其他 四环素类的应用可使人体内正常菌群减少，并致维生素缺乏、真菌繁殖，出现口干、咽炎、口角炎和舌炎等。

【禁忌证】 有四环素类药物过敏史者禁用。

【注意事项】

1. 应用多西环素时可能发生耐药菌的过度繁殖。一旦发生二重感染，即停用本品并给予相应治疗。

2. 治疗性病时，如怀疑同时合并梅毒螺旋体感染，用药前须行暗视野显微镜检查及血清学检查，后者每个月 1 次，至少 4 次。

3. 长期用药时应定期随访检查血常规及肝功能。

4. 肾功能减退患者可应用多西环素，不必调整剂量，应用多西环素时通常亦不引起血尿素氮的升高。

5. 多西环素可与食品、牛奶或含碳酸盐饮料同服。

【药物相互作用】

1. 多西环素可抑制血浆凝血酶原的活性，所以接受抗凝治疗的患者需要调整抗凝药的剂量。

2. 巴比妥类、苯妥英或卡马西平与多西环素同用时，上述药物可由于诱导微粒体酶的活性致多西环素血药浓度降低，因此须调整多西环素的剂量。

【超说明书用药】　梅毒：8 岁以上小儿第一日按体重 2.2mg/kg，每 12 小时 1 次，继以按体重 2.2～4.4mg/kg，每日 1 次，或按体重 2.2mg/kg，每 12 小时 1 次。体重超过 45kg 的小儿用量同成人。

米诺环素　Minocycline

【药物特点】

1. 在四环素类抗生素中，米诺环素的抗菌作用最强。

2. 抗菌谱与四环素相近。对革兰阳性菌（包括耐四环素的金黄色葡萄球菌、链球菌）等和革兰阴性菌中的淋病奈瑟菌均有很强的作用；对革兰阴性杆菌的作用一般较弱。

3. 米诺环素对沙眼衣原体和溶脲支原体亦有较好的抑制作用。

4. 本品的作用机制是与核糖体 30S 亚基的 A 位置结合，阻止肽链的延长，从而抑制细菌或其他病原微生物的蛋白质合成。

5. 米诺环素系抑菌药，但在高浓度时，也具有杀菌作用。

【适应证】　适用于因葡萄球菌、链球菌、肺炎球菌、淋病奈瑟菌、痢疾杆菌、大肠埃希菌、克雷伯菌、变形杆菌、铜绿假单胞菌、梅毒螺旋体及衣原体等对本品敏感的病原体引起的下列感染。

1. 败血症、菌血症。

2. 浅表性化脓性感染：毛囊炎、脓皮症、扁桃体炎、肩周炎、泪囊炎、牙龈炎、外阴炎、创伤感染、术后感染等。

3. 深部化脓性疾病：乳腺炎、淋巴管（结）炎、颌下腺炎、骨髓炎、骨炎。

4. 急（慢）性支气管炎、喘息型支气管炎、支气管扩张、支气管肺炎、细菌性肺炎、异型肺炎、肺部化脓症。

5. 痢疾、肠炎、感染性食物中毒、胆管炎、胆囊炎。

6. 腹膜炎。

7. 肾盂肾炎、肾盂炎、肾盂膀胱炎、尿道炎、膀胱炎、前列腺炎、附睾炎、宫内感染、淋病。

8. 中耳炎、副鼻窦炎、颌下腺炎。

9. 梅毒。

【用法用量】 口服。成人首次剂量为 0.2g，以后每 12 小时服用米诺环素 0.1g，或每 6 小时服用 50mg。

【不良反应】

1. 菌群失调 本品引起菌群失调较为多见。轻者引起维生素缺乏，也常可见到由于白念珠菌和其他耐药菌所引起的二重感染。亦可发生难辨梭菌性假膜性肠炎。

2. 消化道反应 食欲缺乏、恶心、呕吐、腹痛、腹泻、口腔炎、舌炎、肛周炎等；偶可发生食管溃疡。

3. 肝损害 偶见恶心、呕吐、黄疸、脂肪肝、血清氨基转移酶升高、呕血和便血等，严重者可昏迷而死亡。

4. 肾损害 可加重肾功能不全者的肾损害，导致血尿素氮和肌酐值升高。

5. 影响牙齿和骨发育 本品可沉积于牙齿和骨中，造成牙齿黄染，并影响胎儿、新生儿和婴幼儿骨骼的正常发育。

6. 变态反应 主要表现为皮疹、荨麻疹、药物热、光敏性皮炎和哮喘等。罕见全身性红斑狼疮，若出现，应立即停药并做适当处理。

7. 前庭功能紊乱 可见眩晕、耳鸣、共济失调伴恶心、呕吐等（呈剂量依耐性，女性比男性多见），常发生于最初几次剂量时，一般停药 24～48h 后可恢复。

8. **血液系统** 偶有溶血性贫血、血小板减少、中性粒细胞减少、嗜酸性粒细胞增多等。

9. **维生素缺乏症** 偶有维生素 K 缺乏症状（低凝血酶原症、出血倾向等）、B 族维生素缺乏症状（舌炎、口腔炎、食欲缺乏、神经炎等）等。

10. **颅内压升高** 偶见呕吐、头痛、复视、视神经盘水肿、前囟膨隆等颅内压升高症状，应立即停药。

11. **休克** 偶有休克现象发生，须注意观察，如发现有不适感、口内异常感、哮喘、便意、耳鸣等症状时，应立即停药，并做适当处理。

12. **皮肤** 斑丘疹、红斑样皮疹等；偶见剥脱性皮炎、混合性药疹、多形性红斑和 Stevens-Johnson 综合征。长期服用本品，偶有指甲、皮肤、黏膜处色素沉着现象发生。

13. **其他** 偶有头晕、倦怠感等。长期服用本品，可使甲状腺变为棕黑色，甲状腺功能异常少见。罕见听力受损。

【**禁忌证**】 对本品及其他四环素类过敏者禁用。

【**注意事项**】

1. 肝、肾功能不全者，食管通过障碍者，老年人，口服吸收不良或不能进食者及全身状态恶化患者(因易引发维生素 K 缺乏症）慎用。

2. 由于具有前庭毒性，本品已不作为脑膜炎奈瑟菌带菌者和脑膜炎奈瑟菌感染的治疗药物。

3. 对米诺环素过敏者有可能对其他四环素类也过敏。

4. 由于可致头晕、倦怠等，汽车驾驶员、从事危险性较大的机器操作及高空作业者应避免服用米诺环素。

5. 米诺环素滞留于食管并崩解时，会引起食管溃疡，故应多饮水，尤其临睡前服用时。

6. 急性淋病奈瑟菌性尿道炎患者疑有初期或二期梅毒

时，通常应进行暗视野检查，疑有其他类型梅毒时，每月应进行血清学检查，并至少进行 4 个月。

7. 严重肾功能不全患者的剂量应低于常用剂量，如需长期治疗，应监测血药浓度。

8. 用药期间应定期检查肝、肾功能。

9. 米诺环素较易引起光敏性皮炎，故用药后应避免日晒。

10. 对实验室检查指标的干扰

（1）测定尿邻苯二酚胺（Hingerty 法）浓度时，由于本品对荧光的干扰，可能使测定结果偏高。

（2）可能使碱性磷酸酶、血清淀粉酶、血清胆红素、血清氨基转移酶（AST、ALT）的测定值升高。

【药物相互作用】

1. 由于米诺环素能降低凝血酶原的活性，故本品与抗凝血药合用时，应降低抗凝血药的剂量。

2. 由于制酸药（如碳酸氢钠）可使米诺环素的吸收减少、活性降低，故本品与制酸药应避免同时服用。

3. 米诺环素与含铝、钙、镁、铁离子的药物合用时，可形成不溶性络合物，使本品的吸收减少。

4. 降血脂药物考来烯胺（cholestyramine）或考来替泊（colestipol）与米诺环素合用时，可能影响米诺环素的吸收。

5. 由于巴比妥类、苯妥英或卡马西平可诱导微粒体酶的活性致使米诺环素血药浓度降低，故合用时须调整米诺环素的剂量。

6. 全麻药甲氧氟烷和米诺环素合用可导致致命性的肾毒性。

7. 由于米诺环素能干扰青霉素的杀菌活性，所以应避免米诺环素与青霉素类合用。

8. 米诺环素与强利尿药（如呋塞米等）合用可加重肾损害。

9. 米诺环素与其他肝毒性药物（如抗肿瘤化疗药物）合用可加重肝损害。

10. 米诺环素和口服避孕药合用，能降低口服避孕药的效果。

四环素　Tetracycline

【药物特点】

1. 四环素为广谱抑菌药，高浓度时具杀菌作用。

2. 除了常见的革兰阳性菌、革兰阴性菌以及厌氧菌外，多数立克次体属、支原体属、衣原体属、非典型分枝杆菌属、螺旋体也对四环素敏感。

3. 四环素对革兰阳性菌的作用优于革兰阴性菌，但肠球菌属对其耐药。

4. 放线菌属、炭疽杆菌、单核细胞增多性李斯特菌、梭状芽孢杆菌、诺卡菌属等对四环素敏感。

5. 四环素对淋病奈瑟菌具一定抗菌活性，但耐青霉素的淋球菌对四环素也耐药。

6. 四环素对弧菌、鼠疫杆菌、布鲁菌属、弯曲杆菌、耶尔森菌等革兰阴性菌抗菌作用良好，对铜绿假单胞菌无抗菌活性，对部分厌氧菌属细菌具一定抗菌作用，但远不如甲硝唑、克林霉素和氯霉素，因此临床上并不选用。

7. 同类品种之间存在交叉耐药。

8. 四环素作用机制在于药物能特异性地与细菌核糖体30S 亚基的 A 位置结合，阻止氨基酰-tRNA 在该位上的联结，从而抑制肽链的增长和影响细菌蛋白质的合成。

【适应证】

1. 本品作为首选或选用药物应用于下列疾病。

（1）立克次体病，包括流行性斑疹伤寒、地方性斑疹伤寒、洛山矶热、恙虫病和 Q 热。

（2）支原体属感染。

（3）衣原体属感染，包括鹦鹉热、性病、淋巴肉芽肿、非特异性尿道炎、输卵管炎、宫颈炎及沙眼。

（4）回归热。

（5）布鲁菌病。

（6）霍乱。

（7）兔热病。

（8）鼠疫。

（9）软下疳。

治疗布鲁菌病和鼠疫时需与氨基糖苷类联合应用。

2. 由于目前常见致病菌对四环素类耐药现象严重，仅在病原菌对本品呈现敏感时，方有指征选用该类药物。由于溶血性链球菌多对本品呈现耐药，不宜选用于该类菌所致感染的治疗。四环素亦不宜用于治疗溶血性链球菌感染和任何类型的葡萄球菌感染。

3. 四环素可用于对青霉素类过敏的破伤风、气性坏疽、雅司病、梅毒、淋病和钩端螺旋体病以及放线菌属、单核细胞增多性李斯特菌感染的患者。

【用法用量】

1. 口服，成人常用量：1 次 0.25～0.5g，每 6 小时 1 次。

2. 疗程一般为 7～14d，支原体肺炎、布鲁菌病需 3 周左右。

【不良反应】

1. 胃肠道症状 如恶心、呕吐、上腹不适、腹胀、腹泻等，偶可引起胰腺炎、食管炎和食管溃疡的报道，多发生于服药后立即卧床的患者。

2. 四环素可致肝毒性 通常为脂肪肝变性，妊娠期妇女、原有肾功能损害的患者易发生肝毒性，但肝毒性亦可发生于并无上述情况的患者。四环素所致胰腺炎也可与肝毒性同时发生，患者并不伴有原发肝病。

3. 变态反应 多为斑丘疹和红斑，少数患者可出现荨麻疹、血管神经性水肿、过敏性紫癜、心包炎以及系统性红斑狼疮皮疹加重，表皮剥脱性皮炎并不常见。偶有过敏性休克和哮喘发生。某些用四环素的患者日晒时会有光敏现象。所以，应建议患者服用四环素期间不要直接暴露于阳光或紫外线下，一旦皮肤有红斑应立即停药。

4. 血液系统　偶可引起溶血性贫血、血小板减少、中性粒细胞减少和嗜酸性粒细胞减少。

5. 中枢神经系统　偶可致良性颅内压增高，可表现为头痛、呕吐、视神经盘水肿等。

6. 肾毒性　原有显著肾功能损害的患者可能发生氮质血症加重、高磷酸血症和酸中毒。

7. 二重感染　长期应用四环素可发生耐药金黄色葡萄球菌、革兰阴性杆菌和真菌等引起的消化道、呼吸道和尿路感染，严重者可致败血症。

8. 其他　四环素类的应用可使人体内正常菌群减少，导致维生素 B 缺乏、真菌繁殖，出现口干、咽炎、口角炎、舌炎、舌苔色暗或变色等。

【禁忌证】　对四环素类药物过敏者禁用。

【注意事项】

1. 交叉变态反应：对一种四环素类药物呈现过敏者可对四环素呈现过敏。

2. 对诊断的干扰

（1）测定尿邻苯二酚胺（Hingerty 法）浓度时，由于四环素对荧光的干扰，可使测定结果偏高。

（2）四环素可使碱性磷酸酶、血尿素氮、血清淀粉酶、血清胆红素、血清氨基转移酶（AST、ALT）的测定值升高。

3. 长期用药应定期检查血常规以及肝、肾功能。

4. 口服四环素时，应饮用足量（约 240ml）水，避免食管溃疡和减少胃肠道刺激症状。

5. 四环素宜空腹口服，即餐前 1 h 或餐后 2h 服用，避免食物对吸收的影响。

6. 下列情况存在时须慎用或避免应用

（1）由于四环素可致肝损害，因此原有肝病者不宜用此类药物。

（2）由于四环素可加重氮质血症，已有肾功能损害不宜应用此类药物，如确有指征应用时须慎重考虑，并调整剂量。

7. 治疗性病时，如怀疑同时合并梅毒螺旋体感染，用药前须行暗视野显微镜检查及血清学检查，后者每月 1 次，至少 4 次。

【药物相互作用】

1. 与制酸药（如碳酸氢钠）同用时，由于胃内 pH 增高，可使四环素吸收减少，活性减低，故服用四环素后 1～3h 不应服用制酸药。

2. 含钙、镁、铁等金属离子的药物，可与四环素形成不溶性络合物，使四环素吸收减少。

3. 与全身麻醉药甲氧氟烷合用时，可增强其肾毒性。

4. 与强利尿药如呋塞米等药物合用时可加重肾功能损害。

5. 与其他肝毒性药物（如抗肿瘤化疗药物）合用时可加重肝损害。

6. 调血脂药考来烯胺或考来替泊可影响四环素的吸收，必须间隔数小时分开服用。

7. 四环素可降低避孕药效果，增加经期外出血的可能。

8. 四环素可抑制血浆凝血酶原的活性，所以接受抗凝治疗的患者需要调整抗凝血药的剂量。

【超说明书用药】　8 岁以上小儿常用量：每次 25～50mg/kg，每 6 小时 1 次。

（李姝佳）

第十五节 磺 胺 类

磺胺嘧啶 Sulfadiazine

【药物特点】

1. 磺胺嘧啶属中效磺胺，对非产酶金黄色葡萄球菌、化脓性链球菌、肺炎链球菌、大肠埃希菌、克雷伯菌属、沙门菌属、志贺菌属等肠杆菌科细菌、淋球菌、脑膜炎球菌、流感嗜血杆菌具有抗菌作用。

2. 在体外对沙眼衣原体、星形诺卡菌、疟原虫和弓形虫有抗微生物活性。

3. 磺胺嘧啶在结构上类似对氨基苯甲酸（PABA），可与 PABA 竞争性作用于细菌体内的二氢叶酸合成酶，从而阻止 PABA 作为原料合成细菌所需的叶酸，减少了具有代谢活性的四氢叶酸的量，而后者则是细菌合成嘌呤、胸腺嘧啶核苷和脱氧核糖核酸（DNA）的必需物质，因此抑制了细菌的生长繁殖。

【适应证】

1. 敏感脑膜炎球菌所致的流行性脑脊髓膜炎的治疗和预防。

2. 与甲氧苄啶合用可治疗对其敏感的流感嗜血杆菌、肺炎链球菌和其他链球菌所致的中耳炎及皮肤软组织等感染。

3. 星形诺卡菌病。

4. 对氯喹耐药的恶性疟疾治疗的辅助用药。

5. 治疗由沙眼衣原体所致宫颈炎和尿道炎的次选药物。

6. 治疗由沙眼衣原体所致的新生儿包涵体结膜炎的次选药物。

7. 孤儿药认定：与乙胺嘧啶联合使用，用于治疗有或没有艾滋病患者的弓形虫脑炎。

【用法用量】

1. 治疗一般感染 成人常用量口服，1 次 1g，每日 2 次，首次剂量加倍。2 月龄以上婴儿及小儿常用量口服，按体重 1 次 25～30mg/kg，每日 2 次，首次剂量加倍（总量不超过 2g）。

2. 预防流行性脑脊髓膜炎 成人常用量口服，1 次 1g，每日 2 次，疗程 2d。2 月龄以上婴儿及小儿常用量口服，每日 0.5g，疗程 2～3d。

【不良反应】

1. 变态反应较为常见，可表现为药疹，严重者可发生渗出性多形红斑、剥脱性皮炎和大疱表皮松解萎缩性皮炎等；也有表现为光敏反应、药物热、关节及肌肉疼痛、发热等血清病样反应。

2. 中性粒细胞减少或缺乏症、血小板减少症及再生障碍性贫血。患者可表现为咽痛、发热、苍白和出血倾向。

3. 溶血性贫血及血红蛋白尿。缺乏葡萄糖-6-磷酸脱氢酶患者应用磺胺药后易发生，在新生儿和小儿中较成人为多见。

4. 高胆红素血症和新生儿核黄疸。由于磺胺药与胆红素竞争蛋白结合部位，可致游离胆红素增高。新生儿肝功能不完善，故较易发生高胆红素血症和新生儿黄疸，偶可发生核黄疸。

5. 肝脏损害。可发生黄疸、肝功能减退，严重者可发生急性肝坏死。

6. 肾脏损害。可发生结晶尿、血尿和管型尿。偶有患者发生间质性肾炎或肾小管坏死等严重不良反应。

7. 恶心、呕吐、食欲缺乏、腹泻、头痛、乏力等，一般症状轻微，不影响继续用药。偶有患者发生艰难梭菌肠炎，此时需停药。

8. 甲状腺肿大及功能减退偶有发生。

9. 中枢神经系统毒性反应偶可发生，表现为精神错乱、定向力障碍、幻觉、欣快感或抑郁感。一旦出现均需立即停药。本品所致的严重不良反应虽少见，但可致命，如渗出性多形红斑、剥脱性皮炎、大疱表皮松解萎缩性皮炎、暴发性肝坏死、粒细胞缺乏症、再生障碍性贫血等血液系统异常。治疗时应严密观察，当皮疹或其他反应早期征兆出现时即应立即停药。

【禁忌证】

1. 对磺胺类药物过敏者禁用。

2. 孕妇、哺乳期妇女禁用。

3. 2 月龄以下婴儿禁用(先天性弓形虫病治疗中的辅助治疗除外)。

4. 肝、肾功能不良者禁用。

【注意事项】

1. 慎用：缺乏葡萄糖-6-磷酸脱氢酶、血卟啉症、失水、休克和老年患者。

2. 交叉过敏反应。对一种磺胺药呈现过敏的患者对其他磺胺药可能过敏。

3. 对呋塞米、砜类、噻嗪类利尿药、磺脲类、碳酸酐酶抑制药呈现过敏的患者，对磺胺药亦可过敏。

4. 每次服用磺胺嘧啶时应饮用足量水分。服用期间也应保持充足进水量，使成人每日尿量至少维持在 1200ml 以上。如应用本品疗程长，剂量大时除多饮水外宜同服碳酸氢钠。

5. 治疗中须注意检查

（1）全血象检查，对接受较长疗程的患者尤为重要。

（2）治疗中定期尿液检查（每2~3日查尿常规1次）以发现长疗程或高剂量治疗时可能发生的结晶尿。

（3）肝、肾功能检查。

6. 严重感染者应测定血药浓度，对大多数感染性疾病游离磺胺浓度达 50~150μg/ml（严重感染 120~150μg/ml）可有效。总磺胺血浓度不应超过 200μg/ml，如超过此浓度，不良反应发生率增高。

7. 由于磺胺嘧啶在尿中溶解度低，出现结晶尿机会增多。故一般不推荐用于尿路感染的治疗。

8. 不可任意加大剂量、增加用药次数或延长疗程，以防蓄积中毒。

9. 由于磺胺嘧啶能抑制大肠埃希菌的生长，妨碍 B 族维生素在肠内的合成，故使用本品超过 1 周者，应同时给予维生素 B 以预防其缺乏。

【药物相互作用】

1. 合用尿碱化药可增加磺胺嘧啶在碱性尿中的溶解度，使排泄增多。

2. 不能与对氨基苯甲酸同用，对氨基苯甲酸可代替本品被细菌摄取，两者相互拮抗。也不宜与含对氨苯甲酰基的局部麻醉药（如普鲁卡因、苯佐卡因、丁卡因等）合用。

3. 与口服抗凝血药、口服降血糖药、甲氨蝶呤、苯妥英钠和硫喷妥钠同用时，上述药物需调整剂量，因磺胺嘧啶可取代这些药物的蛋白结合部位，或抑制其代谢，以致药物作用时间延长或毒性发生。

4. 与骨髓抑制药同用时可能增强此类药物潜在的毒副作用。如有指征需两类药物同用时，应严密观察可能发生的毒性反应。

5. 与避孕药（口服含雌激素者）长时间合用可导致避孕的可靠性减小，并增加经期外出血的概率。

6. 与溶栓药合用时可能增大其潜在的毒性作用。

7. 与肝毒性药物合用时可能引起肝毒性发生率的增高。对此类患者尤其是用药时间较长及以往有肝病史者应进行严密的监测。

8. 与光敏感药物合用时可能发生光敏感的相加作用。

9. 接受磺胺嘧啶治疗者对维生素 K 的需要量增加。

10. 不宜与乌洛托品合用时，因乌洛托品在酸性尿中可分解产生甲醛，后者可与磺胺嘧啶形成不溶性沉淀物，使发生结晶尿的危险性增加。

11. 磺胺嘧啶可取代保泰松的血浆蛋白结合部位，两者合用时可增加保泰松的作用。

12. 因磺胺嘧啶有可能干扰青霉素类药物的杀菌作用，最好避免与此类药物同时应用。

13. 磺吡酮与磺胺嘧啶合用时可减少磺胺嘧啶自肾小管的分泌，导致血药浓度升高而持久或产生毒性，因此在应用磺吡酮期间或应用其治疗后可能需要调整磺胺嘧啶的剂量。

【超说明书用药】

1. 治疗一般感染:2 月龄以上婴儿及小儿常用量,口服,按体重 1 次 25~30mg/kg,每日 2 次,首次剂量加倍（总量不超过 2g）。

2. 预防流行性脑脊髓膜炎:2 月龄以上婴儿及小儿常用量，口服，每日 0.5g，疗程 2~3d。

3. 由于流感嗜血杆菌导致的急性中耳炎，与青霉素联合使用。

2 月龄及以上，初始剂量，75mg/kg，口服。

2 月龄及以上，维持剂量，150mg/（kg·d），口服，分为 4~6 剂，每 24 小时 1 次；每 24 小时的最高剂量为 6g。

4. 软下疳

2 月龄及以上，初始剂量，75mg/（kg·d），口服。

2 月龄及以上，维持剂量，150mg/（kg·d），口服，分为 4~6 剂，每 24 小时 1 次；每 24 小时的最高剂量为 6g。

5. 先天性弓形虫病:辅助用药。

6. 流感嗜血杆菌脑膜炎，与胃肠外给药的链霉素联合使用；辅助用药。

2 月龄及以上，初始剂量，75mg/kg，口服。

2 月龄及以上，维持剂量，150mg/（kg·d），口服，分为 4～6 剂，每 24 小时 1 次；每 24 小时的最高剂量为 6g。

7. 艾滋病毒感染-弓形虫病：预防用药。

二级预防，85～120mg/（kg·d），最高剂量 2～4g，口服，分为 2～4 剂；另加乙胺嘧啶，每日口服 1mg/kg（最高剂量 25mg）；另加甲酰四氢叶酸，每 3 日口服 5mg。

8. 由于对氯喹耐药的恶性疟原虫株导致的疟疾；辅助用药。

27kg 或以下，口服 500mg，每日 1 次（指南推荐用量）。

超过 27kg，口服 1g，每日 1 次（指南推荐用量）。

小于 30kg，每 24 小时口服 500mg（说明书用量）。

超过 30kg，每 24 小时口服 1g（说明书用量）。

9. 弓形虫脑炎。

磺胺甲噁唑　Sulfamethoxazole

【药物特点】

1. 对非产酶金黄色葡萄球菌、化脓性链球菌、肺炎链球菌、大肠埃希菌、克雷伯菌属、沙门菌属、变形杆菌属、摩根菌属、志贺菌属等肠杆菌科细菌、淋球菌、脑膜炎奈瑟菌、流感嗜血杆菌均具有良好抗菌作用。

2. 在体外对沙眼衣原体、星形诺卡菌、原虫、弓形虫等亦具良好抗微生物活性。

3. 作用机制：磺胺甲噁唑作用于二氢叶酸合成酶，干扰合成叶酸的第一步，可使细菌的叶酸代谢受到阻断。

【适应证】

1. 大肠埃希菌、克雷伯菌属、肠杆菌属、奇异变形杆菌、普通变形杆菌和摩根菌属敏感菌株所致的尿路感染。

2. 肺炎链球菌或流感嗜血杆菌所致 2 岁以上小儿急性中耳炎。

3. 肺炎链球菌或流感嗜血杆菌所致的成人慢性支气管炎急性发作。

4. 由福氏或宋氏志贺菌敏感菌株所致的肠道感染、志贺菌感染。

5. 治疗卡氏肺孢子虫肺炎，本品系首选。

6. 卡氏肺孢子虫肺炎的预防，可用于有卡氏肺孢子虫病至少一次发作史的患者，或 HIV 成人感染者，其 CD4 淋巴细胞计数≤200/mm³ 或少于总淋巴细胞数的 20%。

7. 由产肠毒素大肠埃希菌（ETEC）所致旅游者腹泻。

【用法用量】

1. 成人常用量

（1）治疗细菌性感染：1 次甲氧苄啶 160mg 和磺胺甲噁唑 800mg，每 12 小时服用 1 次。

（2）治疗卡氏肺孢子虫肺炎：1 次甲氧苄啶 3.75～5mg/kg，磺胺甲噁唑 18.75～25mg/kg，每 6 小时服用 1 次。

（3）成人预防用药：初次给予甲氧苄啶 160mg 和磺胺甲噁唑 800mg，每日 2 次，继以相同剂量每日服 1 次，或 1 周服 3 次。

2. 小儿常用量（2 月龄以下婴儿禁用）

（1）治疗细菌感染：2 月龄以上体重 40kg 以下的婴幼儿按体重 1 次口服磺胺甲噁唑 20～30mg/kg 及甲氧苄啶 4～6mg/kg，每 12 小时 1 次；体重≥40kg 的小儿剂量同成人常用量。

（2）治疗寄生虫感染（如卡氏肺孢子虫肺炎）：按体重 1 次口服磺胺甲噁唑 18.75～25mg/kg 及甲氧苄啶 3.75～5mg/kg，每 6 小时 1 次。

3. 其他　慢性支气管炎急性发作的疗程至少 10～14d；尿路感染的疗程 7～10d；细菌性痢疾的疗程为 5～7d；儿童急性中耳炎的疗程为 10d；卡氏肺孢子虫肺炎的疗程为 14～21d。

【不良反应】

1. 变态反应较为常见。可表现为药疹，严重者可发生渗出性多形红斑、剥脱性皮炎和大疱表皮松解萎缩性皮炎等；也有表现为光敏反应、药物热、关节及肌肉疼痛、发热等血清病样反应。偶见过敏性休克。

2. 中性粒细胞减少或缺乏症，血小板减少症，偶可发生再生障碍性贫血。患者可表现为咽痛、发热和出血倾向。

3. 溶血性贫血及血红蛋白尿。这在缺乏葡萄糖-6-磷酸脱氢酶的患者应用磺胺药后易于发生，在新生儿和小儿中较成人为多见。

4. 高胆红素血症和新生儿核黄疸。由于本品与胆红素竞争蛋白结合部位，可致游离胆红素增高。新生儿肝功能不完善，故较易发生高胆红素血症和新生儿黄疸，偶可发生核黄疸。

5. 肝脏损害。可发生黄疸、肝功能减退，严重者可发生急性肝坏死。

6. 肾脏损害。可发生结晶尿、血尿和管型尿；偶有患者发生间质性肾炎或肾管坏死的严重不良反应。

7. 恶心、呕吐、食欲缺乏、腹泻、头痛、乏力等。一般症状轻微，不影响继续用药。偶有患者发生艰难梭菌肠炎，此时需停药。

8. 甲状腺肿大及功能减退偶有发生。

9. 中枢神经系统毒性反应偶可发生，表现为精神错乱、定向力障碍、幻觉、欣快感或抑郁感，一旦出现均需立即停药。

10. 偶可发生无菌性脑膜炎，有头痛、颈项强直、恶心等表现。本品所致的严重不良反应虽少见，但常累及各器官并可致命，如渗出性多形红斑、剥脱性皮炎、大疱表皮松解萎缩性皮炎、暴发性肝坏死、粒细胞缺乏症、再生障碍性贫血等血液系统异常。

【禁忌证】

1. 对磺胺类药物过敏者禁用。

2. 由于本品阻止叶酸的代谢，加重巨幼红细胞性贫血患者叶酸盐的缺乏，所以该病患者禁用。

3. 孕妇及哺乳期妇女禁用。

4. 小于 2 月龄的婴儿禁用。

5. 肝肾功能损害者禁用。

【注意事项】

1. 因不易清除细菌，下列疾病不宜选用本品作治疗或预防用药。

（1）中耳炎的预防或长程治疗。

（2）A 组溶血性链球菌扁桃体炎和咽炎。

2. 交叉变态反应。对一种磺胺药呈现变态的患者对其他磺胺药也可能过敏。

3. 肝脏损害。可发生黄疸、肝功能减退，严重者可发生急性肝坏死。故有肝功能损害患者宜避免磺胺药的全身应用。

4. 肾脏损害。可发生结晶尿、血尿和管型尿。如应用本品疗程长，剂量大时宜同服碳酸氢钠并多饮水，以防止此不良反应。治疗中至少每周检查尿常规 2～3 次，如发现结晶尿或血尿时给予碳酸氢钠及饮用大量水，直至结晶尿和血尿消失。失水、休克和老年患者应用本品易致肾损害，应慎用或避免应用本品。肾功能减退患者不宜应用本品。

5. 对呋塞米、砜类、噻嗪类利尿药、磺脲类、碳酸酐酶抑制药呈现过敏的患者，对磺胺药亦可过敏。

6. 下列情况应慎用：缺乏葡萄糖-6-磷酸脱氢酶、血卟啉症、叶酸缺乏性血液系统疾病、失水、艾滋病、休克和老年患者。

7. 用药期间须注意

（1）周围血象检查，对疗程长、服用剂量大、老年、营养不良及服用抗癫痫药的患者尤为重要。

（2）治疗中定期尿液检查（每 2～3 日查尿常规 1 次）以发现长疗程或高剂量治疗时可能发生的结晶尿。

（3）肝、肾功能检查。

8. 每次服用本品时应饮用足量水分。服用期间也应保持充足进水量，使成人尿量每日至少维持在 1200ml 以上。如应用本品疗程长，剂量大量，除多饮水外宜同服碳酸氢钠。

9. 严重感染者应测定血药浓度，对大多数感染疾病患者游离磺胺浓度达 5～150μg/ml（严重感染 120～150μg/ml）可有效。总磺胺血浓度不应超过 200μg/ml，如超过此浓度，不良反应发生率增高。

10. 不可任意加大剂量、增加用药次数或延长疗程，以防蓄积中毒。

11. 由于磺胺甲𫫇唑能抑制大肠埃希菌的生长，妨碍 B 族维生素在肠内的合成，故使用磺胺甲𫫇唑超过 1 周者，应同时给予维生素 B 以预防其缺乏。

12. 如因服用磺胺甲𫫇唑引起叶酸缺乏时，可同时服用叶酸制剂，后者并不干扰甲氧苄啶的抗菌活性，因细菌并不能利用已合成的叶酸，如有骨髓抑制征象发生，应即停用本品，并给予叶酸 3～6mg 肌内注射，每日 1 次，使用 2d 或根据需要用药至造血功能恢复正常，对长期、过量使用本品者可给予高剂量叶酸并延长疗程。

【药物相互作用】

1. 合用尿碱化药可增加本品在碱性尿中的溶解度，使排泄增多。

2. 不能与对氨基苯甲酸合用，对氨基苯甲酸可代替本品被细菌摄取，两者相互拮抗。

3. 下列药物与磺胺甲𫫇唑同用时，磺胺甲𫫇唑可取代这些药物的蛋白结合部位，或抑制其代谢，以致药物作用时间延长或发生毒性反应，因此当这些药物与本品同时应用，或在应用磺胺甲噁唑之后使用时需调整其剂量。此类药物包括口服抗凝血药、口服降血糖药、甲氨蝶呤、苯妥英钠和硫喷妥钠。

4. 与骨髓抑制药合用可能增强此类药物对造血系统的不良反应。

5. 与避孕药（雌激素类）长时间合用可导致避孕的可靠性减少，并增加经期外出血的概率。

6. 与溶栓药物合用时，可能增大其潜在的毒性作用。

7. 与肝毒性药物合用时，可能引起肝毒性发生率的增高。

8. 与光敏药物合用时，可能发生光敏作用的相加。

9. 接受磺胺甲噁唑治疗者对维生素 K 的需要量增加。

10. 不宜与乌洛托品合用，因乌洛托品在酸性尿中可分解产生甲醛，后者可与磺胺甲噁唑形成不溶性沉淀物。

11. 磺胺甲噁唑可取代保泰松的血浆蛋白结合部位，当两者同用时可增强保泰松的作用。

12. 磺吡酮与磺胺甲噁唑合用时可减少后者自肾小管的分泌，其血药浓度持久升高易产生毒性反应，因此在应用磺吡酮期间或在应用其治疗后可能需要调整磺胺甲噁唑的剂量。

13. 不宜与抗肿瘤药、2, 4-二氨基嘧啶类药物合用，也不宜在应用其他叶酸拮抗药治疗的疗程之间应用该品，因为有产生骨髓再生不良或巨幼红细胞贫血的可能。

14. 不宜与抗肿瘤药、2, 4-二氨基嘧啶类药物合用，也不宜在应用其他叶酸拮抗药治疗的疗程之间应用该品，因为有产生骨髓再生不良或巨幼红细胞贫血的可能。

15. 不宜与氨苯砜合用，因氨苯砜与该品中的甲氧苄啶合用两者血药浓度均可升高,氨苯砜浓度的升高使不良反应增多且加重，尤其是高铁血红蛋白血症的发生。

16. 避免与青霉素类药物合用，因为该品有可能干扰此类药物的杀菌作用。

（李妹佳）

第十六节 其他抗生素

氯霉素 Chloromycetin

【药物特点】

1. 氯霉素在体外具广谱抗微生物作用，包括需氧革兰阴性菌及革兰阳性菌、厌氧菌、立克次体属、螺旋体和衣原体属。

2. 对下列细菌具杀菌作用：流感嗜血杆菌、肺炎链球菌和脑膜炎奈瑟菌。

3. 对以下细菌仅具抑菌作用：金黄色葡萄球菌、化脓性链球菌、草绿色链球菌、B组溶血性链球菌、大肠埃希菌、肺炎克雷伯菌、奇异变形杆菌、伤寒沙门菌、副伤寒沙门菌、志贺菌属、脆弱拟杆菌等厌氧菌。

4. 下列细菌通常对氯霉素耐药：铜绿假单胞菌、不动杆菌属、肠杆菌属、黏质沙雷菌、吲哚阳性变形杆菌属、甲氧西林耐药葡萄球菌和肠球菌属。

5. 氯霉素为脂溶性，作用机制为通过弥散进入细菌细胞内，并可逆性地结合在细菌核糖体的50S亚基上，使肽链增长受阻（可能由于抑制了转肽酶的作用），因此抑制肽链的形成，从而阻止蛋白质的合成。

【适应证】

1. 伤寒和其他沙门菌属感染：为敏感菌株所致伤寒、副伤寒的选用药物，由沙门菌属感染的胃肠炎一般不宜应用氯霉素，如病情严重，有合并败血症可能时仍可选用；在成人伤寒、副伤寒沙门菌感染中，以氟喹诺酮类药物为首选（孕妇及小儿不宜应用该类药）。

2. 耐氨苄西林的 B 型流感嗜血杆菌脑膜炎或对青霉素过敏患者的肺炎链球菌、脑膜炎奈瑟菌性脑膜炎、敏感的革兰阴性杆菌脑膜炎，氯霉素可作为选用药物之一。

3. 脑脓肿，尤其耳源性，常为需氧菌和厌氧菌混合感染。

4. 严重厌氧菌感染，如脆弱拟杆菌所致感染，尤其适用于病变累及中枢神经系统者，可与氨基糖苷类抗生素联合应用治疗腹腔感染和盆腔感染，以控制同时存在的需氧和厌氧菌感染。

5. 无其他低毒性抗菌药可替代时治疗敏感细菌所致的各种严重感染，如由流感嗜血杆菌、沙门菌属及其他革兰阴性杆菌所致败血症及肺部感染等，常与氨基糖苷类合用。

6. 立克次体感染，可用于 Q 热、落矶山斑疹热、地方性斑疹伤寒等的治疗。

【用法用量】

1. 口服。小儿按体重每日 25～50mg/kg，分 3～4 次服用；新生儿每日不超过 25mg/kg，分 4 次服用。

2. 新生儿由于肝脏酶系统未发育成熟，肾脏排泄功能又差，药物自肾排泄较成人缓慢，故氯霉素应用于新生儿易导致血药浓度过高而发生毒性反应（灰婴综合征），故新生儿不宜应用本品，有指征必须应用本品时应在监测血药浓度条件下使用。

【不良反应】

1. 对造血系统的毒性反应是氯霉素最严重的不良反应有两种不同表现形式。

（1）与剂量有关的可逆性骨髓抑制，常见于血药浓度超过 25mg/L 的患者，临床表现为贫血，并可伴白细胞和血小板减少。

（2）与剂量无关的骨髓毒性反应，常表现为严重的、不可逆性再生障碍性贫血，发生再生障碍性贫血者可有数周至数月的潜伏期，不易早期发现，其临床表现有血小板减少引起的出血倾向,如瘀点、瘀斑和鼻出血等,以及由粒细胞减少所致感染征象,如高热、咽痛、黄疸等。绝大多数再生障碍性贫血于口服氯霉素后发生。

2. 溶血性贫血　可发生在某些先天性葡萄糖-6-磷酸脱氢酶不足的患者。

3. 灰婴综合征　典型的病例发生在出生后 48h 内即给予高剂量的氯霉素,治疗持续 3～4d 后可发生灰婴综合征,血药浓度可高达 40～200mg/L。临床表现为腹胀、呕吐、进行性苍白、发绀、微循环障碍,体温不升、呼吸不规则。常发生在早产儿或新生儿应用大剂量氯霉素(按体重每日超过 25mg/kg)时,类似表现亦可发生在成人或较大儿童应用更大剂量(按体重每日约 100mg/kg)时。及早停药,尚可完全恢复。

4. 用本品长程治疗可诱发出血倾向　可能与骨髓抑制、肠道菌群减少致维生素 K 合成受阻、凝血酶原时间延长等均有关。

5. 周围神经炎和视神经炎　常在长程治疗时发生,及早停药,常属可逆,也有发生视神经萎缩而致盲者。

6. 消化道反应　可有腹泻、恶心、呕吐等。

7. 过敏反应较少见　可致各种皮疹、日光性皮炎、血管神经性水肿。一般较轻,停药后可迅速好转。

8. 二重感染　可致变形杆菌、铜绿假单胞菌、金黄色葡萄球菌、真菌等的肺、胃肠道及尿路感染。

【禁忌证】　对本品过敏者禁用。

【注意事项】

1. 由于可能发生不可逆性骨髓抑制,本品应避免重复疗程使用。

2. 肝、肾功能损害患者宜避免使用本品,如必须使用时须减量应用并进行血药浓度监测,使其峰浓度(C_{max})在 25mg/L 以下,谷浓度在 5mg/L 以下。如血药浓度超过此范围，可增加引起骨髓抑制的危险。

3. 口服本品时应饮用足量水分，空腹服用，即于餐前1h 或餐后 2h 服用，以期达到有效血药浓度。

4. 在治疗过程中应定期检查周围血象，长程治疗者尚须查网织细胞计数，必要时做骨髓检查，以便及时发现与剂量有关的可逆性骨髓抑制，但全血象检查不能预测通常在治疗完成后发生的再生障碍性贫血。

5. 对诊断的干扰：采用硫酸铜法测定尿糖时，应用氯霉素患者可产生假阳性反应。

【药物相互作用】

1. 抗癫痫药（乙内酰脲类）。由于氯霉素可抑制肝细胞微粒体酶的活性，导致此类药物的代谢降低，或氯霉素替代该类药物的血清蛋白结合部位，均可使药物的作用增强或毒性增加，故当与氯霉素同用时或在其后应用须调整此类药物的剂量。

2. 与降血糖药（如甲苯磺丁脲）同用时，由于蛋白结合部位被替代，可增强其降糖作用，因此需调整该类药物剂量。格列吡嗪和格列本脲的非离子结合特点，使其所受影响较其他口服降糖药为小，但同用时仍须谨慎。

3. 长期口服含雌激素的避孕药，如同时服用氯霉素，可使避孕的可靠性降低，以及经期外出血增加。

4. 由于氯霉素可具有维生素 B_6 拮抗药的作用或使后者经肾排泄量增加，可导致贫血或周围神经炎的发生，因此维生素 B_6 与氯霉素同用时机体对前者的需要量增加。

5. 氯霉素可拮抗维生素 B_{12} 的造血作用，因此两者不宜同用。

6. 与某些骨髓抑制药同用时，可增强骨髓抑制作用，如抗肿瘤药物、秋水仙碱、羟基保泰松、保泰松和青霉胺等，同时进行放射治疗时，亦可增强骨髓抑制作用，须调整骨髓抑制药或放射治疗的剂量。

7. 如在术前或术中应用，由于氯霉素对肝酶的抑制作用，可降低诱导麻醉药阿芬他尼的清除，延长其作用时间。

8. 苯巴比妥、利福平等肝药酶诱导剂与氯霉素同用时，可增强其代谢，致使血药浓度降低。

9. 与林可霉素类或红霉素类等大环内酯类抗生素合用可发生拮抗作用，因此不宜联合应用。

林可霉素 Lincomycin

【药物特点】

1. 对常见的需氧革兰阳性菌有较高抗菌活性，如金黄色葡萄球菌（包括耐青霉素者）、表皮葡萄球菌、β溶血性链球菌、草绿色链球菌和肺炎链球菌等。

2. 对厌氧菌有良好的抗菌作用，包括破伤风杆菌、白喉棒状杆菌和产气荚膜杆菌等。

3. 对肠球菌属、脑膜炎双球菌、淋病奈瑟菌和流感嗜血杆菌等革兰阴性菌及真菌无活性。

4. 与青霉素、氯霉素、头孢菌素类和四环素类之间无交叉耐药，与大环内酯类有部分交叉耐药。

5. 作用于敏感菌核糖体的 50S 亚基，阻止肽链的延长，从而抑制细菌细胞的蛋白质合成，一般系抑菌剂，但在高浓度时，对某些细菌也具有杀菌作用。

6. 毒理：半数致死量（LD50），小鼠，静脉注射为214mg/kg，口服为 4000mg/kg；大鼠，口服为 4000mg/kg。

【适应证】

1. 适用于敏感葡萄球菌属、链球菌属、肺炎链球菌及厌氧菌所致的呼吸道感染、皮肤软组织感染、女性生殖道感染和盆腔感染及腹腔感染等,后两种病种可根据情况单用林可霉素或与其他抗菌药联合应用。

2. 有应用青霉素指征的患者，如患者对青霉素过敏或不宜用青霉素者林可霉素可用作替代药物。

【用法用量】

1. 肌内注射 小儿每日按体重 10～20mg/kg，分次注射。

2. 静脉滴注 小儿每日按体重 10～20mg/kg。需注意静脉滴注时每 0.6g 溶于不少于 100ml 的溶液中，滴注时间不少于 1h。小于 4 周龄婴儿不用。

3. 口服 小儿每日 30～60mg/kg，分 3～4 次口服，小于 4 周龄婴儿不宜服用。林可霉素宜空腹服用。

【不良反应】

1. 胃肠道反应：恶心、呕吐、腹痛、腹泻等症状；严重者有腹绞痛、腹部压痛、严重腹泻（水样或脓血样），伴发热、异常口渴和疲乏（假膜性肠炎）；腹泻、肠炎和假膜性肠炎可发生在用药初期，也可发生在停药后数周。

2. 血液系统：偶可发生白细胞减少、中性粒细胞减低、中性粒细胞缺乏和血小板减少，再生障碍性贫血罕见。

3. 变态反应：可见皮疹、瘙痒等，偶见荨麻疹、血管神经性水肿和血清病反应等，罕有表皮脱落、大疱性皮炎、多形红斑和 Stevens-Johnson 综合征的报道。

4. 偶有应用本品引起黄疸的报道。

5. 快速滴注本品时可能发生低血压、心电图变化，甚至心搏、呼吸停止。

6. 静脉给药可引起血栓性静脉炎。

【禁忌证】 对林可霉素和克林霉素过敏的患者禁用。

【注意事项】

1. 对林可霉素过敏时有可能对克林霉素类也过敏。

2. 对诊断的干扰：服药后血清丙氨酸氨基转移酶和天冬氨酸氨基转移酶可有增高。

3. 下列情况应慎用

（1）肠道疾病或有既往史者，特别如溃疡性结肠炎、局限性肠炎或抗生素相关肠炎（林可霉素可引起假膜性肠炎）。

（2）肝功能减退。

（3）肾功能严重减退。

4. 用药期间须密切注意排便次数，如出现排便次数增多，应注意假膜性肠炎的可能，需及时停药并做适当处理。

5. 为防止急性风湿热的发生，用本类药物治疗溶血性链球菌感染时的疗程，至少为 10d。

6. 处理林可霉素所致的假膜性肠炎，轻症患者停药后可能恢复，中等至重症患者需纠正水、电解质紊乱。如经上述处理病情无明显好转者，则应口服甲硝唑 250～500mg，每日 3 次。如复发时，可再次口服甲硝唑，仍无效时可改用万古霉素（或者去甲万古霉素）口服，成人每日 0.5～2.0g，分 3～4 次服用。

7. 偶尔会导致不敏感微生物的过度繁殖或引起二重感染，一旦发生二重感染，需采取相应措施。

8. 既往有哮喘或其他过敏史者慎用。

9. 疗程长者，需定期检测肝、肾功能和血常规。

【药物相互作用】

1. 可增强吸入性麻醉药的神经肌肉阻断现象，导致骨骼肌软弱和呼吸抑制或麻痹（呼吸暂停），在术中或术后合用时应注意。以抗胆碱酯酶药物或钙盐治疗可望有效。

2. 与抗蠕动止泻药、含白陶土止泻药合用，本品在疗程中甚至在疗程后数周有引起伴严重水样腹泻的假膜性肠炎可能。因可使结肠内毒素延迟排出，从而导致腹泻延长和加剧，故抗蠕动止泻药不宜合用。本品与含白陶土止泻药合用时，前者的吸收将显著减少，故两者不宜同时服用，需间隔一定时间（至少 2h）。

3. 林可霉素具神经肌肉阻断作用，与抗肌无力药合用时将导致后者对骨骼肌的效果减弱。为控制重症肌无力的症状，在合用时抗肌无力药的剂量应予以调整。

4. 林可霉素不宜与氯霉素或红霉素合用。

5. 与阿片类镇痛药合用，林可霉素的呼吸抑制作用与阿片类的中枢呼吸抑制作用可因累加现象而有导致呼吸抑制延长或引起呼吸麻痹（呼吸暂停）的可能，故必须对患者进行密切观察或监护。

6. 林可霉素可增强神经肌肉阻断药的作用，两者应避免合用。

克林霉素　Clindamycin

【药物特点】

1. 属林可霉素类抗生素，为林可霉素的衍生物，抗菌谱与林可霉素相同，抗菌活性较林可霉素强 4～8 倍。

2. 对革兰阳性菌（如葡萄球菌属，包括耐青霉素株）、链球菌属、白喉杆菌、炭疽杆菌等有较高抗菌活性。

3. 对革兰阴性厌氧菌也有良好抗菌活性，拟杆菌属（包括脆弱拟杆菌）、梭杆菌属、消化球菌、消化链球菌、产气荚膜杆菌等大多对本品高度敏感。

4. 革兰阴性需氧菌（包括流感嗜血杆菌）、奈瑟菌属及支原体属均对本品耐药。

5. 与青霉素、氯霉素、头孢菌素类和四环素类之间无交叉耐药，与大环内酯类有部分交叉耐药，与林可霉素有完全交叉耐药性。

6. 作用机制是与细菌核糖体 50S 亚基结合，阻止肽链的延长，从而抑制细菌细胞的蛋白质合成。

【适应证】　适用于链球菌属、葡萄球菌属及厌氧菌（包括脆弱拟杆菌、产气荚膜杆菌、放线菌等）所致的中、重度感染，如吸入性肺炎、脓胸、肺脓肿、骨髓炎、腹腔感染、盆腔感染及败血症等。

【用法用量】

1. 肌内注射或静脉滴注

（1）4 周龄及以上小儿：每日 15～25mg/kg，分 3～4 次应用。

（2）严重感染：每日 25～40mg/kg，分 3～4 次应用。

2. 肌内注射的用量 1 次不能超过 600mg，超过此剂量应改为静脉给药。静脉给药速度不宜过快，600mg 的本品应加入不少于 100ml 的液体中，至少滴注 20min。1h 输入的药量不能超过 1200mg。

【不良反应】

1. **胃肠道反应**　常见恶心、呕吐、腹痛、腹泻等；严重者有腹绞痛、腹部压痛、严重腹泻（水样或脓血样），伴发热、异常口渴和疲乏（假膜性肠炎）。腹泻、肠炎和假膜性肠炎可发生在用药初期，也可发生在停药后数周。

2. **血液系统**　偶可发生白细胞减少、中性粒细胞减少、嗜酸性粒细胞增多和血小板减少等；罕见再生障碍性贫血。

3. **变态反应**　可见皮疹、瘙痒等，偶见荨麻疹、血管神经性水肿和血清病反应等；罕见剥脱性皮炎、大疱性皮炎、多形性红斑和 Stevens-Johnson 综合征。

4. **肝、肾功能异常**　如血清氨基转移酶升高、黄疸等。

5. **其他**　静脉滴注可能引起静脉炎；肌内注射局部可能出现疼痛、硬结和无菌性脓肿。耳鸣、眩晕、念珠菌感染等。

【禁忌证】　对克林霉素和林可霉素类过敏者禁用。

【注意事项】

1. 下列情况应慎用

（1）胃肠道疾病或有既往史者，特别是患溃疡性结肠炎，局限性肠炎或抗生素相关肠炎（克林霉素可引起假膜性肠炎）。

（2）肝功能减退。

（3）肾功能严重减退。

（4）有哮喘或其他过敏史者。

2. 对克林霉素过敏时有可能对其他克林霉素类也过敏。

3. 对实验室检查指标的干扰：服药后血清丙氨酸氨基

转移酶和天冬氨酸氨基转移酶可有增高。

4. 用药期间需密切注意排便次数，如出现排便次数增多，应注意假膜性肠炎的可能，需及时停药并做适当处理。轻症患者停药后即可恢复；中至重症患者需补充水、电解质和蛋白质。如经上述处理无效，则应口服甲硝唑 250～500mg，每日 3 次。如复发，可再次口服甲硝唑，仍无效时可改用万古霉素（或者去甲万古霉素）口服，1 次 125～500mg，每 6 小时 1 次，疗程 5～10d。

5. 为防止急性风湿热的发生，用克林霉素治疗溶血性链球菌感染时，疗程至少为 10d。

6. 克林霉素偶尔会导致不敏感微生物的过度繁殖或引起二重感染，一旦发生二重感染，应立即停药并采取相应措施。

7. 疗程长者，需定期检测肝肾功能和血常规。

8. 严重肾功能减退和（或）严重肝功能减退，伴严重代谢异常者，采用高剂量时需进行血药浓度监测。

9. 克林霉素不能透过血-脑脊液屏障，故不能用于脑膜炎。

10. 不同细菌对克林霉素的敏感性可有相当大的差异，故药敏试验有重要意义。

【药物相互作用】

1. 克林霉素可增强吸入性麻醉药的神经肌肉阻断现象，导致骨骼肌软弱和呼吸抑制或麻痹（呼吸暂停），在术中或术后合用时应注意。以抗胆碱酯酶药物或钙盐治疗可望有效。

2. 不宜与抗蠕动止泻药合用。与含白陶土止泻药不宜同时服用，需间隔一定时间（至少 2h）。

3. 克林霉素具神经肌肉阻断作用，可增强神经肌肉阻断药的作用，两者应避免合用。与抗肌无力药合用时将导致后者对骨骼肌的效果减弱，为控制重症肌无力的症状，在合用时抗肌无力药的剂量应予以调整。

4. 不宜与氯霉素或红霉素合用。

5. 与阿片类镇痛药合用时，克林霉素的呼吸抑制作用与阿片类的中枢呼吸抑制作用可因相加而有导致呼吸抑制延长或引起呼吸麻痹（呼吸暂停）的可能，故必须对患者进行密切观察或监护。

6. 同瓶药物不可配伍：奥他凡星&克林霉素，别嘌醇钠&克林霉素，丙氯拉嗪二乙酸盐&克林霉素，苯妥英钠&克林霉素，地西泮&克林霉素，多沙普仑&克林霉素，丹曲林&克林霉素，二氮嗪&克林霉素，非格司亭&克林霉素，更昔洛韦&克林霉素，磺胺甲噁唑/甲氧苄啶&克林霉素，甲磺酸酚妥拉明&克林霉素，喹诺酮&克林霉素，卡泊芬净&克林霉素，两性霉素 B 常规胶体&克林霉素，兰索拉唑&克林霉素，硫唑嘌呤钠&克林霉素，米托蒽醌&克林霉素，米诺环素&克林霉素，枸橼酸柔红霉素脂质体&克林霉素，喷他脒&克林霉素，葡萄糖酸奎尼丁&克林霉素，羟嗪&克林霉素，曲妥珠单抗&克林霉素，乳酸氟哌啶醇&克林霉素，乳酸氨力农&克林霉素，柔红霉素&克林霉素，丝裂霉素&克林霉素，头孢曲松&克林霉素，替莫西林钠&克林霉素，戊巴比妥&克林霉素，罂粟碱&克林霉素，伊达比星&克林霉素，盐酸托泊替康&克林霉素，异丙嗪&克林霉素。

磷霉素　Fosfomycin

【药物特点】

1. 广谱抗生素。

2. 通过抑制细菌细胞壁的早期合成，使细菌的细胞壁合成受到阻抑而导致其死亡。

3. 对大多数革兰阳性菌和革兰阴性菌均有一定的抗菌作用，本品的抗菌谱包括金黄色葡萄球菌、大肠埃希菌、痢疾杆菌、沙雷菌属、志贺菌属、铜绿假单胞菌、肺炎克雷伯菌和产气肠杆菌等。

【适应证】　口服适用于对磷霉素敏感的致病菌所致的下列感染。

1. 肠道感染　细菌性肠炎、细菌性痢疾。

2. 泌尿系统感染　膀胱炎、肾盂肾炎、尿道炎。

3. 皮肤科及软组织感染　疖病、炭疽、汗腺炎、淋巴结炎、毛囊炎。

4. 呼吸道感染　鼻咽炎、扁桃体炎、气管炎、早期慢性支气管炎。

5. 眼科　麦粒肿、泪囊炎。

6. 妇科　阴道炎、子宫颈炎。

【用法用量】

1. 口服　小儿按体重每日 50～100mg/kg，分 3～4 次服用。

2. 静脉滴注　每日 0.1～0.3g/kg，分 2～3 次静脉滴注。

【不良反应】　主要为轻度胃肠道反应，如恶心、食欲缺乏、中上腹不适、稀便或轻度腹泻等。一般不影响继续用药，偶可发生皮疹、嗜酸性粒细胞增多、丙氨酸氨基转移酶升高等，未见肾、血液系统等的毒性反应。

【注意事项】

1. 与 β-内酰胺类、氨基糖苷类等抗生素联用时常呈协同作用，并可减少或延迟细菌耐药性的产生。

2. 磷霉素在体外对二磷酸腺苷（ADP）介导的血小板凝集有抑制作用，剂量加大时更为显著，但临床应用中尚未见引起出血的报道。

3. 静脉滴注速度宜缓慢，每次静脉滴注时间应在 2h 以上。

4. 肝、肾功能减退者慎用。

5. 用于严重感染时除需应用较大剂量外，尚需与其他抗生素，如 β-内酰胺类或氨基糖苷类联合应用。用于金黄色葡萄球菌感染时，也宜与其他抗生素联合应用。

6. 应用较大剂量时应监测肝功能。

【药物相互作用】

1. 与 β-内酰胺类联合应用对金黄色葡萄球菌（包括甲氧西林耐药的金黄色葡萄球菌）、铜绿假单胞菌具有协同作用。

2. 与氨基糖苷类联合应用具有协同作用。

3. 与其他抗生素间不存在交叉耐药性。

4. 同瓶药物不可配伍：氨基己酸&磷霉素，多巴胺&磷霉素，酚磺乙胺&磷霉素，氯丙嗪&磷霉素，氯化钙&磷霉素，肾上腺素&磷霉素，双嘧达莫&磷霉素。

多黏菌素 Polymyxin

【药物特点】 其抗菌谱及临床应用与多黏菌素 E 相似，对革兰阴性杆菌，如大肠埃希菌、铜绿假单胞菌、副大肠埃希菌、肺炎克雷伯杆菌、嗜酸杆菌、百日咳杆菌及痢疾杆菌等有抑制或杀菌作用。

【适应证】 耐氨基糖苷类、耐第三代头孢菌素菌及铜绿假单胞菌或其他敏感菌所致的严重感染，如菌血症、心内膜炎、肺炎、烧伤后感染等。

【用法用量】

1. 静脉注射或滴注 成人和儿童，每日 1.5～2.5mg/kg，每日 2～3 次。

2. 肌内注射 成人和儿童，每日 2～3mg/kg，每日 4～6 次。

3. 菌血症

（1）静脉注射或滴注

①婴儿：最大剂量为 4 万 U/（kg·d），分剂量静脉注射给药，每 12 小时 1 次。

②儿童：1.5 万～2.5 万 U/（kg·d），静脉注射，分剂

量给药，每 12 小时 1 次；最大剂量为 2.5 万 U/（kg·d）。

（2）肌内注射

①婴儿：最大剂量为 4 万～4.5 万 U/（kg·d），分剂量肌内注射给药，每 4～6 小时给药 1 次；因其会导致注射部位疼痛而不作为常规推荐的给药方式。

②儿童：2.5 万～3 万 U/（kg·d）肌内注射，分剂量给药，每 4～6 小时 1 次；因其会导致注射部位疼痛而不作为常规推荐的给药方式。

4. 眼部细菌感染

（1）每小时在患眼中滴入 1～3 滴 0.1%～0.25%的药物溶液（1 万～2.5 万 U/ml）；根据临床反应，增加给药时间间隔；最大剂量为 2.5 万 U/（kg·d）。

（2）注射剂，结膜下注射，最大日剂量为 10 万 U；最大剂量为 2.5 万 U/（kg·d）。

5. 由铜绿假单胞菌引起的感染

（1）静脉给药

①婴儿：最大剂量为 4 万 U/（kg·d），分剂量静脉注射给药，每 12 小时 1 次。

②儿童：1.5 万～2.5 万 U/（kg·d）静脉注射，分剂量给药，每 12 小时 1 次；最大剂量为 2.5 万 U/（kg·d）。

（2）肌内注射

①婴儿：最大剂量为 4 万～4.5 万 U/（kg·d），分剂量肌内注射给药，每 4～6 小时给药 1 次；因其会导致注射部位疼痛而不作为常规推荐的给药方式。

②儿童：2.5 万～3 万 U/（kg·d）肌内注射，分剂量给药，每 4～6 小时给药 1 次；因其会导致注射部位疼痛而不作为常规推荐的给药方式。

6. 脑膜炎

（1）2 岁以下：2 万 U/（kg·d），鞘内给药，每日 1 次，给药 3～4d，或者每隔 1 日给药 2.5 万 U；在脑脊液培养显示阴性且糖含量恢复正常后，2.5 万 U/（kg·d）鞘内给药，隔日 1 次，给药至少持续到 2 周以后。

（2）2 岁以上：5 万 U/（kg·d）鞘内给药，每日 1 次，给药 3～4d；在脑脊液培养显示阴性且糖含量恢复正常后，5 万 U/（kg·d）鞘内给药，隔日 1 次，给药至少持续到 2 周以后。

7. 尿路感染

（1）静脉给药

①婴儿：最大剂量为 4 万 U/（kg·d），分剂量静脉注射给药，每 12 小时 1 次。

②儿童：1.5 万～2.5 万 U/（kg·d）静脉注射，分剂量给药，每 12 小时 1 次；最大剂量为 2.5 万 U/（kg·d）。

（2）肌内注射

①婴儿：最大剂量为 4 万～4.5 万 U/（kg·d），分剂量肌内注射给药，每 4～6 小时给药 1 次；因其会导致注射部位疼痛而不作为常规推荐的给药方式。

②儿童：2.5 万～3 万 U/（kg·d）肌内注射，分剂量给药，每 4～6 小时 1 次；因其会导致注射部位疼痛而不作为常规推荐的给药方式。

【不良反应】

1. 常见不良反应　腹泻。

2. 严重不良反应

（1）胃肠道系统：艰难梭菌相关性腹泻。

（2）神经系统：神经毒性。

（3）肾脏：肾脏急性损伤（34.5%～46.1%）、肾衰竭（高达 14.6%）。

（4）呼吸系统：呼吸道麻痹。

【注意事项】

1. 妊娠及哺乳期妇女、小儿、严重肾功能不全患者慎用。

2. 本品毒性较大，对深部组织感染疗效差，对任何感染均非首选药物。

3. 日剂量中至少有 50%需静脉滴注，不可一次迅速推注，以免发生广泛性神经肌肉阻滞。

4. 联合用药：避免同时使用箭毒样的肌松药和其他神经毒性药物（如筒箭毒碱、琥珀胆碱、加拉明、十季铵和枸橼酸钠），这可能会导致呼吸抑制；如果怀疑发生，则停止使用该药。

5. 胃肠道系统：曾报道出现艰难梭菌相关性腹泻，症状从轻度腹泻到致命的结肠炎。使用抗生素治疗后的 2 个月内，症状都可能出现；可能需要停药。

6. 免疫系统：可能发生非易感生物（如真菌）的过度生长，或出现二重感染；可能需要进行治疗。

【药物相互作用】

1. 避免与具肾毒性药物合用。不应与骨骼肌松弛药、氨基糖苷类抗生素、肌肉松弛作用明显的麻醉药（如恩氟烷）等合用。

2. 不可同时静脉应用奎宁、镁剂等。与磺胺类药物、利福平、半合成青霉素等合用，用于治疗严重耐药革兰阴性菌感染，效果优于单独应用。

（李姝佳）

第十七节　抗真菌药

两性霉素 B　Amphotericin B

【药物特点】　本品为多烯类抗真菌药物。对本品敏感的真菌有新型隐球菌、皮炎芽生菌、组织胞浆菌、球孢子菌属、孢子丝菌属、念珠菌属等，部分曲菌属对本品耐药；皮肤和毛发癣菌则大多耐药；本品对细菌、立克次体、病毒等无抗病原体活性。常用治疗量所达到的药物浓度对真菌仅具有抑制作用。

作用机制为本品通过与敏感真菌细胞膜上的固醇相结合，损伤细胞膜的通透性，导致细胞内重要物质（如钾离子、核苷酸和氨基酸等）外漏，破坏细胞的正常代谢从而抑制其增长。

【适应证】　适用于敏感真菌所致的深部真菌感染且病情呈进行性发展者，如败血症、心内膜炎、脑膜炎（隐球菌及其他真菌）、腹腔感染（包括与透析相关者）、肺部感染、尿路感染和眼内炎等。

【用法用量】

1. 静脉滴注　开始静脉滴注时先 1～5mg 或按体重 0.02～0.1mg/kg 给药，每日或隔日增加 5mg，增至 0.6～0.7mg/kg，可暂停增加剂量。成人 1d 剂量不超过 1mg/kg，每日或隔 1～2d 1 次，疗程 1～3 个月，可长至 6 个月。治疗如中断 7d 以上者，需重新自小剂量（0.25mg/kg）开始逐渐增加至所需量。

2. 隐球菌脑膜炎鞘内注射　起始剂量每次 0.05～0.1mg，逐渐增量至 0.5～1mg，每周 2～3 次，共约 30 次，总量 15mg 左右，宜与小剂量地塞米松或琥珀酸氢化可的松同时给予，并需用脑脊液反复稀释药液，边稀释边缓慢注入以减少不良反应。

3. 局部用药　气溶吸入时成人每次 5～10mg，用灭菌注射用水溶解成 0.2%～0.3%溶液应用；超声雾化吸入时本品浓度为 0.01%～0.02%，每日吸入 2～3 次，每次吸入 5～10ml。

4. 持续膀胱冲洗时　每日以两性霉素 B 5mg 加入 1000ml 灭菌注射用水，按每小时注入 40ml 速度进行冲洗，共用 5～10d。

【不良反应】

1. 发热、寒战、头痛、胃肠道反应。

2. 不同程度的肾功能损害。

3. 低钾血症。

4. 血液系统毒性反应：贫血，白细胞或血小板减少。

5. 肝毒性，可致肝细胞坏死，急性肝衰竭亦有发生。

6. 心血管系统反应（如静脉滴注过快时）可引起心室纤颤或心脏骤停。

7. 本品静脉滴注时易发生血栓性静脉炎。

8. 神经系统毒性反应，鞘内注射本品可引起严重头痛、颈项强直、下肢疼痛及尿潴留等，严重者可发生下肢截瘫等。

9. 过敏性休克、皮疹等变态反应偶有发生。

【注意事项】

1. 本品毒性大，不良反应多见，但它又是治疗危重深部真菌感染的唯一有效药物,选用本品是必须权衡利弊后做出决定。

2. 下列情况慎用

（1）肾功能损害，本品主要在体内灭活，故肾功能重度减退时半衰期仅轻度延长，因此肾功能轻、中毒损害的患者如病情需要仍可选用本品,重度肾功能损害者则需延长给药间期或减量应用，应用其最小有效量：当治疗累积剂量大于 4g 时可引起不可逆性肾功能损害。

（2）肝功能损害，本品可致肝毒性,肝病患者避免应用本品。

3. 治疗期间定期严密随访血和尿常规、肝和肾功能、血钾、心电图等，如血尿素氮或血肌酐明显升高时，则需减量或暂停治疗，直至肾功能恢复。

4. 为减少本品的不良反应，给药前可给解热镇痛药和抗组胺药，如吲哚美辛和异丙嗪等，同时给予琥珀酸氢化可的松 25～50mg 或地塞米松 2～5mg 一同静脉滴注。

5. 本品治疗如中断 7d 以上者，需重新自小剂量

（0.25mg/kg）开始逐渐增加至所需量。

6. 本品宜避光缓慢滴注，每剂滴注时间至少 6h。

7. 药液静脉滴注时应避免外漏，因本品可致局部刺激。

8. 仅 5mg 规格用于鞘内注射。

9. 对本品过敏及严重肝病的患者禁用。

【药物相互作用】

1. 肾上腺皮质激素，此类药物在控制两性霉素 B 的药物不良反应时可合用，但一般不推荐两者同时应用，因可加重两性霉素 B 诱发的低钾血症。如需同用时则肾上腺皮质激素宜用最小剂量和最短疗程，并需监测患者的血钾浓度和心脏功能。

2. 洋地黄苷，本品所致的低钾血症可增强潜在的洋地黄毒性。两者同用时应严密监测血钾浓度和心脏功能。

3. 氟胞嘧啶与两性霉素 B 具协同作用，但本品可增加细胞对前者的摄取并阻碍其经肾排泄，从而增强氟胞嘧啶的毒性反应。

4. 本品与吡咯类抗真菌药（如酮康唑、氟康唑、伊曲康唑等）在体外具有拮抗作用。

5. 氨基糖苷类、抗肿瘤药物、卷曲霉素、多黏菌素类、万古霉素等肾毒性药物与本品同用时可增强其肾毒性。

6. 骨髓抑制药、放射治疗等可加重患者贫血，与两性霉素 B 合用时应减少其剂量。

7. 本品诱发的低钾血症可加强神经肌肉阻断药的作用，两者同用时需监测血钾浓度。

8. 应用尿液碱化药可增强本品的排泄，并防止或减少肾小管酸中毒发生的可能。

注射用两性霉素 B 脂质体
Amphotericin B Liposome for Injection

【药物特点】 两性霉素 B 脂质体的有效成分两性霉素

B 为多烯类抗真菌抗生素，它通过与真菌细胞膜上的固醇（主要为麦角固醇）结合，造成膜通透性改变，胞内容物流出而使真菌细胞死亡，两性霉素 B 也能结合哺乳动物细胞膜中的固醇（主要为胆固醇），这可能是其对动物和人类有毒性的原因。

　　本品是内含有两性霉素 B 的双层脂质体，其胆固醇成分可增强药物的稳定性，使两性霉素 B 尽可能在疏水层中保留最大的含量，降低与人体细胞膜中胆固醇的结合而增强对真菌细胞麦角固醇的结合，从而发挥两性霉素 B 的最大杀菌能力。体外抗菌试验和临床试验提示：本品对新型隐球菌、白念珠菌、热带念珠菌、酵母菌、总状毛霉、链互隔菌、曲霉菌、球孢子菌、组织胞浆菌、皮炎芽生菌、巴西芽生菌、孢子丝菌等有良好抗菌作用，但对细菌、立克次体和病毒的感染无效。皮肤和毛发癣菌大多耐药。

　　【适应证】　本品适用于患有深部真菌感染的患者；且病情呈进行性发展者，如败血症、心内膜炎、脑膜炎（隐球菌及其他真菌）、腹腔感染（包括与透析相关者）、肺部感染、尿路感染等。因肾损伤或药物毒性而不能使用有效剂量的两性霉素 B 的患者，或已经接受过两性霉素 B 治疗无效的患者均可使用。

　　【用法用量】　对于成年人和儿童，根据要求可按 3.0～4.0mg/（kg·d）的剂量使用。若无改善或真菌感染恶化，剂量可增至 6mg/（kg·d）。

　　将溶解的本品用 5%葡萄糖注射液稀释，以 1mg/（kg·h）的速度静脉注射。在每 1 个疗程的第一次用药前建议做试验注射，以少量药（10ml 稀释液含有 1.6～8.3mg）用 15～30min 注射。再仔细观察 30min。如果患者可以忍受并无与输注有关的反应，则输注时间可缩短至不少于 2h，如果患者出现急性反应或不能耐受输容积，则输注时间要延长。

【不良反应】

1. 下列不良反应在 5%或更多的使用本品的患者中出现，但是导致原因尚不清楚。

（1）一般（全身）：腹痛、腹胀、胸痛、背痛、注射部位炎症、面部水肿、黏膜异常、疼痛、败血症。

（2）心血管系统：心血管功能紊乱、出血、直立性低血压。

（3）消化系统：腹泻、口干、呕血、黄疸、口炎。

（4）血液及淋巴系统：贫血、凝血障碍、凝血酶原减少。

（5）代谢和营养障碍：水肿、全身性水肿、低钙血症，低磷血症、周围性水肿、体重增加。

（6）神经系统：精神错乱（意识混乱）、眩晕、失眠、嗜睡、异想、震颤。

（7）呼吸系统：窒息、哮喘、咳嗽加剧、鼻出血、通气过度、肺部异常、鼻炎。

（8）皮肤及附属器官：斑丘疹、瘙痒、皮疹、出汗。

（9）特殊感官：眼部出血。

（10）泌尿生殖系统：血尿。

2. 本品在 1%～5%使用的患者中出现下列不良反应，但其原因尚不清楚。

（1）一般（全身）：意外伤害、变态反应、无力、死亡、低体温、免疫系统异常、感染、注射部位疼痛及注射部反应、颈痛。

（2）心血管系统：心律失常，心房纤颤、心动过缓、充血性心力衰竭、心搏停止、静脉炎、休克、室上性心动过速、晕厥、血管扩张、肝静脉阻塞性疾病、室性期外收缩。

（3）消化系统：厌食、血性腹泻、便秘、消化不良、便失禁、γ-谷氨酰转肽酶升高、胃肠道异常、胃肠道出血、牙龈炎、舌炎、肝衰竭、黑粪症、口腔溃疡、念珠菌病、直肠异常。

（4）造血及淋巴系统：瘀斑、纤维蛋白原增加、低血色素性贫血、白细胞增多、白细胞减少、出血点、促凝血酶原减少。

（5）代谢和营养障碍：酸中毒、BUN 升高、脱水、低钠血症、高钾血症、高脂血症、高钠血症、高血容量、低血糖、低蛋白血症、乳酸脱氢酶升高、AST（SGOT）升高、ALT（SGTP）升高、体重下降。

（6）骨骼肌系统：关节痛、肌痛。

（7）神经系统：激动、焦虑、惊厥、抑郁、幻觉、张力过高、神经质、神经病、感觉异常、精神病、言语功能障碍、木僵。

（8）呼吸系统：咯血、肺水肿、咽炎、胸腔积液、呼吸道异常、鼻窦炎。

（9）皮肤及附属器官：痤疮、脱发、瘀点疹、皮肤颜色改变、皮丘、大疱疹。

（10）特别感官：弱视、耳聋、听力异常、耳鸣。

（11）泌尿生殖系统：白蛋白尿、排尿困难、糖尿、肾衰竭、少尿、尿失禁、尿潴留。

【注意事项】

1. 静脉输液瓶应加黑布遮光，以免药物效价降低。

2. 静脉滴注前后均应用等渗葡萄糖液静脉滴注，以避免药液滴至血管外和防止静脉炎的发生。

3. 治疗期间定期查血常规、尿常规、肝和肾功能、血钾和心电图。如血尿素氮或血肌酐值明显升高时，则需减量或暂停治疗，直至肾功能恢复。

4. 本品不可用生理盐水溶解，滴注液要新鲜配制，滴注速度宜缓慢（滴速不得超过每分钟 30 滴）。滴注时间至少 6h。

5. 本品应从小剂量开始，如可耐受毒副反应，逐渐增加至所需量。

6. 为减少本品的输液相关的不良反应，给药前可给予解热镇痛药和抗组胺药，如吲哚美辛和异丙嗪等，根据医嘱可考虑同时给予琥珀酸氢化可的松 25～50mg 或地塞米松 2～5mg 一同静脉滴注，但应注意皮质激素可使感染扩散。

7. 因为尚未进行充分的有良好对照的临床研究，因此尚不能明确本品对肝、肾毒性与普通制剂的差别。下列情况应慎用。

（1）肾功能损害，本品主要在体内灭活，故肾功能重度减退时半衰期仅轻度延长，因此肾功能轻、中度损害的患者如病情需要仍可选用本品，重度肾功能损害者则需延长给药间期或减量应用，应用其最小有效量；当治疗累积剂量大于 4g 时可引起不可逆性肾功能损害。

（2）肝功能损害，本品可致肝毒性，肝病患者避免应用本品。

8. 本品不良反应多见，但又是治疗危重深部真菌感染的唯一有效药物，选用本品时必须权衡利弊后做出决定。

9. 本品不可肌内注射。

10. 对本品过敏及严重肝病的患者禁用。

【药物相互作用】 目前知道下列药物与普通两性霉素B 同时使用时发生药物相互作用，所以下列药物可能也与两性霉素 B 脂质体有相互作用。

1. **抗肿瘤药** 抗肿瘤药物与普通两性霉素 B 同时使用可能增加导致肾毒性、支气管痉挛和低血压的可能。与本品同时使用时，则应监测血清电解质和心脏功能。

2. **皮质类固醇和促皮质素（ACTH）** 与普通两性霉素B 使用可能降低血钾并导致心脏功能异常，与本品同时使用时，应监测血清电解质和心脏功能。

3. **洋地黄葡萄糖苷** 与普通两性霉素 B 使用可能引起低血钾和增加洋地黄毒性，与本品同时使用时，应密切监测血清钾水平。

4. 氟胞嘧啶　含两性霉素 B 的药物与氟胞嘧啶同时使用可能增加氟胞嘧啶的毒性，它可能通过增加细胞摄取与降低肾排泄而引起，当氟胞嘧啶与本品同时使用时需非常小心。

5. 其他对肾有毒性的药物　普通两性霉素 B 与氨基糖苷类、五氮唑药物、卷曲霉素、多黏菌素、万古霉素同时使用可能增加由药物引起的肾毒性。氨基糖苷类和五氮唑药物与两性霉素 B 脂质体同时使用时需特别注意，密切监测肾功能。

6. 骨骼肌松弛药　普通两性霉素 B 引起的低血钾可能增加骨骼肌松弛药（如箭毒碱）的箭毒样毒性，如果骨骼肌松弛剂与两性霉素 B 脂质体同时使用，需密切监测血清钾水平。

7. 体外和体内动物实验显示两性霉素 B 与吡咯类抗真菌药（如酮康唑、氟康唑、伊曲康唑等）会诱导耐药性产生而导致拮抗作用　两者合用时应小心，尤其是免疫缺陷患者。

8. 两性霉素 B 与白细胞同时输注时　可能导致肺部毒性。

9. 骨髓抑制药、放射治疗　可加重患者贫血，与两性霉素 B 合用宜减少剂量。

制霉菌素　Nystatin

【药物特点】　多烯类抗真菌药，具广谱抗真菌作用，对念珠菌属的抗菌活性高，新型隐球菌、曲菌、毛霉菌、小孢子菌、荚膜组织胞菌浆、皮炎芽生菌及皮肤癣菌通常对本品亦敏感。本品可与真菌细胞膜上的甾醇相结合，致细胞膜通透性的改变，以致重要细胞内容物漏失而发挥抗真菌作用。

【适应证】　口服用于治疗消化道念珠菌病。

【用法用量】　消化道念珠菌病：口服，成人 1 次 50 万～100 万 U(1～2 片)，每日 3 次；小儿每日按体重 5 万～10 万 U/kg，分 3～4 次服。

【不良反应】　口服较大剂量时可发生腹泻、恶心、呕吐和上腹疼痛等消化道反应，减量或停药后迅速消失。

【注意事项】

1. 5 岁以下儿童不推荐使用。

2. 本品口服后胃肠道不吸收，给常用口服量后血药浓度极低，对全身真菌感染无治疗作用。

3. 几乎全部服药量自粪便内排出。局部外用亦不被皮肤和黏膜吸收。

4. 对本品过敏的患者禁用。

【药物相互作用】　制菌霉素与环孢素合用，可能升高环孢素血药浓度，并引起肝功能损伤。

氟康唑　Fluconazol

【药物特点】　本药为一种三唑类抗真菌药，对真菌固醇的合成具有强效、特异性的抑制作用。本药的体外抗菌活性低于酮康唑，但其体内抗菌活性则明显高于体外作用。

1. 作用机制　本药高度选择性干扰真菌 CYP 的活性，从而抑制真菌细胞膜上麦角固醇的生物合成。

2. 抗菌谱　念珠菌属（包括全身性念珠菌感染）、新型隐球菌属（包括颅内感染）、小孢子菌属、毛癣菌属、表皮癣菌属、糠秕马拉色菌、皮炎芽生菌、粗球孢子菌（包括颅内感染）、荚膜组织胞浆菌、斐氏着色菌、卡氏枝孢霉等。

【适应证】　在明确培养结果及其他实验室检查结果之前可开始进行治疗；但是，一旦获得上述结果，应相应调整抗感染治疗方案。

1. 系统性念珠菌病包括念珠菌血症，播散性念珠菌病和其他类型的侵入性念珠菌感染，侵入性感染包括腹膜、心内膜、眼、肺和尿路感染。可用于恶性肿瘤。重症监护患者。接受细胞毒或免疫抑制治疗，或有其他易感因素的念珠菌感染患者。

2. 隐球菌病包括隐球菌脑膜炎和其他部位的隐球菌感染（如肺部、皮肤）。可用于免疫功能正常的患者，艾滋病患者及器官移植或其他原因引起免疫功能抑制的患者。氟康唑可用于艾滋病患者隐球菌病的维持和治疗，以防止其复发。

3. 黏膜念珠菌病包括口咽部、食管、非侵入性支气管肺部感染，念珠菌菌尿症，皮肤黏膜和口腔慢性萎缩性念珠菌病（牙托性口疮）。可用于机体防御功能正常者和免疫功能缺陷患者的治疗。可用于防止艾滋病患者口咽部念珠菌病的复发。

4. 经细胞毒化疗或放疗后恶性肿瘤易感者的真菌感染的预防。

5. 免疫功能正常者的地方性深部真菌病，球孢子菌病，类球孢子菌病，孢子丝菌病和组织胞浆菌病。

【用法用量】　氟康唑的每日剂量应根据真菌感染的性质和严重程度确定。疗程应根据治疗后的临床和真菌学反应而确定。儿童每日最高剂量不应超过成人每日最高剂量400mg。氟康唑应每日 1 次给药。

儿童常规剂量如下。

1. 婴儿、幼儿和儿童（大于 28 日龄）。

（1）片剂

①黏膜真菌感染：口服，1 次 3mg/kg，每日 1 次。

②深部真菌感染：口服，1 次 6mg/kg，每日 1 次。

③严重危及生命的感染：口服，1 次 120mg/kg，每日 1 次。

（2）胶囊注射液

①黏膜念珠菌病：初始剂量 6mg/kg，后续剂量 1 次

3mg/kg，每日 1 次。为更迅速的达到稳态浓度，第 1 日可给予初始剂量 6mg/kg。最大日剂量不应超过成人最大日剂量。

②侵袭性念珠菌病、隐球菌性脑膜炎：推荐剂量为 1 次 6～12mg/kg，每日 1 次。取决于疾病的严重程度。

③预防复发风险高的儿童患者隐球菌脑膜炎复发维持治疗：氟康唑推荐剂量 6mg/kg，每日 1 次。取决于疾病的严重程度。

④预防免疫功能缺陷患者后的念珠菌感染：静脉滴注，1 次 3～12mg/kg，每日 1 次，剂量根据中性粒细胞减少的严重程度和时间长短确定。

2. 足月新生儿（0～27 日龄）患儿用药：氟康唑自新生儿体内排出缓慢。

（1）不大于 2 周龄的患儿剂量可按年长小儿，但应每 72 小时给药 1 次。最大剂量不应超过每 72 小时 12mg/kg。

（2）3～4 周龄的患儿，给予相同剂量，每 48 小时给药 1 次。最大剂量不应超过每 48 小时 12mg/kg。

【不良反应】

1. 心血管系统 有 Q-T 间期延长、尖端扭转型室性心动过速的报道。

2. 代谢/内分泌系统 有高胆固醇血症、高三酰甘油血症、低钾血症的报道。

3. 肌肉骨骼系统 有肌痛的报道。

4. 泌尿生殖系统 肾功能异常、自然流产。有闭经的个案报道。

5. 免疫系统 有变态反应（包括血管神经性水肿、面部水肿、瘙痒）的报道。

6. 神经系统 头痛、头晕。还有癫痫发作、失眠、感觉异常、嗜睡、震颤、眩晕的报道。

7. 精神 精神障碍。

8. 肝脏　氨基转移酶升高、肝炎、胆汁淤积、暴发性肝衰竭、黄疸、碱性磷酸酶升高、胆红素升高、肝细胞坏死、肝细胞损害。

9. 胃肠道　恶心、腹痛、腹泻、消化不良、味觉倒错、呕吐、胃肠胀气、食欲缺乏。还有口干的报道。

10. 血液　贫血。有嗜酸性粒细胞增多的个案报道。还有白细胞减少（包括中性粒细胞减少、粒细胞缺乏）、血小板减少的报道。

11. 皮肤　皮疹、荨麻疹。有斑丘疹的个案报道。还有急性泛发性发疹性脓疱病、多汗、剥脱性皮肤病（包括 Stevens-Johnson 综合征、中毒性表皮坏死松解症）、脱发的报道。

12. 眼　经眼给药可见一过性眼部刺激。

13. 其他　有无力、疲乏、发热、不适的报道。

【注意事项】

1. 本药疗程应根据感染部位及个体治疗反应确定。通常治疗应持续至真菌感染的临床表现及实验室指标显示感染消失。艾滋病患者的隐球菌脑膜炎或复发性口咽部念珠菌病需长期维持治疗以防止复发。

2. 重度真菌性角膜炎应以全身抗真菌药治疗为主，本药滴眼液局部治疗为辅。

3. 避免本药与伏立康唑合用。若需使用伏立康唑，推荐监测伏立康唑的不良反应和毒性，尤其是在末次给予本药后 24h 内开始使用伏立康唑时。

4. 按每日 400～800mg 使用本药的生育期妇女，用药期间及用药结束后约 1 周内（5～6 个半衰期）应采取有效避孕措施。

5. 本药可能引起头晕和癫痫发作，驾驶或操作机械时应注意。

6. 用药期间若出现肝功能测试结果异常，应监测是否出现更为严重的肝损伤。若出现可能与本药相关的肝病症状和体征，应停药。

7. 用药期间若深部真菌感染患者出现皮疹，应密切监测，若病损进展应停药。若浅表性真菌感染患者出现可能与本药相关的皮疹，应停药。

8. 禁忌与下列药物联合使用：西沙必利、特非那定、阿司咪唑、匹莫齐特、红霉素。

9. 对本药或其他唑类药过敏或有过敏史者；肝、肾功能不全者；有心律失常发生风险的患者慎用。

伊曲康唑 **Itraconazole**

【药物特点】 伊曲康唑是三唑类衍生物，具有广谱抗真菌活性。体外实验研究结果表明伊曲康唑可以破坏真菌细胞膜中麦角甾醇的合成。麦角甾醇是真菌细胞膜的重要组成部分，干扰它的合成将最终产生抗真菌作用。

【适应证】

1. 国内批准适应证

（1）用于治疗全身性真菌病，包括系统性曲霉菌病、念珠菌病、双相型真菌病（芽生菌病、组织胞浆菌病、副球孢子菌病）、隐球菌病（包括隐球菌性脑膜炎）。

（2）用于皮肤及皮下组织的真菌感染，包括孢子丝菌病、着色芽生菌病、曲霉菌病。

（3）用于皮肤、毛发、甲板及黏膜的真菌感染，包括皮肤真菌病（体股癣、手足癣、花斑糠疹、马拉色菌毛囊炎）、甲真菌病、外阴阴道念珠菌病、真菌病角膜炎。

（4）用于治疗 HIV 感染或免疫系统功能低下者的口腔和（或）食管念珠菌病。

（5）对血液系统肿瘤、骨髓移植或预期发生中性粒细胞减少（$<0.5 \times 10^9/L$）的患者，若标准治疗不适用，且预期对本药敏感时，可用于预防侵袭性真菌感染。

2. 其他临床应用参考

（1）用于变应性支气管肺曲霉病。

（2）用于预防高危患者侵入性曲霉病。

（3）用于预防 HIV 感染者组织胞浆菌病。

（4）用于球孢子菌病。

【用法用量】　儿童患者中安全性和有效性尚未建立。文献报道用法为口服给药。

1. 变应性支气管肺曲菌病、慢性肺曲霉病（空洞或坏死型）　5 岁以上儿童：口服液，1 次 2.5mg/kg，每日 2 次。

2. HIV 感染者隐球菌性脑膜炎

（1）巩固治疗：优先使用口服液，负荷剂量 1 次 2.5～5mg/kg，每日 3 次，连用 3d，最大剂量为 1 次 200mg，每日 600mg。随后每日 5～10mg/kg，单次或分 2 次给药，持续用药至少 8 周。

（2）维持治疗：口服液，每日 5mg/kg，最大日剂量为 200mg，6 岁及以上儿童已接受本药及 HAAPT 治疗至少 6 个月且无症状时，一旦出现 CD4$^+$细胞计数持续不低于 200/μl 至少 6 个月，应考虑停药。

3. HIV 感染者中枢神经系统组织胞浆菌病

（1）初始使用两性霉素 B 脂质体 4～6 周后使用本药阶梯疗法，口服液 1 次 2～5mg/kg，每日 3 次，连用 3d，最大剂量为 1 次 200mg，随后 1 次 2～5mg/kg，每日 2 次，持续用药至少 12 个月，直至不能检测到组织胞浆菌属抗原。

（2）慢性抑制疗法：口服液 1 次 5mg/kg，每日 2 次，最大剂量为 1 次 200mg，6 岁及以上儿童出现 CD4$^+$细胞计数大于 150/μl、组织胞浆菌血培养阴性、血清抗原小于 2ng/ml、使用本药至少 1 年且 HAART 治疗至少 6 个月时应考虑停药。

4. HIV 感染者播散性非脑膜性组织胞浆菌病

（1）轻度者，1 次 2～5mg/kg，每日 3 次，连用 3d，最

大剂量为 1 次 200mg。随后 1 次 2～5mg/kg，每日 2 次，连用 12 个月。

（2）中重度至重度者，初始使用两性霉素 B 脂质体后使用本药阶梯疗法，1 次 2～5mg/kg，每日 3 次，连用 3d，最大剂量为 1 次 200mg。随后 1 次 2～5mg/kg，每日 2 次，连用 12 个月。

（3）慢性抑制疗法：1 次 5mg/kg，每日 2 次，最大剂量为 1 次 200mg。6 岁及以上儿童出现 $CD4^+$ 细胞计数大于 $150/\mu l$、组织胞浆菌血培养阴性、血清抗原小于 2ng/ml、使用本药至少 1 年且 HAART 治疗至少 6 个月时应考虑停药。

【不良反应】

1. 心血管系统　心力衰竭（包括 CHF）、左心室衰竭、心动过速、高血压、低血压、直立性低血压、血管炎、心电图异常、窦性心动过缓。

2. 代谢/内分泌系统　高血糖症、高钾血症、低钾血症、低镁血症、高三酰甘油血症、肾上腺功能不全、男性乳腺发育、男性乳房疼痛、脱水、体重减少、低钙血症、低磷血症。

3. 呼吸系统　肺水肿、发声困难、咳嗽、鼻炎、鼻窦炎、上呼吸道感染、肺浸润、咽喉疼痛。还有呼吸困难的报道。

4. 肌肉骨骼系统　肌痛、关节痛、滑囊炎、背痛。有横纹肌溶解的个案报道。还有血肌酸磷酸激酶升高的报道。

5. 泌尿生殖系统　尿频、肾功能损害、尿失禁、尿液分析结果异常、血尿素氮升高、血尿、血肌酸酐升高、细菌尿、膀胱炎、尿路感染、性欲降低、阳痿、勃起功能障碍、月经紊乱。

6. 免疫系统　超敏反应、类速发过敏反应。还有血清病、血管神经性水肿的报道。

7. 神经系统　头痛、触觉减退、感觉错乱、意识模糊、周围神经病、头晕、嗜睡、失眠、眩晕。还有震颤的报道。

8. 精神　抑郁、梦境异常、焦虑、欣快。有谵妄的个案报道。

9. 肝脏　肝功能异常、高胆红素血症、肝衰竭、肝炎、黄疸、肝酶升高（丙氨酸氨基转移酶升高、天冬氨酸氨基转移酶升高、血碱性磷酸酶升高、血乳酸脱氢酶升高、γ-谷氨酰转移酶升高）。有胆汁淤积的个案报道。

10. 胃肠道　恶心、腹痛、味觉障碍、便秘、腹泻、消化不良、胃肠胀气、呕吐、厌食、食欲缺乏、食欲增加、胃炎、胃肠病、溃疡性口炎、牙龈炎、唾液分泌增加、吞咽困难、黏膜炎症、腹部不适。有假膜性结肠炎的个案报道。还有胰腺炎的报道。

11. 血液　白细胞减少、粒细胞减少、血小板减少。

12. 皮肤　瘙痒、皮疹、荨麻疹、红斑性发疹、多汗、带状疱疹、热潮红。还有中毒性表皮坏死松解症、Stevens-Johnson 综合征、急性泛发性发疹性脓疱病、多形性红斑、剥脱性皮炎、白细胞破裂性血管炎、脱发、光过敏的报道。

13. 眼　有视觉障碍（包括复视、视物模糊）的报道。

14. 耳　耳鸣、听力减退。还有短暂性或永久性听力损失的报道。

15. 其他　水肿（包括全身水肿、面部水肿）、胸痛、发热、疼痛、疲乏、寒战、不适、损伤、虚弱、注射部位炎症、感染（包括卡氏肺孢子菌感染）。

【禁忌证】

1. 禁用于已知对伊曲康唑及本品任一辅料过敏的患者。

2. 禁用于不能注射氯化钠注射液的患者。

3. 重度肾功能损害患者（肌酐清除率＜30ml/min）禁用本品。

4. 禁忌与多种 CYP3A4 底物合用。

5. 甲麦角新碱除非危及生命的病例，禁用于孕妇。

6. 育龄妇女使用本品时，应采取适当的避孕措施，直至停药后的下 1 个月经周期。

【注意事项】

1. 对持续用药超过 1 个月的患者，以及治疗过程中出现厌食、恶心、呕吐、疲劳、腹痛或尿色加深的患者，建议检查肝功能。如果出现异常，应停止用药。

2. 伊曲康唑绝大部分在肝脏代谢，因而肝功能异常者慎用（除非治疗的必要性超过肝损伤的危险性）。

3. 当发生神经系统症状时应终止治疗。

4. 对肾功能不全的患者，本品的排泄减慢，建议监测本品的血浆浓度以确定适宜的剂量。

5. 育龄妇女使用本品时应采取适当的避孕措施。

6. 胃酸降低时，会影响本品吸收。需接受酸中和药物治疗者，应在服用伊曲康唑分散片至少 2h 后，再服用这些药物。

7. 禁忌：禁用于已知对伊曲康唑及本品任一辅料过敏的患者。禁用于不能注射氯化钠注射液的患者。重度肾功能损害患者（肌酐清除率＜30ml/min）禁用本品。禁忌与多种 CYP3A4 底物合用。甲麦角新碱除非危及生命的病例，禁用于孕妇。育龄妇女使用本品时，应采取适当的避孕措施，直至停药后的下一个月经周期。

伏立康唑 Voriconazole

【药物特点】 伏立康唑的作用机制是抑制真菌中由细胞色素 P450 介导的 14α-甾醇去甲基化，从而抑制麦角甾醇的生物合成。体外实验表明伏立康唑具有广谱抗真菌作用。本品对念珠菌属（包括耐氟康唑的克柔念珠菌，光滑念珠菌和白念珠菌耐药株）具有抗菌作用，对所有检测的曲霉属真菌有杀菌作用。此外，伏立康唑在体外对其他致病性真菌亦有杀菌作用，包括对现有抗真菌药敏感性较低的菌属，例如足放线病菌属和镰刀菌属。

【适应证】

1. **本药主要用于治疗进展性、可能威胁生命的感染** ①侵袭性曲霉病。②对氟康唑耐药的念珠菌（包括克柔念珠菌）引起的严重侵袭性感染。③由足放线病菌属和镰刀菌属引起的严重感染。④非中性粒细胞减少患者的念珠菌血症。

2. **其他临床应用参考** ①用于发热性中性粒细胞减少患者的经验性抗菌治疗。②用于真菌性眼内炎。③用于预防移植物抗宿主病（GVHD）患者的真菌感染。④用于预防造血干细胞移植（HSCT）患者的真菌感染。⑤用于嘴突脐孢菌引起的脑膜炎。⑥用于骨关节感染（包括伴有脊柱感染、关节盘炎、硬脑膜外脓肿、化脓性脊椎炎的感染和不累及脊柱的感染）。⑦用于 HIV 感染患者的食管念珠菌病（耐氟康唑）。

3. **超说明书适应证** 用于治疗角膜溃疡，局部滴眼，浓度为1%伏立康唑。

【用法用量】 儿童。

1. **口服给药**

（1）2～12岁儿童：1次9mg/kg，单次最大剂量350mg，每日2次。

（2）12岁及以上儿童：同成人用法与用量。

2. **静脉滴注**

（1）2～12岁儿童：负荷量（第一个24h内）：1次9mg/kg，每12小时1次。维持量（开始用药24h后）：1次8mg/kg，每日2次。如患者反应不足，可按照1mg/kg增加剂量，如无法耐受，可按照1mg/kg降低剂量。

（2）12岁及以上儿童：同成人用法与用量。

【不良反应】

1. **心血管系统** 心律失常[包括心悸、心动过缓、室上性心动过速、室性心动过速（包括尖端扭转型室性心动过速）、期外收缩（包括室上性期外收缩）、心房纤颤、心室纤颤、二联律]、完全性房室传导阻滞、束支传导阻滞、心脏扩大、心肌病、充血性心力衰竭、静脉炎（血栓性静脉炎、深部血栓性静脉炎）、心内膜炎、心脏停搏、心肌梗死、Q-T间期延长、血管扩张、晕厥、高血压、低血压、直立性低血压、猝死。

2. **代谢/内分泌系统** 甲状腺功能亢进、甲状腺功能减退、肌酸磷酸激酶（CPK）升高、糖耐量降低、高胆固醇血症、高钙血症、低钙血症、高血糖、低血糖、高钾血症、低钾血症、高镁血症、低镁血症、低钠血症、高钠血症、高尿酸血症、低磷血症、糖尿、肾上腺皮质功能不全。

3. **呼吸系统** 咳嗽增加、呼吸困难、鼻出血、咯血、缺氧、咽炎、胸腔积液、肺炎、呼吸窘迫综合征、呼吸道感染、鼻炎、鼻窦炎、声音改变、肺栓塞。

4. **肌肉骨骼系统** 小腿痛性痉挛、关节痛、关节炎、骨坏疽、骨软化、骨质疏松、骨痛、肌痛、肌无力、肌病、背痛、骨盆疼痛。有长期使用本药发生骨膜炎的报道。

5. **泌尿生殖系统** 急性肾衰竭、肌酸酐升高、尿崩症、尿毒症、蛋白尿、尿素氮升高、血尿、无尿、少尿、尿失禁、尿潴留、肾积水、肾痛、肾小管坏死、出血性膀胱炎、肾炎、肾病、泌尿道感染、肌酐清除率降低、排尿困难、性欲减退、子宫出血（包括子宫不规则出血）、阴道出血、痛经、萎缩卵、附睾炎、阳痿、阴囊水肿。

6. **免疫系统** 淋巴结病、淋巴管炎、脾大、移植物抗宿主反应、变态反应。

7. **神经系统** 头痛、嗜睡、震颤、眩晕、失眠、昏迷、头晕、感觉减退、感觉异常、神经痛、神经病变、张力过高、眼球震颤、眼动危象、脑出血、脑缺血、脑血管意外、急性脑综合征、脑炎、脑病、颅内压升高、静坐不能、健忘、共济失调、惊厥、痴呆、锥体外系综合征、Guillain-Barré综合征。

8. 精神　梦境异常、激惹、焦虑、谵妄、人格解体、抑郁、欣快、精神错乱、精神病、自杀倾向、幻觉、激越。

9. 肝脏　胆囊炎、胆石症、肝性脑病、肝衰竭、肝炎、黄疸(胆汁淤积性黄疸)、肝大、腹水、肝功能检验值异常[包括碱性磷酸酶（ALP）升高、γ-谷氨酰转移酶（GGT）、乳酸脱氢酶（LDH）升高、AST升高、ALT 升高、胆红素升高、GGT/LDH升高]、胆红素血症。

10. 胃肠道　呕吐、恶心、唇炎、口腔溃疡、舌炎、舌肿大、牙龈炎、牙龈出血、牙龈增生、腮腺肿大、牙周炎、厌食、便秘、腹泻、消化不良、吞咽困难、口干、食管溃疡、食管炎、肠胃胀气、胃炎、胃溃疡、胃肠出血、呕血、肠穿孔（包括十二指肠穿孔）、肠溃疡、十二指肠炎、假膜性肠炎（包括假膜性结肠炎）、直肠炎、直肠出血、黑粪、胰腺炎、味觉丧失、味觉异常、腹痛、腹胀、腹膜炎。

11. 血液　贫血（包括大细胞性贫血、巨幼细胞贫血、小细胞性贫血、正细胞性贫血、再生障碍性贫血、溶血性贫血）、粒细胞缺乏、全血细胞减少、嗜酸性粒细胞增多、白细胞减少、血小板减少、瘀斑、瘀点、紫癜（包括血栓性血小板减少性紫癜）、骨髓抑制、出血时间延长、发绀、弥散性血管内凝血、血容量过多、假性卟啉病。

12. 皮肤　皮肤瘙痒、皮疹、脱发、血管神经性水肿、接触性皮炎、盘状红斑狼疮、湿疹、多形性红斑、剥脱性皮炎、蜂窝织炎、固定性药疹、疖病、单纯疱疹、斑丘疹、黑变病、光敏反应、银屑病、皮肤变色、皮肤干燥、多汗、荨麻疹、Stevens-Johnson 综合征、中毒性表皮坏死松解症、皮肤鳞状细胞癌、黑色素瘤、非黑素瘤性皮肤癌。

13. 眼　眼睑炎、视力改变、视力增强、视物模糊、畏光、复视、眼调节障碍、睑缘炎、色觉改变、色盲、结膜炎、角膜混浊、眼痛、眼出血、干眼、角膜炎、角膜结膜炎、瞳孔散大、夜盲、视神经萎缩、视神经炎、视神经盘水肿、视网膜出血、视网膜炎、视网膜电流图（ERG）波幅降低、巩膜炎、葡萄膜炎、视野缺损、视觉障碍、色视症。

14. 耳 耳聋、耳痛、耳鸣、外耳炎、听力减退。

15. 其他 黏膜功能失调、水肿（包括外周水肿、脑水肿、面部水肿、肺水肿）、流感样症状、感染（包括细菌、真菌感染）、虚弱、疼痛、胸痛、胸骨下疼痛、败血症、多器官衰竭、肉芽肿、发热、寒战、滴注部位反应（疼痛、感染、炎症）、类变态反应。有长期使用本药导致氟中毒的报道。

【注意事项】

1. 警告

（1）视觉障碍：疗程超过 28d 时伏立康唑对视觉功能的影响尚不清楚。如果连续治疗超过 28d，需监测视觉功能，包括视敏度、视力范围以及色觉。

（2）肝毒性：在临床试验中，伏立康唑治疗组中严重的肝脏不良反应并不常见（包括肝炎，胆汁淤积和致死性的暴发性肝衰竭）。有报道肝毒性反应主要发生在伴有严重基础疾病（主要为恶性血液病）的患者中。肝脏反应，包括肝炎和黄疸，可以发生在无其他确定危险因素的患者中。通常停药后肝功能异常即能好转。

（3）监测肝功能：在伏立康唑治疗初及治疗中均需检查肝功能。患者在治疗初及在治疗中发生肝功能异常时均必须常规监测肝功能，以防发生更严重的肝脏损害。监测应包括肝功能的实验室检查（特别是肝功能试验和胆红素）。如果临床症状体征与肝病发展相一致，应考虑停药。

（4）孕妇：伏立康唑应用于孕妇时可导致胎儿损害。

2. 一般注意事项

（1）一些吡咯类药物，包括伏立康唑，可引起心电图

Q-T间期的延长。在伏立康唑临床研究及上市后的监测中，罕有发生尖端扭转性室速的报道。在伴有多种混合危险因素的重症患者中，例如伴有心肌病、低钾血症、曾进行具有心脏毒性的化疗以及同时应用其他可能引起尖端扭转性室上性心动过速的药物，有发生尖端扭转性室上性心动过速的报道。在上述有潜在心律失常危险的患者中需慎用伏立康唑。

（2）在应用伏立康唑治疗前必须严格纠正钾、镁和钙的异常。

3. 与静脉滴注有关的反应　健康受试者在静脉滴注过程中发生的与滴注相关的类过敏反应主要为脸红、发热、出汗、心动过速、胸闷、呼吸困难、晕厥、恶心、瘙痒以及皮疹，上述反应并不常见且多为即刻反应。一旦出现上述反应考虑停药。

4. 应当告知患者

（1）伏立康唑片剂应在餐后或餐前至少1h服用。

（2）伏立康唑可能引起视觉改变，包括视物模糊和畏光，因此使用伏立康唑期间不能在夜间驾驶。

（3）如果在用药过程中出现视力改变，应避免从事有潜在危险性的工作，例如避免驾驶或操作机器。

（4）用药期间应避免强烈的、直接的阳光照射。

5. 实验室检查

（1）使用伏立康唑前应纠正电解质紊乱，包括低钾血症、低镁血症和低钙血症。

（2）用药期间必须监测肾功能（主要为血肌酐）和肝功能（主要为肝功能检查和胆红素）。

（3）肝功能损害的患者：建议继续监测肝功能以观察是否有进一步的升高。建议轻度到中度肝硬化者（Child-Pugh A级和B级）伏立康唑的负荷剂量不变，但维持剂量减半。目前尚无伏立康唑应用于重度肝硬化者（Child-Pugh C级）

的研究。有报道伏立康唑与肝功能试验异常和肝损害临床体征，如黄疸有关。因此严重肝功能不全的患者应用本品时必须权衡利弊，并密切监测药物的毒性反应。

（4）肾功能损害的患者：中度到严重肾功能减退（肌酐清除率＜50ml/min）的患者应用本品时，可能发生助溶剂SBECD蓄积。除非应用静脉制剂的利大于弊，否则应选用口服给药，肾功能障碍者静脉给药时必须密切监测血肌酐水平，如有升高应考虑改为口服给药。伏立康唑可经血液透析清除，清除率为121ml/min。4h的血液透析仅能清除少许药物，无须调整剂量。助溶剂SBECD在血液透析中的清除率为55ml/min。

（5）肾脏不良事件，肾功能监测：有报道重症患者应用本品时可发生急性肾衰竭。本品与具有肾毒性的药物合用及当患者合并其他基础疾病时，可能会发生肾功能减退。应用本品时需要监测肾功能，其中包括实验室检查，特别是血肌酐值。

（6）皮肤反应：在治疗中罕有发生表皮脱落者，如Stevens-Johnson综合征。如果患者出现皮疹需严密观察，如皮损进一步加重则需停药。另外本品可导致光过敏，特别是在长期治疗时。建议告知患者在应用本品治疗时避免阳光直射。

（7）致癌作用、致突变作用和生殖损害：在大鼠和小鼠中进行了为期2年的伏立康唑致癌性研究。分别给大鼠口服6mg/kg、18mg/kg或50mg/kg的伏立康唑，或按mg/m²计算，分别给予0.2倍、0.6倍或1.6倍常用维持剂量的伏立康唑。在给予50mg/kg伏立康唑的雌鼠中检测到肝细胞腺瘤，在给予6mg/kg和50mg/kg剂量的雄鼠中检测到肝细胞癌。分别给小鼠口服10mg/kg、30mg/kg或100mg/kg的伏立康唑，或按mg/m²计算，分别给予0.1倍、0.4倍或1.4倍常用维持剂量的伏立康唑，在两种性别的小鼠中均检测到肝细胞腺瘤，在给予1.4倍常用维持量伏立康唑的雄小鼠中还检测到了肝细胞癌。在体外人淋巴细胞培养过程中加入伏立康唑，可观察到伏立康唑的致畸变作用（主要为染色体断裂）。在Ames试验、CHO试验，小鼠微核试验或DNA修复试验（非常规DNA合成试验）均未发现伏立康唑有基因毒性。初步研究结果显示50mg/kg或1.6倍推荐维持量的伏立康唑可使大鼠怀孕率显著下降，但大规模的生殖研究未发现上述显著差异。

【药物相互作用】

1. 本品禁止与CYP3A4底物，特非那定、阿司咪唑、西沙必利、匹莫齐特或奎尼丁合用，因为本品可使上述药物的血药浓度增高，从而导致Q-T间期延长，并且偶见尖端扭转型室性心动过速。

2. 本品禁止与利福平、卡马西平和苯巴比妥合用，后者可以显著降低本品的血浓度。本品不可与麦角生物碱类药物（麦角胺，二氢麦角胺）合用。麦角生物碱类为CYP3A4的底物，二者合用后麦角类药物的血药浓度增高可导致麦角中毒。西罗莫司与伏立康唑合用时，前者的血浓度可能显著增高，因此这两种药物不可同时应用。

3. 本品禁止与利托那韦（每次400mg，每12小时1次）合用。健康受试者同时应用利托那韦（每次400mg，每12小时1次）与伏立康唑，伏立康唑的血药浓度显著降低。本品禁止与依非韦伦同时应用。二者同时应用时，伏立康唑血药浓度显著降低，依非韦伦的血药浓度则显著增高。

4. 本品禁止与利福布丁同时应用。二者合用，伏立康唑血药浓度显著降低，利福布丁的血浓度则显著增高。

米卡芬净 Micafungin

【药物特点】 米卡芬净是一种半合成脂肽类化合物，能竞争性抑制真菌细胞壁的必需成分1，3-β-D葡聚糖的合成。米卡芬净对深部真菌感染的主要致病真菌曲霉菌属和念珠菌属有广谱抗真菌活性。在体外实验中，对耐氟康唑或伊曲康唑的念珠菌属有强效。米卡芬净对念珠菌属有杀真菌作用，而对曲霉菌属可抑制孢子发芽和菌丝生长。米卡芬净对小鼠播散性念珠菌病、口腔和食管念珠菌病、播散性曲霉菌病和肺部曲霉菌病具有有效的保护和治疗作用。

【适应证】　由曲霉菌和念珠菌引起的下列感染：真菌血症、呼吸道真菌病、胃肠道真菌病。

【用法用量】　儿童：常规剂量。

1. 侵袭性曲霉病

（1）年龄为 4 月龄及以上，体重≤40kg 的儿童：2～3mg/kg 静脉给药，每日 1 次，至少持续 6～12 周。

（2）年龄为 4 月龄及以上，体重>40kg 的儿童：100～150mg 静脉给药，每日 1 次，至少持续 6～12 周。

2. 念珠菌血症　每日 2mg/kg 静脉输注，持续 1h；最大剂量：每日不应超过 100mg。

3. 食管念珠菌病

（1）体重<30kg 的患者：每日 3mg/kg 静脉输注，持续 1h。

（2）体重>30kg 的患者：每日 2.5mg/kg 静脉输注，持续 1h；最大剂量：每日不应超过 150mg。

4. 侵袭性念珠菌病　每日 2mg/kg 静脉输注，持续 1h；最大剂量：每日不应超过 100mg。

5. 预防接受造血干细胞移植术的患者发生侵袭性念珠菌病　每日 1mg/kg 静脉输注，持续 1h；最大剂量：每日不应超过 50mg。

【不良反应】　临床可能出现的不良反应。

1. 血液学异常　可能发生中性粒细胞减少症（发生率 1.5%）、血小板减少或溶血性贫血（自发报告*）。应通过定期检查等密切监测患者，如果观察到类似异常必须采取适当措施，如停止治疗。

2. 休克、过敏样反应　　可能发生休克或过敏样反应（自发报告*）。必须密切观察患者，一旦发现异常（如血压下降、口腔不适、呼吸困难、弥漫性潮红、血管神经性水肿或荨麻疹等）应停止治疗。必要时必须采取适当措施如保持呼吸道通畅或使用肾上腺素、类固醇激素或抗组胺药等。

3. 肝功能异常或黄疸　　可能出现 AST（GOT）上升、ALT（GPT）上升、γ-GT 上升等肝功能异常或黄疸（自发报告*）。应通过定期检查等严密监测患者，如果观察到此类异常必须采取适当措施，如停止治疗。

4. 急性肾衰竭　　严重肾功能不全（如急性肾衰竭）可能会发生(自发报告*)。应通过定期检查等对患者密切监测，如果观察到此类异常必须采取适当措施，如停止治疗。

* 由于是自发报告，未计算发生率。

5. 其他不良反应

（1）肝脏：发生率为 0.1%～5%的有 AST（GOT）上升、ALT（GPT）上升、ALP 上升、LDH 上升、γ-GT 上升。

（2）代谢：发生率为 0.1%～5%的有高钾血症、低钾血症，自发报告*有：低钙血症、低镁血症。

（3）血液学：发生率为 0.1%～5%的有嗜酸性粒细胞增多。

（4）皮肤：发生率为 0.1%～5%的有皮疹。

（5）心血管：发生率为 0.1%～5%的有高血压、心悸。

（6）胃肠道：发生率为 0.1%～5%的有腹泻、便稀，自发报告*有恶心、呕吐。

（7）肾脏：发生率为 0.1%～5%的有 BUN 上升、肌酐上升，自发报告*有肌酐清除率下降。

（8）其他：发生率为 0.1%～5%的有静脉炎、关节炎、血管疼痛、寒战、头痛，自发报告*有 CK（CPK）上升、血肌红蛋白上升、发热。*由于下述原因未计算发生率：进行实验室检查的病例数非常有限、自发报告或该不良反应只在日本以外发生。

【注意事项】 下列患者应慎用米卡芬净：有药物过敏史的患者；肝功能不全患者（使用本品可能使肝功能不全加重）。患者使用本品可能会出现肝功能异常或黄疸。（见【不良反应】部分）。

【超说明书用药】

1. 预防高危患者的侵袭性曲霉病

（1）年龄为6月龄及以上，体重＜50kg的儿童：1mg/kg静脉给药，每日1次。

（2）年龄为6月龄及以上，体重≥50kg的儿童：50mg静脉给药，每日1次。

2. 预防侵袭性真菌病

（1）年龄为6月龄及以上，体重＜50kg的儿童：1mg/kg静脉给药，每日1次。

（2）年龄为6月龄及以上，体重≥50kg的儿童：50mg静脉给药，每日1次。

3. 疗程 应持续治疗至下列任一事件发生：中性粒细胞计数超过 $500/mm^3$ 的5d后；出现真菌感染、无法耐受的毒性反应或死亡；或移植后42d以上。

卡泊芬净 Caspofungin

【药物特点】 醋酸卡泊芬净是一种由 Glarea Lozoyensis 发酵产物合成而来的半合成脂肽（棘白菌素，echinocandin）化合物。醋酸卡泊芬净能抑制许多丝状真菌和酵母菌细胞壁的一种基本成分（1，3）β-D-葡聚糖的合成。哺乳类动物的细胞中不存在（1，3）β-D-葡聚糖。体外药理学研究显示，卡泊芬净对许多种致病性曲霉菌属和念珠菌属真菌具有抗菌活性。目前尚未建立针对（1，3）β-D-葡聚糖合成抑制药检测的标准药物敏感性试验方法。而且药物敏感性试验的结果也不一定与临床结果有必然联系。

【适应证】　本品适用于成人患者和儿童患者（3月龄及以上）：经验性治疗中性粒细胞减少、伴发热患者的可疑真菌感染。治疗对其他治疗无效或不能耐受的侵袭性曲霉菌病。

【用法用量】　在儿童患者（3月龄至17岁）中，本品需要大约 1h 的时间经静脉缓慢地输注给药。儿童患者（3月龄至17岁）的给药剂量应当根据患者的体表面积。对于所有适应证，第 1 日都应当给予 $70mg/m^2$ 的单次负荷剂量（每日实际剂量不超过 70mg），之后给予 $50mg/m^2$ 的每日剂量（每日实际剂量不超过 70mg）。

如果 $50mg/m^2$ 的每日剂量无法获得足够的临床反应，但是患者又能很好地耐受，可以将每日剂量增加到 $70mg/m^2$（每日实际剂量不超过 70mg）。尽管 $70mg/m^2$ 的每日剂量能否提高药效尚缺乏证据，但是有限的安全性数据显示，每日剂量提升至 $70mg/m^2$ 仍能被很好地耐受。

在儿童患者中，当本品和代谢诱导剂（如利福平、依非韦伦、奈韦拉平、苯妥英、地塞米松或卡马西平）联合使用时，本品的每日剂量可调整到 $70mg/m^2$（每日实际剂量不超过 70mg）。

儿童给药剂量的体表面积（BSA）计算公式：在配制输注液之前，用以下公式计算患者的体表面积（BSA）m^2（Mosteller 公式）。

$$BSA=\sqrt{身高（cm）\times体重（kg）/3600}$$

3 月龄以上儿童患者的 $70mg/m^2$ 输注液的制备：以患者的 BSA（按上述公式计算）和以下方程式确定儿童患者的实际负荷剂量：BSA（m^2）$\times 70mg/m^2$=负荷剂量。不管患者的计算剂量为多少，第 1 日的最大负荷剂量不应超过70mg。

【不良反应】　已报道的不良反应中包括可能由组胺介

导的症状，其中包括皮疹、颜面肿胀、瘙痒、温暖感或支气管痉挛。使用本品治疗的患者中出现了变态反应报道。

1. 成人患者 肝胆：罕见的肝脏功能失调；心血管：肿胀和外周水肿；实验室异常：高钙血症。

实验室检查发现：已报道与药物有关的其他实验室检查异常有低白蛋白、低钾血症、低镁血症、白细胞减少、嗜酸性粒细胞增多、血小板减少、中性白细胞减少、尿中红细胞增多、部分凝血激酶时间延长、血清总蛋白降低、尿蛋白增多、凝血酶原时间延长、低钠、尿中白细胞增多以及低钙。

2. 儿童患者 在儿童患者中，其他报道的药物相关的实验室检查异常结果为低钾血症、低镁血症、血糖增高、磷降低、磷增加和嗜酸性粒细胞增多。

【注意事项】 本品使用过程中有出现变态反应的报道。如果出现过敏症状，应停止使用本品治疗并进行适当的处理。已报道的可能由组胺介导的不良反应，包括皮疹、面部肿胀、血管性水肿、瘙痒、温暖感或支气管痉挛，可能需要停止使用本品治疗和（或）进行适当的处理。

阿尼芬净 Anidulafungin

【药物特点】 本品为半合成棘球白素，具有抗真菌活性，能抑制真菌中葡聚糖合成酶，从而抑制真菌细胞壁的主要成分（1，3）β-D-葡聚糖的生成。体外试验显示，本品具有抗白念珠菌、光滑念珠菌、近平滑念珠菌和热带念珠菌活性。免疫正常或受抑的全身性感染小鼠和兔子肠胃外给予本品，能有效对抗白念珠菌感染。免疫受抑兔口咽/食管感染模型实验显示，对耐氟康唑白念珠菌感染，本品可降低真菌负荷。

【适应证】 本品适用于下列真菌感染：念珠菌血症，食管念珠菌病，念珠菌感染（腹腔脓肿、腹膜炎），HIV 感染患者口咽念珠菌感染，曲霉菌属引起的感染。

【用法用量】

1. 成人常规剂量　对于念珠菌血症和其他念珠菌感染（腹腔脓肿，腹膜炎），本品推荐剂量为第 1 日给予负荷量 200mg，此后维持剂量 100mg，每日 1 次。抗真菌治疗应在最后 1 次培养阳性后持续治疗至少 14d。对于食管念珠菌病患者，本品推荐剂量为第 1 日负荷量 100mg，此后 50mg，每日 1 次。患者应接受最少 14d 治疗，症状消除至少 7d。

2. 指南剂量　第 1 日负荷量 100mg，此后 50mg，每日 1 次，连续 14～21d。对于 HIV 感染者口咽念珠菌感染，对氟康唑抵抗者，第 1 日 100mg，此后 50mg，每日 1 次。

【不良反应】　本品主要为血液和淋巴系统损害，如恶心呕吐、发热、肝功能受损、头痛、皮疹和静脉炎等。

【注意事项】

1. 接受本品治疗的健康志愿者和患者可出现肝功能检测指标异常，故应对接受本品治疗出现肝功能异常者进行监测，并评估继续治疗的风险和效益。

2. 已知对本品或本品任一组分，或其他棘球白素过敏者禁用。

氟胞嘧啶　Fluorocytosine

【药物特点】　本品为抗真菌药。对隐球菌属、念珠菌属和球拟酵母菌等具有较高抗菌活性。对着色真菌、少数曲霉属有一定抗菌活性，对其他真菌的抗菌作用均差。本品为抑菌药，高浓度时具杀菌作用。其作用机制在于药物通过真菌细胞的渗透酶系统进入细胞内，转化为氟尿嘧啶。替代尿嘧啶进入真菌的脱氧核糖核酸中，从而阻断核酸的合成。真菌对本品易产生耐药性，在较长疗程中即可发现真菌耐药现象。

【适应证】　用于念珠菌属心内膜炎、隐球菌属脑膜炎、念珠菌属或隐球菌属真菌败血症、肺部感染和尿路感染。

【用法用量】 静脉滴注：每日 0.1～0.15g/kg，分 2～3 次给药，滴注速度 4～10ml/min。或遵医嘱。

儿童尚未证实有效性及安全性。

隐球菌性脑膜炎-艾滋病

1. 青少年诱导治疗 25mg/（kg·d），分 4 次口服，联合两性霉素 B 脱氧胆酸盐 0.7～1mg/（kg·d）或两性霉素 B 脂质体 3～4mg/（kg·d）静脉给药（首选）或 25mg/（kg·d），分 4 次口服联合两性霉素 B 脂质复合物 5mg/（kg·d）静脉给药或氟康唑 400～800mg/d 口服或静脉给药，疗程至少 2 周。巩固治疗：至少 8 周，然后继续维持治疗。

2. 儿童和婴儿急性治疗 25mg（kg·d），分 4 次口服，联合两性霉素 B 0.7～1mg/（kg·d）或两性霉素 B 脂质体 4～6mg/（kg·d）静脉给药（首选）或 25mg/（kg·d），分 4 次口服，联合氟康唑第一日 12mg/（kg·d）口服或静脉给药，然后 6～12mg/（kg·d）口服或静脉给药（最大剂量 800mg/d），疗程至少 2 周。巩固治疗：至少 8 周，然后继续维持治疗。

【不良反应】

1. 可有恶心呕吐，厌食，腹泻胃肠道反应。

2. 皮疹，嗜酸性粒细胞增多等变态反应。

3. 氨基转移酶升高，胆红素升高等肝毒性反应，偶见肝坏死。

4. 血细胞及血小板减少等不良反应。可见血细胞及血小板减少，全血细胞减少、骨髓抑制和再生障碍性贫血。

5. 偶可发生暂时性神经精神异常。

【注意事项】

1. 单用本品在短期内可产生真菌对本品的耐药菌株。治疗播散性真菌病时通常与两性霉素 B 联合应用。

2. 下列情况应慎用：骨髓抑制、血液系统疾病或同时接受骨髓抑制药物。肝功能损害。肾功能损害，尤其是与两性霉素 B。

3. 严重肾功能不全及对本品过敏患者禁用。

【药物相互作用】　阿糖胞苷可通过竞争抑制灭活本品的抗真菌活性。本品与两性霉素 B 具协同作用，两性霉素 B 亦可增强本品的毒性，此与两性霉素 B 可使细胞摄入药物量增加以及肾排泄受损有关。同时应用骨髓抑制药物可增加毒性反应。

（程　超　魏克伦）

第十八节　抗 病 毒 药

阿糖腺苷　Adenosine arabinose

【药物特点】　抗病毒活性主要由阿糖腺苷三磷酸（Ara-ATP）所引起，Ara-ATP 与脱氧腺苷三磷酸（dATP）竞争地结合到病毒 DNAP 上，从而抑制了酶的活性及病毒 DNA 的合成，同时抑制病毒核苷酸还原酶的活性。

【适应证】　用于治疗疱疹病毒感染所致的口炎、皮炎、脑炎及巨细胞病毒感染。

【用法用量】　成人按体重 1 次 5～10mg/kg，每日 1 次。用药过程中密切注意不良反应的发生并及时处理。

【不良反应】　可见注射部位疼痛。极少情况下，有出现神经肌肉疼痛及关节疼痛，偶见血小板减少或骨髓巨细胞增多现象，停药后可自行恢复，为可逆性，必要时可对症治疗。不良反应程度与给药量和疗程呈正相关。

【注意事项】

1. 如注射部位疼痛，必要时可加盐酸利多卡因注射液解除疼痛症状。

2. 不可与含钙的输液配伍。不宜与血液、血浆及蛋白质输液剂配伍。别嘌醇可加重本品对神经系统的毒性，不宜与别嘌醇并用。与干扰素同用，可加重不良反应。

阿昔洛韦 Acyclovir

【药物特点】 体外对单纯性疱疹病毒、水痘带状疱疹病毒、巨细胞病毒等具抑制作用。本品进入疱疹病毒感染的细胞后,与脱氧核苷竞争病毒胸苷激酶或细胞激酶,药物被磷酸化成活化型阿昔洛韦三磷酸酯,然后通过两种方式抑制病毒复制:干扰病毒 DNA 多聚酶,抑制病毒的复制;在 DNA 多聚酶作用下,与增长的 DNA 链结合,引起 DNA 链的延伸中断。

本品对病毒有特殊的亲和力,但对哺乳动物宿主细胞毒性低。体外细胞转化测定有致癌报道,但动物实验未见致癌依据。某些动物实验显示高浓度药物可致突变,但无染色体改变的依据。本品的致癌与致突变作用尚不明确。大剂量注射可致动物睾丸萎缩和精子数减少,药物能通过胎盘,动物实验证实对胚胎无影响。

【适应证】

1. 单纯疱疹病毒感染 用于免疫缺陷者初发和复发性黏膜皮肤感染的治疗及反复发作病例的预防;也用于单纯疱疹性脑炎治疗。

2. 带状疱疹 用于免疫缺陷者严重带状疱疹患者或免疫功能正常者弥散型带状疱疹的治疗。

3. 其他 免疫缺陷者水痘的治疗。急性视网膜坏死的治疗。

【用法用量】

1. 片剂 水痘:2 岁以上儿童按体重 1 次 20mg/kg,每日 4 次,共 5d,出现症状立即开始治疗。40kg 以上儿童常用量为 1 次 0.8g,每日 4 次,共 5d。2 岁以下小儿剂量尚未确定。

2. 膏剂 小儿为白天每 2 小时 1 次,每日 4～6 次,共 7d。

3. 仅供静脉滴注 每次滴注时间在 1h 以上。

（1）重症生殖器疱疹初治：婴儿与 12 岁以下小儿，按体表面积 1 次 250mg/m^2（按阿昔洛韦计），每日 3 次，隔 8h 滴注 1 次，共 5d。

（2）免疫缺陷者皮肤黏膜单纯疱疹：婴儿与 12 岁以下小儿，按体表面积 1 次 250mg/m^2，每日 3 次，隔 8h 滴注 1 次，共 7d，12 岁以上按成人量。

（3）单纯疱疹性脑炎：按体重 1 次 10mg/kg，每日 3 次，隔 8h 滴注 1 次，共 10d。

（4）免疫缺陷者合并水痘，按体重 1 次 10mg/kg 或按体表面积 1 次 500mg/m^2，每日 3 次，隔 8h 滴注 1 次，共 10d。

小儿最高剂量为每 8 小时按体表面积 500mg/m^2。

【不良反应】

1. 常见的不良反应　注射部位的炎症或静脉炎、皮肤瘙痒或荨麻疹、皮疹、发热、轻度头痛、恶心、呕吐、腹泻、蛋白尿、血液尿素氮和血清肌酐值升高、肝功能异常（如血清氨基转移酶、碱性磷酸酶、乳酸脱氢酶、总胆红素轻度升高等）。

2. 少见的不良反应　急性肾功能不全、白细胞和红细胞下降、血红蛋白减少、中性粒细胞减少、血小板减少性紫癜、胆固醇、三酰甘油升高、血尿、低血压、多汗、心悸、呼吸困难、胸闷等。

3. 临床观察到的不良反应

（1）消化系统反应：包括胃肠道痉挛、腹泻、厌食等。

（2）全身变态性反应：包括发热、头痛、血管神经性水肿、皮疹、外周红肿等。

（3）神经性反应：包括头痛、过度兴奋、易激惹、谵妄、共济失调、昏迷、意识模糊、头晕、眩晕、头痛、幻觉、局部神经麻痹、震颤、嗜睡。这些症状可能较显著，尤其是在老年人。

（4）血液与淋巴系统：包括贫血，白细胞及血小板减少、淋巴结病、脉管炎、DIC、溶血症等。

（5）肝胆、胰腺：包括肝炎、高胆红素血症、黄疸等。

（6）肌肉、骨骼系统：肌肉疼痛反应。

（7）皮肤：秃发、光敏性皮疹、瘙痒症、Stevens-Johnson综合征、中毒性表皮坏死、风疹、多形性红斑等。

（8）特殊感觉：视觉异常。

【注意事项】

1. 与干扰素或甲氨蝶呤（鞘内）合用，可能引起精神异常，应慎用。

2. 与肾毒性药物合用可加重肾毒性，特别是肾功能不全者更易发生。

3. 与齐多夫定（Zidovudine）合用可引起肾毒性，表现为深度昏睡和疲劳。

4. 与丙磺舒竞争性抑制有机酸分泌，合并用丙磺舒可使本品的排泄减慢，半衰期延长，体内药物蓄积。

5. 急性或慢性肾功能不全者不宜用本品静脉滴注，因为滴速过快时可引起肾衰竭。

【超说明书用药】

1. 疱疹性湿疹　25～30mg/（kg·d），口服，分 5 次给药。

2. 生殖器单纯疱疹-HIV 感染　（<45kg）20mg/kg，口服，每日 3 次，疗程 5～14d；单剂最大剂量 400mg。

青少年：400mg，口服，每日 2 次，疗程 5～14d。

3. 唇疱疹-HIV 感染　轻度症状龈口炎：20mg/kg，口服，每日 3 次，疗程 5～10d；单剂最大剂量为 400mg。

4. HIV 感染-水痘　轻微病变，不伴或轻度免疫抑制，美国疾病控制与预防中心（CDC）免疫分类 1 类和 2 类：20mg/kg（最大剂量 800mg），口服，每日 4 次，疗程 7～10d或直至 48h 内无新的病损出现。

5. 唇单纯疱疹复发　≥2 岁：霜剂局部用药，每日 5

次，疗程 4d。

6. 水痘　≥2 岁，≤40kg：20mg/kg，口服，每日 4 次，疗程 5d。≥2 岁，>40kg：800mg，口服，每日 4 次，疗程 5d。

更昔洛韦　Ganciclovir

【药物特点】　细胞内的丙氧鸟苷经脱氧鸟苷激酶作用被磷酸化为丙氧鸟苷的一价磷酸盐，也可被一些细胞激酶进一步磷酸化为三价磷酸盐，在被巨细胞病毒感染的细胞内丙氧鸟苷可被优先磷酸化。丙氧鸟苷三价磷酸盐的代谢非常缓慢，从细胞外液分离后 18h 尚可保存 60%～70%。其抑制病毒 DNA 合成的机制：①竞争抑制脱氧鸟苷的三价磷酸盐与 DNA 聚合酶的结合；②丙氧鸟苷的三价磷酸盐与病毒 DNA 的结合最终导致 DNA 延长的停止。从接受本药治疗的巨细胞病毒感染患者中发现，巨细胞病毒可以产生急性抗药性。丙氧鸟苷是化学合成的鸟嘌呤类似物，能够阻止疱疹病毒的复制。对其敏感的病毒包括 CMV，HSV-1，HSV-2，EBV，VZV。临床研究仅限于对巨细胞病毒感染患者疗效的评价。

【适应证】　适用于危及生命或视觉的巨细胞病毒（CMV）感染的免疫受损患者，如艾滋病、与器官移植和肿瘤化疗有关的外源性免疫抑制患者。用作抗病毒药物的中间体，用于治疗因免疫能力低下引起的巨细胞病毒（CMV）感染。

【用法用量】　巨细胞病毒感染的治疗预防和诱导期：每次 5mg/kg 体重，每日 2 次静脉注射，每次注射时间应超过 1h，维持 14～21d。维持期：每日 6mg/kg 体重，每周 5d 或每日 5mg/kg 体重，每周 7d，静脉注射。当患者的视网膜炎有进一步发展时，需要再次使用诱导剂量进行治疗。

巨细胞病毒感染性疾病的预防诱导量 5mg/kg 体重，每 12 小时注射 1 次，维持 7～14d。

【不良反应】　白细胞及血小板减少最常见，少见的有贫血，发热，皮疹，肝功能异常，水肿，感染，乏力。心律失常，高（低）血压。思维异常或噩梦，共济失调，昏迷，头晕，头痛，紧张，感觉障碍，精神病，嗜睡，震颤。恶心，呕吐，腹泻，胃肠道出血，腹痛。嗜曙红细胞增多，低血糖。呼吸困难。脱发，瘙痒，荨麻疹。血尿及尿素氮升高。有巨细胞病毒感染性视网膜炎的艾滋病患者可出现视网膜剥离。注射处可见感染，疼痛，静脉炎。

【注意事项】

1. 10%～40%接受治疗的患者出现白细胞减少，因此本药应慎用于有白细胞减少病史的患者。

2. 10%接受本药治疗的患者出现血小板减少（少于 5万个/L），接受免疫抑制药物治疗的患者比艾滋病患者下降得更低。当患者的血小板计数少于 10 万个/L 时，发生血小板减少的风险也增大。

3. 对儿童的影响：应用于 12 岁以下儿童的临床经验有限，故儿童应慎用。据报道其不良后果与成人相似。

4. 丙磺舒以及其他一些可以抑制肾小管分泌和重吸收的药物，能降低肾脏对本药的清除率及延长其半衰期。

5. 本药与抑制细胞快速分裂复制的药物同时使用可产生协同效应。

6. 本药与氨苯砜、戊烷脒、氟胞嘧啶、长春新碱、长春碱、多柔比星、两性霉素、三甲氧基氨嘧啶以及一些核苷类药物联合使用，可增加不良反应的发生。

7. 艾滋病患者同时使用本药和齐多夫定，大多会产生严重的白细胞降低。本药与伊米配能/西司他丁钠盐联合使用可诱发癫痫。

【超说明书用药】 带状疱疹，儿童病毒性脑炎。

利巴韦林 Ribavirin

【药物特点】 广谱抗病毒药，能抑制肌苷酸-5-磷酸脱氢酶，阻断肌苷酸转化为鸟苷酸，从而抑制病毒的 RNA 和 DNA 合成，对 DNA 病毒和 RNA 病毒均有抑制复制作用。

国内临床已证实对流行性出血热有效，尤其对早期患者疗效明显，有降低病死率，减轻肾损害，降低出血倾向，改善全身症状等作用。

【适应证】　抗病毒药物，用于呼吸道合胞病毒感染引起的病毒性肺炎和支气管炎。流行性出血热和拉沙热的预防和治疗，发热早期应用本品能缩短发热期，减轻肾脏与血管损害及中毒症状。局部应用可治疗单纯疱疹病毒性角膜炎。

【用法用量】

1. 口服　每日 0.8～1g，分 3～4 次服用。

2. 肌内注射或静脉滴注　小儿 10～15mg/（kg·d），分 2 次。静脉滴注宜缓慢，疗程 3～7d。

3. 滴鼻　用于防治流感，用 0.5%溶液（以等渗盐水配制），每小时 1 次。

4. 滴眼　治疗疱疹感染，浓度 0.1%，1d 数次。

【不良反应】

1. 一般全身不良反应　疲倦、头痛、虚弱、乏力、胸痛、发热、寒战、流感等症状。

2. 神经系统症状　眩晕。

3. 消化系体统　食欲缺乏、胃部不适、恶心呕吐、轻度腹泻、便秘、消化不良等。

4. 肌肉、骨骼系统症状　肌肉痛、关节痛。

5. 神经系统　失眠、情绪化、易激惹、抑郁、注意力障碍、神经质等。

6. 呼吸系统症状　呼吸困难、鼻炎等。

7. 皮肤附件系统　出现脱发、皮疹、瘙痒等。

8. 其他　另外还观察到味觉异常、听力异常表现。

【注意事项】

1. 有严重贫血、肝功能异常者慎用。

2. 对诊断的干扰：口服本品后引起胆红素增高者可高达 25%。大剂量可引起血红蛋白下降。

3. 尽早用药。呼吸道合胞病毒性肺炎病初 3d 内给药一般有效。

4. 大剂量应用可对肝功能、血象有不良反应。

5. 本品与干扰素联用，对治疗各种病毒感染性疾病，包括呼吸道病毒感染、乙型肝炎、丙型肝炎和严重急性呼吸综合征（severe acute respiratory syndrome，SARS）均有协同作用，并可减少两者的用量，但 SARS 中、晚期（体内免疫活性过高，是主要致命原因）不宜联用干扰素。

6. 本品与齐多夫定联用有拮抗作用（本品可抑制齐多夫定转变成活性型的磷酸齐多夫定）。

拉米夫定　Lamivudine

【药物特点】　拉米夫定是核苷类抗病毒药，对体外及实验性感染动物体内的乙型肝炎病毒（HBV）有较强的抑制作用。拉米夫定可在 HBV 感染细胞和正常细胞内代谢生成拉米夫定三磷酸盐，它是拉米夫定的活性形式，既是 HBV 聚合酶的抑制药，亦是此聚合酶的底物。拉米夫定三磷酸盐掺入到病毒 DNA 链中，阻断病毒 DNA 的合成。拉米夫定三磷酸盐不干扰正常细胞脱氧核苷的代谢，它对哺乳动物 DNA 聚合酶 α 和 β 的抑制作用微弱，对哺乳动物细胞 DNA 含量几乎无影响。拉米夫定对线粒体的结构、DNA 含量及功能无明显的毒性。对大多数乙型肝炎患者的血清 HBV DNA 检测结果表明，拉米夫定能迅速抑制 HBV 复制，其抑制作用持续于整个治疗过程。同时使血清转氨酶降至正常，长期应用可显著改善肝脏坏死炎症性改变并减轻或阻止肝脏纤维化的进展。

【适应证】

1. 抗病毒药，用于乙型肝炎。

2. 抗病毒药，用于肝胆疾病的治疗。

3. 肝胆疾病用药。

【用法用量】

1. HBeAg 阳性的患者　根据已有的研究资料，建议应用本品治疗至少 1 年，且在治疗后发生 HBeAg 血清转换（即 HBeAg 转阴、HBeAb 阳性），HBV DNA 转阴，ALT 正常，经过连续 2 次至少间隔 3 个月检测确认疗效巩固，可考虑终止治疗。

2. HBeAg 阴性的患者　尚未确定合适的疗程，在发生 HBsAg 血清转换或治疗无效（HBV DNA 水平或 ALT 水平仍持续升高）者，可以考虑终止治疗。

3. 考虑出现 YMDD 变异的患者　如果其 HBV DNA 和 ALT 水平仍低于治疗前，可在密切观察下继续用药，并必要时加强支持治疗。如果其 HBV DNA 和 ALT 持续在治疗前水平以上，应加强随访，在密切监察下由医师视具体病情采取适宜的疗法。如果经过 2 次至少间隔 3 个月检测确认 HBeAg 血清转换，HBV DNA 转阴，可考虑终止治疗。对于合并肝功能失代偿或肝硬化的患者，不宜轻易停药，并应加强对症保肝治疗。

如果治疗期间 HBV DNA 和 ALT 仍持续在治疗前水平以上，治疗前 HBeAg 阳性的患者未出现 HBeAg 血清转换，提示治疗无效，可考虑终止治疗。对于有肝脏组织学检查等其他临床指征显示病情进展合并肝功能失代偿或肝硬化的患者，不宜轻易停药，并应加强对症保肝治疗。

如果终止拉米夫定治疗，在停药后至少 4 个月内，医师应对患者进行密切随访观察（随访频率根据患者情况而定），定期检测 ALT 和胆红素水平、HBV DNA 和 HBeAg 情况，以防肝炎复发。4 个月后，可根据临床需要继续随访患者。

4. 肾功能损伤者　由于肾清除功能下降，中度至严重肾功能损害者服用本品后，血清拉米夫定浓度（药时曲线下面积 AUC）有所升高。因此，对于血清肌酐清除率≤50ml/min 的慢性乙型肝炎患者，应降低本品的用药剂量。按表 1-1 所示做剂量调整。

表 1-1　肾功能损伤患者的拉米夫定剂量调整

肌酐清除率（ml/min）	首剂量	日维持剂量
30～50	20ml（100mg）	10ml（50mg）
15～29	20ml（100mg）	5ml（25mg）
5～14	7ml（35mg）	3ml（15mg）
<5	7ml（35mg）	2ml（10mg）

5. HIV 感染儿童

（1）FDA 剂量

①口服液，≥3 月龄，4mg/kg，口服，每日 2 次；或 8mg/kg，口服，每日 1 次，最大剂量 300mg/d。

②片剂，≥3 月龄，14～20kg，75mg 口服，每日 2 次。片剂，≥3 月龄，20～25kg，每日早晨口服 75mg、晚上口服 150mg。片剂，≥3 月龄，≥25kg，口服 150mg/次，每日 2 次或 300mg 口服，每日 1 次。

（2）指南剂量

①<28 日龄，口服 2mg/kg，每日 2 次。

②≥28 日龄，口服 4mg/kg，每日 2 次，最大剂量 150mg 口服，每日 2 次。

6. 慢性乙型病毒性肝炎患者　2～17 岁，3mg/kg 口服，每日 1 次，最大剂量 100mg/d。

【不良反应】　在使用拉米夫定时报道的多种严重不良事件（乳酸酸中毒和伴有脂肪变性的严重肝脏肿大，乙型肝炎的治疗后加重，胰腺炎，与药物敏感性下降和治疗反应减弱相关的病毒突变的出现）。最常见的不良事件为不适和乏力，呼吸道感染、头痛、腹部不适和疼痛、恶心、呕吐和腹泻。①消化系统：胃炎；②内分泌和代谢：高血糖；③全身：无力；④血液和淋巴系统：贫血，纯红细胞再生障碍，淋巴结病，脾大；⑤肝脏和胰腺：乳酸酸中毒和脂肪变性，胰腺炎，治疗结束后肝炎加重（参见警告和注意事项）；⑥过敏：变态反应，风疹；⑦肌肉骨骼：横纹肌溶解；⑧神经系统：感觉异常，外周神经病变；⑨呼吸系统：呼吸音异常/哮鸣；⑩皮肤：脱发，瘙痒，皮疹。

【注意事项】

1. 应提醒患者注意，拉米夫定不是一种可以根治乙型肝炎的药物。患者必须在有乙型肝炎治疗经验的专科医师指导下用药，不能自行停药，并需在治疗中进行定期监测。至少应每 3 个月测 1 次 ALT 水平，每 6 个月测 1 次 HBV DNA 和 HBeAg。

2. HBsAg 阳性但 ALT 水平正常的患者，即使 HBeAg 和（或）HBV DNA 阳性，也不宜开始拉米夫定治疗，应定期随访观察，根据病情变化而再考虑。

3. 随拉米夫定治疗时间的延长，在部分患者中可检测到乙型肝炎病毒的 YMDD 变异株，这种变异株对拉米夫定的敏感性下降。如果患者的临床情况稳定，HBV DNA 和 ALT 水平仍低于治疗前，可继续治疗并密切观察。对于在使用拉米夫定治疗过程中出现肝功能失代偿或肝硬化的患者，不宜随意停用拉米夫定。如果疑及出现了 YMDD 变异，应加强临床和实验室监测，可能有助于做出治疗决策。

4. 到目前为止，尚无拉米夫定治疗乙型肝炎合并丁型肝炎或丙型肝炎的长期疗效资料。拉米夫定治疗 HBeAg 阴性的患者，或同时接受免疫抑制药治疗，包括肿瘤化疗的患者的资料有限。

5. 如果 HBeAg 阳性的患者在血清转换前停用本品，或者因治疗效果不佳而停药者，一些患者有可能出现肝炎加重，主要表现为 HBV DNA 重新出现及血清 ALT 升高。

6. 如果停止拉米夫定治疗（参见【用法用量】），应对患者的临床情况和血清肝功能指标（ALT 和胆红素水平）进行定期监测至少 4 个月，之后根据临床需要进行随访。对于在停止治疗后出现肝炎复发的患者重新开始拉米夫定治疗的资料尚不充分。

7. 对于有接受器官移植或晚期肝病（如失代偿性肝硬化）的患者，病毒复制的风险更大，预后较差。该组患者中的安全性和疗效尚未确立。目前尚无足够的临床研究资料用以批准拉米夫定用于接受器官移植或晚期肝病（如失代偿性肝硬化）患者的治疗。

8. 由于代谢少、药物与血浆蛋白结合少以及几乎完全的经肾脏清除，拉米夫定与其他药物相互作用的可能性小。应避免将拉米夫定与治疗卡氏肺囊虫肺炎（PCP）及弓形虫病时大剂量复方甲噁唑合用。在未获得进一步的资料之前，建议不要将拉米夫定与静脉注射的更昔洛韦或膦甲酸盐合用。当拉米夫定与扎西他滨合用时，拉米夫定可能抑制细胞内的扎西他滨磷酸化。因此，拉米夫定不推荐与扎西他滨合用。

【超说明书用药】　慢性乙型病毒性肝炎：100mg 口服，每日 1 次。用于 3 岁以上儿童患者乙型肝炎的治疗，口服剂量 3mg/（kg·d），最大剂量 100mg/d。

齐多夫定　*Zidovudine*

【药物特点】　齐多夫定为天然胸腺嘧啶核苷的合成类似物，其 3'-羟基（-OH）被叠氮基（-N3）取代。在细胞内，齐多夫定在酶的作用下转化为其活性代谢物齐多夫定 5'-三磷酸酯（AztTP）。AztTP 通过竞争性利用天然底物脱氧胸苷 5'-三磷酸酯（dTTP）和嵌入病毒 DNA 来抑制 HIV 反转录酶。嵌入的核苷类似物中 3-羟基的缺失，可阻断使 DNA 链延长所必需的 5'-3'磷酸二酯键的形成，从而使病毒 DNA 合成终止。活性代谢物 AztTP 还是细胞 DNA 聚合酶-α 和线粒体聚合酶-γ 的弱抑制药，据报道可嵌入到体外培养细胞的 DNA 中。

【适应证】　与其他抗反转录病毒药物联合使用，用于治疗人类免疫缺陷病毒（HIV）感染的成年人和儿童。由于齐多夫定显示出可降低 HIV 的母婴传播率，亦可用于 HIV 阳性怀孕妇女及其新生儿。

【用法用量】　新生儿应按 2mg/kg 的剂量给予齐多夫定口服液。每 6 小时服药 1 次。出生后 12h 内开始给药并持续服至 6 周。不能口服的婴儿应静脉给予齐多夫定 1.5mg/kg，每 6 小时 1 次，每次给药时间大于 30min。

3～12 月龄：婴儿因不能吞服本品，可服用齐多夫定口服溶液。3 月龄以上的儿童，推荐初始剂量为 360～480mg/m^2，分 3 次或 4 次与其他抗反转录病毒药物合用。对于小于 720mg/m^2（每 6 小时 180mg/m^2）的给药剂量是否对 HIV 感染引起的神经系统功能障碍有治疗及预防作用目前尚不清楚。最大剂量不可超过每 6 小时 200mg/m^2。

【不良反应】　成人与儿童的不良反应谱是一致的。接受齐多夫定治疗的患者中曾有下列不良反应的报道，它们可能是与其他药物联合治疗 HIV 有关，也可能是潜在疾病进展过程的一部分。不良反应与使用齐多夫定的关系很难判断，特别是当晚期 HIV 疾病患者处于复杂的用药状况下，在下列现象出现时，应减少或暂时停止齐多夫定的治疗。

1. 心血管　心肌病。

2. 胃肠道　恶心、呕吐、口黏膜色素沉着、腹痛、吞咽困难、厌食、腹泻、胃肠胀气。

3. 血液学　贫血（可能需要输血）、中性粒细胞减少症、白细胞减少、再生障碍性贫血。上述情况多见于接受大剂量治疗（1200～1500mg/d）和晚期 HIV 患者（特别是治疗前骨髓功能储备差者），特别是当患者 CD4 细胞计数小于 100/mm³ 时。必要时需减量或终止治疗。接受齐多夫定治疗初期中性粒细胞计数、血红蛋白水平及血清维生素 B_{12} 水平偏低者，中性粒细胞减少的发生率增加。血小板减少症、全血细胞减少（伴骨髓再生不良）和真性红细胞发育不良。

4. 肝脏/胰腺　肝脏功能紊乱（如严重的脂肪变性相关的肝大）、血中肝酶水平和胆红素升高及胰腺炎。

5. 代谢/内分泌　非低氧血症性乳酸酸中毒。

6. 肌肉骨骼　肌痛、肌病。

7. 神经学/精神病学　头痛、头晕、失眠、感觉异常、嗜睡、丧失智力、惊厥、焦虑、抑郁。

8. 呼吸道　呼吸困难、咳嗽。

9. 皮肤　指甲和皮肤色素沉着、皮疹、荨麻疹、瘙痒、出汗。

10. 其他　尿频、味觉倒错、发热、不适、全身痛、冷颤、胸痛、感冒样综合征，男子女性型乳房，虚弱。

【注意事项】

1. 应提醒患者注意其同时应用的其他药物。

2. 应告诫患者该药尚未被证明能预防 HIV 通过性接触或血液污染的传播。

3. 齐多夫定不能治愈 HIV 感染，患者仍有罹患免疫抑制相关疾病（如条件致病菌感染及恶性肿瘤）的可能。

4. 本品禁用于已知对齐多夫定或制剂中任何成分过敏者。

5. 对于中性粒细胞计数异常低下（$<0.75\times10^9/L$）或血红蛋白水平异常低下（$<7.5g/dl$ 或 4.65mmol/L）者禁用。

恩替卡韦　Entecavir

【药物特点】　本药为鸟嘌呤核苷类似物，在体内经磷酸化后转化为具有活性的三磷酸盐形式，可抑制乙型肝炎病毒（HBV）多聚酶和反转录酶。主要通过抑制 HBV DNA 多聚酶的启动、抑制前基因组信使 RNA 的负链反转录、抑制 HBV DNA 正链的合成，从而抑制 HBV 复制。本药的作用机制与其他核苷类似物基本相同（除抑制 HBV DNA 多聚酶的启动外）。

【适应证】　本品适用于病毒复制活跃，血清丙氨酸氨基转移酶（ALT）持续升高或肝脏组织学显示有活动性病变的慢性成人乙型肝炎的治疗。

【用法用量】

1. 推荐剂量　成人和 16 岁及以上的青少年口服本品，每日 1 次，每次 0.5mg。拉米夫定治疗时发生病毒血症或出现拉米夫定耐药突变的患者为每日 1 次，每次 1mg（0.5mg 两片）。本品应空腹服用（餐前或餐后至少 2h）。

2. 儿科剂量　适应证：慢性活动性乙型肝炎。

2 岁及以上，体重 10～11kg，核苷抑制药初治：0.15mg（3ml）口服，每日 1 次。

2 岁及以上，体重 11～14kg，核苷抑制药初治：0.2mg（4ml）口服，每日 1 次。

2 岁及以上，体重 14～17kg，核苷抑制药初治：0.25mg（5ml）口服，每日 1 次。

2 岁及以上，体重 17～20kg，核苷抑制药初治：0.3mg（6ml）口服，每日 1 次。

2 岁及以上，体重 20～23kg，核苷抑制药初治：0.35mg（7ml）口服，每日 1 次。

2 岁及以上，体重 23～26kg，核苷抑制药初治：0.4mg（8ml）口服，每日 1 次。

2 岁及以上，体重 26～30kg，核苷抑制药初治：0.45mg（9ml）口服，每日 1 次。

2 岁及以上，体重超过 30kg，核苷抑制药初始治疗：0.5mg（10ml）口服，每日 1 次。

16 岁及以上，曾在拉米夫定治疗时出现乙肝病毒血症或对拉米夫定或替比夫定耐药者：1mg 口服，每日 1 次。

2～15 岁，体重 10～11kg，拉米夫定经治患儿：0.3mg（6ml）口服，每日 1 次。

2～15 岁，体重 11～14kg，拉米夫定经治患儿：0.4mg（8ml）口服，每日 1 次。

2～15 岁，体重 14～17kg，拉米夫定经治患儿：0.5mg（10ml）口服，每日 1 次。

2～15 岁，体重 17～20kg，拉米夫定经治患儿：0.6mg（12ml）口服，每日 1 次。

2～15 岁，体重 20～23kg，拉米夫定经治患儿：0.7mg（14ml）口服，每日 1 次。

2～15 岁，体重 23～26kg，拉米夫定经治患儿：0.8mg（15ml）口服，每日 1 次。

2～15 岁，体重 26～30kg，拉米夫定经治患儿：0.9mg（18ml）口服，每日 1 次。

2～15 岁，体重超过 30kg，拉米夫定经治患儿：1mg（20ml）口服，每日 1 次。

【不良反应】

1. 在国外进行的研究中，本品最常见的不良事件有头痛、疲劳、眩晕、恶心。拉米夫定治疗的患者普遍出现的不良事件有头痛、疲劳、眩晕。在研究中，分别有 1%的恩替卡韦治疗的患者和 4%拉米夫定治疗的患者由于不良事件和实验室检测指标异常而退出研究。

2. 在中国进行的临床试验中，最常见的不良事件有 ALT 升高、疲劳、眩晕、恶心、腹痛、腹部不适、上腹痛、肝区不适、肌痛、失眠和风疹。这些不良事件多为轻到中度。在与拉米夫定对照的试验中，本品不良事件的发生与拉米夫定相当。

3. 本品上市后的临床使用中报道有以下不良反应。鉴于该不良反应为自发报告,例数不详,故不能可靠地评估该不良反应的发生频率或与本品暴露量之间的因果关系。

（1）免疫系统失调：类变态反应。

（2）皮肤和皮下组织的不良反应：脱发、皮疹。

（3）肝胆系统异常：氨基转移酶升高。

【注意事项】

1. 慎用：①接受肝移植者。②脂肪性肝大者。③肾功能损害者（肌酐清除率＜50ml/min）。④乳酸性酸中毒者。

2. 药物对儿童的影响：16 岁以下患儿用药的安全性和有效性尚未建立。

3. 药物对妊娠的影响：孕妇用药应权衡利弊。国外资料动物研究显示,本药有致畸性或胚胎毒性,但尚无妇女的对照研究。美国食品药品监督管理局（FDA）对本药的妊娠安全性分级为 C 级。

4. 药物对哺乳的影响：动物（大鼠）实验,本药可泌入乳汁,但缺乏人类的安全性资料,不推荐哺乳期妇女使用。

5. 用药前后及用药时应当检查或监测：①用药期间及停止治疗后的几个月内,应严密监测肝功能（可能出现严重的乙型肝炎急性加重）。②对曾用过或正在使用可影响肾功能的免疫抑制药（如环孢素或他克莫司）的肝移植患者,治疗前和治疗期间均应监测肾功能。

6. 本药不能降低经性接触或污染血源传播 HBV 的危险性,故用药同时仍需采取适当防护措施干预疾病传播。

7. 给予本药的最佳时间与长期治疗结果（如肝硬化、肝癌）的关系目前尚不明确。

8. 目前尚无本药过量的报道。健康人群单次口服 40mg 或多次给药（每日 20mg,连续 14d）后,未观察到不良发生增多。如发生药物过量,须监测患者毒性指标,必要时给予支持治疗。

9. 对恩替卡韦或制剂中任何成分过敏者禁用。

干扰素　Interferon

【药物特点】　干扰素在病毒细胞表面与特殊膜受体结合发挥抗 DNA 和 RNA 作用，包括对某些酶的诱导作用，阻止受病毒感染细胞中病毒的复制，抑制这些细胞的增殖。本品具有免疫调节作用，可增强巨噬细胞的吞噬作用，增强淋巴细胞对靶细胞的特殊细胞毒性。

1. 抗病毒作用　其抗病毒活性不是杀灭而是抑制病毒，它一般为广谱病毒抑制药，对 RNA 和 DNA 病毒都有抑制作用。当病毒感染的恢复期可见干扰素的存在，另一方面用外源性干扰素亦可缓解感染。

2. 抑制细胞增殖　干扰素抑制细胞分裂的活性有明显的选择性，对肿瘤细胞的活性比正常细胞大 500～1000 倍。干扰素抗肿瘤效果可以是直接抑制肿瘤细胞增殖，或通过宿主机体的免疫防御机制限制肿瘤的生长。

3. 其他　干扰素对体液免疫、细胞免疫均有免疫调节作用，对巨噬细胞及 NK 细胞也有一定的免疫增强作用。

【适应证】

1. 用于多种恶性肿瘤，包括毛细胞白血病、慢性白血病、非霍奇金淋巴瘤、多发性骨髓瘤、膀胱癌、卵巢癌、晚期转移性肾癌及胰腺恶性内分泌肿瘤、黑素瘤和 Kaposi 肉瘤等。

2. 与其他抗肿瘤药物并用。

3. 作为放疗、化疗及手术治疗的辅助治疗剂。

4. 病毒性疾病的防治。

5. 病毒性皮肤病：如尖锐湿疣、单纯疱疹、生殖器疱疹及带状疱疹等。

6. 皮肤肿瘤：如皮肤 T 细胞淋巴瘤（CTCL）、恶性黑素瘤、Kaposi 肉瘤、基底细胞癌、鳞状细胞癌等。

7. 某些炎症性皮肤病：如白塞病、遗传过敏性皮炎（异位性皮炎）、瘢痕疙瘩、硬皮病、环状肉芽肿等。

8. 膜炎及眼部肿瘤。对于非甲非乙型肝炎以及慢性丁型肝炎也已证明有效。

【用法用量】

1. 皮下注射

（1）用于多发性骨髓瘤，初始剂量 200 万 U/m^2，每周 3 次（或隔日 1 次）；根据耐受性可逐渐提高至最大耐受量 500 万～1000 万 U/m^2，每周 3 次。

（2）用于毛细胞白血病，初始剂量 200 万 U/m^2，每周 3 次（或隔日 1 次），剂量可根据耐受性调节；治疗 1 个月内可出现 1 个或几个血液学指标的正常化，粒细胞、血小板计数及血红蛋白 3 个指标的改善可能需要 6 个月以上，对脾未切除的患者与已切除患者同样有效。

（3）用于慢性粒细胞性白血病，每日 400 万～500 万 U/m^2，病情控制后可改隔日 1 次。

（4）用于慢性乙型肝炎，初始剂量为每周 3500 万 U，每日 500 万 U 或隔日 1000 万 U；也可先口服泼尼松每次 60mg，每日 1 次，连续 2 周，随后每次 40mg，每日 1 次，连续 2 周，然后每次 20mg，每日 1 次，共 2 周，再停药 2 周后开始以本品治疗，每日皮下注射 500 万 U；上述任一方案均应给药 4 个月。

（5）用于慢性非甲非乙型肝炎，初始剂量每日 100 万～500 万 U，至少持续 4 个月。

（6）用于慢性丁型肝炎，初始剂量 500 万 U/m^2，每周 3 次，至少持续 3～4 个月。

（7）用于恶性黑素瘤，每次 1000 万 U/m^2，每周 3 次（或隔日 1 次），显效的中位时间约为 2 个月。

2. 静脉滴注　用于卡波西肉瘤，每日 5000 万 U/m^2，静脉滴注 30min，连续 5d，至少间隔 9d 再开始下一个 5d 疗程。

3. 局部注射 用于尖锐湿疣，先用乙醇垫清洗病灶，然后用 30 号细针于病灶底注射，隔日 1 次，每次注射含 100 万 U 本品的灭菌等渗注射剂 0.1～0.5ml，连续 3 周，1 次可处理 5 个病灶。每周最大剂量不应超过 1500 万 U。

【不良反应】

1. 全身反应：主要表现为流感样症状，即寒战、发热和不适。剂量超过 $44 \times 10^4 U/m^2$ 时，注射 2～6h 后即可出现发热。随着疗程延长，发热可逐渐减轻，一般 7d 后可停止发热。为避免发热，事先可使用对乙酰氨基酚。若仍发热，与 IF-α 含杂质有关，不宜再用。

2. 骨髓抑制：在用药中可出现白细胞、血小板和网状红细胞减少。减少剂量在 $8.5 \times 10^4 U/m^2$ 以下，可减轻骨髓抑制发生。

3. 局部反应：部分患者在注射部位可出现红斑，并有压痛，24h 后可消退。

4. 其他：脱发、皮疹、红细胞沉降率加快、嗜睡、一过性肝损伤。偶见过敏性休克，用药前应做过敏试验。

5. 呼吸困难、肝功能降低、白细胞减少、变态反应、转氨酶和血肌酐升高、全身乏力、脱发、鼻塞、鼻出血、上皮萎缩、嗜睡甚至癫痫发作。

6. 罕见有抑郁、意识障碍、体重减轻、皮疹、秃发、给药局部反应、感觉异常、呼吸困难、单纯疱疹、眼痛、心动过速、焦虑、瘙痒、鼻出血、咳嗽、高血压、感觉减退、腹痛、咽炎等。

7. 心血管系统不良反应特别是心律失常似与原有心血管疾病及以前有心脏毒性的治疗有关。剂量大于每日 1000 万 U 时，出现肝功能指标 AST、ALT 上升，粒细胞和血小板计数减少，停药或减量时可迅速恢复。其他尚有白细胞减少和血清肌酐、LDH、碱性磷酸酯酶上升。

【注意事项】

1. 慎用：①孕妇和哺乳期妇女及 18 岁以下患儿；②有心肌梗死或心律失常史的患者。原患心脏病、心肌梗死或晚期癌症患者慎用，用药前或用药中应做心电图检查。

2. 晚期代偿性肝硬化、食管静脉曲张出血、腹水、血小板计数减少、总胆红素水平提高、凝血酶原时间延长或血浆白蛋白水平降低的患者在使用本品之前不应口服泼尼松，应慎用本品并严密监护。

3. 发生变态反应，应立即停药。中至重度不良反应可能需改变剂量方案，在某些情况下应停药。

4. 治疗期间可能需补液，某些患者的低血压可能与液体缺失有关。

5. 中枢神经系统反应通常是可逆的，但某些患者可能需 3 周才能完全消失。

6. 如发生中枢神经系统反应，可能需停药，本品大剂量偶尔导致癫痫发作。

7. 本品大剂量用药偶尔导致癫痫样发作。

8. 宜与催眠药或镇静药合用。

9. 用前须做过敏试验，以防发生过敏性休克。

10. 如发现冻干制剂萎缩、变色，液体制剂浑浊、有异物或不溶性沉淀等均不宜使用。

11. 不宜口服与静脉注射。

12. 本品应置 2～8℃处保存。

13. 禁忌：严重心脏、肝脏或肾脏功能不全、骨髓抑制者禁用。对生物制剂过敏者。

14. 药物相互作用：与阿糖腺苷合用，有协同抗病毒作用；与阿昔洛韦、熊去氧胆酸、小柴胡合用，治疗病毒性肝炎或慢性乙型肝炎，疗效优于单用；与苯丁酸氮芥、环磷酰胺、长春新碱等合用，可提高抗肿瘤疗效；与柔红霉素合用，可增强抗白血病作用；中药人参、黄芪、香菇、参三七、知母及板蓝根注射剂、茵黄针剂等均有诱生干扰素作用，本品与其合用，可提高滴度 4 倍以上；与黄芪、5-碘去氧尿嘧啶合用，有相加性抑制腺病毒作用；本品可抑制肝微粒体对药物的代谢，使双香豆素活性增强，两药合用应监测凝血状态；明胶可作用干扰素结合体，增强抗癌效果；吲哚美辛可预防性减少干扰素寒战、发热等不良反应，并可增加干扰素水平；本品使对乙酰氨基酚代谢毒性产物不能解毒，因而合用可加重肝损害；本品降低氨茶碱体内清除率平均达 50%，合用有可能发生茶碱中毒；泼尼松可能降低本品生物活性。其他糖皮质激素有降低干扰素生物活性的作用，应予以注意。与高剂量阿地白介素合用，可增加超敏反应（红斑、瘙痒、低血压）的风险。与苯巴比妥合用时，因本药可抑制肝细胞色素酶 P450 系统，故会增加苯巴比妥的血清浓度而导致后者中毒。与齐多夫定合用，可增加血液毒性（如贫血、中性粒细胞减少症等）。与活疫苗合用，会增加被活疫苗感染的概率。与茶碱合用，会降低后者的清除率，出现茶碱中毒（即恶心、呕吐、便秘、癫痫发作）。

麻醉药、催眠药和镇静药与本品合用时应谨慎。与柔红霉素、长春碱、烷化剂、5-FU、PDD 等联合使用可提高疗效；与他莫昔芬、β 或 γ-IFN、IL-2 联用也有促进抗癌效果的报道；与有神经毒性、心脏毒性及血液毒性药合用增加 IFN 的毒性；与泼尼松合用时间长则降低 IFN 效果。

【超说明书用药】　雾化吸入用于局部治疗病毒性疾病。重组人干扰素 α-2b 用量方法如下。

1. 30 万 U 加入 0.9%氢化钠溶液至 2ml 单药雾化吸入，每日 2 次，疗程为 5～7d。

2. 患儿体质量 10kg 以内者给予 1 次 10 万 U，≥10kg 者给予 1 次 20 万 U，加入生理盐水 2ml 进行超声雾化吸入，每日 1 次，每次 20min，疗程 3d。

3. 1 次 100 万 U，加入 30ml 生理盐水雾化吸入。每日

1 次，疗程 3～5d。

4. 1 次 50 万 U，加入 20ml 生理盐水雾化吸入，每次 10min，每日 2 次，疗程 5～7d。

奥司他韦　Oseltamivir

【药物特点】　磷酸奥司他韦是其活性代谢产物的药物前体，其活性代谢产物（奥司他韦羧酸盐）是选择性流感病毒神经氨酸酶抑制药。神经氨酸酶是病毒表面的一种糖蛋白酶，其活性对新形成的病毒颗粒从被感染细胞中释放和感染性病毒在人体内进一步播散至关重要。磷酸奥司他韦的活性代谢产物能抑制甲型和乙型流感病毒的神经氨酸酶活性。在体外对病毒神经氨酸酶活性的半数抑制浓度低至纳克水平。在体外观察到活性代谢产物抑制流感病毒生长，在体内也观察到其抑制流感病毒的复制和致病性。本品通过抑制病毒从被感染的细胞中释放，从而减少了甲型或乙型流感病毒的播散。对自然获得的和实验室性流感进行的研究显示：应用磷酸奥司他韦并没有影响人体对感染产生正常的体液免疫反应。对灭活疫苗的抗体反应并没有受磷酸奥司他韦治疗的影响。

【适应证】

1. 用于成人和 1 岁及以上儿童的甲型和乙型流感治疗（磷酸奥司他韦能够有效治疗甲型和乙型流感，但是乙型流感的临床应用数据尚不多）。

2. 用于成人和 13 岁及以上青少年的甲型和乙型流感的预防。

3. 美国 FDA 已批准奥司他韦用于 2 周龄以上婴儿的治疗，鉴于目前的 PK 和安全性数据，奥司他韦可以用于刚出生的足月产儿和早产儿，因为其临床获益要大于临床风险。

【用法用量】

1. 用法　本品用温开水完全溶解后口服。磷酸奥司他韦可以与食物同服或分开服用。但对一些患者,进食同时服药可提高药物的耐受性。流感的治疗在流感症状开始的第一日或第二日(理想状态为 36h 内)就应开始治疗。

2. 用量

(1)成人和青少年:磷酸奥司他韦在成人和 13 岁以上青少年的推荐口服剂量是每次 75mg,每日 2 次,共 5d。

(2)儿童:对 1 岁以上的儿童推荐按以下剂量服用 5d。

体重≤5kg,30mg,每日 2 次。

16~23kg,45mg,每日 2 次。

24~40kg,60mg,每日 2 次。

超过 40kg,75mg,每日 2 次。

流感的预防

1. 磷酸奥司他韦用于与流感患者密切接触后的流感预防　推荐口服剂量为 75mg,每日 1 次,至少 7d。同样应在密切接触后 2d 内开始用药。

2. 磷酸奥司他韦用于流感季节时预防流感　推荐剂量为 75mg,每日 1 次。有数据表明连用药物 6 周安全有效。服药期间一直具有预防作用。

美国 FDA 推荐剂量

1. 9~11 月龄婴儿　治疗剂量(5d):3.5mg/(kg·次),每日 2 次。预防剂量(10d):3.5mg/(kg·次),每日 1 次。

2. 0~8 月龄婴儿　治疗剂量(5d):3mg/(kg·次),每日 2 次。预防剂量(10d):3mg/(kg·次),每日 1 次。

3. 早产儿(矫正年龄)　治疗剂量:<38 周龄,1mg/(kg·次);38~40 周龄,1.5mg/(kg·次);>40 周龄,3.0mg/(kg·次);均为每日 2 次,5d。

【不良反应】　在本品的批准后使用过程中,已鉴定出以下不良反应。由于这些不良反应是由一组不能确定人数的人群自发报告的,因此不可能准确的估算出不良反应的发生频率或确立不良反应与本品暴露之间的因果关系。

1. **全身**　脸部或舌部肿胀、变态反应或变态样反应、体温过低。

2. **皮肤**　皮疹、皮炎、荨麻疹、湿疹、中毒性表皮坏死松解症、Stevens-Johnson 综合征、多形性红斑。

3. **消化系统**　肝炎、肝功能检查异常。

4. **心脏**　心律失常。

5. **胃肠道**　胃肠道出血、出血性结肠炎。

6. **神经**　癫痫发作。

7. **代谢**　糖尿病恶化。

8. **精神**　行为异常、谵妄，包括幻觉、易激动、意识水平改变、意识模糊、梦魇、妄想。

【注意事项】

1. 自磷酸奥司他韦上市后，陆续收到流感患者使用磷酸奥司他韦治疗发生自我伤害和谵妄事件的报道，大部分报道来自日本，主要是儿科患者，但磷酸奥司他韦与这些事件的相关性还不清楚。在使用该药物治疗期间，应该对患者的自我伤害和谵妄事件等异常行为进行密切监测。

2. 尚无证据显示磷酸奥司他韦对甲型流感和乙型流感以外的其他疾病有效。

3. 奥司他韦对 1 岁以下儿童治疗流感的安全性和有效性尚未确定。

4. 奥司他韦对13岁以下儿童预防流感的安全性和有效性尚未确定。

5. 在健康状况差或不稳定必须入院的患者中奥司他韦的安全性和有效性尚无资料。

6. 在免疫抑制的患者中奥司他韦治疗和预防流感的安全性和有效性尚不确定。

7. 在合并有慢性心脏和（或）呼吸道疾病的患者中奥司他韦治疗流感的有效性尚不确定。这些人群中治疗组和安慰剂组观察到的并发症发生率无差别。

8. 磷酸奥司他韦不能取代流感疫苗。磷酸奥司他韦的使用不应影响每年接种流感疫苗。磷酸奥司他韦对流感的预防作用仅在用药时才具有。只有在可靠的流行病学资料显示社区出现了流感病毒感染后才考虑使用磷酸奥司他韦治疗和预防流感。

9. 对肌酐清除率在 10～30ml/min 的患者，用于治疗和预防的推荐剂量应做调整。磷酸奥司他韦不推荐用于肌酐清除率小于 10ml/min 的患者和严重肾衰竭需定期进行血液透析和持续腹膜透析的患者。

10. 无肾衰竭儿童的药物剂量的资料。

11. 没有观察到药物对患者驾驶车辆或者操作机械的能力产生影响。但是必须考虑流感本身可能造成的影响。

12. 与流感疫苗的相互作用：尚无磷酸奥司他韦和减毒活流感疫苗相互作用的系统评估。但由于两者之间可能存在相互作用，除非临床需要，在使用减毒活流感疫苗两周内不应服用磷酸奥司他韦，在服用磷酸奥司他韦后 48h 内不应使用减毒活流感疫苗。因为磷酸奥司他韦作为抗病毒药物可能会抑制活疫苗病毒的复制。三价灭活流感疫苗可以在服用磷酸奥司他韦前后的任何时间使用。

扎那米韦　Zanamivir

【药物特点】　扎那米韦为一种神经氨酸酶（流感病毒表面酶）抑制药，干扰病毒微粒的释放。扎那米韦在实验室和临床流感隔离群中的抗病毒活性已被培养细胞系证明。扎那米韦抑制流感病毒所需的浓度在不同分析方法和测试病毒株中有很大的变化。扎那米韦 50% 和 90% 的有效浓度（EC50 和 EC90）分别是 0.005～16.0μM 和 0.05～100μM。扎那米韦抑制流感病毒细胞与流感病毒在人体复制的关系尚未确定。

【适应证】　用于成人和 7 岁及以上儿童的甲型和乙型

流感治疗。治疗应尽早开始，且不应晚于感染初始症状出现后 48h。治疗甲型和乙型流感时，抗病毒药物非必需使用的药物，因此使用本品治疗流感时，应慎重考虑其必要性。

【用法用量】 每日 2 次，每次两吸（2×5mg），连续 5d，每日的总吸入剂量为 20mg。为达到最大治疗效果，症状出现后尽快开始治疗（没有资料支持在流感症状出现 48h 后应用本品会有效）。本品给药方式为经口吸入，使用提供的碟型吸入器-旋达碟经口吸入肺部给药。

【不良反应】 上市后经验：除了临床试验中报告的不良事件之外，在扎那米韦上市后的时间里，发现以下事件。因为这些事件主动报告自大小不明的人群，不能估算发生率。由于其严重性、报告频率或者可能与扎那米韦有关，所以这些事件被选入。

1. 变态反应 变态反应或类变态样反应，包括口咽部水肿。

2. 精神神经症状 谵妄，症状包括意识水平改变、意识错乱、行为异常、妄想症、幻觉、躁动、焦虑、多梦。

3. 心脏 心律失常、晕厥。

4. 神经 癫痫。

5. 呼吸 支气管痉挛、呼吸困难。

6. 皮肤 面部水肿；皮疹，包括严重的皮肤反应；荨麻疹。

【注意事项】 警告及重要注意事项。

1. 支气管痉挛。

2. 神经、精神事件。

3. 变态反应。

4. 禁忌：本品禁用于对扎那米韦或乳糖过敏患者。

5. 药物相互作用：扎那米韦不会影响人肝脏微粒体中细胞色素 P450 同工酶（CYP1A1/2，2A6，2C9，2C18，2D6，2E1 和 3A4）探针底物的活性。根据体外研究的数据，预期没有临床上显著的药动学药物相互作用。尚未评价合并使用扎那米韦与鼻内减毒流感疫苗（LAIV）的情况。由于抗病毒药物可能抑制活疫苗病毒的复制，因此在使用扎那米韦之前2周内或者之后48h内不应使用LAIV，除非医学上有指征。在使用扎那米韦的任何时间都可以使用三价灭活流感疫苗。

帕拉米韦 Peramivir

【药物特点】 强效选择性流感病毒神经氨酸酶抑制药。病毒神经氨酸酶活性对新形成的病毒颗粒从被感染细胞的释放和感染性病毒在人体内进一步传播是关键的。药物的活性代谢产物抑制甲型和乙型流感病毒的神经氨酸酶。体外在很低的毫微克分子浓度即有抑制效应。在体外观察到活性代谢产物抑制流感病毒生长，在体内也观察到其抑制流感病毒的复制和致病性。

【适应证】 抗病毒药，主要用于流感病毒引起的普通流感、甲型流感。包括H1（H1N），HA（HAN）及H9N9等系列病毒引起的流感。也可以用于奥司他韦不能控制的重症型流感。

【用法用量】 通常情况下可以采用帕拉米韦每日1次，每次10mg/kg，30min以上单次静脉滴注，也可以根据病情，采用连日重复给药，不超过5d。单次给药剂量上限为600mg以内。美国FDA推荐儿童患者日剂量：<30日龄，6mg/kg，qd。31～90日龄，8mg/kg，qd。91日龄至17岁，10mg/kg，qd。

【不良反应】

1. 严重不良反应

（1）休克（发生频率不明）：在给药过程中，应严密观察，若出现血压降低、面色苍白和冷汗等可能提示休克的症状，应立即停止给药，并采取适当的措施。

（2）白细胞减少，中性粒细胞减少（1%～4.9%）：因可能会有白细胞减少、中性粒细胞减少，故应严密观察，若有异常，须中止给药，并采取适当的处置措施。

（3）同类抗病毒药物的严重不良反应：因其他抗流感病毒药物有严重不良反应，故应严密观察，若有异常情形时，需中止给药，并采取适当的处置措施。

2. 不良反应（其他同类抗病毒药物）

（1）过敏。

（2）肺炎。

（3）暴发性肝炎、肝功能损害、黄疸。

（4）皮肤黏膜眼综合征（史蒂文斯-约翰逊综合征），中毒性表皮坏死松解症（toxic epidermal necrolysis，TEN）。

（5）急性肾衰竭。

（6）血小板减少。

（7）精神、神经症状（意识障碍、异常行为、谵妄、幻觉、妄想、痉挛等）。

（8）出血性肠炎。

【注意事项】

1. 本品仅对甲型和乙型流感病毒有效。当怀疑为细菌感染或者细菌感染与流感病毒感染合并存在时，应谨慎鉴别，适当用药。

2. 肾功能障碍患者慎用。对肌苷清除率在 10～30ml/min 的患者，用于治疗的推荐剂量应做调整。

3. 某些特殊个体在高剂量的临床应用中应注意监测心电指标。

4. 帕拉米韦不能取代流感疫苗，其使用不应影响每年接种流感疫苗。

5. 切勿滥用本品，只有在可靠的流行病学资料显示社区出现了流感病毒感染及诊断明确后才考虑使用帕拉米韦治疗流感。用药应严格按【用法用量】中推荐的剂量使用，以尽可能减少病毒耐药的可能。

6. 根据日本研究报道，在使用该药物治疗期间，应该对患者的精神、神经异常行为予以关注，对未成年人等进行2d 的监护；必须对患者及其家属提前说明可能出现异常行为。有报道，流感脑炎等可引起同样的症状，所以必须进行说明。

7. 未观察到帕拉米韦对患者驾驶车辆或者操作机械的能力产生影响。

（程 超 魏克伦）

第十九节 抗结核药

异烟肼 Isoniazid

【药物特点】

1. 属于全杀菌药。INH 对细胞内、外结核菌均有杀灭作用，对干酪病灶内代谢缓慢的持菌亦有一定作用，因此是全杀菌药。目前是小儿化疗的首选药物，是短程化疗方案中自始至终全程应用的药物。

2. 疗效高：口服后吸收迅速，能在数日内杀死病灶中结核菌群的90%。其杀菌作用不受环境酸碱度影响。

3. 分子小，通透性强，可渗透到各种组织及体液中。肺中浓度可与血浓度相似，又能渗透到干酪病灶中。

4. 副作用少，安全性好。INH 所致肝损害在小儿明显低于成人，但在剂量>10mg/（kg·d）时有所增加。

【适应证】

1. 异烟肼与其他抗结核药联合，适用于各型结核病的治疗，包括结核性脑膜炎及其他分枝杆菌感染。

2. 异烟肼单用适用于各型结核病的预防。

（1）新近确诊为结核病患者的家庭成员或密切接触者。

（2）结核菌素纯蛋白衍生物试验（PPD）强阳性同时胸部 X 射线检查符合非进行性结核病，痰菌阴性，过去未接受过正规抗结核治疗者。

（3）正在接受免疫抑制药或长期激素治疗的患者，某些血液病或网状内皮系统疾病（如白血病、霍奇金病）、糖尿病、尿毒症、矽肺或胃切除术等患者，其结核菌素纯蛋白衍生物试验呈阳性反应者。

（4）35 岁以下结核菌素纯蛋白衍生物试验阳性的患者。

（5）已知或疑为 HIV 感染者，其结核菌素纯蛋白衍生物试验呈阳性反应者或与活动性肺结核患者有密切接触者。

【用法用量】

1. 口服

（1）预防：小儿每日按体重 10mg/kg，每日总量不超过 0.3g，顿服。

（2）治疗：小儿每日按体重 10～20mg/kg，每日不超过 0.3g，顿服。某些严重结核病患儿（如结核性脑膜炎），每日按体重可高达 30mg/kg（每日量最高 500mg），但要注意肝功能损害和周围神经炎的发生。

2. 肌内注射、静脉注射或静脉滴注：国内极少肌内注射，一般在强化期或对于重症或不能口服用药的患者采用静脉滴注的方法，用 0.9%氯化钠注射液或 5%葡萄糖注射液稀释后使用。儿童每日按体重 10～15mg/kg，每日不超过 0.3g。

3. 小儿联合使用异烟肼、利福平时，二者剂量最好各不超过 10mg/（kg·d），以免损害肝功能。

【不良反应】

1. 肝脏毒性　本品可引起轻度一过性肝损害，如血清氨基转移酶升高及黄疸等，发生率为 10%～20%。肝脏毒性与本品的代谢产物乙酰肼有关，快乙酰化者乙酰肼在肝脏积聚增多，故易引起肝损害。服药期间饮酒可使肝损害增加。毒性反应表现为食欲缺乏、异常乏力或软弱、恶心或呕吐（肝毒性的前驱症状）及深色尿、眼或皮肤黄染（肝毒性）。

2. **神经系统毒性** 周围神经炎多见于慢乙酰化者，并与剂量有明显关系。较多患者表现为步态不稳、麻木针刺感、烧灼感或手足疼痛。此种反应在铅中毒、动脉硬化、甲状腺功能亢进、糖尿病、酒精中毒、营养不良者，以及孕妇等较易发生。其他毒性反应，如兴奋、欣快感、失眠、丧失自主力、中毒性脑病或中毒性精神病则均属少见，视神经炎及萎缩等严重毒性反应偶有报道。

3. **变态反应** 包括发热、多形性皮疹、淋巴结病、脉管炎等。一旦发生，应立即停药，如需再用，应从小剂量开始，逐渐增加剂量。

4. **血液系统** 可有粒细胞减少、嗜酸性粒细胞增多、血小板减少、高铁血红蛋白血症等。

5. **其他** 如口干、维生素 B_6 缺乏症、高血糖症、代谢性酸中毒、内分泌功能障碍等偶有报道。

【注意事项】

1. 精神病、癫痫、肝功能损害及严重肾功能损害者应慎用本品或剂量酌减。

2. 本品与乙硫异烟胺、吡嗪酰胺、烟酸或其他化学结构有关药物存在交叉过敏。

3. 异烟肼结构与维生素 B_6 相似，大剂量应用时，可使维生素 B_6 大量随尿排出，抑制脑内谷氨酸脱羧变成 γ-氨酪酸而导致惊厥，同时也可引起周围神经系统的多发性病变。如出现轻度手足发麻、头晕，可服用维生素 B_1 或维生素 B_6，若重度者或有呕血现象，应立即停药。

4. 肾功能减退但血肌酐值低于 6mg/100ml 者，异烟肼的用量勿需减少。如肾功能减退严重或患者系慢乙酰化者则需减量，以异烟肼服用后 24h 的血药浓度不超过 1mg/L 为宜。在无尿患者中异烟肼的剂量可减为常用量的一半。

5. 肝功能减退者剂量应酌减。用药前、疗程中应定期检查肝功能，包括血清胆红素、AST、ALT，疗程中密切注意有无肝炎的前驱症状，一旦出现肝毒性的症状及体征时应即停药，必须待肝炎的症状、体征完全消失后方可重新应用本品，此时必须从小剂量开始，逐步增加剂量，如有任何肝毒性表现应即停药。

6. 如疗程中出现视神经炎症状，需立即进行眼部检查，并定期复查。

7. 慢乙酰化患者较易产生不良反应，故宜用较低剂量。

利福平　Rifampin

【药物特点】

1. 杀菌作用发生最快。从药物接触结核菌到发生杀菌效力仅需 1h。利福平属低浓度抑菌，高浓度杀菌药。不但对细胞外菌且对细胞内休眠菌亦可杀灭，故也是全杀菌药。

2. 口服后吸收分布良好。饭后服用则血浓度低，应于早餐前 1h 顿服。其渗透入体腔量为血浓度的 1/3。

3. 利福平与异烟肼及乙胺丁醇有协同作用。异烟肼和利福平联用灭菌作用比任何其他联合用药均强，为短程化疗最佳联合。

4. 利福平主要不良反应是肝损害，剂量大时毒副反应增多。与异烟肼联合用药可增加肝毒作用，尤当二者剂量均大时。故联用异烟肼和利福平时，二者剂量最好各不超过 10mg/（kg·d），利福平与吡嗪酰胺合用亦可增加肝损害机会。

5. 产生耐药变异菌株较链霉素及异烟肼为少。但不可单用利福平。

【适应证】

1. 本品与其他抗结核药联合用于各种结核病的初治与复治，包括结核性脑膜炎的治疗。

2. 本品与其他药物联合用于麻风、非结核分枝杆菌感染的治疗。

3. 本品与万古霉素（静脉）可联合用于甲氧西林耐药葡萄球菌所致的严重感染。利福平与红霉素联合方案用于军团菌属严重感染。

4. 用于无症状脑膜炎奈瑟菌带菌者；以消除鼻咽部脑膜炎奈瑟菌；但不适用于脑膜炎奈瑟菌感染的治疗。

【用法用量】

1. 口服

（1）抗结核治疗：1 月龄以上小儿每日按体重 10～20mg/kg，空腹顿服，每日量不超过 0.6g。

（2）脑膜炎奈瑟菌带菌者：1 月龄以上小儿每日 10mg/kg，每 12 小时 1 次，连服 4 次。

2. 静脉 以无菌操作法用 5%葡萄糖注射液或 0.9%氯化钠注射液 500ml 稀释本品后静脉滴注，建议输注时间超过 2h，但应在 4h 内滴完。不能肌内注射或皮下注射。配制后的溶液需在 4h 内使用。本品不能与其他药物混合在一起以免发生沉淀，与其他静脉注射药物合并治疗时需要通过不同部位注射。

（1）结核病：儿童，一般为每日单次静脉滴注 20mg/kg，每日总剂量一般不超过 600mg。

（2）肝功能损害患者：肝功能损害患者每日剂量不应超过 8mg/kg。

【不良反应】

1. 消化系统 可出现胃灼热感、上腹不适、厌食、呕吐、恶心、腹泻、胃肠胀气、黄疸。

2. 肝脏 本药有肝毒性，多发生在与其他结核药联合使用时，表现为 ALT 升高、肝大，严重时出现黄疸。

3. 血液系统 高剂量间歇治疗时可引起血小板减少症。但合理的每日督导治疗则很少发生这种情况。停药后血小板减少及紫癜可恢复。偶有暂时性白细胞减少、溶血性贫血和血红蛋白降低的报道。

4. 中枢神经系统 有出现头痛、发热、嗜睡、疲劳、头晕、共济失调、注意力不集中、四肢疼痛、全身麻木等的报道。偶有肌病和精神错乱的报道。

5. 内分泌系统 可引起月经紊乱。偶有引起肾上腺功能不全的报道。

6. 肾脏 可引起 BUN 和血尿酸升高。偶有溶血、血红蛋白尿、血尿、间质性肾炎、急性肾小管坏死和肾功不全。这些通常考虑为高度的变态反应所致，一般多在间歇治疗或者故意、偶然中断每日治疗后的重新用药后出现。当中止用药或者开始合理用药后，这些症状可恢复。

7. 皮肤 皮肤反应一般轻微且为自限性，包括皮肤发红、瘙痒伴或不伴随皮疹的出现。严重的皮肤反应多由变态反应引起，但并不常见。

【注意事项】

1. 乙醇中毒、肝功能损害者慎用。婴儿、3 月龄以上患儿、孕妇和哺乳期妇女慎用。

2. 对诊断的干扰：可引起直接抗球蛋白试验（Coombs 试验）阳性；干扰血清叶酸浓度测定和血清维生素 B_{12} 浓度测定结果；可使磺溴酞钠试验滞留出现假阳性；可干扰利用分光光度计或颜色改变而进行的各项尿液分析试验的结果；可使血液尿素氮、血清碱性磷酸酶、血清丙氨酸氨基转移酶、天冬氨酸氨基转移酶、血清胆红素及血清尿酸浓度测定结果增高。

3. 利福平可致肝功能不全，在原有肝病患者或本品与其他肝毒性药物同服时有伴发黄疸死亡病例的报道，因此原有肝病患者，仅在有明确指征情况下方可慎用，治疗开始前、治疗中严密观察肝功能变化，肝损害一旦出现，立即停药。

4. 高胆红素血症系肝细胞性和胆汁潴留的混合型，轻症患者用药中自行消退，重者需停药观察。血胆红素升高也可能是利福平与胆红素竞争排泄的结果。治疗初期2～3个月应严密监测肝功能变化。

5. 单用利福平治疗结核病或其他细菌性感染时病原菌可迅速产生耐药性，因此本品必须与其他药物合用。治疗可能需持续6～24个月，甚至数年。

6. 利福平可能引起白细胞和血小板减少，并导致牙龈出血和感染、伤口愈合延迟等。此时应避免拔牙等手术、注意口腔卫生、刷牙及剔牙均需慎重，直至血象恢复正常。用药期间应定期检查周围血象。

7. 口服利福平应于餐前1h或餐后2h服用，清晨空腹1次服用吸收最好，因进食影响本品吸收。

8. 肝功能减退的患者常需减少剂量，每日剂量≤8mg/kg。

9. 肾功能减退者不需减量。在肾小球滤过率减低或无尿患者中利福平的血药浓度无显著改变。服药后尿液、唾液、汗液等均可显橘红色。有发生间质性肾炎的可能。

吡嗪酰胺 Pyrazinamide

【药物特点】

1. 吡嗪酰胺作用受环境酸碱度影响大，当pH5.0～5.5时则对结核菌可发挥抑菌甚至杀菌作用。

2. 吡嗪酰胺口服后吸收极好，在巨噬细胞内可抑制结核菌生长。细胞内休眠菌的存在是结核复发的基础，故吡嗪酰胺对预防结核复发有重要意义。吡嗪酰胺属半杀菌药。

3. 吡嗪酰胺能渗透到很多组织及体液，包括脑脊液。

4. 吡嗪酰胺毒副作用与剂量有关，近年来剂量降低到20～30mg/（kg·d），疗程3个月，已证明有确切疗效且毒副作用大大减少。可见高尿酸血症，但真正痛风少见。

5. 单一用药极易产生耐药，吡嗪酰胺与异烟肼联用可增强杀菌作用，目前异烟肼+利福平+吡嗪酰胺为最强大灭菌组合。

【适应证】 本品仅对分枝杆菌有效，与其他抗结核药（如链霉素、异烟肼、利福平及乙胺丁醇）联合用于治疗结核病。

【用法用量】 口服。成人常用量，与其他抗结核药联合，每日 15～30mg/kg，顿服，最高每日 2g（8 片）；儿童每日 20～30mg/kg。（说明书写儿童不宜或权衡利弊后应用；此用量来自于《儿童肺结核的临床诊断标准和治疗方案（试行）》。

【不良反应】

1. 发生率较高者 关节痛（由于高尿酸血症引起，常轻度，有自限性）。

2. 发生率较少者 食欲缺乏、发热、乏力或软弱、眼或皮肤黄染（肝毒性）、畏寒。

【注意事项】

1. 交叉过敏 对乙硫异烟胺、异烟肼、烟酸或其他化学结构相似的药物过敏患者可能对本品也过敏。

2. 对诊断的干扰 本品可与硝基氰化钠作用产生红棕色，影响尿酮测定结果；可使丙氨酸氨基转移酶、天冬氨酸氨基转移酶、血尿酸浓度测定值增高。

3. 慎用 糖尿病、痛风或严重肝功能减退者慎用。

4. 其他 应用本品疗程中血尿酸常增高，可引起急性痛风发作，须进行血清尿酸测定。

乙胺丁醇 Ethambutol

【药物特点】

1. 为抑菌药。

2. 乙胺丁醇与异烟肼、利福平等联合应用，可延缓二者耐药性产生，但不够有力，故不是短程化疗之主要药物。

3. 乙胺丁醇不良反应主要为球后视神经炎，视力减退，中心盲点和绿视能力丧失。不良反应发生与剂量有关，当日剂量由 25～50mg/kg 减到 15～25mg/kg 时不良反应大大减少。

【适应证】　适用于与其他抗结核药联合治疗结核杆菌所致的肺结核。亦可用于结核性脑膜炎及非典型分枝杆菌感染的治疗。

【用法用量】

1. 药品说明书表明，13 岁以下不宜应用本品；13 岁及以上儿童用量与成人相同。《肺结核的临床诊断标准和治疗方案（试行）》里建议：每日 15～25mg/kg，与其他抗结核药物联用。

2. 成人常用量与其他抗结核药合用，结核初治，按体重 15mg/kg，每日 1 次顿服；或每次口服 25～30mg/kg，最高 2.5g（10 片），每周 3 次；或 50mg/kg，最高 2.5g（10 片），每周 2 次。结核复治，按体重 25mg/kg，每日 1 次顿服，连续 60d，继以按体重 15mg/kg，每日 1 次顿服。非典型分枝杆菌感染，每日 15～25mg/kg，1 次顿服。

【不良反应】

1. 发生率较多者为视物模糊、眼痛、红（绿）色盲或视力减退、视野缩小（视神经炎每日按体重剂量 25mg/kg 以上时易发生），视力变化可为单侧或双侧。

2. 发生率较少者为畏寒、关节肿痛（尤其踇趾、踝、膝关节）、病变关节表面皮肤发热拉紧感（急性痛风、高尿酸血症）。

3. 发生率极少者为皮疹、发热、关节痛等变态反应；麻木，针刺感、烧灼痛或手足软弱无力（周围神经炎）。

【注意事项】

1. 对诊断的干扰：服用本品可使血尿酸浓度测定值增高。

2. 下列情况应慎用：痛风、视神经炎、肾功能减退。

3. 治疗期间应检查：眼部，视野、视力、红（绿）色鉴别力等，在用药前、疗程中每日检查 1 次，尤其是疗程长，每日剂量超过 15mg/kg 的患者，血清尿酸测定，由于本品可使血清尿酸浓度增高，引起痛风发作。因此，在疗程中应定期测定。

4. 如发生胃肠道刺激，乙胺丁醇可与食物同服。每日剂量分次服用可能达不到有效血药浓度度，因此本品每日剂量宜 1 次顿服。

5. 乙胺丁醇单用时细菌可迅速产生耐药性，因此必须与其他抗结核药联合应用。本品用于曾接受抗结核药的患者时，应至少与 1 种药物合用。

6. 鉴于目前尚无切实可行的测定血药浓度方法，剂量应根据患者体重计算。肝或肾功能减退的患者，本品血药浓度可能增高，半衰期延长。有肾功能减退的患者应用时需减量。

7. 与乙硫异烟胺合用可增加不良反应。

8. 与氢氧化铝同用能减少本品的吸收。

9. 与神经毒性药物合用可增加本品神经毒性，如视神经炎或周围神经炎。

链霉素　Streptomycin

【药物特点】

1. 在细胞外，pH 中性和偏碱性环境中发挥作用，对新鲜渗出性病灶和空洞中生长繁殖活跃的细胞外结核菌作用最强，治疗小儿急性血行播散结核最为适宜。对巨噬细胞内休眠菌无作用，故称为半杀菌药。

2. 能渗入肺、肝、肾等脏器及浆膜腔。

3. 不良反应主要是听力障碍和耳聋，目前采用 20～30mg/（kg·d），每日最大量为 0.75g，疗程 2 个月，不良反应已较少发生。但在应用时需进行听力监测，对家族中有药物性耳聋的患儿应禁用。使用时需征得家长和患儿的知情同意。

4. 单用易产生耐药。

【适应证】

1. 本品主要与其他抗结核药联合用于结核分枝杆菌所致各种结核病的初治病例，或其他敏感分枝杆菌感染。

2. 本品可单用于治疗土拉菌病，或与其他抗菌药物联合用于鼠疫、腹股沟肉芽肿、布鲁菌病、鼠咬热等的治疗。

3. 亦可与青霉素或氨苄西林联合治疗草绿色链球菌或肠球菌所致的心内膜炎。

【用法用量】

1. 治疗结核病　按体重 20～30mg/kg，每日 1 次，每日最大剂量不超过 0.75g（说明书中最大剂量为 1.0g，此剂量来自于指南），与其他抗结核药合用。治疗其他感染按体重每日 15～25mg/kg，分 2 次给药。

2. 肾功能减退患者　按肾功能正常者链霉素的正常剂量为每日 1 次，15mg/kg 肌内注射。肌酐清除率＞50～90ml/min，每 24 小时给予正常剂量的 50%；肌酐清除率为 10～50ml/min，每 24～72 小时给予正常剂量的 50%；肌酐清除率＜10ml/min，每 72～96 小时给予正常剂量的 50%。

【不良反应】

1. 血尿、排尿次数减少或尿量减少、食欲缺乏、口渴等肾毒性症状，少数可产生血液中尿素氮及肌酐值增高。

2. 影响前庭功能时可有步态不稳、眩晕等症状；影响听神经出现听力减退、耳鸣、耳部饱满感。

3. 部分患者可出现面部或四肢麻木、针刺感等周围神经炎症状。

4. 偶可发生视力减退（视神经炎），嗜睡、软弱无力、呼吸困难等神经肌肉阻滞症状。

5. 偶可出现皮疹、瘙痒、红肿。少数患者停药后仍可

发生听力减退、耳鸣、耳部饱满感等耳毒性症状，应引起
注意。

【注意事项】

1. 使用链霉素时　需履行告知义务并进行听力监测，
家族中有药物性耳聋的患儿应禁用。

2. 交叉过敏　对一种氨基糖苷类过敏的患者可能对其
他氨基糖苷类也过敏。

3. 下列情况应慎用链霉素

（1）失水，可使血药浓度增高，易产生毒性反应。

（2）第Ⅷ对脑神经损害，因本品可导致前庭神经和听神
经损害。

（3）重症肌无力或帕金森病，因本品可引起神经肌肉阻
滞作用，导致骨骼肌软弱。

（4）肾功能损害，因本品具有肾毒性。

4. 疗程中应注意定期进行下列检查

（1）尿常规和肾功能测定，以防止出现严重肾毒性反应。

（2）听力检查或听电图（尤其高频听力）测定，这对老
年患者尤为重要。

（3）有条件时应监测血药浓度，并据此调整剂量，尤其
对新生儿、年老和肾功能减退患者。每 12 小时给药 7.5mg/kg
者应使血药峰浓度维持在 15～30mg/ml，谷浓度 5～
10mg/ml；每日 1 次给药 15mg/kg 者应使血药峰浓度维持在
56～64mg/ml，谷浓度＜1mg/ml。

5. 对诊断的干扰　本品可使丙氨酸氨基转移酶
（ALT）、天冬氨酸氨基转移酶（AST）、血清胆红素浓度及
乳酸脱氢酶浓度的测定值增高；血钙、镁、钾、钠浓度的测
定值可能降低。

（邹　凝）

第2章

中枢神经系统药物

第一节　镇静催眠药

地西泮　Diazepam

【药物特点】

1. 该药为长效苯二氮䓬类药物，具有抗癫痫及抗惊厥作用，可抑制病灶异常放电向周围扩散，但不能消除这种异常放电，仅为癫痫持续状态的首选药物。代谢物具有活性，因此在给药后数小时可产生再次催眠作用。

2. 该药口服吸收快而完全，生物利用度约 76%。肌内注射吸收慢而不规则，亦不完全，急需发挥疗效时应静脉注射。肌内注射 20min 内、静脉注射 1~3min 起效。开始静脉注射后迅速经血流进入中枢神经，作用快，但转移进入其他组织也快，作用消失也快。

3. 该药及其代谢物脂溶性高，容易穿透血-脑脊液屏障；可通过胎盘，可分泌入乳汁。

4. 静脉注射为治疗癫痫持续状态的首选药。

5. 与中枢抑制药物合用可增加呼吸抑制作用。

【适应证】

1. 主要用于抗焦虑、镇静、催眠、抗惊厥及癫痫持续状态。

2. 缓解炎症所引起的反射性肌肉痉挛等。

3. 对破伤风轻度阵发性惊厥也有效。

4. 静脉注射可用于全麻的诱导和麻醉前给药。

【用法用量】

1. 抗癫痫、癫痫持续状态和严重频发性癫痫，30 日龄至 5 岁，静脉注射为宜，每 2～5 分钟 0.2～0.5mg，最大限用量为 5mg。5 岁以上每 2～5 分钟 1mg，最大限用量 10mg。如需要，2～4h 后可重复治疗。

2. 重症破伤风解痉时，30 日龄至 5 岁 1～2mg，必要时 3～4h 后可重复注射，5 岁以上注射 5～10mg。

3. 小儿宜缓慢静脉注射，3min 内按体重不超过 0.25mg/kg，间隔 15～30min 可重复。以下参照《中国国家儿童处方集》（CNFC，2013）。

静脉注射用于癫痫持续状态或频繁发作、热性惊厥或中毒所致严重惊厥发作。新生儿至 12 岁，1 次 0.3～0.4mg/kg，单剂最大量不超过 10mg，必要时 10min 后重复 1 次。12～18 岁，1 次 10～20mg，必要时 10min 后重复 1 次。

【不良反应】

1. 常见的不良反应：嗜睡、头晕、乏力等，大剂量可有共济失调、震颤。

2. 罕见的有皮疹，白细胞减少。

3. 个别患者发生兴奋，多语，睡眠障碍，甚至幻觉。停药后，症状很快消失。

4. 长期连续用药可产生依赖性，停药可能发生撤药症状，表现为激动或忧郁。

【禁忌证】

1. 孕妇、妊娠期妇女、新生儿禁用。

2. 该药注射剂含苯甲醇，禁止用于儿童肌内注射。

【注意事项】

1. 静脉注射给药过快可导致呼吸暂停、低血压、心动过缓或心搏停止。

2. 对苯二氮䓬类药物过敏者，可能对本药过敏。

3. 肝肾功能损害者能延长本药清除半衰期。

4. 癫痫患者突然停药可引起癫痫持续状态。

5. 严重的精神抑郁可使病情加重，甚至产生自杀倾向，应采取预防措施。

6. 避免长期大量使用而药物依赖，如长期使用应逐渐减量，不宜骤停。

7. 对本类药耐受量小的患者初用量宜小，逐渐增加剂量。

8. 幼儿中枢神经系统对本药异常敏感，应谨慎给药。

9. 在妊娠 3 个月内，本药有增加胎儿致畸的危险，孕妇长期服用可药物依赖，使新生儿呈现撤药症状：激惹、震颤、呕吐、腹泻；妊娠后期用药影响新生儿中枢神经活动。

10. 分娩前及分娩时用药可导致新生儿肌张力较弱，应禁用。

11. 该药可分泌入乳汁，哺乳期妇女应避免使用。

12. 以下情况慎用

（1）严重的急性乙醇中毒，可加重中枢神经系统抑制作用。

（2）重度重症肌无力，病情可能被加重。

（3）急性或隐性发生闭角型青光眼可因本品的抗胆碱能效应而使病情加重。

（4）低蛋白血症时，可导致易嗜睡难醒。

（5）多动症者可有反常反应。

（6）严重慢性阻塞性肺部病变，可加重呼吸衰竭。

（7）外科或长期卧床患者，咳嗽反射可受到抑制。

（8）有药物滥用和药物依赖史者。

【药物相互作用】

1. 与中枢抑制药合用可增加呼吸抑制作用。

2. 与易药物依赖和其他可能药物依赖药合用时，药物依赖的危险性增加。

3. 与酒及全麻药、可乐定、镇痛药、吩噻嗪类、单胺氧化酶 A 型抑制药和三环类抗抑郁药合用时,可彼此增效,应调整用量。

4. 与抗高血压药和利尿降压药合用,可使降压作用增强。

5. 与西咪替丁、普萘洛尔合用本药清除减慢,血浆半衰期延长。

6. 与扑米酮合用由于减慢后者代谢,需调整扑米酮的用量。

7. 与左旋多巴合用时,可降低后者的疗效。

8. 与利福平合用,增加本品的消除,血药浓度降低。

9. 异烟肼抑制本品的消除,致血药浓度增高。

10. 与地高辛合用,可增加地高辛血药浓度而致中毒。

【用药过量】　药物过量可出现持续的精神错乱、严重嗜睡、抖动、言语不清、步态不稳、心搏异常缓慢、呼吸短促或困难、严重乏力。超量或中毒宜及早对症处理,最重要的是对呼吸循环方面的支持疗法,此外苯二氮䓬受体拮抗药氟马西尼可用于该类药物过量中毒的解救和诊断。中毒出现兴奋异常时,不能用巴比妥类药。

咪达唑仑　Midazolam

【药物特点】

1. 咪达唑仑是一种作用时间相对较短的苯二氮䓬类中枢神经抑制药,通过苯二氮䓬类 GABA 受体和离子通道(氯离子)结合及产生膜过度除极和神经元抑制两方面的作用而产生抗焦虑、镇静、抗惊厥等作用。

2. 本品起效快,作用时间相对较短,血浆消除半衰期仅为 1.5～2.5h。

3. 本品易透过血-脑脊液屏蔽,可缓慢穿过胎盘进入胎儿血液循环中。哺乳期妇女使用后,有少量药物从乳汁中排出。

【适应证】

1. 麻醉前给药。

2. ICU 患者镇静。

3. 适用于抗惊厥及癫痫持续状态。

4. 椎管内麻醉及局部麻醉时辅助用药。

5. 诊断或治疗性操作（如心血管造影、心律转复、支气管镜检查、消化道内镜检查等）时患者镇静。

【用法用量】 参照《中国国家儿童处方集》（CNFC，2013）；《英国国家儿童处方集》（BNFC，2018-2019）。

1. 静脉注射用于癫痫持续状态 新生儿及 1 月龄至 18 岁：首剂 150～200μg/kg，继以持续静脉输注每小时 60μg/kg，如果发作不能控制，可每 15 分钟增加每小时 60μg/kg，直至惊厥控制或者达到最大剂量每小时 300μg/kg。

2. 操作镇静

（1）口服：1 月龄至 18 岁，500μg/kg（最大剂量 20mg）在操作前 30～60min 给药。

（2）直肠给药：6 月龄至 11 岁，300～500μg/kg 在操作前 15～30min 给药。

（3）缓慢静脉注射：操作前 5～10min 使用，注射时间 2min 以上。1 月龄至 5 岁：初始剂量 25～50μg/kg，如果需要则小剂量追加（最大总剂量为 6mg）；6～11 岁：初始剂量 25～50μg/kg，如果需要则小剂量追加（最大总剂量为 6mg）；12～17 岁：初始剂量 25～50μg/kg，如果需要则小剂量追加（最大总剂量为 7.5mg）。

3. 术前用药

（1）口服：1 月龄至 18 岁，500μg/kg（最大每剂 20mg）手术前 15～30min 服用。

（2）直肠给药：6 月龄至 11 岁：300～500μg/kg 诱导前 15～30min 给药麻醉诱导（但很少使用）。

（3）麻醉诱导：缓慢静脉注射。7～17 岁：最初为

150μg/kg（最大剂量 7.5mg），50μg/kg 逐步给予，时间 2min 以上。如必须则 2～5min 后每 2 分钟追加 50μg/kg（最大剂量 2.5mg）。最大总剂量为 500μg/kg（不超过 25mg）。

4. ICU 镇静　　妊娠＜32 周的新生儿持续静脉输注每小时 60μg/kg，24h 后减至每小时 30μg/kg。妊娠≥32 周的新生儿，持续静脉输注每小时 60μg/kg，根据反应进行调整，最长治疗时间为 4d。1～5 月龄婴儿，持续静脉输注每小时 60μg/kg，根据反应进行调整。6 月龄至 11 岁，初始剂量 50～200μg/kg，缓慢静脉注射 3min 以上，静脉维持剂量每小时 30～120μg/kg，根据反应进行调整。12～17 岁，初始剂量 30～300μg/kg，每 2 分钟给予 1～2.5mg 的速度逐步缓慢推注，继以持续静脉输注每小时 30～200μg/kg，根据反应进行调整。如果同时应用阿片类镇痛药，可以不给初始剂量和减少维持剂量。如果存在低血容量、血管收缩和低体温情况，可减少或不给初始剂量。

5. 其他　　肌内注射用 0.9%氯化钠注射液稀释。静脉给药用 0.9%氯化钠注射液、5%或 10%葡萄糖注射液、5%果糖注射液、林格液稀释。

【不良反应】

1. 较常见的不良反应为嗜睡、镇静过度、头痛、幻觉、共济失调、呃逆和喉痉挛。

2. 静脉注射还可以发生呼吸抑制及血压下降，极少数可发生呼吸暂停、停止或心搏骤停。有时可发生血栓性静脉炎。

3. 直肠给药，一些患者可有欣快感。

【禁忌证】　　对苯二氮䓬过敏的患者、重症肌无力患者、精神分裂症患者、严重抑郁状态患者禁用。

【注意事项】

1. 用作全麻诱导术后常有较长时间再睡眠现象，应注意保持患者气道通畅。

2. 该药不能用 6%葡聚糖注射液或碱性注射液稀释或混合。

3. 长期静脉注射咪达唑仑，突然撤药可引起戒断综合征，推荐逐渐减少剂量。

4. 肌内或静脉注射咪达唑仑后至少3h不能离开医院或诊室，之后应有人伴随才能离开。至少 12h 内不得开车或操作机器等。

5. 慎用于体质衰弱者或慢性病、肺阻塞性疾病、慢性肾衰竭、肝功能损害或充血性心力衰竭患者，若使用咪达唑仑应减小剂量并进行生命体征的监测。

6. 该药只能一次性用于一例患者，用后剩余本品必须弃去。

7. 不能用于孕妇，在分娩过程中应用须特别注意，单次大剂量可致新生儿呼吸抑制，肌张力减退，体温下降以及吸吮无力。

8. 咪达唑仑可随乳汁分泌，通常不用于哺乳期妇女。

【药物相互作用】

1. 咪达唑仑可增强催眠药、镇静药、抗焦虑药、抗抑郁药、抗癫痫药、麻醉药和镇静性抗组胺药的中枢抑制作用。

2. 一些肝酶抑制药，特别是细胞色素 P450 3A 抑制药物，可影响咪达唑仑的药动学，使其镇静作用延长。

3. 乙醇可增强咪达唑仑的镇静作用。

【用药过量】　过量一般主要表现是药理作用的增强：中枢抑制，从过度镇静到昏迷、精神失常、昏睡、肌肉松弛或异常兴奋。在大多数情况下，只需注意监测生命体征即可。严重过量可导致昏迷、反射消失、呼吸循环抑制和窒息，需采取相应的措施（人工呼吸、循环支持），以及采用苯二氮䓬类受体拮抗药（如氟马西尼）逆转。

氯硝西泮　Clonazepam

【药物特点】

1. 该药属于中效苯二氮䓬类药物，与地西泮相似，抗惊厥作用强于地西泮 5 倍。

2. 能限制局灶性异常放电，具有广谱抗癫痫作用。

3. 对癫痫小发作疗效较地西泮好，对肌阵挛、婴儿痉挛等也有效。

4. 静脉注射还可以治疗癫痫持续状态。

【适应证】　主要用于控制各型癫痫，尤适用于失神发作、婴儿痉挛症、肌阵挛性、运动不能性发作及 Lennox-Gastaut 综合征等。

【用法用量】　参照《中国国家儿童处方集》（CNFC，2013）。

1. 静脉注射　主要用于控制癫痫持续状态，1 月龄至 12 岁首剂量 50μg/kg，最大 1mg，必要时可重复。12～18 岁首剂量 1mg，必要时可重复。

2. 静脉滴注　按上述静脉注射后继以静脉滴注，初始速度每小时 10μg/kg，根据疗效调整，最大每小时 60μg/kg。

3. 口服　12 岁以上儿童：应从小剂量开始，1 次不超过 0.5mg，每日 2～3 次，根据病情需要和耐受情况逐渐增加剂量，一般最大量不超过 10mg。10 岁或体重 30kg 以下的儿童：开始按体重每日 0.01～0.03mg/kg，分 2～3 次口服，以后每 3 日增加 0.25～0.5mg，至达到按体重每日 0.1～0.2mg/kg 或出现了不良反应为止。氯硝西泮的疗程应不超过 6 个月。

【不良反应】

1. 常见的不良反应　嗜睡、头晕、共济失调、行为紊乱异常兴奋、神经过敏易激惹（反常反应）、肌力减退。

2. 较少发生　行为障碍、思维不能集中、易暴怒（儿童多见）、精神错乱、幻觉、精神抑郁；皮疹或过敏、咽痛、发热或出血异常、瘀斑、极度疲乏、乏力（血细胞减少）。

3. 其他 需注意的有行动不灵活、步态不稳、嗜睡，开始严重，会逐渐消失；视物模糊、便秘、腹泻、眩晕或头晕、头痛、气管分泌增多、恶心、排尿障碍、语言不清。

【禁忌证】

1. 新生儿，可产生持续性中枢神经系统抑制，应禁用。

2. 儿童，尤其幼儿，长期应用有可能对躯体和神经发育有影响，应慎用。

【注意事项】

1. 对苯二氮䓬类药物过敏者，可能对本药过敏。

2. 幼儿中枢神经系统对本药异常敏感。

3. 癫痫患者突然停药可引起癫痫持续状态。

4. 严重的精神抑郁可使病情加重，甚至产生自杀倾向，应采取预防措施。

5. 避免长期大量使用而药物依赖，如长期使用应逐渐减量，不宜骤停。

6. 易产生耐药性，久服突然停药可加剧癫痫发作，甚至诱发癫痫持续状态。

7. 对本类药物耐受量小的患者初用量宜小。

【药物相互作用】

1. 与中枢抑制药合用可增加呼吸抑制作用。

2. 与易药物依赖和其他可能药物依赖药合用时，药物依赖的危险性增加。

3. 与乙醇及全麻药、可乐定、镇痛药、吩噻嗪类、单胺氧化酶 A 型抑制药和三环类抗抑郁药合用时，可彼此增效，应调整用量。

4. 与抗高血压药和利尿降压药合用，可使降压作用增强。

5. 与西咪替丁、普萘洛尔合用本药清除减慢，血浆半衰期延长。

6. 与扑米酮合用由于减慢后者代谢，需调整扑米酮的用量。

7. 与左旋多巴合用时，可降低后者的疗效。

8. 与利福平合用，增加本品的消除，血药浓度降低。

9. 异烟肼抑制本品的消除，致血药浓度增高。

10. 与地高辛合用，可增加地高辛血药浓度而致中毒。

【用药过量】　用药过量表现及解救基本同地西泮。

异丙嗪　Promethazine

【药物特点】

1. 异丙嗪是吩噻嗪类衍生物，属第一代抗组胺药。

2. 该药受体选择性差，可通过血-脑脊液屏障，故可引起明显的镇静和抗胆碱作用，可用于镇吐、抗晕眩、晕动症以及镇静催眠。

3. 相比第二代抗组胺药，因其较强的镇静作用，受体选择性差等缺点目前不推荐用于儿童首选。

【适应证】

1. 皮肤黏膜的过敏　适用于长期的、季节性的过敏性鼻炎，血管舒缩性鼻炎，接触过敏源或食物而致的过敏性结膜炎，荨麻疹，血管神经性水肿，对血液或血浆制品的变态反应，皮肤划痕症。必要时可与肾上腺素合用，作为本药的辅助药。

2. 晕动病　防治晕车、晕船、晕飞机。

3. 镇静、催眠　适用于术前、术后和产科。此外，也可用于减轻成人及儿童的恐惧感，呈浅睡眠状态。

4. 恶心、呕吐的治疗　适用于一些麻醉和术后的恶心、呕吐，也用于防治放射病性或药源性恶心、呕吐。

5. 术后疼痛　可与镇痛药合用，作为辅助用药。

【用法用量】

1. 用法　口服给药。

2. 用量

（1）抗过敏：每次按体重 0.125mg/kg 或按体表面积 3.75mg/m²，每 4～6 小时 1 次，或睡前按体重 0.25～0.5mg/kg 或按体表 7.5～15mg/m²；按年龄计算，每日量，1 岁以内 5～10mg，1～5 岁 5～15mg，6 及岁以上 10～25mg，可 1 次或分 2 次给予。

（2）镇吐：按体重 0.25～0.5mg/kg 或按体表 7.5～15mg/m²；必要时每 4～6 小时给药 1 次。

（3）抗眩晕：每次按体重 0.25～0.5mg/kg 或按体表面积 7.5～15mg/m²；必要时每 12 小时 1 次，或 12.5～25mg，每日 2 次。

（4）镇静催眠：必要时按体重 0.5～1mg/kg 或体表面积 15～30mg/m²。

【不良反应】　异丙嗪属吩噻嗪类衍生物，小剂量时无明显不良反应，但大量和长时间应用时可出现噻嗪类常见的不良反应。

1. 增加皮肤对光的敏感性，多噩梦，易兴奋，易激动，幻觉、中毒性谵妄，儿童易发生锥体外系反应。上述反应发生率不高。

2. 心血管的不良反应很少见，可见血压增高，偶见血压轻度降低。白细胞减少、粒细胞减少症及再生不良性贫血则属少见。

3. 下列情况持续存在时应予注意：较常见的有嗜睡；较少见的有视物模糊或色盲（轻度），头晕目眩、口鼻咽干燥、耳鸣、皮疹、胃痛或胃部不适感、反应迟钝（儿童多见）、恶心或呕吐。进行外科手术和（或）并用其他药物时，甚至出现黄疸。使用栓剂时可发生直肠烧灼感或刺痛。

【注意事项】

1. 交叉过敏：已知对吩噻嗪类药高度过敏的患者，也对本品过敏。

2. 服药期间不得驾驶车、船等，不得从事高空作业、机械作业及操作精密仪器等。

3. 下列情况应慎用：急性哮喘，膀胱颈部梗阻，骨髓抑制，心血管疾病，昏迷，闭角型青光眼，肝功能不全，高血压，胃溃疡，前列腺肥大症状明显者，幽门或十二指肠梗阻，呼吸系统疾病（尤其是儿童，服用本品后痰液黏稠，影响排痰，并可抑制咳嗽反射），癫痫患者（注射给药时可增加抽搐的严重程度），黄疸，各种肝病以及肾衰竭，Reye 综合征（异丙嗪所致的锥体外系症状易与 Reye 综合征混淆）。

4. 用异丙嗪时，应特别注意有无肠梗阻，或药物的过量、中毒等问题，因其症状体征可被异丙嗪的镇吐作用所掩盖。

5. 用于防止晕动症时要及早服药。

6. 脱水或少尿时用量酌减，以免出现毒性反应。

7. 口服时，可与食物或牛奶同时服，以减少对胃黏膜的刺激。

8. 小于 3 月龄的小儿，体内的药物代谢酶可能不足，不宜应用本品。此外，还有可能引起肾功能不全。新生儿或早产儿、患急性病或脱水的小儿及患急性感染的儿童，在注射异丙嗪后易发生肌张力障碍。儿童 1 次口服 75～125mg 时，可发生过度兴奋、易激动和（或）噩梦等异常。

9. 妇服用本药后，可诱发婴儿的黄疸和锥体外系症状。因此，孕妇在临产前 1～2 周应停用此药。

10. 一般的抗组胺药对婴儿特别是新生儿和早产儿有较大的危险性。

11. 呼吸系统疾病，尤其是儿童，服用本品后痰液黏稠，影响排痰，并可抑制咳嗽反射。

12. 癫痫患者，注射给药时可增加抽搐的严重程度。

【禁忌证】 早产儿、新生儿应禁用。

【药物相互作用】

1. 对诊断的干扰：葡萄糖耐量试验中可显示葡萄糖耐

量增加。可干扰尿妊娠免疫试验，结果呈假阳性或假阴性。

2. 乙醇或其他中枢神经抑制药，特别是麻醉药、巴比妥类、单胺氧化酶抑制药或三环类抗抑郁药与本品同用时，可增加异丙嗪和（或）这些药物的效应，用量要另行调整。

3. 抗胆碱类药物，尤其是阿托品类和异丙嗪同用时，后者的抗毒蕈碱样效应增加。

4. 溴苄胺、胍乙啶等降压药与异丙嗪同用时，前者的降压效应增强。肾上腺素与异丙嗪同用时肾上腺素的 α 作用可被阻断，使 β 作用占优势。

5. 顺铂、巴龙霉素及其他氨基糖苷类抗生素、水杨酸制剂和万古霉素等耳毒性药物与异丙嗪同用时，其耳毒性症状可被掩盖。

6. 不宜与氨茶碱混合注射。

【用药过量】　用量过大的症状和体征：手足动作笨拙或行动古怪，严重时倦睡或面色潮红、发热，气急或呼吸困难，心率加快[抗毒蕈碱（M）受体效应]，肌肉痉挛，尤其好发于颈部和背部的肌肉。坐卧不宁，步履艰难，头面部肌肉痉挛性抽动或双手震颤（后者属锥体外系的效应）。解救时可对症注射地西泮（安定）和毒扁豆碱，必要时给予吸氧和静脉输液。

氯丙嗪　Chlorpromazine

【药物特点】

1. 该药为吩噻嗪类抗精神病药，其作用机制主要与其阻断中脑边缘系统及中脑皮质通路的多巴胺受体（DA2）有关。对多巴胺（DA1）受体、5-羟色胺受体、M 型乙酰胆碱受体、α 肾上腺素受体均有阻断作用，作用广泛。

2. 该药小剂量时可抑制延髓催吐化学感受区的多巴胺受体，大剂量时直接抑制呕吐中枢，产生强大的镇吐作用。

3. 抑制体温调节中枢，使体温降低，体温可随外环境变化而改变，其阻断外周 α 肾上腺素受体作用，使血管扩张，引起血压下降，对内分泌系统也有一定影响。

4. 口服吸收好，易透过血-脑脊液屏障，颅内药物浓度高 4～5 倍。

【适应证】

1. 对兴奋躁动、幻觉妄想、思维障碍及行为紊乱等阳性症状有较好的疗效。

2. 用于精神分裂症、躁狂症或其他精神病性障碍。

3. 镇吐，各种原因所致的呕吐或顽固性呃逆，但对晕动病的呕吐无效。

【用法用量】　参照《中国国家儿童处方集》(CNFC，2013)；《英国国家儿童处方集》(BNFC，2018-2019)。

1. 儿童期精神分裂症和其他精神病　口服：1～5 岁，500μg/kg，每 4～6 小时 1 次，最大剂量为每日 50mg；6～11 岁，1 次 10mg，每日 3 次，最大剂量为每日 75mg；12～17 岁，初始剂量，1 次 25mg，每日 3 次，或者最初 75mg/次，每晚服用，根据反应调整剂量，每日维持 75～300mg，必要时每日增加至 1g，减轻精神病的急性症状（在专家监督下）。

2. 终末期疾病的恶心和呕吐（其他药物无效或无法获得）　口服：1～5 岁，500μg/kg，每 4～6 小时 1 次，最大剂量为每日 40mg；6～11 岁，500μg/kg，每 4～6 小时 1 次，最大剂量为每日 75mg，12～17 岁，10～25mg/次，每 4～6 小时 1 次。

【不良反应】

1. 常见口干、上腹不适、食欲缺乏、乏力及嗜睡。

2. 可引起直立性低血压、心悸或心电图改变。

3. 可出现锥体外系反应，如震颤、僵直、流涎、运动迟缓、静坐不能、急性肌张力障碍。

4. 长期大量服药可引起迟发性运动障碍。

5. 可引起血浆中泌乳素浓度增加，可能有关的症状为溢乳、男子女性化乳房、月经失调、闭经。

6. 可引起中毒性肝损害或阻塞性黄疸。

7. 少见骨髓抑制。

8. 偶可引起癫痫、过敏性皮疹或剥脱性皮炎及恶性综合征。

【禁忌证】 基底神经节病变、帕金森病、帕金森综合征、骨髓抑制、青光眼、昏迷及对吩噻嗪类药过敏者。

【注意事项】

1. 患有心血管疾病（如心力衰竭、心肌梗死、传导异常）慎用。

2. 出现迟发性运动障碍，应停用所有的抗精神病药。

3. 出现过敏性皮疹及恶性综合征应立即停药并进行相应的处理。

4. 用药后引起直立性低血压应卧床，血压过低可静脉滴注去甲肾上腺素，禁用肾上腺素。

5. 肝、肾功能不全者应减量。

6. 癫痫患者慎用。

7. 应定期检查肝功能与白细胞计数。

8. 对晕动症引起的呕吐效果差。

9. 用药期间不宜驾驶车辆、操作机械或高空作业。

10. 不适用于有意识障碍的精神异常者。

11. 6 岁以下儿童慎用，6 岁及以上儿童酌情减量。

【药物相互作用】

1. 本品与乙醇或其他中枢神经系统性抑制药合用时中枢抑制作用加强。

2. 本品与抗高血压药合用易致直立性低血压。

3. 本品与舒托必利合用，有发生室性心律失常的危险，严重者可致尖端扭转心律失常。

4. 本品与阿托品类药物合用，不良反应加强。

5. 本品与碳酸锂合用，可引起血锂浓度增高。

6. 抗酸药可以降低本品的吸收，苯巴比妥可加快其排泄，因而减弱其抗精神病作用。

7. 本品与单胺氧化酶抑制药及三环类抗抑郁药合用时，两者的抗胆碱作用加强，不良反应加重。

【用药过量】

1. 中毒症状　表情淡漠、烦躁不安、吵闹不停、昏睡，严重时可出现昏迷。严重锥体外系反应。心血管系统：心悸，四肢发冷，血压下降，直立性低血压，持续性低血压休克，并可导致房室传导阻滞及室性期前收缩甚至心搏骤停。

2. 处理　超剂量时，立即刺激咽部，催吐。在 6h 内须用 1：5000 高锰酸钾液或温开水洗胃，本品易溶于水，而且能抑制胃肠蠕动，故必须反复用温水洗胃，直至胃内回流液澄清为止。因本品镇吐作用强，故用催吐药效果不好。注射高渗葡萄糖液注射液，促进利尿，排泄毒物，但输液不宜过多，以防心力衰竭和肺水肿。依病情给予对症治疗及支持疗法。

水合氯醛　Chloral Hydrate

【药物特点】

1. 该药为醛类催眠药，主要在肝脏还原成三氯乙醇，对中枢有较强的抑制作用。

2. 催眠剂量 30min 内即可诱导入睡，催眠作用温和，抑制 REMS，无明显后遗作用。

3. 催眠机制可能与巴比妥类相似，引起近似生理性睡眠，无明显后作用。

4. 较大剂量有抗惊厥作用，可用于小儿高热、破伤风及子痫引起的惊厥。

5. 大剂量可引起昏迷和麻醉，抑制延髓呼吸及血管运动中枢，导致死亡。

6. 其优点是催眠作用强，维持时间长，不易引起蓄积中毒。对胃有刺激，味道不好是其不足之处。

7. 曾作为基础麻醉的辅助用药，现已极少应用。

【适应证】

1. 治疗失眠　适用于入睡困难的患者。作为催眠药，短期应用有效，连续服用超过 2 周则无效。

2. 麻醉前、术前和睡眠脑电图检查前用药　可镇静和解除焦虑，使相应的处理过程比较安全和平稳。

3. 抗惊厥　用于癫痫持续状态的治疗，也可用于小儿高热、破伤风及子痫引起的惊厥。

【用法用量】

1. 镇静　每次按体重 8mg/kg 或按体表面积 250mg/m^2，最大限量为 500mg，每日 3 次，饭后服用。

2. 催眠　每次按体重 50mg/kg 或按体表面积 1.5g/m^2，睡前服用，1 次最大限量为 1g；也可按体重 16.7mg/kg 或按体表面积 500mg/m^2，每日 3 次。

3. 抗惊厥　灌肠，每次按 25mg/kg，极量每次为 1g。

【不良反应】

1. 对胃黏膜有刺激，易引起恶心、呕吐。

2. 大剂量能抑制心肌收缩力，缩短心肌不应期，并抑制延髓的呼吸及血管运动中枢。

3. 对肝、肾有损害作用。

4. 偶有发生过敏性皮疹，荨麻疹。

5. 长期服用，可产生依赖性及耐受性，突然停药可引起神经质、幻觉、烦躁、异常兴奋、谵妄、震颤等严重撤药综合征。

【禁忌证】　严重肝肾功能不全、孕妇慎用。心脏疾病、肾炎、肝脏疾病，尤其是消化性溃疡及胃肠炎者慎用或者禁用。间歇性血卟啉病患者禁用。

【注意事项】

1. 因对它的敏感性个体差异较大，剂量上应注意个体化。

2. 胃炎及溃疡患者不宜口服，直肠炎和结肠炎的患者不宜灌肠给药。

【药物相互作用】

1. 中枢神经抑制药、中枢抑制性抗高血压药（如可乐定、硫酸镁、单胺氧化酶抑制药、三环类抗抑郁药）与本品合用时可使水合氯醛的中枢性抑制作用更明显。

2. 与抗凝血药同用时，抗凝效应减弱，应定期测定凝血酶原时间，以决定抗凝血药用量。

3. 服用水合氯醛后静注呋塞米注射液，可导致出汗、烘热、血压升高。

【用药过量】 可产生持续的精神错乱、吞咽困难、严重嗜睡、体温低、顽固性恶心、呕吐、胃痛、癫痫发作、呼吸短促或困难、心率过慢、心律失常、严重乏力，并可能有肝肾功能损害。4～5g 可引起急性中毒。致死量为 10g 左右。

中毒抢救：维持呼吸和循环功能，必要时行人工呼吸，气管切开。在因水合氯醛过量中毒的患者，用氟马西尼（Flumazenil）可改善清醒程度、扩瞳、恢复呼吸频率和血压。

（陈　震）

第二节　镇　痛　药

芬太尼　Fentanyl

【药物特点】

1. 芬太尼为苯基哌啶类药物，属强阿片受体激动药，药理作用与吗啡类似，即对 μ 阿片受体有高度亲和性和内在活性，镇痛效力为吗啡的 80～100 倍，且镇痛作用产生快，但持续时间较短。

2. 静脉注射后 1min 即可起效，仅可维持 15～30min。肌内注射后 7～8min 起效，维持 1～2h。

3. 因其高效、相对分子质量低、高脂溶性等特点，芬太尼适宜透皮吸收，贴用后约 2h 血浆中即可检测到芬太尼，6～16h 可达峰浓度，有效血药浓度可维持 72h。

4. 芬太尼呼吸抑制作用较吗啡弱，但静脉注射过快容易抑制呼吸。

【适应证】

1. 适用于处理重度急性疼痛、癌痛、慢性非癌性疼痛。

2. 芬太尼静脉注射液与地西泮联用以渐进镇痛、镇静。

3. 作为麻醉辅助药，用于术前诱导麻醉、维持麻醉、术后镇痛、防止或减轻术后谵妄。

4. 氟哌利多（Droperido）2.5mg 和本品 0.05mg 的混合液 "安定镇痛药"，用于大面积换药及进行小手术的镇痛。

5. 芬太尼透皮贴剂仅用于需连续用药且其他药物无效的慢性疼痛。

【用法用量】

1. 2 岁以下无规定，2～12 岁按体重 0.002～0.003mg/kg。

2. PICU 镇痛：首剂量每次 1～2μg/kg；维持剂量 1～4μg/（kg·h），静脉泵注。【中国儿童重症监护病房镇痛和镇静治疗专家共识（2018 版）】

【不良反应】

1. 一般不良反应：眩晕、视物模糊、恶心、呕吐、低血压、胆道括约肌痉挛、喉痉挛及出汗等。偶有肌肉抽搐；严重的可出现呼吸抑制、窒息、肌肉僵直及心动过缓，如不及时治疗，可发生呼吸停止、循环抑制及心脏停搏等。

2. 可引起发痒和欣快感，但不明显。

3. 有弱药物依赖性，但药物依赖性小于哌替啶。

4. 静脉注射时可能引起胸壁肌肉强直，一旦出现，需用肌松药对抗；静脉注射太快还会出现呼吸抑制，一般避免静脉注射。

【禁忌证】　对本品和阿片类药物过敏、支气管哮喘、呼吸抑制、重症肌无力等患者、2 岁以下儿童禁用。

【注意事项】

1. 心律失常、肝肾功能不良、慢性梗阻性肺部疾病，呼吸储备力降低及脑外伤昏迷、颅内压增高、脑肿瘤等易陷入呼吸抑制的患者及运动员慎用。

2. 透皮吸收芬太尼（贴片）禁用于 40 岁以下非癌性慢性疼痛患者，急性疼痛、术后疼痛、对常规给药方案或非阿片类药物敏感的轻度或间歇性疼痛，以及首次使用阿片类药物剂量高于 25mg/h 的患者；不可用于小于 12 岁儿童及体重偏轻的 18 岁以下患者；慎用于颅内肿瘤、肝肾功能不全等患者。

【药物相互作用】

1. 禁止与单胺氧化酶抑制药（如苯乙肼、帕吉林等）合用。本品务必在单胺氧化酶抑制药（如呋喃唑酮、丙卡巴肼）停用 14d 以上方可给药，且应先试用小剂量（1/4 常用量）。

2. 巴比妥类药、类药、麻醉药等中枢抑制药可加强本品疗效，联用时本品剂量应减少 1/4～1/3，且对患者进行特别护理与观察。

3. 烯丙吗啡、纳洛酮等可降低本品的疗效。

舒芬太尼　Sufentanil

【药物特点】

1. 本品为苯哌啶衍生物，结构与作用类似芬太尼，主要作用于 μ 阿片类受体，为强效麻醉性镇痛药，临床用其枸橼酸盐注射液。

2. 其镇痛作用强度约为芬太尼的 5～10 倍。当剂量达到 8μg/kg，可产生深度麻醉。与芬太尼相比，本品起效较快，麻醉和换气抑制恢复亦较快。

3. 舒芬太尼的亲脂性约为芬太尼的 2 倍，更易通过血-脑脊液屏障，与血浆蛋白结合率较芬太尼高，而分布容积则较芬太尼小，虽然其消除半衰期较芬太尼短，但由于与阿片受体的亲和力较芬太尼强，因而不仅镇痛强度更大，而且作用持续时间也更长（约为芬太尼的 2 倍）。

4. 舒芬太尼在肝内经受广泛的生物转化，形成 N-去烃基和 O-去甲基的代谢物，经肾脏排出。其中去甲舒芬太尼有药理活性，效价约为舒芬太尼的 1/10，亦即与芬太尼相当，这也是舒芬太尼作用持续时间长的原因之一。

【适应证】

1. 用于气管内插管，使用人工呼吸的全身麻醉。

2. 作为复合麻醉的镇痛用药。

3. 作为全身麻醉大手术的麻醉诱导和维持用药。

【用法用量】

1. 作为复合麻醉的一种镇痛成分进行诱导应用时：按 0.1～5.0μg/kg 体重做静脉推注或者加入输液管中，在 2～10min 滴完。当临床表现显示镇痛效应减弱时可按 0.15～0.7μg/kg 体重追加维持剂量（相当于舒芬太尼注射 0.2～1.0ml/70kg 体重）。

2. 在以枸橼酸舒芬太尼为主的全身麻醉中，舒芬太尼用药总量可为 8～30μg/kg。当临床表现显示镇痛效应减弱时可按 0.35～1.4μg/kg 体重追加维持剂量（相当于舒芬太尼注射液 0.5～2.0ml/70kg 体重）。

3. 如下疾病患者：非代偿性甲状腺功能减退、肺部疾病（尤其是那些呼吸储备降低的疾病）、肝和（或）肾功能不全、肥胖和乙醇中毒等，其用药量应酌情给予，并建议做较长时间的术后观察。

4. PICU 镇痛方案：首剂量 0.10～0.30μg/kg；维持剂

量 0.03～0.05μg/（kg·h）；静脉泵注。

【中国儿童重症监护病房镇痛和镇静治疗专家共识（2018 版）】

【不良反应】

1. 典型的阿片样症状，如呼吸抑制、呼吸暂停、骨骼肌强直（胸肌强直）、肌阵挛、低血压、心动过缓、恶心、呕吐和眩晕、缩瞳和尿潴留。

2. 在注射部位偶有瘙痒和疼痛。

3. 长期应用可导致药物依赖。

4. 其他较少见的不良反应：咽部痉挛、变态反应和心搏停止，术后恢复期的呼吸再抑制。

【禁忌证】 新生儿、对舒芬太尼或其他阿片类药物过敏者、急性肝卟啉症、患有呼吸抑制疾病或因用其他药物而存在呼吸抑制者、低血容量症或低血压患者、重症肌无力患者禁用。

【注意事项】 呼吸系统疾病和肝、肾功能不全的患者慎用。

【药物相互作用】

1. 禁与单胺氧化酶抑制药同时使用。在使用舒芬太尼前 14d 内用过单胺氧化酶抑制药者，禁用本品。

2. 同时使用巴比妥类制剂、阿片类制剂、镇静药、神经安定类制剂、乙醇及其他麻醉药或其他对中枢神经系统有抑制作用的药物，可能导致本品对呼吸和中枢神经系统抑制作用的加强。

3. 同时给予高剂量的本品和高浓度的氧化亚氮时可导致血压、心率减慢及心排血量的减少。

4. CYP3A4 抑制药，如红霉素、酮康唑、伊曲康唑和 tironavir 会抑制舒芬太尼的代谢，从而延长呼吸抑制作用。

吗啡　Morphine

【药物特点】

1. 本品为纯粹的阿片受体激动药, 有强大的镇痛作用, 同时也有明显的镇静作用, 并有镇咳作用(因其可致药物依赖而不用于临床)。对呼吸中枢有抑制作用, 使其对二氧化碳张力的反应性降低, 过量可致呼吸衰竭而死亡。阿片类药物的镇痛机制尚不完全清楚, 实验证明采用离子导入吗啡于脊髓胶质区, 可抑制伤害性刺激引起的背角神经元放电, 但不影响其他感觉神经传递。按阿片受体激动后产生的不同效应分型, 吗啡可激动 μ、K 及 δ 型受体, 故产生镇痛、呼吸抑制、欣快药物依赖。

2. 本品兴奋平滑肌, 增加肠道平滑肌张力, 引起止泻, 甚至导致便秘, 并使胆道、输尿管、支气管平滑肌张力增加, 导致尿潴留, 引发胆绞痛。可作用于心血管系统使内源性组胺释放, 致外周血管扩张。此外, 尚有缩瞳、镇吐等作用。阿片类药物可使神经末梢对乙酰胆碱、去甲肾上腺素、多巴胺及 P 物质等神经递质的释放减少, 并可抑制腺苷酸环化酶, 使神经细胞内的 cAMP 浓度减少, 提示阿片类药物的作用与 cAMP 有一定关系。

【适应证】

1. 本品为强效镇痛药, 适用于其他镇痛药无效的急性锐痛, 如严重创伤、战伤、烧伤、晚期癌症等疼痛。

2. 心肌梗死而血压尚正常者, 应用本品可使患者镇静, 并减轻心脏负担。

3. 应用于心源性哮喘可使肺水肿症状暂时有所缓解。

4. 麻醉和术前给药可保持患者宁静进入嗜睡。

5. 因本品对平滑肌的兴奋作用较强, 故不能单独用于内脏绞痛（如胆绞痛等）, 而应与阿托品等有效的解痉药合用。

6. 本品不适宜慢性重度癌痛患者的长期使用。

【用法用量】　口服吸收差，儿童不宜口服，宜皮下注射。1 岁以内禁用，1～2 岁慎用。

1. 皮下注射　儿童剂量，每次 0.1～0.2mg/kg，必要时 4h 重复 1 次。

2. 静脉注射　儿童剂量，每次 0.05～0.1mg/kg，于 3～5min 注射完，必要时 3～4h 可重复 1 次。

3. PICU 镇痛方案　首剂量每次 100μg/kg；维持剂量 10～40μg/（kg·h）；静脉泵注。【中国儿童重症监护病房镇痛和镇静治疗专家共识（2018 版）】

4. 其他　对于重度癌痛患者，首次剂量范围较大，每日 3～6 次，以预防癌痛发生及充分缓解癌痛。

【不良反应】

1. 连用 3～5d 即产生耐药性，1 周以上可产生药物依赖，需慎用。

2. 恶心、呕吐、呼吸抑制、嗜睡、眩晕、便秘、排尿困难、胆绞痛等。偶见瘙痒、荨麻疹、皮肤水肿等变态反应。

3. 可引起一过性黑矇、嗜睡、眩晕、表情淡漠、惊恐、幻想等。

4. 可致外周血管扩张，引起直立性低血压，发生眩晕、晕厥，偶可有心动过缓或过速。

5. 偶可出现皮肤瘙痒、皮疹、荨麻疹和皮肤水肿。

6. 对本品药物依赖患者，突然停药可出现戒断综合征。

7. 吗啡过量可致急性中毒，症状和体征为昏迷、呼吸抑制、针尖样瞳孔、发绀、血压降低等。中毒解救：口服 4～6h 内应立即洗胃以排出胃中药物，采用人工呼吸、给氧、对症治疗，补充液体促进排泄，静脉注射拮抗药纳洛酮 0.005～0.01mg/kg。亦可使用呼吸兴奋药尼可刹米，但不宜使用兴奋脊髓的中枢兴奋药，以免发生惊厥。

【禁忌证】　对本品和阿片类药物过敏、中毒性腹泻、急性呼吸抑制（已发绀）、支气管哮喘、肺源性心脏病代偿失调及其他慢性阻塞性肺疾病、急性左心衰竭伴呼吸衰竭、有血液系统疾病和血管损伤、凝血异常、有颅脑损伤或颅内高压、甲状腺功能减退或肾上腺皮质功能不全、前列腺肥大、排尿困难、休克尚未纠正控制前、炎性肠梗阻及严重肝功能不全等患者禁用。

【注意事项】

1. 本品为国家特殊管理的麻醉药品，务必严格遵守国家对麻醉药品的管理条例。

2. 根据 WHO《癌症疼痛三阶梯镇痛治疗指导原则》中关于癌症疼痛治疗用药个体化的规定，对癌症患者镇痛使用吗啡应由医师根据病情需要和耐受情况决定剂量。

3. 未明确诊断的疼痛，尽可能不用本品，以免掩盖病情，贻误诊断。

4. 本品易药物依赖，尤其是连续反复多次给予治疗量，应慎用。

5. 可干扰对脑脊液压升高的病因诊断，这是本品使二氧化碳滞留、脑血管扩张的结果。

6. 能促使胆道括约肌收缩，引起胆管系的内压上升；可使血浆淀粉酶和脂肪酶均升高。

7. 对血清碱性磷酸酶、丙氨酸氨基转移酶、天冬氨酸氨基转移酶、胆红素、乳酸脱氢酶等测定有一定影响，故应在本品停药 24h 以上方可进行以上项目测定，以防可能出现假阳性。

8. 因本品对平滑肌的兴奋作用较强，故不能单独用于内脏绞痛（如胆、肾绞痛），而应与阿托品等有效的解痉药合用，单独使用反使绞痛加剧。

9. 应用大量吗啡进行静脉全麻时，常和神经镇静药并用，诱导中可发生低血压，手术开始遇到外科刺激时血压又会骤升，应及早对症处理。

10. 吗啡控释片主要用于晚期癌症患者镇痛,应整片吞服。

【药物相互作用】

1. 与吩噻嗪类、镇静催眠药、单胺氧化酶抑制药、三环抗抑郁药、抗组胺药等合用,可加剧及延长吗啡的抑制作用。

2. 本品可增强香豆素类药物的抗凝血作用。

3. 与西咪替丁合用,可能引起呼吸暂停、精神错乱、肌肉抽搐等。

4. 药液不得与氨茶碱、巴比妥类药钠盐等碱性液、溴或碘化合物、碳酸氢盐、氧化剂(如高锰酸钾)、植物收敛剂、氢氯噻嗪、肝素钠、苯妥英钠、呋喃妥因、新生霉素、甲氧西林、氯丙嗪、异丙嗪、哌替啶、磺胺嘧啶、磺胺甲异噁唑以及铁、铝、镁、银、锌化合物等接触或混合,以免发生混浊甚至出现沉淀。

曲马多　Tramadol

【药物特点】

1. 本品为人工合成的非吗啡类阿片类镇痛药,作用于中枢神经系统与疼痛有关的特异性受体,为非选择性的 μ、δ 和 K 阿片受体完全激动药。本品与 μ 受体的亲和力最高,但也仅相当于吗啡的 1/6000,对 K 和 δ 受体的亲和力为 μ 受体的 1/25。故其镇痛效应较弱,为吗啡的 1/10,纳布啡的 1/5,与哌替啶、羟考酮、氯胺酮、非甾体抗炎药相当。

2. 本品具镇咳作用。与吗啡相比,本品在推荐的镇痛剂量范围内无呼吸抑制作用。胃肠动力也不受本品的影响,一般无便秘现象。对心血管系统、肝肾功能的影响轻微。一般也不产生欣快感、幻觉;不影响组胺释放,对平滑肌和骨骼肌无作用。

【适应证】　适用于中度至剧烈的急性和慢性疼痛,以及诊断探查和术后产生的疼痛等。

【用法用量】

1. 12 岁以上者用量

（1）除另有医嘱外：①口服，单次剂量 50～100mg，必要时 4～6h 可重复，最高剂量每次不超过 100mg，每日剂量不超过 400mg；②静脉注射，单次剂量 50～100mg，缓慢注射或稀释于输液中滴注，必要时可重复，每日剂量不超过 400mg；③肌内注射或皮下注射，单次剂量 50～100mg，必要时可重复，每日剂量不超过 400mg。

（2）一般情况下：每日本品总量 400mg 已足够，连续用药不超过 48h，累计用量不超过 800mg。但在治疗癌性疼痛和重度术后疼痛时，可使用更高的日剂量。

（3）盐酸曲马多注射液可用注射用水稀释后注射。

2. 12 岁以下儿童用量

（1）1 岁以上儿童：口服或肌内注射，单次剂量为 1～2mg/kg 体重，必要时 4～6h 可重复。

（2）1 岁及以下儿童：不适用。

3. 疗程　本品的疗程不应超过治疗所需。如因疾病性质和严重程度需长期应用本品，应定期仔细检查（必要时中断治疗），以便决定进一步用药方式及是否继续用药。或遵医嘱。

【不良反应】

1. 恶心、呕吐、口干、食欲缺乏等胃肠道反应。

2. 出汗、嗜睡、头晕、疲劳、情绪改变、反应迟钝等不同程度的精神症状，个别可发生意识障碍、惊厥等，大剂量可引起癫痫发作。

3. 瘙痒、皮疹、荨麻疹、支气管哮喘、血管神经性水肿，偶可发生过敏性休克。

4. 静脉注射太快，会出现面红、发热、出汗、短暂的心搏加速、心悸等。

5. 偶可见低血压、胸闷和排尿困难等。

6. 偶可见视物模糊、心动过缓、血压升高、胃肠道激惹等。

【禁忌证】　对曲马多或其赋形剂过敏者、乙醇，镇静药，镇痛药或阿片类和精神类药物急性中毒的患者、惊厥或有惊厥史、严重脑损伤，意识模糊，呼吸抑制、1 岁以下儿童禁用。

【注意事项】

1. 慎用：对阿片类药物依赖或敏感、有头部损伤，休克，不明原因的神志模糊、呼吸中枢及呼吸功能异常，颅内压增高的患者慎用。当用于呼吸抑制的患者，或同时服用中枢神经系统抑制药，或者显著超过每日最大推荐剂量时，治疗必须谨慎。

2. 本品不能用于经治疗未能充分控制的癫痫患者。

3. 本品不适于用作阿片类药物依赖患者的替代品，不能用于戒毒治疗。

4. 长期应用本品可能引起耐药及身体依赖。因此，对有药物滥用和依赖倾向的患者，应在医师严格指导下短期使用。

【药物相互作用】　已证明本品与下列注射液不能配伍使用：双氯芬酸、吲哚美辛、保泰松、地西泮、咪达唑仑、氟硝基安定和硝酸甘油。

1. 与巴比妥类合用，可增强后者的中枢神经抑制作用，使麻醉期延长。

2. 与地西泮类药物合用则镇静、镇痛效果加强等。

3. 奎尼丁、利托那韦等药物可抑制本品的代谢，增加本品的血药浓度，使本品毒性增大。

4. 与地高辛合用，可增加地高辛的毒性。

5. 与苯海拉明合用可增强中枢抑制作用。

6. 与香豆素衍生物（如华法林、苯丙羟香豆素）合用，可引起国际标准化比值（INR）增高和出血。

7. 与吩噻嗪类或丁酰苯类抗精神病药，抗抑郁药合用，可导致癫痫发作。

8. 卡马西平（酶诱导剂）可减弱本品的镇痛作用。

9. 不宜与单胺氧化酶抑制药合用。

10. 不宜与纳洛酮等药物合用。

盐酸右美托咪定　Dexmedetomidine Hydrochloride

【药物特点】

1. 本品为 α_2-肾上腺素受体激动剂美托咪定的活性右旋异构体，具有抗交感、镇静和镇痛的作用，与美托咪定相比，本品对中枢 α_2-肾上腺素受体激动的选择性更强，对 α_2-肾上腺素受体的作用是可乐定的 8 倍。在介导本品的主要药理和治疗效应中，α_{2A} 受体亚型起着重要作用，α_{2A} 受体存在于突触前和突触后，主要涉及抑制去甲肾上腺素的释放和神经元的兴奋。

2. 本品通过激动突触前膜 α_2 受体，抑制去甲肾上腺素的释放，并终止疼痛信号的传导；通过激动突触后膜受体抑制交感神经活性，从而引起血压和心率的下降；与脊髓内的 α_2 受体结合产生镇痛作用时，可使镇静及焦虑缓解。本品还能降低麻醉剂的用药剂量，改善术中血流动力学的稳定性和降低心肌局部缺血的发生率。

3. 本品在美国应用 5 年多的临床经验表明，盐酸右美托咪定可产生稳定的镇定和觉醒作用，对重症患者的生理及心理方面的需求有独特的协同作用，可明显减少诱导麻醉所需的麻醉剂用量；术前给予本品可减少术前和术后的阿片或非阿片类镇痛药的用量，这一特性对于麻醉和重症监护有重要的意义；还可以促进儿茶酚胺血流动力学的稳定性，有效减轻气管插管、手术应激和麻醉及恢复早期血流动力学应答。

【适应证】

1. 用于行全身麻醉的手术患者气管插管和机械通气时的镇静。

2. 用于重症监护治疗期间开始插管和使用呼吸机患者的镇静，本品连续输注不可超过 24h。

【用法用量】　本品在 18 岁以下的儿童患者的安全性和有效性尚不明确，故本品不推荐用于这些人群，属超说明书用药。儿童剂量见【超说明书用药】。

【不良反应】

1. 低血压、心动过缓和窦性停搏　因为本品降低了交感神经系统活性在血容量过低、糖尿病或慢性高血压及老年患者中可能预期会发生更多的血压过低和（或）心动过缓。当给予其他血管扩张药或负性频率作用药物时，同时给予本品可能有附加的药效影响，应该谨慎给药。

2. 暂时性高血压　出现暂时性高血压主要在负荷剂量期间观察到，与本品的外围血管收缩作用有关。暂时性高血压通常不需要治疗，然而降低负荷输注速度可能是理想的。

3. 觉醒力　一些给予本品的患者当受到刺激时可观察到是觉醒的和警觉的。在没有其他临床体征和症状的情况下，仅此一项不应该被认为是缺乏疗效的证据。

4. 停药症状　重症监护室患者的镇静：如果本品给药超过 24h 并且突然停药，可能导致与可乐定相似的停药症状。这些症状包括紧张、激动和头痛，伴随或跟随着血压迅速的升高和血浆中儿茶酚胺浓度的升高。

5. 肝脏损伤　由于右美托咪定的清除率随着肝脏损伤的严重程度下降，对于肝功能损伤的患者应该考虑降低剂量。

6. 依赖性　右美托咪定在人体中的潜在依赖性还没有研究。然而，由于在啮齿动物和灵长类动物中的研究已经证明右美托咪定与可乐定具有相似的药理学作用，突然中止本品可能产生可乐定样的停药症状。

【禁忌证】　对本品及其成分过敏者禁用。

【注意事项】

1. 药品相容性：因为物理相容性尚不确定，本品不应与血液或血浆通过同一静脉导管同时给予。当本品与以下药物同时给予时显示不相容：两性霉素 B，地西泮。当本品与以下静脉液体和药物同时给予时已经显示了相容性：0.9%氯化钠注射液，5%葡萄糖注射液。已经证实一些类型的天然橡胶可能吸收本品，建议使用合成的或有涂层的橡胶垫给药装置。

2. 本品只能由专业人士在具备医疗监护设备的条件下使用。由于本品的已知药理作用，患者输注本品时应该进行连续监测。

3. 由于可能的药效学相互作用，当本品与其他麻醉药、镇静药、催眠药或阿片类药物同时给药时可能需要减少给药剂量（见【药物相互作用】）。肝、肾功能损伤的患者可能需要考虑减少给药剂量。

4. 右美托咪定用药后，一般起效时间是 10～15min，达峰时间 25～30min。因此，30min 内不宜频繁增加输注剂量，以免镇静过度。

【药物相互作用】　麻醉药/镇静药/催眠药/阿片类：同时给予本品和麻醉药、镇静药、催眠药和阿片类可能导致药物作用的增强。国外研究报道，已经确定了盐酸右美托咪定与七氟烷、异氟烷、丙泊酚、阿芬太尼和咪达唑仑的影响。右美托咪定和异氟烷、丙泊酚、阿芬太尼和咪达唑仑之间没有药动学相互作用。然而，由于可能的药效学相互作用，当同时给予本品时，可能要求降低本品或伴随的麻醉药、镇静药、催眠药和阿片类药物的剂量。

【超说明书用药】　右美托咪定用于小儿麻醉诱导、麻醉维持和苏醒期已有大量文献报道。

1. 术前用药 减少焦虑和紧张，便于患儿与父母分离。可经鼻或颊黏膜给药。术前 30min 滴入 0.5～2μg/kg 或颊黏膜给药 1μg/kg。健康小儿 1μg/kg 滴鼻后 25min 起效，持续 85min 左右；滴鼻剂量增加到 2μg/kg 起效更快。颊黏膜给药生物利用度较高，但低龄儿童配合度差，可能吞咽部分药物。

2. 术中用药

（1）气道手术：10min 静脉输注右美托咪定 0.5～2μg/kg 负荷量后静脉持续输注 0.5～2μg/（kg·h），产生自然睡眠的镇静，减少气道反应、保留自主呼吸。用于硬支气管镜检查及处理困难气道。

（2）脊柱手术：持续静脉输注右美托咪定 0.1～0.5μg/（kg·h），有助于减少脊柱融合术的麻醉药用量，利于患儿术中唤醒。

（3）神经外科手术：持续静脉输注右美托咪定 0.1～0.5μg/（kg·h），用于脑肿瘤和癫痫病灶切除术，其优点是不影响癫痫样活动，利于准确定位，精确切除病灶。

（4）心脏手术：10min 静脉输注右美托咪定 0.5μg/kg 负荷量后，静脉持续输注 0.5μg/（kg·h），能够抑制应激反应，提供围术期镇痛和镇静，减少麻醉药物的用量，利于术后早期拔出气管导管。

3. 术后用药 手术结束前 30min、10min 静脉输注右美托咪定 0.5μg/kg，可减少术后躁动；出现术后躁动可缓慢静脉输注右美托咪定 0.2～1μg/kg；也可缓慢静脉输注右美托咪定 0.5μg/kg 治疗术后寒战；儿科 ICU 镇静常用剂量为 0.2～0.7μg/（kg·h）。神经功能障碍、苯二氮䓬类药物难以获得充分镇静的机械通气患儿尤为有益。

4. 有创诊疗

（1）CT 或 MRI 检查：10min 静脉输注右美托咪定负荷剂量 0.5～3μg/kg，继以持续静脉输注 0.5～2μg/（kg·h），需注意心动过缓的处理。

（2）经胸心脏超声（TTE）：右美托咪定 2～3μg/kg 滴鼻，如 45min 内镇静效果欠佳，追加右美托咪定 1μg/kg 滴鼻。

（3）有创操作：中心静脉置管、纤维支气管镜检查、置入胸导管、体外碎石术、心导管和内镜检查时，10min 静脉输注右美托咪定 1～3μg/kg，必要时静脉给予维持剂量 0.5～3μg/（kg·h）或静注氯胺酮。

（4）补救用药：TTE、MRI 和 CT 检查时常用水合氯醛镇静，右美托咪定可用于水合氯醛镇静失败时的补救措施，滴鼻补救剂量为 0.5～2μg/（kg·h）。

参考文献见《右美托咪定临床应用专家共识（2018）》。

对乙酰氨基酚　Paracetamol

【药物特点】

1. 对乙酰氨基酚是乙酰苯胺类解热镇痛药，系非那西丁在体内的代谢产物，可抑制中枢神经系统中前列腺素酶及前列腺素、缓激肽、组胺等合成，阻断痛觉神经末梢的冲动，产生镇痛作用；并能作用于下丘脑体温调节中枢，抑制前列腺素在下丘脑的合成，引起外周血管扩张、皮肤血流增加、出汗等，促使散热增加，起解热作用。

2. 对乙酰氨基酚抑制中枢神经系统前列腺素合成的作用与阿司匹林相似，但抑制外周前列腺素合成作用弱，故解热镇痛作用强，抗风湿作用弱，对血小板凝血机制无影响，故不能替代阿司匹林或其他非甾体抗炎药治疗各种类型关节炎。

3. 口服吸收迅速，大部分在肝代谢，中间代谢产物对肝有毒性，以葡糖醛酸结合物形式从肾排泄，半衰期一般为 1～4h。

【适应证】

1. 用于普通感冒或流行性感冒引起的发热。

2. 缓解轻至中度疼痛，如头痛、关节痛、偏头痛、牙痛、肌肉痛、神经痛、痛经。

3. 轻到中度癌痛、术后镇痛（尤其针对阿司匹林不耐受或过敏者）。

【用法用量】　儿童剂量：口服，每次 10～15mg/kg，必要时每 4～6 小时 1 次，每日最多服 5 次，或 1.5g/m²，分次服；直肠给药，每次 10～15mg/kg，必要时每 4～6 小时 1 次。

【不良反应】

1. 药热、晕厥、注意力障碍、激动、精神错乱和昏迷等精神症状。

2. 偶见有恶心、呕吐、腹痛等胃肠道症状。

3. 可引起肾损害，可出现肾乳头坏死性肾衰竭，对肾功能低下者，更易引发肾绞痛或急性肾衰竭，可有少尿、尿毒症等症状。

4. 偶可引起血小板减少，罕见溶血性贫血、粒细胞缺乏、全血细胞减少、浆细胞增多、血小板增多、慢性粒细胞白血病和慢性淋巴细胞白血病。

5. 可发生荨麻疹、固定性药疹、皮炎伴瘙痒、血管性紫癜、急性全身性疱疹样脓疱病、乳头样斑丘疹，罕见中毒性表皮坏死松解。

6. 大剂量本品可抑制甲状腺功能，并可引起低体温、代谢性酸中毒、低磷血症、高铁血红蛋白血症，低血糖等，罕见有一过性高血糖。

7. 大剂量或长期用药可引起急慢性中毒，可出现肝功能衰竭、肝脏坏死，严重者可致昏迷，甚至死亡。

8. 大剂量使用可发生心肌损害。

9. 偶可引起横纹肌溶解症。

【禁忌证】　3 岁以下儿童及新生儿、严重肝肾功能不全者禁用。

【注意事项】

1. 对本品或阿司匹林过敏者慎用，过敏体质者。

2. 本品为对症治疗药，用于解热连续使用不超过 3d，用于镇痛不超过 5d，症状未缓解时患者应咨询医师或药师。

【药物相互作用】

1. 长期饮酒或正在应用其他肝酶诱导剂时（尤其是巴比妥类药物），发生肝毒性的危险性更高。

2. 与抗凝血药合用，可增加抗凝血作用，故需调整抗凝血药的用量。

3. 长期大量与阿司匹林、其他水杨酸盐制剂或其他非甾体抗炎药合用时可明显增加肾毒性的危险。

4. 与抗病毒药齐多夫定合用，两药可相互降低与葡萄糖醛酸的结合，而降低清除率，增加毒性。

5. 可改变氯霉素的药动学，合用时可增加氯霉素的毒性，出现呕吐、低血压、低体温。

6. 本品可抑制双香豆素等抗凝药的代谢，并可干扰凝血块形成，增强抗凝作用。

7. 与二氟尼柳合用，本品血药浓度增高，导致肝毒性。

8. 美替拉酮可抑制本品葡萄糖醛酸结合物的形成，导致本品中毒。

9. 卡马西平长期、大剂量、频繁与本品合用，可使本品代谢增强，肝毒性产物增多。

10. 本品可使血液和组织中谷胱甘肽浓度降低，与白消安合用时，可使白消安的肾廓清率减少。

11. 考来烯胺可使本品吸收减少，疗效降低。

12. 异烟肼可使本品的肝脏毒性增加。

布洛芬　Ibuprofen

【药物特点】

1. 布洛芬系芳基丙胺类非甾体解热、镇痛、抗炎药，可抑制细胞膜的环氧酶，抑制花生四烯酸代谢为前列腺素，减轻因前列腺素引起的局部组织充血、肿胀，降低局部周围神经对缓激肽的痛觉敏感性，具有镇痛、抗炎作用；并可作用于下丘脑体温调节中心，具有解热作用；对血小板的黏附和聚集亦有抑制作用，可延长出血时间。

2. 布洛芬的镇痛作用较乙酰水杨酸强，抗炎作用比乙酰水杨酸、保泰松、对乙酰氨基酚等略强，解热作用与乙酰水杨酸相似；对胃肠道的刺激作用较轻，一般较易耐受；对血象与肾功能影响亦较小。当患者对乙酰水杨酸、保泰松等不能耐受时，可选用本品。

3. 由于布洛芬半衰期较短，每日需用药多次，临床常使用其控释剂型，如芬必得等；其混悬液剂型（美林）常用于儿童发热及轻中度疼痛。

【适应证】　用于风湿和类风湿关节炎、牙痛、各种手术及肌肉骨骼疼痛、发热等的治疗。

【用法用量】

1. 儿童剂量　口服，解热，每次 5～10mg/kg，每 4～8 小时 1 次，最大剂量 40mg/（kg·d）；抗风湿，30～50mg/（kg·d），分 3～4 次。

2. 混悬液剂型（美林）剂量

（1）服用次数：若持续疼痛或发热，可间隔 4～6h 重复用药 1 次，24h 不超过 4 次。

（2）1 次用量：1～3 岁，体重 10～15kg，1 次用量 4ml（80mg）；4～6 岁，体重 16～21kg，1 次用量 5ml（100mg）；7～9 岁，体重 22～27kg，1 次用量 8ml（160mg）；10～12 岁，体重 28～32kg，1 次用量 10ml（200mg）。

【不良反应】

1. 胃肠道不良反应发生率在 5%～15%，可出现上腹部疼痛、恶心、饱胀感或胃烧灼感、呕吐、轻度消化不良、胃肠道溃疡及出血等，个别患者可出现穿孔。

2. 少数人可出现转氨酶升高等肝损害表现，以及血尿素氮和血清肌酐升高，肌酐清除率下降，少数患者可出现下肢水肿或体重骤增等肾功能损害表现,个别可见肾乳头坏死的急性肾功能不全。

3. 偶可出现头痛、嗜睡、晕眩,耳鸣、抑郁、精神紧张等精神症状,少见视物模糊、中毒性弱视等。

4. 大剂量用药可出现出血时间延长,粒细胞减少或粒细胞缺乏、血小板缺乏和全血细胞减少,个别可出现贫血。

5. 可引发支气管痉挛及支气管哮喘。

6. 罕见短暂性荨麻疹、紫癜、红斑、瘙痒等变态反应,可见过敏性肾炎、膀胱炎。

【禁忌证】　对本品或其他非甾体解热、镇痛、抗炎药过敏、有活动性溃疡病、溃疡性结肠炎和有其他消化道疾病及有溃疡、出血、穿孔等严重消化道疾病史等患者禁用。

【注意事项】

1. 支气管哮喘、凝血机制或血小板功能障碍(如血友病)、肝肾功能不全等患者、6 月龄以下婴儿慎用。消化性溃疡史、胃肠道出血、心功能不全、高血压患者、1 岁以下儿童应在医师指导下使用。

2. 本品为对症治疗药,在应用本品同时还须对因治疗,且不宜长期或大量使用,用于镇痛不得超过 5d,用于解热不得超过 3d,症状不缓解,应咨询医师或药师。

3. 食物可减慢本品吸收,但不影响其吸收总量。饮酒可增加胃肠道不良反应,并可致发生溃疡的可能。

【药物相互作用】

1. 与其他非甾体解热、镇痛、抗炎药合用,可增强对胃肠道的不良反应,严重的可导致溃疡和出血。长期与对乙酰氨基酚合用,可增强肝、肾功能的毒性。

2. 与地高辛、甲氨蝶呤、丙磺舒、口服降血糖药物同用时,能使这些药物的血药浓度增高。

3. 与维拉帕米、硝苯地平合用,本品的血药浓度升高。

4. 与苯妥英同用,后者的降解减慢,半衰期延长。

5. 与双香豆素、肝素等抗凝药和抗血小板聚集药合用，可导致凝血酶原时间延长，增加出血倾向和危险。

6. 与降压药合用，可影响降压药的作用，降低降压药的效果。

7. 与呋塞米等利尿药同用，可降低呋塞米的排钠和降压作用。

阿司匹林　Asprin

【药物特点】

1. 阿司匹林系水杨酸类非甾体抗炎药，其本身及其代谢产物水杨酸对环氧酶（COX）具有显著的不可逆抑制作用，因此具有解热、镇痛、抗炎、抗风湿作用，其作用随剂量增加而增强。此外，还有抗血小板凝集、促进尿酸排泄等作用。

（1）镇痛作用：主要是通过抑制前列腺素及其他能使痛觉对机械性或化学性刺激敏感的物质（如缓激肽、组胺）的合成，属于外周性镇痛药。但不能排除中枢镇痛（可能作用于下视丘）的可能性。

（2）抗炎作用：确切的机制尚不清楚，可能由于本品作用于炎症组织，通过抑制前列腺素成其他能引起炎性反应的物质（如组胺）的合成而起抗炎作用。抑制溶酶体酶的释放及白细胞趋化性等也可能与其抗炎作用有关。

（3）解热作用：可能通过作用于下视丘体温调节中枢，引起外周血管扩张，皮肤血流增加，出汗，使散热增加而起解热作用。此种中枢性作用可能与前列腺素在下视丘的合成受到抑制有关。

（4）抗风湿作用：本品抗风湿的机制，除解热、镇痛作用外，主要在于抗炎作用。

（5）抑制血小板聚集的作用：是通过抑制血小板的环氧酶，减少前列腺素的生成而抑制血小板凝集。

2. 本品对生理性环氧酶的抑制作用较强，故也能抑制胃和肾组织内的生理性前列腺素的合成，使胃酸产生过多，胃黏膜生成减少，食管和胃的肌张力减弱，出现胃消化不良、胃溃疡、肾血流量减少，引起可逆性肾功能不全等不良反应。

【适应证】

1. 镇痛、解热：可缓解轻度或中度的疼痛，如头痛、牙痛、神经痛、肌肉痛及月经痛，也用于感冒和流感等退热。本品仅能缓解症状，不能治疗引起疼痛和发热的病因，故需同时应用其他药物对病因进行治疗。

2. 抗炎、抗风湿：为治疗风湿热的常用药物，用药后可解热、使关节症状好转并使红细胞沉降率下降，但不能去除风湿热的基本病理改变，也不能治疗和预防心脏损害及其他合并症。

3. 关节炎：除风湿性关节炎外，本品也用于治疗类风湿关节炎，可改善症状，但需同时进行病因治疗。此外，本品也用于骨关节炎、强直性脊柱炎、幼年型关节炎以及其他风湿性炎症的骨骼肌肉疼痛，也能缓解症状。但近年在这些疾病已很少应用本品。

4. 抗血栓：本品对小板聚集有抑制作用，可防止血栓形成，临床用于预防一过性脑缺血发作、心肌梗死、心房纤颤、人工心脏瓣膜、动静脉瘘或其他术后的血栓形成。也可用于治疗不稳定型心绞痛。

5. 儿科用于皮肤黏膜淋巴结综合征（川崎病）的治疗。

6. 用于胆道蛔虫病的治疗。

【用法用量】

1. 用法　口服。

2. 小儿常用量

（1）解热、镇痛，每日按体表面积 $1.5g/m^2$，分 4～6 次口服，或每次按体重 5～10mg/kg，或每次每岁 60mg，必要时 4～6h 1 次。

（2）抗风湿，每日按体重 80～100mg/kg，分 3～4 次服，如 1～2 周未获疗效，可根据血药浓度调整用量。有些病例需增至每日 130mg/kg。

（3）用于小儿皮肤黏膜淋巴结综合征（川崎病），开始每日按体重 80～100mg/kg，分 3～4 次服，热退 2～3d 后改为每日 30mg/kg，分 3～4 次服，连服 2 个月或更久；血小板增多、血液呈高凝状态期间，每日 5～10mg/kg，1 次顿服。

【不良反应】　一般用于解热镇痛的剂量很少引起不良反应。长期大量用药（如治疗风湿热）、尤其当药物血浓度＞200μg/ml 时较易出现不良反应。血药浓度越高，不良反应越明显。

1. 胃肠道反应：属较常见的不良反应，包括恶心、呕吐、上腹部不适或疼痛等（发生率 3%～9%），停药后多可消失。长期或大剂量服用可有胃肠道出血或溃疡。引起的胃肠道隐性出血患者可导致缺铁性贫血。

2. 中枢神经：出现可逆性耳鸣、听力下降，多在服用一定疗程，血药浓度达 200～300μg/ml 后出现。

3. 变态反应：出现于 0.2% 的患者，表现为哮喘、荨麻疹、血管神经性水肿或休克。多为易感者服药后迅速出现呼吸困难，严重可致死亡，称为阿司匹林哮喘。有的是阿司匹林过敏、哮喘和鼻息肉三联征，往往与遗传和环境因素有关。

4. 肝、肾功能损害，与剂量大小有关，尤其是剂量过大使血药浓度达 250μg/ml 时易发生。损害均是可逆性的，停药后可恢复，但有引起肾乳头坏死的报道。

5. 长期服用可使凝血酶原减少导致全身出血倾向，凝血时间延长，出血倾向增加，如同服维生素 K（2～4mg/d）可防止。

6. 可促进 6-磷酸葡萄糖脱氢酶缺陷患者发生溶血性贫血。

7. 大剂量应用本品治疗类风湿关节炎患者可诱发叶酸缺乏性巨幼红细胞性贫血。

8. 尚可引起粒细胞减少、血小板减少和再生障碍性贫血等。

9. 儿童患者，尤其有发热及脱水的患儿使用本品极易出现毒性反应，对急性发热性疾病、水痘、流感患儿可能会发生瑞氏（Reye's）综合征。

10. 过量中毒：长期大量使用或大量误服可引起急性中毒，小儿尤易发生，表现如下。

（1）轻度：即水杨酸反应（alicylism），多见于风湿病用本品治疗者，表现为头痛、头晕、耳鸣、耳聋，恶心、呕吐，腹泻、嗜睡、精神紊乱、多汗、呼吸深快、烦渴、手足不自主运动（多见于老年人）及视物障碍等。

（2）重度：可出现血尿、抽搐、幻觉、重症精神紊乱、呼吸困难及无名热等；儿童患者精神及呼吸障碍更明显。

（3）过量时：实验室检查可有脑电图异常、酸碱平衡改变（呼吸性碱中毒及代谢性酸中毒）、低血糖或高血糖、酮尿、低钠血症、低钾血症及蛋白尿等。

【禁忌证】

1. 对本品或其他非甾体抗炎药过敏尤其是出现哮喘、神经血管性水肿或休克者。

2. 有活动性溃疡病或其他原因引起的消化道出血患者。

3. 血友病或血小板减少患者。

【注意事项】

1. 有哮喘和其他过敏性反应或有葡萄糖-6-磷酸脱氢酶缺陷、肝肾功能不全、心功能不全或高血压、血小板减少、痛风患者慎用。

2. 小儿患者，尤其有发热及脱水者，易出现毒性反应。急性发热性疾病，尤其是流感及水痘患儿应用本品，可能与发生瑞氏综合征（Reye's syndrome）有关，中国尚不多见。

3. 与食物同服或用水冲服，可减少对胃的刺激。

4. 体温高于 40℃的患者，解热时宜用小剂量，以防大量出汗引起虚脱。解热时应多饮水，以利排汗降温，同时应防止出汗过多，造成水与电解质紊乱。

5. 长期大量用药时应定期检查血细胞比容、肝功能及血清水杨酸含量。

【药物相互作用】

1. 不可与其他非甾体镇痛抗炎药合用。

2. 与任何可引起低凝血酶原血症、血小板减少，血小板聚集功能降低或胃肠道溃疡出血的药物同用时，可有加重凝血障碍及引起出血的危险。

3. 与抗凝药（双香豆素、肝素等）、溶栓药（链激酶、尿激酶）同用，可增加出血的危险。

4. 尿碱化药（碳酸氢钠等）、抗酸药（长期大量应用）可增加本品自尿中排泄，使血药浓度下降。但当本品药浓度已达稳定状态而停用碱性药物，又可使本品血药浓度升高到毒性水平。碳酸酐酶抑制药可使尿碱化，但可引起代谢性酸中毒，不仅能使血药浓度降低，而且使本品透入脑组织中的量增多，从而增加毒性反应。

5. 尿酸化药可减低本品的排泄，使其血药浓度升高。本品血药浓度已达稳定状态的患者加用尿酸化药后可能导致本品血药浓度升高，毒性反应增加。

6. 糖皮质激素可增加水杨酸盐的排泄，同用时为了维持本品的血药浓度，必要时应增加本品的剂量。本品与激素长期同用，尤其是大量应用时，有增加胃肠溃疡和出血的危险性。因此，目前临床上不主张将此 2 种药物同时应用。

7. 胰岛素或口服降糖药物的降糖效果可因与本品同用而加强和加速。

8. 与甲氨蝶呤同用时，可减少甲氨蝶呤与蛋白的结合，减少其从肾脏的排泄，使血药浓度升高而增加毒性反应。

9. 丙磺舒或磺吡酮的排尿酸作用，可因同时应用本品而降低。当水杨酸盐的血药浓度＞50μg/ml 时即明显降低，超过 150μg/ml 时更甚。此外，丙磺舒可降低水杨酸盐自肾脏的清除率，从而使后者的血药浓度升高。

（孙心竹）

第三节　抗癫痫药

苯巴比妥　Phenobarbital

【药物特点】

1. 本品为镇静催眠药、惊厥药，是长效巴比妥类的典型代表。对中枢的抑制作用随着剂量加大，表现为镇静、催眠、抗惊厥及抗癫痫。低于镇静剂量的苯巴比妥即能抑制癫痫病灶神经元的高频异常放电，并阻止异常放电的扩散。大剂量对心血管系统、呼吸系统有明显的抑制，过量可麻痹延髓呼吸中枢致死。

2. 体外电生理实验见苯巴比妥激动突触后膜上的 $GABA_A$ 受体，使神经细胞的氯离子通道开放，细胞过极化，γ-氨基丁酸拟似 GABA 的作用。此外可能还与以下作用有关：①抑制突触前膜 Ca^{2+} 的摄取，减少一些神经递质（去甲肾上腺素和乙酰胆碱等）的释放；②减弱或阻断谷氨酸受体作用。治疗浓度的苯巴比妥可降低谷氨酸的兴奋作用、加强 γ-氨基丁酸的抑制作用，抑制中枢神经系统单突触和多突触传递，抑制痫灶的高频放电及其向周围扩散。

3. 苯巴比妥可减少胃液分泌，降低胃张力。通过诱导葡萄糖醛酸转移酶结合胆红素从而降低胆红素的浓度。可产生依赖性，包括精神依赖和身体依赖。

【适应证】

1. 用于治疗焦虑、失眠（用于睡眠时间短早醒患者）、癫痫及运动障碍。临床对癫痫大发作和癫痫持续状态效果良好，对单纯部分性发作及精神运动性发作亦有效，但对小发作、婴儿痉挛无效。

2. 用作抗高胆红素血症药及麻醉前用药。

【用法用量】

1. 肌内注射　小儿常用量：镇静或麻醉前应用，一次按体重 2mg/kg；抗惊厥或催眠每次按体重 3～5mg/kg 或按体表面积 125mg/m^2。

2. 口服　小儿常用量：用药应个体化。

（1）镇静：每次按体重 2mg/kg，或按体表面积 60mg/m^2，每日 2～3 次。

（2）抗惊厥：每次按体重 3～5mg/kg。

（3）抗高胆红素血症：每次按体重 5～8mg/kg，分次口服，3～7d 见效。口服需 3 周才能产生最大疗效，因此更换药物时应有相应的交替过程。治疗血药浓度一般为 10～40μg/ml，低于 15μg/ml 对发热性惊厥无效。

【不良反应】　较大剂量可出现嗜睡、精神萎靡、共济失调等不良反应，用药初期较明显，长期使用则产生耐受性。

1. 用于抗癫痫时最常见的不良反应为镇静，但随着疗程的持续，其镇静作用逐渐变得不明显。

2. 可能引起微妙的情感变化，出现认知和记忆的缺损。小儿可出现兴奋不安、活动过多等反常现象，对儿童智力发育是否有影响尚无定论。

3. 长期用药偶见叶酸缺乏和低钙血症。

4. 罕见巨幼红细胞性贫血、白细胞减少、血小板减少和骨软化。

5. 大剂量时可产生眼球震颤、共济失调和严重的呼吸抑制。

6. 用本品的患者中 1%～3%的人出现皮肤反应，多见者为各种皮疹以及哮喘，严重者可出现剥脱性皮炎和多形红斑(或 Stevens-Johnson 综合征)，中毒性表皮坏死极为罕见。

7. 肝炎和肝功能紊乱。

8. 长时间使用可发生药物依赖，停药后易发生停药综合征。

【禁忌证】　严重肺功能不全、肝硬化、血卟啉病史、贫血、哮喘史、未控制的糖尿病、过敏等。

【注意事项】

1. 轻微脑功能障碍（MBD）症、低血压、高血压、贫血、甲状腺功能低下、肾上腺功能减退、心肝肾功能损害者禁用。

2. 作抗癫痫药应用时，可能需 10～30d 才能达到最大效果，需按体重计算药量，如有可能应定期测定血药浓度，以达最大疗效。肝功能不全者，用量应从小量开始。

3. 长期用药可产生耐药性，亦可产生精神或躯体的药物依赖性，停药需逐渐减量，以免引起撤药症状。

【药物相互作用】

1. 与其他中枢抑制药合用，对中枢产生协同抑制作用，应注意。

2. 本品为肝药酶诱导剂，提高药酶活性，长期用药不但加速自身代谢，还可加速其他药物代谢。如饮酒、全身麻醉药、中枢性抑制药或单胺氧化酶抑制药等与巴比妥类药合用时，可相互增强效能。

3. 与口服抗凝药合用时，可降低后者的效应，应定期测定凝血酶原时间，从而决定是否调整抗凝药的用量。

4. 与口服避孕药或雌激素合用，可降低避孕药的可靠性，因为酶的诱导可使雌激素代谢加快。

5. 与皮质激素、洋地黄类（包括地高辛）、土霉素或三环抗抑郁药合用时，可降低这些药物的效应，因为肝微粒体酶的诱导，可使这些药物代谢加快。

6. 与环磷酰胺合用，理论上可增加环磷酰胺烷基化代谢产物，但临床上的意义尚未明确。

7. 与奎尼丁合用时，由于增加奎尼丁的代谢而减弱其作用，应按需调整后者的用量。

8. 与钙离子拮抗药合用，可引起血压下降。

9. 与氟哌啶醇合用治疗癫痫，可引起癫痫发作形式改变，需调整用量。

10. 与吩噻嗪类和四环类抗抑郁药合用时可降低抽搐阈值，增加抑制作用；与布洛芬类合用，可减少或缩短半衰期而减少作用强度。

异戊巴比妥　Amobarbital

【药物特点】　本品对中枢神经系统有抑制作用，因剂量不同而表现出镇静、催眠、抗惊厥等不同作用。其作用机制与苯巴比妥相似，可能是由于阻断脑干网状结构上行激活系统使大脑皮质转入抑制。本品为中效催眠药，持续时间3～6h。

【适应证】

1. 主要用于催眠、镇静、抗惊厥（小儿高热惊厥、破伤风惊厥、子痫、癫痫持续状态）和麻醉前给药。

2. 癫痫持续状态下，一般在应用地西泮、苯妥英钠等静脉注射不能控制时，可采用本品。

【用法用量】

1. 口服　小儿常用量：催眠，个体差异大；镇静，每次按体重 2mg/kg 或按体表面积 60mg/m^2，每日 3 次。

2. 肌内或静脉注射　小儿常用量：催眠或抗惊厥，肌内注射每次按体重 3～5mg/kg 或按体表面积 125mg/m^2；镇静，每日 6mg/kg，分 4 次给予。

【不良反应】

1. 偶见或罕见的但应当注意的不良反应

（1）耐药性差者，用量稍大易致精神错乱或抑郁。

（2）呼吸抑制易致气短或呼吸困难。

（3）变态反应引起皮疹、荨麻疹、面部或嘴唇肿胀、喘息、胸部发紧感。

（4）注射给药后可致血栓性静脉炎，以致局部红肿或疼痛。

（5）可引起颗粒细胞减少，导致咽喉疼痛及发热。

（6）血小板减少可有出血异常或出现瘀斑。

（7）中枢性反应失常，以致过度兴奋。

（8）低血压或巨细胞性贫血可致异常疲乏或衰弱。

（9）中枢性抑制导致心率过缓。

（10）肝功能障碍可致巩膜或皮肤发黄。

2. 持续存在应当注意的不良反应

（1）发生率较多的：笨拙或步态不稳、眩晕或头晕、嗜睡或醉态。

（2）发生率较少的：腹泻、头痛、关节或肌肉疼痛、恶心、呕吐、语言不清。

3. 其他　在停药后发生，提示可能为撤药综合征，应当注意的不良反应有惊厥或癫痫发作、晕厥感、幻觉、多梦、梦魇、震颤、入睡困难、异常不安、异常乏力。头晕，嗜睡，个别病例皮疹，剥脱性皮炎，药热，久用药物依赖。剂量过大时可引起急性横纹肌溶解。

【禁忌证】　严重肺功能不全、肝硬化、血卟啉病史、贫血、哮喘史、未控制的糖尿病、过敏等。

【注意事项】

1. 慎用于以下情况：轻微脑功能障碍（MBD）症、低血压、高血压、贫血、甲状腺功能低下、肾上腺功能减退、心肝肾功能损害患者。

2. 作为抗癫痫药应用时，需 10～30d 才能达到最大效果，需按体重计算药量，如有可能应定期测定血药浓度，以达最大疗效。

3. 不宜长期用药，如连续使用达 14d 可出现快速耐药性，常用量可不再显效；亦可产生精神或躯体的药物依赖性，停药需逐渐减量，以免引起撤药症状。

4. 注射剂相关注意事项

（1）注射剂用注射用水配制成 5%～10%溶液，现配现用。静脉注射宜缓慢。给药过程中应注意观察患者的呼吸及肌肉松弛程度，以恰能抑制惊厥为宜。

（2）用量过大或静脉注射过快易出现呼吸抑制及血压下降，成人静脉注射速度每分钟不应超过 100mg，小儿静脉注射速度每分钟不应超过 $60mg/m^2$。

（3）不宜在浅表部位做肌内或皮下注射，因可引起疼痛，并可产生无菌性脓肿或坏死。

（4）本品的注射液不稳定，应在临用前用灭菌注射用水或氯化钠注射液溶解成 5%溶液后使用。如 5min 内溶液仍不澄清或有沉淀物，不宜应用。

【药物相互作用】

1. 本品为肝酶诱导剂，提高药酶活性，不但加速自身代谢，还可加速其他药物代谢。如饮酒、全麻药、中枢性抑制药或单胺氧化酶抑制药等与巴比妥类药合用时，可相互增强效能。与乙酰氨基酚类合用，会增加肝中毒的危险性。

2. 与口服抗凝药合用时，可降低后者的疗效，应定期测定凝血酶原时间，从而决定是否调整抗凝药的用量。

3. 与雌激素合用降低雌激素作用；与皮质激素、洋地黄类（包括地高辛）、土霉素或三环抗抑郁药合用时，可降低这些药物的效应。

4. 与环磷酰胺合用，理论上可增加环磷酰胺烷基化代谢产物，但临床上的意义尚未明确。与奎尼丁合用时，由于增加奎尼丁的代谢而减弱其作用，应按需调整后者的用量。

5. 与钙离子拮抗药合用，可引起血压下降。

6. 与氟哌啶醇合用治疗癫痫，可引起癫痫发作形式改变，需调整用量。

7. 与吩噻嗪类和四环类抗抑郁药合用时可降低抽搐阈值，增加抑制作用；与布洛芬类合用，可减少或缩短半衰期而减少作用强度。

苯妥英钠　Phenytoin sodium

【药物特点】

1. 苯妥英钠为二苯乙内酰脲的钠盐，为临床常用的抗癫痫药、抗心律失常药。治疗剂量不引起镇静催眠作用。

2. 苯妥英钠的抗癫痫机制较复杂。目前研究认为主要是抑制突触传递的强直后增强（posttetanic potentiation，PTP），即反复高频电刺激突触前神经纤维后，引起突触传递易化，使突触后纤维反应增强的现象。PTP 在癫痫病灶异常放电的扩散过程中也起易化作用。治疗浓度的苯妥英钠通过抑制 PTP 阻止异常放电向病灶周围的正常脑组织扩散。其次，苯妥英钠具有膜稳定作用，能降低细胞膜对 K^+、Na^+ 和 Ca^{2+} 的通透性，抑制其内流，从而降低细胞膜的兴奋性，抑制动作电位的产生。最后，苯妥英钠可改变许多脑内神经递质的浓度（如 GABA、去甲肾上腺素、乙酰胆碱、5-羟色胺等）。

3. 苯妥英钠可缩短动作电位间期及有效不应期，还可抑制钙离子内流，降低心肌自律性，抑制交感中枢，对心房、心室的异位节律点有抑制作用，提高心房纤颤与心室纤颤阈值。因其稳定细胞膜作用及降低突触传递作用，苯妥英钠还具抗神经痛及骨骼肌松弛作用。可抑制皮肤成纤维细胞合成和（或）分泌胶原酶。还可加速维生素 D 代谢，可引起淋巴结大，有抗叶酸作用，对造血系统有抑制作用，可引起变态反应，有酶诱导作用，静脉用药可扩张周围血管。

【适应证】

1. 癫痫　适用于治疗全身强直-阵挛性发作、复杂部分性发作（精神运动性发作、颞叶癫痫、单纯部分性发作（局限性发作）和癫痫持续状态，临床中为治疗癫痫大发作和局限性发作的首选药。静脉注射用于治疗癫痫持续状态。对精神运动性发作亦有效，对小发作及肌阵挛发作无效。

2. 外周神经痛　如三叉神经、舌咽神经、坐骨神经等疼痛。

3. 心律失常　本品也适用于洋地黄中毒所致的室性及室上性心律失常，对其他各种原因引起的心律失常疗效较差。

4. 其他　隐性营养不良性大疱性表皮松解（recessive dystrophic epidermolysis bullosa）、发作性舞蹈手足徐动症、发作性控制障碍（包括发怒、焦虑和失眠的兴奋过度等的行为障碍疾病）、肌强直症及三环类抗抑郁药过量时心脏传导障碍等。

【用法用量】

1. 口服

（1）抗癫痫：小儿常用量，开始每日 5mg/kg，分 2～3 次服用，按需调整，以每日不超过 250mg 为度。维持量为 4～8mg/kg 或按体表面积 250mg/m²，分 2～3 次服用，如有条件可进行血药浓度监测。

（2）抗心律失常：小儿常用量，开始按体重 5mg/kg，分 2～3 次口服，根据病情调整每日量不超过 300mg，维持量 4～8mg/kg，或按体表面积 250mg/m²，分 2～3 次口服。

2. 静脉注射或静脉滴注　小儿常用量：按每日 5mg/kg 开始给药，最大量 20mg/kg，最大速度为 30mg/min。

【不良反应】　苯妥英钠的不良反应个体差异大，总体来讲，血药浓度过高易产生毒性。有条件的应监测其血药浓度。血药浓度 20~29pg/ml，出现眼球震颤；30~40pg/ml，可出现共济失调；>40pg/ml，可出现血压下降、休克、心动过缓及心搏、呼吸停止等危象。

1. 消化系统 长期服用可能引起恶心、呕吐甚至胃炎，饭后服用可减轻。

2. 神经系统 不良反应与剂量相关，常见眩晕头痛，严重时可引起眼球震颤。共济失调、语言不清和意识模糊、精神错乱等，调整剂量或停药可消失；较少见的神经系统不良反应有头晕、失眠、一过性神经质、舞蹈症、肌张力不全震颤、扑翼样震颤等。

3. 造血系统 常见粒细胞和血小板减少、紫癜等；有抗叶酸作用，可致巨幼红细胞性贫血，罕见再生障碍性贫血；可用叶酸加维生素 B_2 防治，长期使用应定期检查血常规。

4. 变态反应 出现皮疹伴高热，罕见剥脱性皮炎、多形糜烂性红斑、系统性红斑狼疮和致死性肝坏死、淋巴系统霍奇金病等，一旦出现症状立即停药并采取相应措施。

5. 其他 儿童长期服用可加速维生素 D 代谢造成软骨病或骨质异常；可有牙龈增生，儿童发生率高，应加强口腔卫生和按摩牙龈；长期应用可发生选择性 IgA 低下；肝脏疾病或先天性肝微粒体酶缺乏时，血药浓度升高，毒性增大；可抑制抗利尿激素和胰岛素分泌使血糖升高。

【禁忌证】 对乙内酰胺类药有过敏史或阿-斯综合征、二至三度房室传导阻滞、窦房结传导阻滞、窦性心动过缓等心功能损害者。

【注意事项】

1. 嗜酒、贫血、心血管疾病、糖尿病、肝肾功能损害、甲状腺功能异常等患者慎用。

2. 儿科用药：小儿由于分布容积与消除半衰期随年龄而变化，因此应经常进行血药浓度测定。

（1）新生儿或婴儿期对本品的药动学较特殊，临床对中毒症状评定有困难，一般不首先采用。

（2）学龄前儿童肝脏代谢强，需多次监测血药浓度以决定用药次数和用量。

（3）儿童口服，＞8mg/（kg·d），持续 2 周以上，易发生中毒，应严格控制剂量。

3. 因苯妥英钠起效慢，常先用苯巴比妥等控制癫痫发作。改用本品前应逐步停用苯巴比妥，不宜长期合用。

4. 苯妥英钠需要7～10d连续口服用药才能达到稳态血药浓度，因而确定其是否有效、是否需要增加剂量都应等待7～10d。同理，要用本药替代其他抗癫痫药时也需要 7～10d 的交换过程。

5. 本品呈强碱性，刺激大，不宜肌内注射，治疗癫痫持续状态时宜静脉注射并进行心电血压监测。

6. 有酶诱导作用，可对某些诊断产生干扰，如地塞米松试验、甲状腺功能试验，使血清碱性磷酸酶、谷丙转氨酶、血糖浓度升高。

7. 用药期间需检查血常规、肝功能、血钙、口腔、脑电图、甲状腺功能并经常随访血药浓度，防止毒性反应；其妊娠期每个月测定 1 次、产后每周测定 1 次血药浓度以确定是否需要调整剂量。

8. 口服吸收较慢，肌内注射吸收不完全且不规则，静脉注射吸收较快，癫痫持续状态时一般给予缓慢静脉注射，不得超过 30mg/min。注射时，本品不宜直接用葡萄糖注射液溶解，应以注射用水或生理盐水溶解。

9. 药物过量：可出现视物模糊或复视、笨拙或步态不稳、精神紊乱，严重的眩晕或嗜睡、幻觉、恶心、语言不清。目前尚无特效解毒药，仅对症治疗和支持疗法，催吐、洗胃、给氧、升压、辅助呼吸、血液透析。

【药物相互作用】

1. 长期应用对乙酰氨基酚患者应用本品可增加肝脏中毒的危险，并且疗效降低。

2. 本品为肝酶诱导剂，与皮质激素、洋地黄类（包括地高辛）、口服避孕药、环孢素、雌激素、左旋多巴、奎尼丁、土霉素或三环抗抑郁药合用时，可降低这些药物的效应。

3. 长期饮酒可降低本品的浓度和疗效，但服药同时大量饮酒可增加血药浓度。

4. 与氯霉素、异烟肼、保泰松、磺胺类合用可能降低本品代谢使血药浓度增加，增加本品的毒性。

5. 与抗凝药合用，开始增加抗凝效应，持续应用则降低。

6. 与含镁、铝或碳酸钙等合用时可能降低本品的生物利用度，两者应相隔 2~3h 服用。

7. 与降糖药或胰岛素合用时，因本品可使血糖升高，需调整后两者用量。

8. 与利多卡因或普萘洛尔合用时可能加强心脏的抑制作用。

9. 虽然本品消耗体内叶酸，但增加叶酸反可降低本品浓度和作用。

10. 苯巴比妥或扑米酮对本品的影响，变化很大，应经常监测血药浓度。

11. 与丙戊酸类合用有蛋白结合竞争作用，应经常监测血药浓度，调整本品用量。

12. 与卡马西平合用，后者血药浓度降低。如合并用大量抗精神病药或三环类抗抑郁药可能会诱发癫痫发作，需调整本品用量。

13. 长期应用对乙酰氨基酚患者应用本品可增加肝脏中毒的危险，并且疗效降低。

14. 正在应用多巴胺的患者，原则上不宜用本品。

丙戊酸钠　Sodium valproate

【药物特点】　丙戊酸钠的化学名为二丙基醋酸钠，是一种新型的侧链脂肪酸类广谱抗癫痫药。丙戊酸钠不能抑制癫痫病灶放电，但能阻止病灶异常放电的扩散，其作用机制尚未完全阐明，可能与下列途径相关。

1. 抑制 γ-氨基丁酸转氨酶，减少抑制性神经递质 γ-氨基丁酸（GABA）的降解；提高谷氨酸脱羧酶活性，增加脑内 GABA 的合成；抑制 GABA 转运体，减少 GABA 的摄取；通过以上 3 种途径升高 GABA 的浓度，降低神经元的兴奋性而抑制发作。

2. 作用于突触后感受器部位，提高突触后膜对于 GABA 的反应性，模拟或加强 GABA 的抑制作用。

3. 电生理实验中见本品可产生与苯妥英相似的抑制 Na^+ 通道和 $L-Ca^{2+}$ 通道的作用。也可能直接作用于对钾传导有关的神经膜活动。

【适应证】　主要用于单纯或复杂失神发作，肌阵挛发作，大发作的单药或合并用药治疗，有时对复杂部分性发作也有一定疗效。对其他抗癫痫药无效的各型癫痫效果较好，尤以小发作为最佳；亦可作为癫痫综合征的首选药物，可用于婴儿痉挛症和僵人（Stiff-man）综合征。

【用法用量】

1. 口服　小儿常用量：每日 20～30mg/kg，分 2～3 次服用；或每日 15mg/kg，按需每隔 1 周增加 5～10mg/kg，至有效或不能耐受为止。最大剂量，体重＜20kg 者，每日不得超过 40mg/kg；体重＞20kg 者，每日不得超过 35mg/kg。

2. 静脉注射或静脉滴注　小儿常用量：用于癫痫持续状态，每次 15～30mg/kg，于 3～5min 内静脉注射，30min 后以每小时 1mg/kg 的速度静脉滴注。病前已用过本品患者剂量减半。

【不良反应】　丙戊酸钠的毒性反应发生率与其他抗癫痫药相比相当低，一般有胃肠刺激症状、中枢神经系统、血常规变化、肝功能损害等。

1. 消化系统　常见不良反应表现为腹泻、消化不良、恶心、呕吐、胃肠道痉挛、便秘，发生率为 20%，长期服用亦可发生胰腺炎。饭后服用或逐渐加量可减轻上述反应。

2. 中枢神经系统　偶有中枢神经系统反应，表现为倦睡、眩晕、疲乏、头痛、共济失调、轻微震颤、异常兴奋、不安和烦躁。以上并不多见，减量即可减轻。

3. 血液系统　长期服用偶见血小板减少引起紫癜、出血和出血时间延长，极少数患者可出现淋巴细胞增多、白细胞减少、全血细胞减少、皮下出血、贫血等。应定期检查血常规。

4. 肝功能损害　严重毒性为肝功能损害，约有 25%的患者服药数日后出现肝功能异常，通常为血清碱性磷酸酶和氨基转移酶升高，偶见急性肝坏死，甚至发生肝衰竭而死亡，服用 2 个月要检查肝功能。

5. 营养代谢障碍　可见食欲亢进、体重增加，可发生高甘氨酸血症和高甘氨酸尿症，偶见低血糖。

6. 呼吸系统　可发生支气管炎、鼻炎、咽炎等，长期用药可发生呼吸暂停、支气管肺炎和肺出血。

7. 其他少见不良反应　偶有过敏；偶有听力下降和可逆性听力损坏；可引起月经周期改变；较少见皮疹、短暂性脱发。

【禁忌证】　对本品过敏者、有药源性黄疸个人史或家族史者、有肝病或明显肝功能损害者、有肝病或肝功能损害及有严重肝功能异常家族史患者。

【注意事项】

1. 卟啉病等血液病患者、肾功能损害者、器质性脑病患者、系统性红斑狼疮患者、3 岁以下儿童慎用。

2. 儿童用药：本品可蓄积在发育的骨骼内，应注意。

3. 用药期间避免饮酒，饮酒可加重镇静作用。

4. 停药应逐渐减量以防再次出现发作；取代其他抗惊厥药物时，本品应逐渐增加用量，而被取代药应逐渐减少用量。

5. 外科手术或其他急症治疗时应考虑可能遇到的时间延长，或中枢神经抑制药作用的增强。

6. 用药前和用药期间应定期做全血细胞（包括血小板）计数及肝肾功能检查。

7. 对诊断的干扰，例如尿酮试验可出现假阳性，甲状腺功能试验可能受影响，可使乳酸脱氢酶、丙氨酸氨基转移酶、天冬氨酸氨基转移酶轻度升高并提示无症状性肝脏中毒。

8. 宜餐后立即服，可减少胃肠道反应。

【药物相互作用】

1. 与全麻药或中枢神经抑制药合用，可使后者临床效应可更明显。

2. 与抗凝药（如华法林或肝素等）及溶血栓药合用，出血的危险性增加。

3. 与阿司匹林或双嘧达莫合用，可由于减少血小板凝聚而延长出血时间。

4. 与苯巴比妥类合用，后者的代谢减慢，血药浓度上升，因而增加镇静作用而导致嗜睡。

5. 与扑米酮合用，也可引起血药浓度升高，导致中毒，必要时需减少扑米酮的用量。与氯硝西泮合用防止失神发作时，曾有报道少数病例反而诱发失神状态。

6. 与苯妥英合用时，因与蛋白结合的竞争可使两者的血药浓度发生改变，由于苯妥英浓度变化较大，需经常测定。

7. 与卡马西平合用，由于肝酶的诱导而致药物代谢加速，可使二者的血药浓度和半衰期降低，故须监测血药浓度以决定是否需要调整用量。

8. 与对肝脏有毒性的药物合用时，有潜在肝脏中毒的危险。有肝病史者长期应用须经常检查肝功能。

9. 与氟哌啶醇、洛沙平（loxapine）、马普替林（maprotiline）、单胺氧化酶抑制药、吩噻嗪类、噻吨类和三环类抗抑郁药合用，可以增加中枢神经系统的抑制，降低惊厥阈和丙戊酸的效应，须及时调整用量以控制发作。

10. 与西咪替丁、红霉素、克拉霉素、苯丙氨酯等合用，可增加本品的血药浓度。

11. 与齐多夫定合用，可增加后者的生物利用度，增加齐多夫定的毒性。

卡马西平　Carbamazepine

【药物特点】

1. 卡马西平系亚芪胺类抗惊厥药和抗癫痫药，结构类似三环类抗抑郁药，最初用于治疗三叉神经痛，20 世纪 70 年代开始用于治疗癫痫。具有镇痛抗癫痫、抗心律失常、抗躁狂-抑郁、改善某些精神疾病的症状及抗中枢性尿崩症等作用。

2. 卡马西平的抗癫痫作用机制与苯妥英钠类似

（1）使用依赖性地阻滞各种可兴奋细胞膜的 Na^+ 通道，故能明显抑制异常高频放电的发生和扩散。

（2）抑制 T 型钙通道。

（3）增强中枢的去甲肾上腺素能神经的活性。

（4）促进抗利尿激素（ADH）的分泌或提高效应器对 ADH 的敏感性。

3. 卡马西平还有轻度延长房室传导、降低 4 相自动除极电位和延长浦氏纤维的动作电位时间及奎尼丁样膜稳定作用，可抗心律失常。

【适应证】

1. 癫痫

（1）部分性发作：复杂部分性发作、简单部分性发作和继发性全身发作。

（2）全身性发作：强直、阵挛、强直阵挛发作。

2. 三叉神经痛和舌咽神经痛发作，亦用作三叉神经痛缓解后的长期预防性用药。也可用于脊髓痨和多发性硬化、糖尿病性周围性神经痛、患肢痛和外伤后神经痛以及疱疹后神经痛。

3. 预防或治疗躁狂-抑郁症：对锂、抗精神病药、抗抑郁药无效的或不能耐受的躁狂-抑郁症，可单用或与锂盐和其他抗抑郁药合用。

4. 中枢性部分性尿崩症，可单用或氯磺丙脲或氯贝丁酯等合用。

5. 乙醇依赖的戒断综合征。

【用法用量】 口服。

1. 儿童常用量（抗癫痫及抗惊厥）

（1）＜6 岁：开始每日 5mg/kg，分 3 次，每隔 5～7d 增加 1 次用量，直至达每日 10mg/kg，必要时可增至每日 20mg/kg，维持量每日 10～20mg/kg。

（2）6～12 岁：开始每次 0.1g，每日 2 次，每隔 1 周每日增加 0.1g，直到出现疗效，维持量每日 0.4～0.8g，分 3～4 次服用。维持血药浓度应在 4～12μg/ml。

2. 每日限量

（1）12～15 岁：不超过 1g。

（2）15 岁以上：不超过 1.2g；有少数用至 1.6g。

【不良反应】

1. 神经系统常见的不良反应　头晕、共济失调、嗜睡和疲劳。

2. 因刺激抗利尿激素分泌引起水潴留和低钠血症（或

水中毒）　发生率 10%～15%。

3. 较少见的不良反应　变态反应，Stevens-Johnson 综合征或中毒性表皮坏死溶解症、皮疹、荨麻疹、瘙痒；儿童行为障碍，严重腹泻，红斑狼疮样综合征（荨麻疹、瘙痒、皮疹、发热、咽喉痛、骨或关节痛、乏力）。

4. 罕见的不良反应　腺体病，心律失常或房室传导阻滞（老年人尤其注意），骨髓抑制，中枢神经系统中毒（语言困难、精神不安、耳鸣、颤抖、幻视），过敏性肝炎，低钙血症，直接影响骨代谢导致骨质疏松，肾脏中毒，周围神经炎，急性尿紫质症，栓塞性脉管炎，过敏性肺炎，急性间歇性卟啉病，可致甲状腺功能减退。偶见粒细胞减少，可逆性血小板减少，再生障碍性贫血，中毒性肝炎。

【禁忌证】　已知对卡马西平及相关结构药物（如三环类抗抑郁药）过敏者。有房室传导阻滞、血清铁严重异常、骨髓抑制、严重肝功能不全等病史者。

【注意事项】

1. 乙醇中毒，心脏损害、冠心病，糖尿病，青光眼，对其他药物有血液反应史者（易诱发骨髓抑制），肝病，抗利尿激素分泌异常或其他内分泌紊乱，尿潴留，肾病患者慎用。

2. 用药期间注意检查：全血细胞检查（包括血小板、网织红细胞及血清铁，应经常复查达 2～3 年），尿常规，肝功能，眼科检查；卡马西平血药浓度测定。

3. 糖尿病患者可能引起尿糖增加，应注意。

4. 癫痫患者不能突然撤药，以免引起癫痫发作。

5. 已用其他抗癫痫药的患者，本品用量应逐渐递增，治疗 4 周后可能需要增加剂量，避免自身诱导所致血药浓度下降。

6. 饭后服用可减少胃肠反应，漏服时应尽快补服，不可次服双倍量，可一日内分次补足。服用本品应避免大量饮水，以防水中毒。

【药物相互作用】

1. 与对乙酰氨基酚合用，尤其是单次超量或长期大量，肝脏中毒的危险增加，有可能使后者疗效降低。

2. 与香豆素类抗凝药合用，由于本品的肝酶的正诱导作用，使抗凝药的血浓度降低，半衰期缩短，抗凝效应减弱，应测定凝血酶原时间而调整药量。

3. 与碳酸酐酶抑制药合用，骨质疏松的危险增加。

4. 由于本品的肝酶诱导作用，与氯磺丙脲、氯贝丁酯（安妥明）、去氨加压素（desmopressin）、赖氨加压素（lypressin）、垂体后叶素、加压素等合用，可加强抗利尿作用，合用的各药都需减量。

5. 与含雌激素的避孕药、环孢素、洋地黄类（可能地高辛除外）、雌激素、左旋甲状腺素或奎尼丁合用时，由于卡马西平对肝药酶的诱导，这些药的效应都会降低，用量应调整，改用仅含孕激素（黄体酮）的口服避孕药。与口服避孕药合用可能出现阴道大出血。

6. 与多西环素（强力霉素）合用，后者的血药浓度可能降低，必要时需要调整用量。

7. 红霉素与醋竹桃霉素（troleandomycin）以及右丙氧芬（detropropoxyphene）可抑制卡马西平的代谢，引起后者血药浓度的升高，出现毒性反应。

8. 氟哌啶醇、洛沙平、马普替林、噻吨类或三环类抗抑郁药可增强卡马西平的代谢，引起后者血药浓度升高，出现毒性反应。

9. 锂盐可以降低卡马西平的抗利尿作用。

10. 与单胺氧化酶（MAO）抑制药合用，可引起高热和（或）高血压危象、严重惊厥甚至死亡，两药应用至少要间隔14d。当卡马西平用作抗惊厥剂时，MAO抑制药可以改变癫痫发作的类型。

【用药过量】　可出现肌肉抽动、震颤、角弓反张、反射异常、心搏加快、休克等。治疗：洗胃、给予活性炭或轻泻药、利尿等，严重中毒并有肾衰竭时可透析。小儿严重中毒时可换血，并需继续观察呼吸、循环、泌尿功能数日。根据临床情况，采取相应措施。

左乙拉西坦　Levetiracetam

【药物特点】

1. 左乙拉西坦是吡咯烷酮衍生物，其化学结构与现有的抗癫痫药物无相关性。左乙拉西坦抗癫痫作用的确切机制尚不清楚。在多种癫痫动物模型中评估了左乙拉西坦的抗癫痫作用。左乙拉西坦对电流或多种致惊剂最大刺激诱导的单纯癫痫发作无抑制作用，并在亚最大刺激和阈值试验中仅显示微弱活性。但对毛果芸香碱和红藻氨基酸诱导的局灶性发作继发的全身性发作观察到保护作用，这两种化学致惊厥剂能模仿一些人伴有继发性全身发作的复杂部分性发作的特性。左乙拉西坦对复杂部分性发作的大鼠点燃模型的点燃过程和点燃状态均具有抑制作用。这些动物模型对人体特定类型癫痫的预测价值尚不明确。

2. 体外、体内试验显示，左乙拉西坦抑制海马癫痫样突发放电，而对正常的神经元兴奋性无影响，提示左乙拉西坦可能选择性地抑制癫痫样突发放电超同步性和癫痫发作的传播。左乙拉西坦在浓度高至 $10\mu M$ 时，对多种已知受体无亲和力，如苯并二氮䓬类、GABA、甘氨酸、NMDA、再摄取位点和第二信使系统。体外试验显示左乙拉西坦对神经元电压门控的钠离子通道或 T-型钙电流无影响。左乙拉西坦并不直接易化 GABA 能神经传递，但研究显示对培养的神经元 GABA 和甘氨酸控电流负调节子活性有对抗作用。在大鼠脑组织中发现了左乙拉西坦的可饱和和立体选择性的神经元结合位点，但该结合位点的鉴定和功能目前尚不明确。

【适应证】　用于成人及 4 岁以上儿童癫痫患者的部分性发作的加用治疗。

【用法用量】

1. 用法　口服。需以适量的水吞服，服用不受进食影响。

2. 用量

（1）儿童（4～11 岁）和青少年（12～17 岁）体重≤50kg：起始治疗剂量是 10mg/kg，每日 2 次。根据临床效果及耐受性，剂量可以增加至 30mg/kg，每日 2 次。剂量变化应以每 2 周增加或减少 10mg/kg，每日 2 次。应尽量使用最低有效剂量。

（2）儿童和青少年体重≥50kg：剂量和成人一致，即起始治疗剂量每次 500mg，每日 2 次。根据临床效果及耐受性，每日剂量可增加至每次 1500mg，每日 2 次。剂量的变化应每 2～4 周增加或减少每次 500mg，每日 2 次。

（3）20kg 以下的儿童，为精确调整剂量，起始治疗应使用口服溶液。

【不良反应】　不良反应和发生频率：很常见（≥1/10）；常见（≥1/100，＜1/10）；不常见：（≥1/1000，＜1/100）；

罕见（≥1/10 000，＜1/1000）；非常罕见（＜1/10 000）；未知（根据现有的资料无法评估）。

1. 全身反应和给药部位异常　很常见：乏力。

2. 神经系统异常

（1）很常见：嗜睡/疲乏。

（2）常见：健忘、共济失调、惊厥、头晕、头痛、运动过度、震颤、平衡失调、注意力障碍、记忆力损害。

（3）未知：感觉异常、舞蹈症、手足徐动症，运动障碍，晕厥。

3. 精神异常

（1）常见：攻击性，易激惹、抑郁、情绪不稳/心情波动、敌意、失眠、神经质、人格改变、思维异常。

（2）未知：行为异常、易怒、惊恐发作、焦虑、错乱、幻觉、精神异常、自杀。

4. 消化道异常

（1）常见：腹痛、腹泻、消化不良、恶心、呕吐。

（2）未知：胰腺炎。

5. 肝胆管系统异常　　未知：肝衰竭，肝炎。

6. 代谢和营养异常

（1）常见：食欲缺乏、体重增加；当患者同时服用托吡酯时，食欲缺乏的危险性增加。

（2）未知：肝功能检查异常，体重减轻。

7. 耳及迷路系统异常　　常见：眩晕。

8. 眼部异常　　常见：复视、视物模糊。

9. 骨骼和结缔组织异常

（1）常见：肌痛。

（2）未知：肌无力。

10. 伤害、中毒和服药过程中的并发症　　常见：伤害。

11. 感染和传染　　常见：感染、鼻咽炎。

12. 呼吸系统异常　　常见：咳嗽。

13. 皮肤和皮下组织异常变化

（1）常见：皮疹、湿疹、瘙痒。

（2）未知：中毒性表皮坏死松解症，Stevens-Johnson 综合征，多形性红斑，脱发症。对于发生脱发症的患者，出现过停用左乙拉西坦后自行恢复的个别案例。

14. 血液系统和淋巴系统异常变化

（1）常见：血小板减少。

（2）经验：白细胞减少、中性粒细胞减少、全血细胞减少。

【禁忌证】　对左乙拉西坦过敏或者对吡咯烷酮衍生物或者其他任何成分过敏的患者禁用。

【注意事项】

1. 肝肾功能不全　肾功能损害患者的服用剂量需要调整，对于严重肝功能损害，在选择服用剂量之前需进行肾功能检测。

2. 自杀　曾有关于服用抗癫痫药物包括左乙拉西坦治疗的癫痫患者出现自杀、自杀未遂、自杀意念和行为的报道。应该监测患者是否出现抑郁和（或）有自杀意念的症状及行为，并给予合适的处理。

3. 药物过量症状及急救措施　主要表现为嗜睡、激动、攻击性、意识水平下降、呼吸抑制及昏迷。在急性药物过量后，应采取催吐或洗胃使胃排空。目前尚无左乙拉西坦的解毒剂，治疗需对症治疗，也可包括血液透析。

4. 停药　建议逐渐停药。（例如：体重 50kg 及以上的青少年每隔 2～4 周，每次减少 500mg，每日 2 次；体重＜50kg 的儿童和青少年应每隔 2 周，每次减少 10mg/kg，每日 2 次）。

【药物相互作用】　其他抗癫痫药物：研究表明本品不影响其他已有的抗癫痫药物血药浓度，本品的药动学特性亦不受其他抗癫痫药物影响，且无其他具有临床意义的药物相互作用，故合用时无须调整用量。

拉莫三嗪　Lamotrigine

【药物特点】

1. 本品系一苯基三嗪类抗癫痫药，是一种电压门控式钠离子通道的应用依从性阻滞药。在培养的神经细胞中，它持续反复放电产生一种应用和电压依从性阻滞，可抑制钠内流，增加神经元的稳定性；同时抑制病理性谷氨酸释放（这种氨基酸对癫痫发作的形成起着关键性的作用），也抑制谷氨酸诱发的动作电位的爆发，阻滞癫痫病灶快速放电和神经元除极，但不抑制正常神经兴奋传导。

2. 评价药物对中枢神经系统作用的试验表明，与苯妥英、地西泮及卡马西平相比，本品不会损害细微视觉运动的协调和眼球运动，或增加身体的摆动和产生主观的镇静作用。

【适应证】　用于复杂部分性发作或继发性全身强直阵挛性癫痫发作的辅助治疗，尤适用于合并有对其他抗癫痫药控制不佳时作辅助治疗。

1. 对12岁以上儿童及成人的单药治疗　简单部分性发作、复杂部分性发作、继发性全身强直-阵挛性发作、原发性全身强直-阵挛性发作。目前暂不推荐对12岁以下儿童采用本品进行单药治疗。

2. 2岁以上儿童及成人的添加疗法　简单部分性发作、复杂部分性发作、继发性全身强直-阵挛性发作、原发性全身强直-阵挛性发作。

3. 其他　本品也可用于治疗合并有 Lennox-Gastaut 综合征的癫痫发作。

【用法用量】

1. 用法　口服。

2. 用量

（1）12岁以上儿童

1）单药治疗剂量：初始剂量是 25mg，每日 1 次，连服 2 周；随后用 50mg，每日 1 次，连服 2 周；此后，每 1～2 周增加剂量，最大增加量为 50～100mg，直至达到最佳疗效。通常达到最佳疗效的维持剂量为 100～200mg/d，每日 1～2 次给药。但有些患者每日需服用 500mg 本品才能达到所期望的疗效。

2）添加疗法剂量

①对合用丙戊酸钠的患者：不论其是否服用其他抗癫痫药，本品的初始剂量为 25mg，隔日服用，连服 2 周；随后 2 周，每日 1 次，每次 25mg。此后，应每 1～2 周增加剂量，

最大增加量为 25～50mg，直至达到最佳的疗效。通常达到最佳疗效的维持量为每日 100～200mg，分 1～2 次服用。

②对合用具酶诱导作用的抗癫痫药的患者：不论是否服用其他抗癫痫药（丙戊酸钠除外），本品的初始剂量为 50mg，每日 1 次，连服 2 周；随后 2 周，每日 100mg，分 2 次服用。此后，每 1～2 周增加 1 次剂量，最大增加量为 100mg，直至达到最佳疗效。通常达到最佳疗效的维持量为每日 200～400mg，分 2 次服用。有些患者需每日服用本品 700mg，才能达到所期望的疗效。

③在使用其他不明显抑制或诱导本品葡萄糖醛酸化药物的患者中：本品的初始剂量为 25mg，每日 1 次，连服 2 周；随后 2 周，每日 50mg，每日 1 次。此后每 1～2 周增加 1 次剂量水平，增加幅度为 50～100mg/d，随后剂量应增加至达到最佳疗效。通常达到最佳疗效的维持量为每日 100～200mg，每日 1 次或分 2 次服用。

（2）2～12 岁儿童：为获得有效的维持治疗剂量，须对儿童的体重进行监测，并根据体重的变化，对用药剂量重新进行评估。

①服用丙戊酸钠加（不加）任何其他抗癫痫药的患者，本品的初始剂量是 0.15mg/（kg·d），每日服用 1 次，连服 2 周；随后 2 周每日 1 次，每次 0.3mg/kg。此后，应每 1～2 周增加剂量，最大增加量为 0.3mg/kg，直至达到最佳的疗效。通常达到最佳疗效的维持量为 1～5mg/（kg·d），分 1～2 次服用。

②合用抗癫痫药或其他诱导本品葡萄糖醛酸化的药物的患者，不论加或不加其他癫痫药（丙戊酸钠除外），本品的初始剂量为 0.6mg/（kg·d），分 2 次服，连服 2 周；随后 2 周剂量为 1.2mg/（kg·d），分 2 次服。此后，应每 1～2 周增加 1 次剂量，最大增加是为 1.2mg/kg，直至达到最佳的疗效。通常达到最佳疗效的维持量是 5～15mg/（kg·d），

分 2 次服用。

③在使用其他不明显抑制或诱导本品葡萄糖醛酸化药物的患者中，本品的初始剂量为 0.3mg/（kg·d），每日 1～2 次服用，连服 2 周；随后 0.6mg/（kg·d），每日 1～2 次服用，连服 2 周。此后每 1～2 周增加 1 次剂量，每日最大增加量为 0.6mg/（kg·d），直至达到最佳疗效。通常达到最佳疗效的维持量为每日 1～10mg/kg，每日 1～2 次服用，每日最大剂量为 200mg。

④注意：如患者服用的抗癫痫药与本品的药动学的相互作用目前尚不清楚时，应采用本品与丙戊酸钠合用时的推荐剂量，随后逐渐增加剂量至达到最佳疗效。如果计算出每日剂量为 1～2mg 时，前 2 周应服用本品 2mg，隔日 1 次。如果计算的剂量小于 1mg，则不应服用本品。对于 2～6 岁的儿童，所需的维持量可在推荐剂量范围的高限。

（3）小于 2 岁儿童：因暂无使用本品的足够资料，本品不推荐用于 2 岁以下儿童。

【不良反应】　不良反应的分级：很常见（＞1/10）；常见（＞1/100 至＜1/10），不常见（＞1/1000 至＜1/100），罕见（＞1/1 万至＜1/1000），极罕见（＜1 万）。

1. 皮肤和皮下组织病变

（1）很常见：皮疹。

（2）罕见：Stevens-Johnson 综合征。

（3）极罕见：中毒性表皮坏死松解症。

2. 血液和淋巴系统异常　极罕见：血液学异常（包括中性粒细胞减少症、白细胞减少症、贫血、血小板减少症，全血细胞减少症、再生障碍性贫血和粒细胞缺乏症），淋巴结病。

3. 免疫系统异常

（1）极罕见：过敏综合征症状，如发热、淋巴腺病、颜面水肿、血液及肝功能的异常。

（2）罕见：弥散性血管内凝血（DIC）和多器官功能衰竭。

4. 精神系统异常

（1）常见：攻击行为、易激惹。

（2）极罕见：站立不稳、幻觉、精神混乱。

5. 神经系统异常（在单药治疗临床试验中）

（1）很常见：头痛。

（2）常见：嗜睡、失眠、头痛、震颤。

（3）不常见：共济失调。

（4）罕见：眼球震颤。

6. 眼科疾病

（1）不常见（在单药治疗临床试验中）：复视、视物模糊。

（2）很常见（在其他监床应用中）：复视，视物模糊。

（3）罕见：结膜炎。

7. 肠道异常

（1）常见（在单药治疗临床试验中）：恶心、呕吐，腹泻。

（2）很常见（在其他临床应用时）：恶心、呕吐。

（3）常见：腹泻。

8. 肝胆异常　极罕见：肝功能检查指标升高、肝功能异常、肝衰竭。

9. 肌肉、骨骼和结缔组织异常　极罕见：狼疮样反应。

10. 系统症状和给药部位反应　常见：疲劳。

11. 在其他临床应用时

（1）很常见：嗜睡、共济失调、头痛、头晕。

（2）常见：眼球震颤、失眠。

（3）极罕见：非细菌性脑膜炎、兴奋、不安、运动紊乱帕金森症加重，锥体外系作用，舞蹈症，手足徐动症，癫痫发作频率增加。

【禁忌证】　对本品和本品中任何成分过敏的患者、2岁以下儿童、伴有病毒感染患者禁用。

【注意事项】

1. 心、肝、肾功能不全者慎用。

2. 进餐时服用本品可减轻胃肠道的刺激。

3. 为保证治疗剂量的维持，需监测患者体重，在体重发生变化时要核查剂量。

4. 如果计算出的本品的剂量（用于儿童和肝功能受损患者）不是整片数，则所用的剂量应取低限的整片数。

5. 当停用其他联用的抗癫痫药物，采用本品单药治疗或其他抗癫痫药物增加到本品的添加治疗方案中，应考虑上述变化对本品药动学的影响（参见【药物相互作用】）。

6. 不宜突然停药，以免发生癫痫反弹发作。

【药物相互作用】

1. 与苯妥英苯巴比妥、扑米酮和卡马西平、苯妥英和卡马西平等诱导肝药物代谢酶的抗癫痫药合用，可增强本品代谢，稳态血药浓度可大幅下降。

2. 用丙戊酸钠的患者加服本品，导致丙戊酸钠的血药浓度降低；服用本品的患者加服丙戊酸钠，本品的稳态血药浓度可增加。

3. 对乙酰氨基酚可加速本品的排泄。

4. 不宜与已知可导致皮疹的抗生素合用。

奥卡西平　Oxcarbazepine

【药物特点】

1. 奥卡西平系亚芪胺类抗癫痫药，是卡马西平的 10-酮基结构类似物，为一种新型抗癫痫药。本品主要通过其活性代谢产物 10-单羟基代谢物（MHD）发挥作用。

2. 本品和 MHD 能阻滞电压敏感性钠通道，稳定过度兴奋性神经细胞膜，抑制神经元重复放电，减少突触冲动传递，这些作用对防止癫痫发作在整个大脑的扩散非常重要。另外，本品可增加钾通道传导性和调节高电位激活钙通道，这有助于抑制癫痫发作。本品及其活性成分 MHD 可防止啮齿类动物电诱导的强直阵挛发作，对化学诱导的肌阵挛发作也有一定的保护作用，还可消除或减少 Rhesus 猴难治性癫痫发生率。

3. 本品抗惊厥效应与卡马西平相似或稍强，但无卡马西平的肝药酶强诱导作用、中枢神经不良反应和严重变态反应。

【适应证】 适用于单独治疗或辅助治疗成年人和 5 岁及以上儿童的癫痫原发性全面强直阵挛发作和部分性发作，伴或不伴有继发性全面性发作。亦可用于治疗三叉神经痛和情感性精神障碍。

【用法用量】

1. 用法 口服，可以空腹或与食物一起服用。

2. 用量 5 岁及以上的儿童：在单药和联合用药过程中，起始的治疗剂量为 8~10mg/（kg·d），分为 2 次给药。联合治疗中，平均约 30mg/（kg·d）的维持剂量就能获得成功的治疗效果。如果临床提示需要增加剂量，为获得理想的效果，可以每隔 1 周增加每日的剂量，每次增量不要超过 10mg/（kg·d），最大剂量为 46mg/（kg·d）。

【不良反应】 在临床试验中，本品大多数的不良反应是轻到中度，并且是一过性的，主要发生在治疗的开始阶段。按照 CIOMSM 分类估计的不良反应发生频率：常见，1%~10%；少见，0.1%~1%；罕见，0.01%~0.1%；非常罕见，＜0.01%。

1. 全身反应

（1）很常见：疲劳（12%）。

（2）常见：无力。

（3）非常罕见：血管神经性水肿，多器官过敏（可表现为皮疹，发热，淋巴结病、肝功能检查异常、嗜酸性细胞增多症和关节痛）。

2. 中枢神经系统

（1）很常见：轻微头晕（22.6%），头痛（14.6%），嗜睡（22.5%）。

（2）常见：不安，记忆力受损，淡漠，共济失调，注意力集中受损，定向力障碍，抑郁，情绪易变（神经质），眼球震颤，震颤。

3. 皮肤

（1）常见：痤疮，脱发，皮疹。

（2）不常见：荨麻疹。

（3）非常罕见：严重变态反应，包括 Stevens-Johnson 综合征，系统性红斑狼疮。

4. 感觉器官

（1）很常见：复视（13.9%）。

（2）常见：眩晕，视觉障碍（如视物模糊）。

5. 心血管系统　非常罕见：心律失常（如房室传导阻滞）。

6. 胃肠道

（1）很常见：恶心（14.1%），呕吐（11.1%）。

（2）常见：便秘，腹泻，腹痛。

7. 血液系统

（1）不常见：白细胞减少症。

（2）非常罕见：血小板减少症。

8. 肝脏

（1）不常见：转氨酶或碱性磷酸酶水平升高。

（2）非常罕见：肝炎。

9. 代谢和营养障碍

（1）常见：特殊临床情况下的低钠血症。

（2）非常罕见：伴有下列情况的症状性低钠血症，癫性发作、定向力障碍、认知力下降、脑病（其他不良反应见中枢神经系统），视觉障碍（例如，视物模糊），呕吐，恶心。在特殊临床情况下，在使用本品治疗过程中，会发生抗利尿激素不适当分泌综合征（SIADH）。

【禁忌证】 对本品或其任一成分过敏的患者、房室传导阻滞者禁用。

【注意事项】

1. 5 岁以下儿童、肝功能不全患者慎用。

2. 对卡马西平过敏的患者只有在可能的益处大于潜在的危险时才可服用本品；如出现变态反应迹象或临床症状，应立即停药。

3. 停用本品时应逐渐减量，以最大可能地避免癫痫发作频率增加。

4. 本品可引起低钠血症，服药期间应定期测定血钠水平，出现低钠（血钠＜125mmol/L）时可通过减量、停药或保守处理（如限制饮水）后血钠水平可恢复正常。

5. 肾损害患者应从常规起始剂量的一半开始服用，并逐渐缓慢加量。

【药物相互作用】 本品可抑制 CYP2C19、诱导 CYP3A4/5 从而影响其他药物的血药浓度；某些抗癫痫药物为细胞色素 P450 诱导剂，可降低本品和 MHD 的血药浓度。本品和 MHD 可诱导细胞色素 P450 3A 族亚类（CYP3A4 和 CYP3AS），后者在二氢吡啶类钙拮抗剂和口服避孕药的代谢中有重要作用，从而降低这些药物的血药浓度。

1. 与苯妥英钠合用 可降低苯妥英钠的代谢，提高苯妥英钠的血药浓度，毒性增加。

2. 与拉莫三嗪合用 可增加拉莫三嗪的代谢，使拉莫三嗪的血药浓度降低，抗癫痫的作用减弱。

3. 与丙戊酸合用 可使本品的活性代谢产物的血药浓度降低。

【用药过量】 过量服用本品的报道极少，过量服用的最大量为 24 000mg，给予对症治疗后，所有患者都恢复正常。过量服用本品没有特异解毒剂，过量服用后可适当给予对症治疗和支持治疗，可考虑洗胃和（或）给予活性炭清除药物。

托吡酯　　Topiramate

【药物特点】　托吡酯是一个由氨基磺酸酸取代单糖的新型抗癫痫药物。在对体外培养的神经细胞元进行电生理和生化研究中发现托吡酯的抗癫痫作用有 3 个机制。

1. 托吡酯可阻断神经元持续去极化导致的反复电位发放，此作用与使用托吡酯后的时间密切相关，表明托吡酯可以阻断钠通道。

2. 托吡酯可以增加 γ-氨基丁酸（GABA）激活 GABAA 受体的频率，加强氯离子内流，表明托吡酯可增强抑制性中枢神经递质的作用。

3. 托吡酯可降低谷氨酸 AMPA 受体的活性，表明托吡酯可降低兴奋性中枢神经递质的作用。

上述作用不被苯二氮䓬类拮抗药氟马西尼阻断，托吡酯也不增加通道开放的持续时间。因此，托吡酯与苯巴比妥调节 GABAA 受体的方式不同。由于托吡酯的抗癫痫特性与苯二氮䓬类药物明显不同，它可能是调节苯二氮䓬不敏感的 GABAA 受体亚型。托吡酯可拮抗红藻氨酸（Kainate）激活兴奋性氨基酸（谷氨酸）Kainate/AMPA（α-氨基-3-羟基-5-甲基异噁唑-4-丙酸）亚型的作用，但对 N-甲基-D-天冬氨酸（NMDA）的 NMDA 受体亚型无明显影响。

托吡酯的上述作用在 1～200μM 范围内与浓度相关，1～10μM 为产生最小作用的浓度范围。此外，托吡酯可抑制一些碳酸酐酶同工酶的作用。这一药理作用比已知的碳酸酐酶抑制药乙酰唑胺作用弱，并且不是托吡酯抗癫痫作用的主要机制。

【适应证】

1. 本品用于初诊为癫痫患者的单药治疗或曾经合并用药现转为单药治疗的癫痫患者。

2. 本品用于成人及 2～16 岁儿童部分性癫痫发作的加用治疗。

【用法用量】

1. 用法　口服，片剂不要碾碎，宜整片吞服。

2. 用量　推荐从低剂量开始治疗，然后逐渐增加剂量，调整至有效剂量。已证实托吡酯血浆浓度与临床疗效无相关性，故不必监测血浆托吡酯浓度以达到最佳疗效。

3. 加用治疗　2～16 岁儿童患者：推荐本品日总量为 5～9mg/（kg·d），分 2 次服用。剂量调整应在第 1 周从 25mg 开始（或更少，根据剂量范围 1～3mg/（kg·d）），在晚间服用。然后每间隔 1～2 周加量 1～3mg/（kg·d）（分 2 次给药）直到达到最佳的临床效果。剂量的调整应很据临床效果进行。

4. 单药治疗　当撤出其他合用的抗癫痫药物而转用托吡酯单药治疗时，应考虑撤药对癫痫控制的影响。除非因安全性考虑而快速撤除其他抗癫痫药物，一般情况下，应缓慢撤药，建议每 2 周约减掉 1/3 的药量。当撤除酶诱导类药物时，托吡酯血药浓度会升高，出现临床症状时，应降低托吡酯的服用量。2～16 岁儿童患者：剂量调整应从每晚 0.5～1mg/kg 给药开始，服用 1 周后，每间隔 1～2 周递增 0.5～1mg/（kg·d）（分 2 次服用）。如果儿童不耐受，应调整剂量方案，或降低剂量增加量，或延长剂量调整时间间隔。剂量应根据临床疗效进行调整。本品单药治疗，推荐日总量为 3～6mg/（kg·d）。近期诊断为部分性癫痫发作的儿童患者，每日剂量曾达到过 500mg/d。

【不良反应】

1. 神经系统　可有头痛、头晕、疲劳、嗜睡、焦虑、抑郁、情绪不稳、精神错乱、注意力下降、语言障碍、共济失调、复视和眼球震颤，个别患者服用后可发生轻度偏瘫和脑炎。

2. 营养代谢　可引起体重增加或体重减轻。

3. 血液系统　可引起贫血。

4. 消化系统　可见恶心、呕吐、胃肠胀气、食欲缺乏、腹泻、便秘等。

5. 泌尿系统　可引起尿道感染、尿频、尿失禁、排尿困难、肾结石等。

6. 呼吸系统　可见呼吸急促、咳嗽和支气管炎等症状。

7. 其他　可引起痤疮、脱发等；运动过度或减少、肌张力过高、关节痛和肌无力等；病毒性感染等。

【禁忌证】　已知对本品过敏者禁用。

【注意事项】

1. 肝肾功能损伤患者、泌尿道结石患者、感觉及精神行为异常者慎用。

2. 如需停药，建议逐渐停药以使癫痫发作及发作频率增加的可能性减低。

3. 若用药过程中出现体重下降，可考虑补充膳食或增加进食。

【药物相互作用】

1. 与苯妥英合用　可升高苯妥英的血药浓度，同时降低本品血药浓度。

2. 与卡马西平合用　可降低本品血药浓度。

3. 与地高辛合用　可降低地高辛的血药浓度。

4. 其他　不宜与乙醇或其他中枢神经抑制药合用。

乙琥胺　Ethosuximide

【药物特点】　乙琥胺系一琥珀酰胺类抗癫痫药。其作用机制可能如下。

1. 选择性抑制丘脑神经元 T 型 Ca^{2+} 通道，降低阈值；T 型钙电流被认为是丘脑神经元的起搏电流，导致失神发作中产生有节律的皮质放电。

2. 通过提高癫痫发作阈值，抑制大脑皮质棘慢波发放，调节细胞膜兴奋性，从而抑制运动皮质的神经传递起抗癫痫作用。

3. 亦可能通过抑制中枢抑制性递质 γ-氨基丁酸（GABA）转氨酶，增强 GABA 的作用，直接或间接地增强脑内氯化物电导，增强细胞抑制而产生抗癫痫作用。

4. 此外，还可能涉及脑组织葡萄糖的转运和减少三羧酸循环中一些中间物质，抑制大脑代谢率。

【适应证】　可作为首选药用于癫痫失神性发作和阵挛性发作，对其他类型的癫痫无效。

【用法用量】

1. 用法　口服。

2. 用量　①6 岁以下儿童：每日 0.25g，4～7d 后可再增加 0.25g，直到控制发作，总量可达每日 1g，分次服用。②6 岁及以上儿童：用量与成人同，即开始时每次剂量 0.25g，每日 2 次，4～7d 后再增加 0.25g，直到控制癫痫发作，总量可达每日 1.5g。多数小儿常用有效量为每日 20mg/kg。

【不良反应】

1. 最常见的剂量相关性不良反应是胃肠道不适，包括疼痛、食欲缺乏、恶心和呕吐、腹泻；初始治疗使用低剂量并且逐渐加量至治疗剂量可避免或减轻此不良反应。

2. 其次为中枢神经系统，可有头晕、头痛、眩晕、嗜睡、激惹、倦怠、行为改变、共济失调、睡眠紊乱等精神异常症状。

3. 偶见嗜酸性粒细胞增多症或粒细胞缺乏症、血小板减少性紫癜，严重者出现再生障碍性贫血，故用药期间需定期检查血常规。

4. 亦可加重癫痫发作，使部分失神性发作患者转为大发作，但尚难定论。故在有大发作和小发作的混合发作的癫痫，注意合用抗大发作的癫痫药物，可先服用苯巴比妥 2～3 周，确定其适宜剂量后再合用乙琥胺。

5. 可引起肝肾损害，导致血中肝肾功能（SGPT、肌酐、尿素氮等数值）异常。

6. 个别出现淋巴结大、荨麻疹、红斑狼疮样变态反应、重症肌无力等。

【禁忌证】　对本品和对琥珀酰亚胺类药物（如甲琥胺及苯琥胺）过敏患者禁用。

【注意事项】

1. 混合型癫痫发作、肝功能损害、严重肾功能不全、贫血患者，用药应慎重考虑。

2. 可与食物、牛奶同服，减轻胃部刺激。

3. 停药时须逐渐减量，以免出现停药反应。

【药物相互作用】

1. 与氟哌啶醇合用可改变癫痫发作的形式和频率，需调整本品的药量，氟哌啶醇的血药浓度也可因而显著下降。

2. 与三环抗抑郁药及吩噻嗪类及噻吨类抗精神病药合用，可降低抗惊厥效应，需调整用量。

3. 本品能使诺米芬新（nomifensine）的吸收减少，消除增快。

4. 与卡马西平合用时，两者的代谢可能都加快，而血药浓度降低。

5. 与其他抗惊厥药的相互作用不显著，偶有认为可能使苯妥英的血药浓度有所增加。

6. 本药与碳酸氢钠、氨茶碱、乳酸钠等碱性药物合用时，可使排泄减慢，使血药浓度增高；反之，与阿司匹林、吲哚美辛、青霉素、头孢菌素等酸性药物合用时则可加速排泄降低疗效。

7. 与异烟肼合用后，血清药浓度也增高。

8. 与丙戊酸、利托那韦等合用，本品的代谢减慢，半减期延长，血药浓度升高，毒性增大。

（孙心竹）

第四节　中枢兴奋药

纳洛酮　Naloxone

【药物特点】

1. 纳洛酮为阿片受体拮抗药，本身几乎无药理活性，但能竞争性拮抗各类阿片受体，对 μ 受体有很强的亲和力。

2. 完全或部分纠正阿片类物质的中枢抑制效应，如呼吸抑制、镇静和低血压。

3. 对动物急性乙醇中毒有促醒作用。

4. 为纯阿片受体拮抗药，即不具有其他阿片受体拮抗药的"激动性"或吗啡样效应；不引起呼吸抑制、拟精神病反应或缩瞳反应。

5. 未见耐药性，也未见生理或精神依赖性。

6. 虽然作用机制尚不清楚。但是，有充分证据表明是通过竞争相同受体位点拮抗阿片类物质效应的。

【适应证】

1. 用于阿片类药物复合麻醉术后，拮抗该类药物所致的呼吸抑制，促使患者苏醒。

2. 用于阿片类药物过量，完全或部分逆转阿片类药物引起的呼吸抑制。

3. 解救急性酒精中毒。

4. 用于急性阿片类药物过量的诊断。

【用法用量】

1. 纳洛酮可静脉输注、注射或肌内注射给药　静脉注射起效最快，适合在急诊时使用。因为某些阿片类物质作用持续时间可能超过本品，所以应对患者持续监护，必要时应重复给予本品。因该药存在明显的个体差异，应用时应根据患者具体情况确定给药剂量及是否需多次给药。静脉输注该药可用生理盐水或葡萄糖溶液稀释。把 2mg 本品加入 500ml 的以上任何一种液体中，使浓度达到 0.004mg/ml。混合液应在 24h 内使用，超过 24h 未使用的剩余混合液必须丢弃。根据患者反应控制滴注速度。

2. 阿片类药物过量　小儿静脉注射的首次剂量为 0.01mg/kg。如果此剂量没有在临床上取得满意的效果，则应给予 0.1mg/kg。如果不能静脉注射，可以分次肌内注射。

3. 术后阿片类药物抑制效应　在首次纠正呼吸抑制效应时，每隔 2～3min 静脉注射该药 0.005～0.01mg，直至达到理想逆转程度，即有通畅的呼吸和清醒度，无明显疼痛和不适。大于必需剂量的该药可明显逆转痛觉缺失和升高血压。同样，逆转太快可引起恶心、呕吐、出汗或循环负担增加。1～2h 时间间隔内需要重复给予本品的量取决于最后一次使用的阿片类药物的剂量、给药类型（短作用型还是长作用型）与间隔时间。

4. 新生儿用药　阿片类药物引起的抑制，静脉、肌内或皮下注射的常用初始剂量为 0.01mg/kg，可按儿童术后阿片类药物抑制的用药说明重复该剂量。

5. 纳洛酮激发试验　用来诊断怀疑阿片耐受或急性阿片过量。静脉注射本品 0.2mg，观察 30s 看是否出现阿片戒断的症状和体征。如果没有出现，或未达到逆转的作用，呼吸功能未得到改善，可间隔 2～3min 重复给药，每注射 0.6mg，再观察 20min。如果纳洛酮的给药总量达到 10mg 后仍未观察到反应，则阿片类药物诱发的或部分由阿片类药物引起中毒的诊断可能有误。在不能进行静脉注射给药时，可选用肌内注射或皮下注射。有些患者特别是阿片耐受患者对低剂量本品发生反应，静脉注射本品 0.1mg 就可以起诊断作用。

【不良反应】

1. **术后** 患者使用本品的不良反应：偶见低血压、高血压、室性心动过速和心室纤颤、呼吸困难、肺水肿和心脏停搏，报道其后遗症有死亡、昏迷和脑病。术后患者使用本品过量可能逆转痛觉缺失并引起患者激动。

2. **逆转阿片类抑制** 突然逆转阿片类抑制可能会引起恶心、呕吐、出汗、心悸亢进、血压升高、发抖、癫痫发作、室性心动过速和心室纤颤、肺水肿及心脏停搏甚至可能导致死亡。

3. **类阿片依赖** 对阿片类药物产生躯体依赖的患者突然逆转其阿片作用可能会引起急性戒断综合征，包括但不局限于下述症状和体征：躯体疼痛、发热、出汗、流涕、喷嚏、竖毛、打哈欠、无力、寒战或发抖、神经过敏、不安或易激惹、痢疾、恶心或呕吐、腹部痛性痉挛、血压升高、心悸亢进。

4. **新生儿阿片戒断症状** 可能有惊厥、过度哭泣、反射性活动过多。

5. **术后使用本品和减药时引起的不良反应按器官系统分类**

（1）心脏：肺水肿、心脏停搏或衰竭、心悸亢进、心室纤颤和室性心动过速。据报道由此引起的后遗症有死亡、昏迷和脑病。

（2）胃肠道：呕吐、恶心。

（3）神经系统：惊厥、感觉异常、癫痫大发作惊厥。

（4）精神病学：激动、幻觉、发抖。

（5）呼吸道、胸和膈：呼吸困难、呼吸抑制、低氧症。

（6）皮肤和皮下注射：非特异性注射点反应、出汗。

（7）血管病症：高血压、低血压、热潮红或发红。

【禁忌证】 对本品过敏的患者禁用。

【注意事项】

1. 本品应慎用于已知或可疑的阿片类药物躯体依赖患者,包括其母亲为阿片类药物依赖者的新生儿。对这种病例,突然或完全逆转阿片作用可能会引起急性戒断综合征。

2. 由于某些阿片类药物的作用时间长于纳洛酮,因此应该对使用本品效果很好的患者进行持续监护,必要时应重复给药。

3. 本品对非阿片类药物引进的呼吸抑制和左丙氧芬引起的急性毒性的控制无效。只能部分逆转部分性激动剂或混合激动药/拮抗药(如丁丙诺啡和喷他佐辛)引起的呼吸抑制,或需要加大纳洛酮的用量。如果不能完全响应,在临床上需要用机械辅助治疗呼吸抑制。

4. 在术后突然逆转阿片类抑制可能引起恶心、呕吐、出汗、发抖、心悸亢进、血压升高、癫痫发作、室性心动过速和心室纤颤、肺水肿及心脏停搏,严重的可导致死亡。术后患者使用本品过量可能逆转痛觉缺失并引起患者激动。

5. 有心血管疾病史,或接受其他有严重的心血管不良反应(低血压、室性心动过速或心室纤颤、肺水肿)的药物治疗的患者应慎重用本品。

6. 应用纳洛酮拮抗大剂量麻醉镇痛药后,由于痛觉恢复,可产生高度兴奋。表现为血压升高,心率增快,心律失常,甚至肺水肿和心室纤颤。

7. 由于此药作用持续时间短,用药起作用后,一旦其作用消失,可使患者再度陷入昏睡和呼吸抑制。用药需注意维持药效。

8. 伴有肝脏疾病、肾功能不全竭患者使用纳洛酮的安全性和有效性尚未确立,应慎用该药。

9. 阿片类中毒患儿对本品的反应很强,因此需要对其进行至少 24h 的密切监护,直到本品完全代谢。

10. 在分娩后开始不久给母亲使用该药,对延长新生儿生命的作用只能维持 2h。如果需要的话，在分娩后可直接给新生儿使用该药。

11. 该药不应给予有明显戒断症状和体征的患者，或者尿中含阿片的患者。

【药物相互作用】　不应把本品与含有硫酸氢钠、亚硫酸氢钠、长链高分子阴离子或任何碱性的制剂混合。在把药物或化学试剂加入本品溶液中以前，应首先确定其对溶液的化学和物理稳定性的影响。

【用药过量】　尚未有临床应用中毒病例报道。

咖啡因　Caffeine

【药物特点】　咖啡因结构上类似于甲基黄嘌呤类药物茶碱和可可碱，其大部分作用归因于拮抗腺苷受体（包括 A1 和 A2A 两种亚型），主要是作为中枢神经系统刺激剂而发挥作用。可能的集中作用机制包括刺激呼吸中枢、增加每分通气量、提高机体对血 CO_2 升高的敏感性、提高机体对血 CO_2 升高的反应、增强骨骼肌张力、减轻膈肌疲劳、增加代谢率、增加耗氧量。

【适应证】　用于治疗早产新生儿原发性呼吸暂停。

【用法用量】

1. 静脉输注对于之前未经过相关治疗的新生儿推荐给药方案：负荷剂量为枸橼酸咖啡因 20mg/kg，使用输液泵或其他定量输液装置，缓慢静脉输注（30min）。在负荷剂量给药 24h 后开始给予维持剂量，5mg/kg 体重的维持剂量，给药方式为每 24 小时进行 1 次缓慢静脉输注（10min）；或者通过口服给药途径（例如通过鼻胃管给药），每 24 小时给予维持剂量 5mg/kg 体重。

2. 早产新生儿对推荐的负荷剂量的临床应答不充分，可在 24h 后给予最大 20mg/kg 体重的第二次负荷剂量。

3. 当经静脉给予枸橼酸咖啡因时，只能采用输液泵或其他定量输液装置进行静脉输注。该药可不经稀释直接使用，也可经无菌溶液稀释后给药。稀释溶液可选用 5%葡萄糖注射液、0.9%氯化钠注射液或 10%葡萄糖酸钙溶液。

4. 枸橼酸咖啡因的给药途径为静脉输注及口服给药。本品不得经肌内、皮下、椎管内或腹腔注射给药。

【不良反应】

1. 咖啡因和其他甲基黄嘌呤类药物的药理毒理特性可提示枸橼酸咖啡因可能产生的不良反应，包括对中枢神经系统的刺激作用（例如易激惹、烦躁不安和颤抖），以及对心脏不良影响（如心动过速、高血压和每搏输出量增加）。这些不良影响与剂量相关，必要时应测定血浆药物浓度并减少剂量。

2. 咖啡因可抑制促红细胞生成素的合成，因此长期给药有可能导致血红蛋白浓度下降。

3. 新生儿在开始治疗时可观察到甲状腺素（T_4）浓度的短暂下降，但在维持剂量给药时恢复正常。

【禁忌证】　对本品中任何成分过敏者禁用。

【注意事项】

1. 早产新生儿，呼吸暂停的诊断是排除性的，应排除其他原因引起的呼吸暂停或给予适当治疗后再开始给予枸橼酸咖啡因治疗。当给予枸橼酸咖啡因治疗无应答时（必要时，可通过测定血浆浓度确定）提示可能是其他原因引起的呼吸暂停。

2. 咖啡因容易通过胎盘进入胎儿血液循环系统，如果新生儿的母亲分娩前曾摄入过大量咖啡因，则应在给予枸橼酸咖啡因治疗前测定该新生儿血浆咖啡因基线浓度。

3. 咖啡因可通过乳汁分泌，如果接受枸橼酸咖啡因治疗的新生儿采用母乳喂养的方式，则其母亲不得食用或饮用含咖啡因的食物和饮料，亦不应使用含咖啡因的药物。

4. 由于茶碱可在早产新生儿体内代谢为咖啡因，对于之前已用茶碱进行过治疗的早产新生儿,应在开始给予枸橼酸咖啡因治疗前测定其血浆咖啡因基线浓度。

5. 咖啡因是一种中枢神经系统兴奋剂,曾有咖啡因给药过量时发生癫痫发作的病例报道。患有癫痫的新生儿给予枸橼酸咖啡因时应特别谨慎。

6. 咖啡因可加快心率、增加左心室输出量及每搏输出量。因此,已知患有心血管疾病的新生儿在给予枸橼酸咖啡因治疗时应谨慎。有迹象表明敏感个体使用咖啡因可导致心律失常,新生儿通常是单纯性窦性心动过速。如新生儿出生前胎心宫缩监护图(CTG)显示异常的心律失常时,应谨慎使用枸橼酸咖啡因。

7. 肾脏或肝脏功能受损的早产新生儿给予枸橼酸咖啡因时应谨慎使用,应根据血浆咖啡因浓度监测结果调整剂量,以避免对这类患者产生毒性。

8. 应监测给予枸橼酸咖啡因治疗的早产新生儿,观察其发生坏死性小肠结肠炎的情况。

9. 患有胃食管反流的新生儿给予枸橼酸咖啡因时应谨慎,治疗可能使病情加重。

10. 该药通常能增强新陈代谢能力,所以在治疗期间人体对能量和营养的要求较高。

11. 该药可导致多尿和电解质流失,可能需要采取措施纠正液体和电解质紊乱。

12. 虽然咖啡因在早产新生儿体内半衰期较长,存在药物蓄积的可能,但随着矫正胎龄的增加,新生儿的咖啡因代谢能力日益增强,因此应答不充分的患者可考虑采用较高的维持剂量 10mg/kg 体重。如患者对第二次负荷剂量或维持剂量每日 10mg/kg 的应答仍然不充分,应重新考虑早产新生儿呼吸暂停的诊断。

13. 大多数早产新生儿不需要进行血浆咖啡因浓度的常规监测。但是,对临床应答不充分或出现毒性症状的患者,则应在整个治疗过程中定期监测血浆咖啡因浓度。

【药物相互作用】

1. 咖啡因和茶碱可在早产儿体内发生相互转化，所以不应同时使用这些活性物质。

2. 同时使用已有报道的可减缓咖啡因在成人体内清除的活性物质（如西咪替丁和酮康唑），则有必要降低枸橼酸咖啡因的用量；同时使用可增强咖啡因清除的活性物质（如苯巴比妥和苯妥英），则有必要增加枸橼酸咖啡因的用量。如不能确定可能发生的相互作用，则应测定血浆咖啡因浓度。

3. 由于坏死性小肠结肠炎的发生与肠道内细菌过度生长有关，如果枸橼酸咖啡因与能抑制胃酸分泌的药物（如 H_2 受体拮抗药或质子泵抑制药）同时使用，理论上可增加坏死性小肠结肠炎发生的风险。

4. 咖啡因和多沙普仑同时使用可能增强其对心肺和中枢神经系统的刺激作用，如需要同时使用，应严格监测患者的心率和血压。

5. 配伍禁忌：本品严禁与其他药品在同一条静脉给药通道内混合或同时使用。

【用药过量】 报道的早产新生儿过量使用咖啡因后出现的症状包括高血糖症、低钾血症、四肢微颤、烦躁不安、肌张力亢进、角弓反张、强直阵挛运动、痉挛、呼吸急促、心动过速、呕吐、胃部刺激、胃肠出血、发热、颤抖、血中尿素增加和白细胞计数增加、口唇运动异常。咖啡因给药过量，主要采取对症和支持性治疗措施。应监测血浆中钾和葡萄糖的浓度，及时纠正低钾血症和高血糖症。经血浆置换疗法后，血浆咖啡因浓度下降。可通过静脉内给予抗惊厥药物（地西泮或巴比妥酸盐药物，如戊巴比妥钠或苯巴比妥）的方式治疗惊厥。

（陈 震）

第五节 营养神经药

小牛血清去蛋白 Deproteinised Calf Blood Serum

【药物特点】

1. 该药为小牛血清去蛋白提取、精制而得，内含多种游离氨基酸和肽。

2. 该药能促进细胞对葡萄糖和氧的摄取与利用。

3. 在低血氧及能量需增加等情况下，可以促进能量代谢。增加供血量。

【适应证】

1. 改善脑部血液循环和营养障碍性疾病（缺血性损害、颅脑外伤）所引起的神经功能缺损。

2. 末梢动脉、静脉循环障碍及其引起的动脉血管病，腿部溃疡。

3. 皮肤移植术；皮肤烧伤、烫伤、糜烂；愈合伤口（创伤、压疮）；放射所致的皮肤、黏膜损伤。

【用法用量】 本品可以用于静脉注射、动脉注射、肌内注射，也可加入输液中滴注或加入 200～300ml 的 5%葡萄糖注射或 0.9%氯化钠注射液中静脉滴注，滴注速度约 2ml/min。

1. 静脉给药

（1）脑部缺血性损害：1 次 0.8～1.2g 静脉滴注，每日 1 次，连续 2～3 周。

（2）动脉血管病：1 次 0.8～2g 静脉滴注，每日 1 次，或 1 次 0.8～2g 动脉或静脉注射，每周数次，4 周 1 个疗程。

（3）腿部或其他慢性溃疡、烧伤：每次 0.4g 静脉滴注（或 0.2g 肌内注射），每日 1 次或每周数次，按愈合情况可加用本品局部治疗。

（4）放射引起的皮肤、黏膜损伤的预防和治疗：在放疗期间，平均每日 0.2g 静脉滴注。

2. 尿道给药　放射性膀胱炎：每日 0.4g 联合抗生素治疗经尿道给药。

3. 其他　儿童剂量酌减或遵医嘱。

【不良反应】　变态反应极为罕见（例如荨麻疹、皮肤潮红、药物热、休克等）。如发生变态反应立即停药，并给予抗过敏处理。

【注意事项】

1. 该药不宜与其他药物混合输注。

2. 该药为高渗溶液，肌内注射时要缓慢，注射量不超过 0.2g。

【禁忌证】　对本品过敏的患者禁用。

【药物相互作用】　未进行该项实验且无可靠参考文献。

【用药过量】　未进行该项实验且无可靠参考文献。

单唾液酸四己糖神经节苷脂
Monosialotetrahexosylganglioside

【药物特点】

1. 促进由于各种原因引起的中枢神经系统损伤的功能恢复。

2. 对损伤后继发性神经退化有保护作用。

3. 对脑血流动力学参数以及因损伤后导致脑水肿有积极的作用，可以通过改善细胞膜酶的活性减轻神经细胞水肿。

4. 动物实验显示可改善帕金森病所致的行为障碍。

5. 作用机制是促进"神经重构"（包括神经细胞的生存、轴突生长和突触生长）。

【适应证】　用于治疗血管性或外伤性中枢神经系统损伤；帕金森病。

【用法用量】

1. 每日 20～40mg，遵医嘱 1 次或分次肌内注射或缓慢静脉滴注。

2. 在病变急性期（尤其急性创伤）：每日 100mg，静脉滴注；2～3 周后改为维持量，每日 20～40mg，一般 6 周。

3. 对帕金森病，首剂量 500～1000mg，静脉滴注；第 2 日起每日 200mg，皮下、肌内注射或静脉滴注，一般用至 18 周。

4. 儿童剂量酌减或遵医嘱。

【不良反应】 少数患者用本品后出现皮疹反应，应建议停用。已有注射用单唾液酸四己糖神经节苷脂导致严重变态反应的报道，患者在输液过程中出现寒战、心悸、血压降低等，可能伴有体温升高。如发生变态反应，应立即停用本品，并给予治疗。

【禁忌证】 以下患者禁用本品。

1. 对单唾液酸四己糖神经节苷脂钠过敏或其辅料过敏者。

2. 遗传性糖脂代谢异常（神经节苷脂累积病，如：家族性黑矇性痴呆、视网膜变性病）患者。

3. 急性炎症性脱髓鞘性多发性神经病（吉兰-巴雷综合征）患者。

【注意事项】 使用本品可能出现寒战、发热症状，并可能伴有皮疹、呼吸困难、心悸、呕吐等。输液过程中应尽量减慢滴速，注意对患者进行监护，出现上述症状应立即停药救治。

【药物相互作用】 尚不明确。

【用药过量】 迄今未见有本药过量症状的报告。临床报道日剂量 1000mg 仍显示耐受良好。

脑蛋白水解物 Cerebroprotein Hydrolysate

【药物特点】

1. 该药为一种大脑所特有的肽能神经营养药物。能以多种方式作用于中枢神经，调节和改善神经元的代谢，促进突触的形成，诱导神经元的分化，并进一步保护神经细胞免受各种缺血和神经毒素的损害。

2. 该药可通过血-脑脊液屏障，促进脑内蛋白质的合成，影响呼吸链，具有抗缺氧的保护能力，改善脑内能量代谢。

3. 激活腺苷酸环化酶和催化其他激素系统。

4. 提供神经递质、肽类激素及辅酶前体。

【适应证】　用于改善失眠、头痛、记忆力下降、头晕及烦躁等症状，可促进脑外伤后遗症、脑血管疾病后遗症、脑炎后遗症、急性脑梗死和急性脑外伤的康复。

【用法用量】　口服：成人1次1～2片（规格每片13mg），每日3次；儿童酌减或遵医嘱。

【不良反应】　尚未发现有关不良反应报道。

【禁忌证】

1. 严重肾功能不良者禁用。

2. 孕妇、哺乳期妇女禁用。

3. 对本品过敏者禁用。

【注意事项】

1. 儿童服用本品应酌减或遵医嘱，其他尚不明确。

2. 与抗抑郁药同时服用时，建议减少后者剂量。

3. 同时服用单胺氧化酶抑制药，药效有相加作用。

【药物相互作用】　与抑郁药同时服用时，建议减少后者剂量。同时服用单胺氧化酶抑制药，药效有相加作用。

【用药过量】　服用本品过量会导致精神兴奋或紧张，停药即消失。

乙酰谷酰胺　Aceglutamide

【药物特点】　乙酰谷酰胺为谷胺酰胺的乙酰化合物，通过血-脑脊液屏障后分解为谷氨酸和 γ-氨基丁酸

（GABA）。谷氨酸参与中枢神经系统的信息传递。γ-氨基丁酸能拮抗谷氨酸的兴奋性，改善神经细胞代谢，维持神经应激能力及降低血氨的作用，改善脑功能。

【适应证】　用于脑外伤性昏迷、神经外科手术等引起的昏迷、肝性脑病及偏瘫、高位截瘫、小儿麻痹后遗症、神经性头痛和腰痛等。

【用法用量】

1. 静脉滴注：每次 100～600mg，用 5%或 10%葡萄糖注射液 250ml 稀释后缓慢滴注。

2. 儿童剂量酌减或遵医嘱。

【不良反应】　尚未见有关不良反应的报道。

【禁忌证】　对本品中任何成分过敏者禁用。

【注意事项】　静脉滴注时可能引起血压下降，使用时应注意。

【药物相互作用】　尚不明确。

【用药过量】　尚无本品药物过量的研究资料和文献报道。一旦发生过量，应给予对症和支持治疗。

胞磷胆碱　Citicoline Sodium

【药物特点】

1. 胞磷胆碱为核苷衍生物，可增强脑干网状结构、尤其是与意识密切相关的上行网状结构激动系统的功能；增加锥体系统的功能，改善运动麻痹；改善大脑循环，通过减少大脑血流阻力，增加大脑血流而促进大脑物质代谢，对促进大脑功能恢复和促进苏醒等具有一定作用。

2. 本品较难通过血-脑脊液屏障，进入脑内的药物很少，仅占 0.1%，但药物在脑内停留时间很长，而且损伤脑比正常脑、受损半球比未受损半球的胞磷胆碱含量明显升高。

【适应证】

1. 用于治疗颅脑损伤或脑血管意外所引起的神经系统

的后遗症。

2. 用于急性颅脑外伤及脑手术后的意识障碍。

【用法用量】

1. 静脉滴注　每日 0.25～0.5g，用 5%或 10%的葡萄糖注射液稀释后缓缓滴注，5～10d 为 1 个疗程。

2. 单纯静脉注射　每次 0.1～0.2g。

3. 肌内注射　每日 0.1～0.3g，分 1～2 次注射。

4. 口服　1 次 0.1～0.2g，每日 3 次，温开水送服。

5. 其他　儿童用药剂量根据病情和年龄适当增减。

【不良反应】　偶可发生恶心、干呕、食欲缺乏、头痛、失眠、兴奋、灼热感及暂时性血压下降等症状。

【禁忌证】　对本品过敏者禁用。

【注意事项】

1. 伴有脑出血、脑水肿和颅压增高的严重急性颅脑损伤患者慎用。

2. 癫痫及低血压患者应慎用。

3. 肌内注射一般不采用，若用时应经常更换注射部位。

4. 本品用于震颤麻痹患者时，不宜与左旋多巴合用，否则可引起肌僵直恶化。

5. 与脑多肽合用，对改善脑功能有协同作用。

6. 服用本品不可与有甲氯芬酯（氯酯醒）的药物合用。

【药物相互作用】　尚不明确。

【用药过量】　用量过大，可有恶心、呕吐、食欲缺乏、头痛、失眠、兴奋、痉挛等症状，可减量，并对症处理。

（陈　震）

第3章

循环系统用药

第一节　循环系统抢救用药

肾上腺素　Adrenaline

【药物特点】

1. 兼有α受体和β受体激动作用

（1）α受体激动引起皮肤、黏膜、内脏血管收缩。

（2）β受体激动引起冠状血管扩张、骨骼肌、心肌兴奋、心率增快、支气管平滑肌、胃肠道平滑肌松弛。

2. 对血压的影响与剂量有关　常用剂量使收缩压上升而舒张压不升或略降，大剂量使收缩压、舒张压均升高。

【适应证】

1. 主要适用于因支气管痉挛所致严重呼吸困难，可迅速缓解药物等引起的过敏性休克。

2. 各种原因引起的心搏骤停进行心肺复苏的主要抢救用药。

【用法用量】

1. 过敏性休克　肌内注射 1∶1000 肾上腺素，注射部位取大腿中段前外侧，儿童按 0.01mg/kg，最大量 0.3mg，如需再用，应间隔 5～15min 后再次注射。

2. 抢救心搏骤停

（1）静脉或骨髓内注射：1∶1 万浓度 0.01mg/kg（0.1ml/kg），3～5min 重复给药 1 次，单次最大剂量 1mg。

（2）气管插管内给药：1∶1000 浓度 0.1mg/kg（0.1ml/kg）。

（3）连续 3 次用药无效或心脏复跳后心率又逐渐变慢，可用肾上腺素 0.1～1μg/（kg·min）持续静脉给药。

【不良反应】

1. 心悸、头痛、血压升高、震颤、无力、眩晕、呕吐、四肢发凉。

2. 有时可有心律失常，严重者可由于心室纤颤而致死。

3. 用药局部可有水肿、充血、炎症。

【禁忌证】

1. 下列情况慎用：器质性脑病、心血管病、青光眼、帕金森病、噻嗪类引起的循环虚脱及低血压、精神神经疾病。

2. 用量过大或皮下注射时误入血管后，可引起血压突然上升而导致脑出血。

3. 每次局部麻醉使用剂量不可超过 300μg，否则可引起心悸、头痛、血压升高等。

4. 与其他拟交感药有交叉变态反应。

5. 可透过胎盘。

6. 抗过敏休克时，须补充血容量。

【注意事项】　高血压、器质性心脏病、冠状动脉疾病、糖尿病、甲状腺功能亢进、洋地黄中毒、外伤性及出血性休克、心源性哮喘等患者禁用。

【药物相互作用】

1. α 受体阻滞药以及各种血管扩张药可对抗本品的加压作用。

2. 与全身麻醉药合用，易产生心律失常，直至心室纤颤。用于指（趾）部局部麻醉时，药液中不宜加用本品，以免肢端供血不足而坏死。

3. 与洋地黄、三环类抗抑郁药合用，可致心律失常。

4. 与麦角制剂合用，可致严重高血压和组织缺血。

5. 与利血平、胍乙啶合用，可致高血压和心动过速。

6. 与 β 受体阻滞药合用，两者的 β 受体效应互相抵消，可出现血压异常升高、心动过缓和支气管收缩。

7. 与其他拟交感胺类药物合用，心血管作用加剧，易出现副作用。

8. 与硝酸酯类合用，本品的升压作用被抵消，硝酸酯类的抗心绞痛作用减弱。

去甲肾上腺素　Norepinephrine

【药物特点】

1. 本品为肾上腺素受体激动药。是强烈的 α 受体激动药，同时也激动 β 受体。

2. 通过 α 受体激动，可引起血管极度收缩，使血压升高，冠状动脉血流增加。

3. 通过 β 受体的激动，使心肌收缩加强，心排血量增加。

4. 用量按每分钟 0.4μg/kg 时，β 受体激动为主；用较大剂量时，以 α 受体激动为主。

【适应证】

1. 用于治疗急性心肌梗死、体外循环等引起的低血压。

2. 对血容量不足所致的休克、低血压或嗜铬细胞瘤切除术后的低血压，本品作为急救时补充血容量的辅助治疗，以使血压回升，暂时维持脑与冠状动脉灌注，直到补充血容量治疗发生作用。

3. 也可用于椎管内阻滞时的低血压及心搏骤停复苏后血压维持。

【用法用量】　开始按体重以每分钟 0.02～0.1μg/kg 速度滴注，按需要调节滴速，最大滴速为每分钟 2μg/kg。

【不良反应】

1. 药液外漏可引起局部组织坏死。

2. 本品强烈的血管收缩可以使重要脏器器官血流减少，肾血流锐减后尿量减少，组织供血不足导致缺氧和酸中毒；持久或大量使用时，可使回心血流量减少，外周血管阻力升高，心排血量减少，后果严重。

3. 应重视的反应包括静脉输注时沿静脉径路皮肤发白，注射局部皮肤破溃，皮肤发绀，发红，严重眩晕，上述反应虽属少见，但后果严重。

4. 个别患者因过敏而有皮疹、面部水肿。

5. 在缺氧、电解质平衡失调、器质性心脏病患者中或逾量时，可出现心律失常；血压升高后可出现反射性心率减慢。

6. 以下反应如持续出现应注意：焦虑不安、眩晕、头痛、皮肤苍白、心悸、失眠等。

7. 逾量时可出现严重头痛及高血压、心率缓慢、呕吐、抽搐。

【禁忌证】　禁止与含卤素的麻醉药和其他儿茶酚胺类药合并使用，可卡因中毒及心动过速患者禁用。

【注意事项】　缺氧、高血压、动脉硬化、甲状腺功能亢进症、糖尿病、闭塞性血管炎、血栓病患者慎用。用药过程中必须监测动脉压、中心静脉压、尿量、心电图。

【药物相互作用】　与全身麻醉药（如氯仿、环丙烷、氟烷等）同用，可使心肌对拟交感胺类药反应更敏感，容易发生室性心律失常，不宜同用，必须同用时应减量给药。

1. 与 β 受体阻滞药同用，各自的疗效降低，β 受体阻滞后 α 受体作用突出，可发生高血压，心动过缓。

2. 与降压药同用可抵消或减弱降压药的作用，与甲基多巴同用还使本品加压作用增强。

3. 与洋地黄类同用，易致心律失常，需严密注意心电监测。

4. 与其他拟交感胺类同用，心血管作用增强。

5. 与麦角制剂，如麦角胺、麦角新碱或缩宫素同用，促使血管收缩作用加强，引起严重高血压，心动过缓。

6. 与三环类抗抑郁药合用，由于抑制组织吸收本品或增强肾上腺素受体的敏感性，可加强本品的心血管作用，引起心律失常、心动过速、高血压或高热，如必须合用，则开始本品用量需小，并监测心血管作用。

7. 与甲状腺激素同用使二者作用均加强。

8. 与妥拉唑林同用可引起血压下降，继以血压过度反跳上升，故妥拉唑林逾量时不宜用本品。

异丙肾上腺素　Isoproterenol

【药物特点】

1. 本品为 β 受体激动药，对 β_1 和 β_2 受体均有强大的激动作用，对 α 受体几乎无作用。

2. 作用于心脏 β_1 受体，使心收缩力增强，心率加快，传导加速，心排血量和心肌耗氧量增加。

3. 作用于血管平滑肌 β_2 受体，使骨骼肌血管明显舒张，肾、肠系膜血管及冠状动脉亦不同程度舒张，血管总外周阻力降低。其心血管作用导致收缩压升高，舒张压降低，脉压变大。

4. 作用于支气管平滑肌 β_2 受体，使支气管平滑肌松弛。

5. 促进糖原和脂肪分解，增加组织耗氧量。

【适应证】

1. 治疗心源性或感染性休克。

2. 治疗完全性房室传导阻滞、心搏骤停。

【用法用量】　0.1～2μg/（kg·min）持续静脉或骨髓内滴注。

【不良反应】

1. 常见的不良反应　口咽发干、心悸不安。

2. 少见的不良反应　头晕、目眩、面潮红、恶心、心率增速、震颤、多汗、乏力等。

【禁忌证】 心绞痛、心肌梗死、甲状腺功能亢进及嗜铬细胞瘤患者禁用。

【注意事项】

1. 心律失常并伴有心动过速；心血管疾病，包括心绞痛、冠状动脉供血不足；糖尿病；高血压；甲状腺功能亢进；洋地黄中毒所致的心动过速慎用。

2. 遇有胸痛及心律失常应及早重视。

3. 交叉过敏，患者对其他肾上腺能激动药过敏者，对本品也常过敏。

【药物相互作用】

1. 与其他拟肾上腺素药物合用可增效，但不良反应也增多。

2. 并用普萘洛尔时本品的作用受到拮抗。

间羟胺 Aramine

【药物特点】

1. 本品主要作用于 α 受体，直接兴奋 α 受体，较去甲肾上腺素作用为弱但较持久，对心血管的作用与去甲肾上腺素相似。

2. 能收缩血管，持续地升高收缩压和舒张压，也可增强心肌收缩力，正常人的心排血量变化不大，但能使休克患者的心排血量增加。

3. 对心率的兴奋不很显著，很少引起心律失常，无中枢神经兴奋作用。

4. 由于其升压作用可靠，维持时间较长，较少引起心悸或尿量减少等反应。

5. 连续给药时，因本品间接在肾上腺素神经囊泡中取代递质，可使递质减少，内在效应减弱，故不能突然停药，以免发生低血压反跳。

【适应证】

1. 防治椎管内阻滞麻醉时发生的急性低血压。

2. 由于出血、药物过敏、手术并发症及脑外伤或脑肿瘤合并休克而发生的低血压，本品可用于辅助性对症治疗。

3. 也可用于心源性休克或败血症所致的低血压。

【用法用量】

1. 肌内或皮下注射　按 0.1mg/kg，用于严重休克。

2. 静脉滴注　0.4mg/kg 或按体表面积 12mg/m^2，用氯化钠注射液稀释至每 25ml 中含间羟胺 1mg 的溶液，滴速以维持合适的血压水平为度。配制后应于 24h 内用完，滴注液中不得加入其他难溶于酸性溶液配伍禁忌的药物。

【不良反应】

1. 心律失常，发生率随用量及患者的敏感性而异。

2. 升压反应过快过猛可致急性肺水肿、心律失常、心搏停顿。

3. 过量的表现为抽搐、严重高血压、严重心律失常，此时应立即停药观察，血压过高者可用 5～10mg 酚妥拉明静脉注射，必要时可重复。

4. 静脉时药液外溢，可引起局部血管严重收缩，导致组织坏死糜烂或红肿硬结形成脓肿。

5. 长期使用骤然停药时可能发生低血压。

【禁忌证】　尚不明确。

【注意事项】

1. 甲状腺功能亢进、高血压、冠心病、充血性心力衰竭、糖尿病患者和疟疾病史者慎用。

2. 血容量不足者应先纠正后再用本品。

3. 本品有蓄积作用，如用药后血压上升不明显，须观察 10min 以上再决定是否增加剂量，以免贸然增量致使血压上升过高。

4. 给药时应选用较粗大静脉注射，并避免药液外溢。

5. 短期内连续应用，出现快速耐受性，作用会逐渐减弱。

【药物相互作用】

1. 与环丙烷、氟烷或其他卤化烃类麻醉药合用，易致心律失常。

2. 与单胺氧化酶抑制药并用，使升压作用增强，引起严重高血压。

3. 与洋地黄或其他拟肾上腺素药并用，可致异位心律。

4. 不宜与碱性药物共同滴注，因可引起本品分解。

（王贤柱　李玖军）

第二节　抗心律失常药

三磷腺苷　Adenosine Triphosphate

【药物特点】

1. 为一种辅酶，有改善机体代谢的作用，参与体内脂肪、蛋白质、糖、核酸及核苷酸的代谢。

2. 同时又是体内能量的主要来源，当体内吸收、分泌、肌肉收缩及进行生化合成反应等需要能量时，三磷腺苷即分解成二磷酸腺苷及磷酸基，同时释放出能量。

3. 动物实验可抑制慢反应纤维的慢钙离子内流，阻滞或延缓房室结折返途径中的前向传导，大剂量还可能阻断或延缓旁路的前向和逆向传导。

4. 另外还具有短暂强的增强迷走神经的作用，因而能终止房室结折返和旁路折返机制引起的心律失常。

【适应证】　辅酶类药。用于进行性肌萎缩、脑出血后遗症、心功能不全、心肌疾病及肝炎等的辅助治疗。儿童主要用于治疗室上性心动过速。

【用法用量】　儿童室上性心动过速：0.04～0.05mg/kg，2s内快速静脉滴注，3～5min后加倍剂量重复用1～2次。

【不良反应】　尚不明确。

【禁忌证】　本药对窦房结有明显抑制作用，因此对病窦综合征或窦房结功能不全者慎用或不用。

【注意事项】　静脉滴注宜缓慢，以免引起头晕、头胀、胸闷及低血压等。心肌梗死和脑出血在发病期患者慎用。

【药物相互作用】　尚不明确。

阿托品　Atropine

【药物特点】

1. 本品为典型的 M 胆碱受体阻滞药。除一般的抗 M 胆碱作用解除胃肠平滑肌痉挛、抑制腺体分泌、扩大瞳孔、升高眼压、视力调节麻痹、心率加快、支气管扩张等外，大剂量时能作用于血管平滑肌，扩张血管、解除痉挛性收缩，改善微循环。

2. 对心脏、肠和支气管平滑肌作用比其他颠茄生物碱更强而持久。

【适应证】

1. 各种内脏绞痛，如胃肠绞痛及膀胱刺激症状。对胆绞痛、肾绞痛的疗效较差。

2. 全身麻醉前给药、严重盗汗和流涎症。

3. 迷走神经过度兴奋所致的窦房阻滞、房室传导阻滞等缓慢型心律失常,也可用于继发于窦房结功能低下而出现的室性异位节律。

4. 抗休克。

5. 解救有机磷酸酯类中毒。

【用法用量】

1. 用于治疗心动过缓、三度房室传导阻滞　皮下或静脉注射：每次 0.01～0.02mg/kg，每日 2～3 次。

2. 用于治疗阿-斯综合征　静脉注射：每次 0.03～0.05mg/kg，必要时 15min 重复 1 次，直至面色潮红、循环好转、血压回升、延长间隔时间至血压稳定。

3. 用于有机磷中毒　见"常见解毒用药"。

4. 麻醉前用药　皮下注射：体重 3kg 以下者为 0.1mg，7～9kg 为 0.2mg，12～16kg 为 0.3mg，20～27kg 为 0.4mg，32kg 以上为 0.5mg。

【不良反应】　不同剂量所致的不良反应。

1. 0.5mg：轻微心率减慢，略有口干及少汗。

2. 1mg：口干、心率加速、瞳孔轻度扩大。

3. 2mg：心悸、显著口干、瞳孔扩大，有时出现视物模糊。

4. 5mg：上述症状加重，并有语言不清、烦躁不安、皮肤干燥发热、排尿困难、肠蠕动减少。

5. 10mg 以上：上述症状更重，脉速而弱，中枢兴奋现象严重，呼吸加快加深，出现谵妄、幻觉、惊厥等；严重中毒时可由中枢兴奋转入抑制，产生昏迷和呼吸麻痹等。最低致死剂量成人为 80～130mg，儿童为 10mg。发热、速脉、腹泻和老年人慎用。

【禁忌证】　青光眼及前列腺肥大者、高热者禁用。

【注意事项】

1. 对其他颠茄生物碱不耐受者，对本品也不耐受。

2. 婴幼儿对本品的毒性反应极其敏感，特别是痉挛性麻痹与脑损伤的小儿，反应更强，环境温度较高时，因闭汗有体温急骤升高的危险，应用时要严密观察。

3. 下列情况应慎用：①脑损害，尤其是儿童；②心脏病，特别是心律失常，充血性心力衰竭、二尖瓣狭窄等；③反流性食管炎、食管与胃的运动减弱、下食管括约肌松弛，可使胃排空延迟，从而促成胃潴留，并增加胃-食管的反流；④青光眼患者禁用；⑤溃疡性结肠炎，用量大时肠蠕动度降低，可导致麻痹性肠梗阻，并可诱发加重中毒性巨结肠症。

4. 对诊断的干扰:酚磺酞试验时可减少酚磺酞的排出量。

【药物相互作用】

1. 与尿碱化药包括含镁或钙的制酸药、碳酸酐酶抑制药、碳酸氢钠、枸橼酸盐等伍用时,阿托品排泄延迟,作用时间和(或)毒性增加。

2. 与金刚烷胺、吩噻嗪类药、其他抗胆碱药、扑米酮、普鲁卡因胺、三环类抗抑郁药伍用,阿托品的毒副反应可加剧。

3. 与单胺氧化酶抑制药(包括呋喃唑酮、丙卡巴肼等)伍用时,可加强抗 M 胆碱作用的副作用。

4. 与甲氧氯普胺并用时,后者的促进肠胃运动作用可被拮抗。

利多卡因　Lidocaine

【药物特点】

1. 在低剂量时,可促进心肌细胞内 K^+ 外流,降低心肌的自律性,而具有抗室性心律失常作用;在治疗剂量时,对心肌细胞的电活动、房室传导和心肌的收缩无明显影响;血药浓度进一步升高,可引起心脏传导速度减慢,房室传导阻滞,抑制心肌收缩力和使心排血量下降。

2. 利多卡因是一种酰胺类局部麻醉药,可与神经细胞膜钠通道轴浆内侧受体相互作用,阻断钠离子内流,可逆性阻滞神经纤维的冲动传导。具有作用快、弥散广,穿透力强、无明显扩张血管作用的特点。

【适应证】

1. 本品为局部麻醉药及抗心律失常药。主要用于浸润麻醉、硬膜外麻醉、表面麻醉(包括在胸腔镜检查或腹腔手术时做黏膜麻醉用)及神经传导阻滞。

2. 本品也可用于急性心肌梗死后室性早搏和室性心动过速,亦可用于洋地黄类中毒、心脏外科手术及心导管引起的室性心律失常。

3. 本品对室上性心律失常通常无效。

【用法用量】

1. 麻醉　儿童常用量随个体而异，一次给药总量不得超过 4.0～4.5mg/kg，常用 0.25%～0.5%溶液，特殊情况才用 1.0%溶液。

2. 抗心律失常

（1）静脉注射：1mg/kg，每 10～15 分钟可重复给药 1 次，总量不超过 5mg/kg。

（2）持续静脉滴注：20～50μg/（kg·min）。

【不良反应】

1. 本品可作用于中枢神经系统，引起嗜睡、感觉异常、肌肉震颤、惊厥昏迷及呼吸抑制等不良反应。

2. 可引起低血压及心动过缓。血药浓度过高，可引起心房传导速度减慢、房室传导阻滞及抑制心肌收缩力和心排血量下降。

【禁忌证】

1. 对局部麻醉药过敏者禁用。

2. 阿-斯综合征（急性心源性脑缺血综合征）、预激综合征、严重心传导阻滞（包括窦房、房室及心室内传导阻滞）患者静脉禁用。

【注意事项】

1. 防止误入血管，注意局部麻醉药中毒症状的诊治。

2. 肝肾功能障碍、肝血流量减低、充血性心力衰竭、严重心肌受损、低血容量及休克等患者慎用。

3. 对其他局部麻醉药过敏者，可能对本品也过敏，但利多卡因与普鲁卡因胺-奎尼汀间尚无交叉变态反应的报道。

4. 本品严格掌握浓度和用药总量，超量可引起惊厥及心搏骤停。

5. 其体内代谢较普鲁卡因慢，有蓄积作用，可引起中毒而发生惊厥。

6. 某些疾病（如急性心肌梗死）患者常伴有 α_1-酸性蛋白及蛋白率增加,利多卡因蛋白结合也增加而降低了游离血药浓度。

7. 用药期间应注意检查血压、监测心电图,并备有抢救设备;心电图 P-R 间期延长或 QRS 波增宽,出现其他心律失常或原有心律失常加重者应立即停药。

【药物相互作用】

1. 与西咪替丁以及与 β 受体阻滞药（如普萘洛尔、美托洛尔、纳多洛尔）合用,利多卡因经肝脏代谢受抑制,利多卡因血浓度增加,可发生心脏和神经系统不良反应。应调整利多卡因剂量,并应心电图监护及监测利多卡因血药浓度。

2. 巴比妥类药物可促进利多卡因代谢,两药合用可引起心动过缓,窦性停搏。

3. 与普鲁卡因胺合用,可产生一过性谵妄及幻觉,但不影响本品血药浓度。

4. 异丙基肾上腺素因增加肝血流量,可使本品的总清除率升高;去甲肾上腺素因减少肝血流量,可使本品总清除率下降。

5. 与下列药品有配伍禁忌:苯巴比妥、硫喷妥钠、硝普钠、甘露醇、两性霉素 B、氨苄西林、美索比妥、磺胺嘧啶钠。

普罗帕酮　Propafenone

【药物特点】

1. 本品属于 I c 类（即直接作用于细胞膜）的抗心律失常药。在离体动物心肌的实验结果指出, $0.5\sim1\mu g/min$ 时可降低收缩期的去极化作用,因而延长传导,动作电位的持续时间及有效不应期也稍有延长,并可提高心肌细胞阈电位,明显减少心肌的自发兴奋性。它既作用于心房、心室（主要影响浦肯野纤维，对心肌的影响较小），也作用于兴奋的形成及传导。临床资料表明，治疗剂量时可降低心肌的应激性，作用持久，PQ 及 QRS 均增加，延长心房及房室结的有效不应期，它对各种类型的实验性心律失常均有对抗作用。抗心律失常作用与其膜稳定作用及竞争性阻断作用有关。它尚有微弱的钙拮抗作用（比维拉帕米弱 100 倍），尚有轻度的抑制心肌作用，增加末期舒张压，减少搏出量，其作用均与用药的剂量成正比。它还有轻度的降压和减慢心率作用。

2. 离体实验表明普罗帕酮能松弛冠状动脉及支气管平滑肌。

3. 具有与普鲁卡因相似的局部麻醉作用。

【适应证】　用于阵发性室性心动过速、阵发性室上性心动过速及预激综合征伴室上性心动过速、心房扑动或心房纤颤的预防。也可用于各种期前收缩的治疗。

【用法用量】

1. 静脉　1～2mg/kg，20min 后可重复给药。

2. 口服　①治疗量 5～6mg/kg，每日 3～4 次；②维持量 2～3mg/kg，每日 3～4 次。

【不良反应】

1. 不良反应较少，主要为口干，舌唇麻木，可能是由于其局部麻醉作用所致。此外，早期的不良反应还有头痛、头晕、闪耀，其后可出现胃肠道障碍，如恶心、呕吐、便秘等。也有出现房室阻断症状。有 2 例在连续服用 2 周后出现胆汁郁积性肝损伤的报道，停药后 2～4 周各酶的活性均恢复正常。据认为这一病理变化属于变态反应及个体因素性。

2. 在试用过程中未见肺、肝及造血系统的损害，有少数出现上述口干、头痛、眩晕、胃肠道不适等轻微反应，一般都在停药后或减量后症状消失。有报道个别出现房室传导阻滞，Q-T 间期延长，P-R 间期轻度延长，QRS 时间延长等。

【禁忌证】　无起搏器保护的窦房结功能障碍、严重房室传导阻滞、双束支传导阻滞患者，严重充血性心力衰竭、心源性休克、严重低血压及对该药过敏者禁用。

【注意事项】

1. 心肌严重损害者慎用。

2. 严重的心动过缓，肝、肾功能不全，明显低血压患者慎用。

3. 如出现窦房性或房室性传导高度阻滞时，可静脉注射乳酸钠、阿托品、异丙肾上腺素或间羟肾上腺素等解救。

【药物相互作用】

1. 与奎尼丁合用可以减慢代谢过程。

2. 与局部麻醉药合用增加中枢神经系统副作用的发生。

3. 普罗帕酮可以增加血清地高辛浓度，并呈剂量依赖型。

4. 与普萘洛尔、美托洛尔合用可以显著增加其血浆浓度和清除半衰期，而对普罗帕酮没有影响。

5. 与华法林合用时可增加华法林血药浓度和凝血酶原时间。

6. 与西咪替丁合用可使普罗帕酮血药稳态水平提高，但对其电生理参数没有影响。

胺碘酮　Amiodarone

【药物特点】

1. 本品属Ⅲ类抗心律失常药。主要电生理效应是延长各部心肌组织的动作电位及有效不应期，有利于消除折返激动。

2. 同时具有轻度非竞争性的肾上腺素受体阻滞和轻度Ⅰ及Ⅳ类抗心律失常药性质。减低窦房结自律性。对静息膜电位及动作电位高度无影响。对房室旁路前向传导的抑制大于逆向。

3. 由于复极过度延长，口服后心电图有 Q-T 间期延长及 T 波改变，可以减慢心率 15%～20%，使 P-R 和 Q-T 间期延长 10%左右。

4. 本品特点为半衰期长，故服药次数少，治疗指数大，抗心律失常谱广。

【适应证】　治疗严重的心律失常，尤其适用于下列情况：房性心律失常伴快速室性心律；W-P-W 综合征的心动过速；严重的室性心律失常；体外电除颤无效的心室纤颤相关心脏停搏的心肺复苏。

【用法用量】

1. 静脉　①治疗量 2.5～5mg/kg，缓慢注射；②维持量 0.02mg/（kg·min）持续静脉滴注。

2. 口服　①治疗量每日 10～15mg/kg，分 3 次；②维持量每日 3～5mg/kg，分 2 次。

【不良反应】

1. 心血管　较其他抗心律失常药对心血管的不良反应要少。①窦性心动过缓、窦性停搏或窦房传导阻滞，阿托品不能对抗此反应；②房室传导阻滞；③偶有 Q-T 间期延长伴扭转性室性心动过速，主要见于低血钾和并用其他延长 Q-T 间期的药物时；④以上不良反应主要见于长期大剂量和伴有低血钾时，以上情况均应停药，可用升压药、异丙肾上腺素、碳酸氢钠（或乳酸钠）或起搏器治疗；注意纠正电解质紊乱；扭转性室性心动过速发展成心室纤颤时可用直流电转复。由于本品半衰期长，故治疗不良反应需持续 5～10d。

2. 甲状腺　①甲状腺功能亢进，可发生在用药期间或停药后，除眼球突出以外可出现典型的甲状腺功能亢进征象，也可出现新的心律失常，化验 T3、T4 均增高，TSH 下降。发病率约 2%，停药数周至数月可完全消失，少数需用抗甲状腺药、普萘洛尔或肾上腺皮质激素治疗。②甲状腺功能低下，发生率为 1%～4%，老年人较多见，可出现典型的甲状腺功能低下征象，化验 TSH 增高，停药后数月可消退，但黏液性水肿可遗留不消，必要时可用甲状腺素治疗。

3. 胃肠道　便秘，少数有恶心、呕吐、食欲缺乏，负荷量时明显。

4. 眼部　服药 3 个月以上者在角膜中基底层下 1/3 有黄棕色色素沉着，与疗程及剂量有关，儿童发生较少。这种沉着物偶可影响视力，但无永久性损害。少数人可有光晕，极少因眼部副作用停药。

5. 神经系统　不多见，与剂量及疗程有关，可出现震颤、共济失调、近端肌无力、锥体外体征，服药 1 年以上者可有周围神经病，经减药或停药后渐消退。

6. 皮肤　光敏感与疗程及剂量有关，皮肤石板蓝样色素沉着，停药后经较长时间（1～2 年）才渐退。其他过敏性皮疹，停药后消退较快。

7. 肝脏　肝炎或脂肪浸润，氨基转移酶增高，与疗程及剂量有关。

8. 肺脏　肺部不良反应多发生在长期大量服药者（每日 0.8～1.2g）。主要产生过敏性肺炎，肺间质或肺泡纤维性肺炎，肺泡及间质有泡沫样巨噬细胞及 2 型肺细胞增生，并有纤维化，小支气管腔闭塞。临床表现有气短、干咳及胸痛等，限制性肺功能改变，红细胞沉降率增快及血液白细胞增高，严重者可致死。需停药并用肾上腺皮质激素治疗。

9. 其他　偶可发生低血钙及血清肌酐升高。本品属Ⅲ类抗心律失常药。主要电生理效应是延长各部心肌组织的动作电位及有效不应期，有利于消除折返激动。同时具有轻度非竞争性的肾上腺素受体阻滞和轻度Ⅰ类及Ⅳ类抗心律失常药性质。减低窦房结自律性。对静息膜电位及动作电位高度无影响。对房室旁路前向传导的抑制大于逆向。由于复极过度延长，口服后心电图有 Q-T 间期延长及 T 波改变，可以减慢心率 15%～20%，使 P-R 和 Q-T 间期延长 10% 左右。

对冠状动脉及周围血管有直接扩张作用。可影响甲状腺素代谢。本品特点为半衰期长，故服药次数少，治疗指数大，抗心律失常谱广。

【禁忌证】

1. 严重窦房结功能异常者禁用。

2. 二或三度房室传导阻滞者禁用。

3. 心动过缓引起晕厥者禁用。

4. 对本品过敏者禁用。

【注意事项】

1. 变态反应，对碘过敏者对本品可能过敏。

2. 对诊断的干扰：①心电图变化，例如 P-R 及 Q-T 间期延长，服药后多数患者有 T 波减低伴增宽及双向，出现 U 波，此并非停药指征；②极少数有 AST、ALT 及碱性磷酸酶增高；③甲状腺功能变化，本品抑制周围 T4 转化为 T3，导致 T4 及 T3 增高和血清 rT3 轻度下降，甲状腺功能检查通常不正常，但临床并无甲状腺功能障碍。甲状腺功能检查不正常可持续至停药后数周或数月。

3. 下列情况应慎用：①窦性心动过缓；②Q-T 延长综合征；③低血压；④肝功能不全；⑤肺功能不全；⑥严重充血性心力衰竭。

4. 多数不良反应与剂量有关，故需长期服药者尽可能用最小有效维持量，并应定期随诊，用药期间应注意随访检查：①血压；②心电图，口服时应特别注意 Q-T 间期；③肝功能；④甲状腺功能，包括 T3、T4 及促甲状腺激素，每 3～6 个月 1 次；⑤肺功能、肺部 X 线片，每 6～12 个月 1 次；⑥眼科检查。

5. 本品口服作用的发生及消除均缓慢，临床应用根据病情而异。对危及生命的心律失常宜用短期较大负荷量，必要时静脉负荷。对于非致命性心律失常，应用小量缓慢负荷。

6. 本品半衰期长，故停药后换用其他抗心律失常药时应注意相互作用。

【药物相互作用】

1. 增加华法林的抗凝作用,该作用可自加用本品后 4～6d,持续至停药后数周或数月。合用时应密切监测凝血酶原时间, 调整抗凝药的剂量。

2. 增强其他抗心律失常药对心脏的作用。本品可增高血浆中奎尼丁、普鲁卡因胺、氟卡尼及苯妥英的浓度。与 Ia 类药合用可加重 Q-T 间期延长, 极少数可致扭转型室性心动过速, 故应特别小心。从加用本品起, 原抗心律失常药应减少 30%～50%剂量, 并逐渐停药, 如必须合用则通常推荐剂量减少 50%。

3. 与 β 受体阻滞药或钙通道阻滞药合用可加重窦性心动过缓、窦性停搏及房室传导阻滞。如果发生则本品或前两类药应减量。

4. 增加血清地高辛浓度, 亦可能增高其他洋地黄制剂的浓度达中毒水平, 当开始用本品时洋地黄类药应停药或减少 50%,如合用应仔细监测其血清中药浓度。本品有加强洋地黄类药对窦房结及房室结的抑制作用。

5. 与排钾利尿药合用,可增加低血钾所致的心律失常。

维拉帕米　　Verapamil

【药物特点】

1. 盐酸维拉帕米为钙离子拮抗药。通过调节心肌传导细胞、心肌收缩细胞及动脉血管平滑肌细胞细胞膜上的钙离子内流, 发挥其药理学作用, 但不改变血清钙浓度。

2. 盐酸维拉帕米扩张心脏正常部位和缺血部位的冠状动脉主干和小动脉, 拮抗自发的或麦角新碱诱发的冠状动脉痉挛, 增加了冠状动脉痉挛患者心肌氧的递送, 解除和预防冠状动脉痉挛;维拉帕米减少总外周阻力,降低心肌耗氧量。

3. 维拉帕米减少钙离子内流, 延长房室结的有效不应期，减慢传导，可降低慢性心房纤颤和心房扑动患者的心室率；减少阵发性室上性心动过速发作的频率。通常维拉帕米不影响正常的窦性心律，但可导致病窦综合征患者窦性停搏或窦房阻滞；维拉帕米不改变正常心房的动作电位或室内传导时间，但它降低被抑制的心房纤维去极化的振幅、速度以及传导的速度，可能缩短附加旁路通道的前向有效不应期，加速房室旁路合并心房扑动或心房纤颤患者的心室率，甚至会诱发心室纤颤。

4. 维拉帕米通过降低体循环的血管阻力产生降低血压作用，一般不引起直立性低血压或反射性心动过速，心动过缓少见（1.4%）。

5. 维拉帕米减轻后负荷，抑制心肌收缩，可改善左心室舒张功能。在心肌等长或动力性运动中，维拉帕米不改变心室功能正常患者的心脏收缩功能。器质性心脏疾病的患者，维拉帕米的负性肌力作用可被降低后负荷的作用抵消，心脏指数无下降。但在严重左心室功能不全的患者（例如肺楔压大于 20mmHg 或射血分数小于 30%），或服用 β 受体阻滞药或其他心肌抑制药物的患者，可能出现心功能恶化。

【适应证】

1. 阵发性室上性心动过速的快速转复。应用维拉帕米之前应首选抑制迷走神经的手法治疗（如 Valsalva 法）。

2. 心房扑动或心房纤颤时快速心室率的暂时控制。心房扑动和（或）心房纤颤合并房室旁路通道（预激综合征和 LGL 综合征）时除外。

【用法用量】

1. 静脉

（1）0～1 岁：起始剂量 0.1～0.2mg/kg 体重（通常单剂 0.75～2mg），持续心电监测下，稀释后静脉推注至少 2min。如果初反应不令人满意，持续心电监测下，首剂 30min

后再给 0.1～0.2mg/kg 体重（通常单剂 0.75～2mg）。

（2）2～15 岁：0.1～0.3mg/kg 体重（通常单剂 2～5mg），总量不超过 5mg，静脉推注至少 2min。如果初反应不令人满意，首剂 30min 后再给 1 次 0.1～0.3mg/kg 体重（通常单剂 2～5mg）。

2. 口服　1 次 1～2mg/kg，每日 2～3 次。

【不良反应】

1. 自主神经系统　潮红，口干，出汗增加。

2. 心血管　心绞痛，胸痛，充血性心力衰竭，低血压，晕厥，心肌梗死，房室分离，一至三度房室传导阻滞，窦性心动过缓，心动过速，心悸，跛行，外周水肿，足踝水肿，紫癜（脉管炎）。

3. 消化系统　牙龈增生，胃肠不适，恶心，非梗阻性麻痹性肠梗阻，腹泻，便秘，转氨酶和（或）碱性磷酸酶升高。

4. 血液和淋巴系统　瘀斑和淤伤。

5. 神经系统　脑血管意外，精神错乱，平衡紊乱，失眠，肌肉痛，精神症状，震颤，嗜睡，眩晕，头痛，乏力，神经衰弱，癫痫发作，精神抑郁，旋转性眼球震颤，出汗，肌肉疲劳。

6. 皮肤　红斑或红疹，皮疹，脱发，表皮角化病，斑，风疹，史-约综合征，多形红斑，瘙痒。

7. 特殊感觉　视物模糊，耳鸣。

8. 其他　支气管/喉部痉挛伴风疹和瘙痒，呼吸衰竭等。

【禁忌证】

1. 病窦综合征（已安装心脏起搏器并行使功能者除外）。

2. 二或三度房室传导阻滞（已安装心脏起搏器并行使功能者除外）。

3. 房室旁路通道（如预激综合征和 Lown-Ganong-Levine 综合征）合并心房扑动或心房纤颤。

4. 已知对盐酸维拉帕米过敏的患者。

5. 重度充血性心力衰竭（继发于室上性心动过速且可被维拉帕米纠正者除外）。

6. 静脉给予 β 受体阻滞药（如普萘洛尔）。因两者对心肌收缩和房室传导都有抑制作用，故静脉给予维拉帕米和 β 受体阻滞药的时间间隔不应很近（不要在几小时以内）。

7. 室性心动过速。QRS 增宽（≥0.12s）的室性心动过速患者静脉用维拉帕米，可能导致显著的血流动力学恶化和心室纤颤。用药前需鉴别宽 QRS 心动过速为室上性或室性。

【注意事项】　必须在持续心电监测和血压监测下，缓慢静脉注射至少 2min。

1. 低血压　静脉注射维拉帕米引起的血压下降一般是一过性和无症状的，但也可能发生眩晕。

2. 极度心动过缓/心脏停搏　维拉帕米影响房室结和窦房结，罕见导致二或三度房室传导阻滞、心动过缓，更甚者心脏停搏，易发生在病窦综合征患者，这类疾病的老年人多发。除了病窦综合征外的心脏停搏通常时间很短（几秒后更少）并自发转为房室结或正常窦性节律。如果不能迅速发生应立即采取适当的治疗。

3. 心脏阻滞　维拉帕米能延长房室传导时间，临床应用过程中有重度房室传导的报道。二或三度房室阻滞或单支、双支或三支束支阻滞出现需减少剂量或停止用药，必要时给予适当的治疗。

4. 肝或肾功能损害　严重肝肾功能不全可能不增强单次静脉给予维拉帕米的药效，但可能延长其作用时间。反复静脉给药可能会导致蓄积，产生过度药效。如果必须重复静脉给药，必须严密监测血压和 P-R 间期或药效过度的其他表现。

5. 室性期前收缩　使用维拉帕米转复为正常窦性心律或明显减慢心室率期间可见少数良性综合征（有时出现室性

期前收缩）。直流电转复和其他的药物治疗后室上性心动过速自动转复时也可见相似的综合征。这种综合征无明显的临床意义。

6. **心力衰竭**　轻度心力衰竭的患者如有可能必须在使用维拉帕米治疗之前已由洋地黄类或利尿药所控制。中到重度心功能不全者（肺楔压大于 20mmHg，射血分数<30%）可能会出现心力衰竭急性恶化。

7. **肌肉萎缩**　静脉给予维拉帕米可诱发呼吸肌衰竭，肌肉萎缩患者慎用。

8. **颅内压增高**　静脉给予维拉帕米在麻醉诱导时引起幕上肿瘤患者颅内压增高。应慎用并给予适当监控。

9. **房室旁路通道（预激或 LGL 综合征）**　房室旁路通道合并心房扑动或心房纤颤患者静脉用维拉帕米治疗，会通过加速房室旁路的前向传导，引起心室率加快，甚至诱发心室纤颤。此类患者禁止使用。

【**药物相互作用**】

1. **洋地黄**　维拉帕米和洋地黄制剂同时使用不会产生严重不良反应。然而，既然两药均减少房室传导，应监控患者以防患者出现房室阻滞或过度心动过缓。

2. **普鲁卡因胺**　少数接受口服普鲁卡因胺治疗的患者静脉给予维拉帕米未见严重不良反应发生。

3. **奎尼丁**　少数接受口服奎尼丁治疗的患者静脉给予维拉帕米未见严重不良反应发生，但有数例低血压的报道。当此两药合用时应慎用。

4. **β 受体阻滞药**　少数接受口服 β 受体阻滞药治疗的患者静脉给予维拉帕米未见严重不良反应发生。然而既然两药均抑制心肌收缩或房室传导，应考虑两药有害的相互作用的可能性。静脉给予 β 受体阻滞药和静脉给予维拉帕米合用导致严重的不良反应，特别是在有严重心肌病、充血性心力衰竭或近期心肌梗死患者。有使用噻吗洛尔滴眼剂和口服维拉帕米的患者出现无症状的心动过缓（36 次/分）需行心房起搏。

5. 丙吡胺 除非获得了丙吡胺和维拉帕米两药可能的相互作用的资料，否则在给予维拉帕米 48h 前和 24h 后不应给予丙吡胺。

6. 氟卡尼 合并使用两者对心肌收缩力、房室传导和复极化有叠加作用。

7. 减弱肾上腺能的药物 维拉帕米和减少肾上腺素能的药物合用可导致低血压效应增强。

8. 丹曲林钠 动物实验显示静脉合用丹曲林钠和维拉帕米可导致心血管虚脱，但其临床相关性未知。

9. 西咪替丁 西咪替丁不影响静脉注射维拉帕米的药动学。

10. 蛋白结合高的药物 维拉帕米高度地与血浆蛋白结合，已使用其他高血浆蛋白的药物的患者应慎用本品。

11. 吸入性麻醉药 动物实验显示吸入性麻醉药通过减少钙离子内流而抑制心血管活性。联合用药时应调整两药剂量以防过度的心脏抑制。

12. 神经肌肉阻滞药 维拉帕米可增强神经肌肉阻滞药的活性，联合用药时应减少维拉帕米和（或）神经肌肉阻滞药的剂量。

13. 锂 维拉帕米可增加患者对锂的敏感性（神经毒性）。

14. 卡马西平 维拉帕米可增加卡马西平的血药浓度。

15. 利福平 利福平可明显降低口服维拉帕米的生物利用度。

16. 苯巴比妥 苯巴比妥可增加维拉帕米的清除率。

17. 环孢素 维拉帕米可增加环孢素的血药浓度。

18. 其他降血压药（如血管扩张药、利尿药等） 与其他降血压药（如血管扩张药、利尿药等）合用时，降压作用叠加，应适当监测接受这类联合治疗的患者。

19. 胺碘酮　　与胺碘酮合用可能增加心脏毒性。

（王贤柱）

第三节　降压扩血管药

盐酸地尔硫䓬　Ditiazem Hydrochloride

【药物特点】　本品为非二氢吡啶类钙离子通道阻滞药，其作用与心肌与血管平滑肌除极时抑制钙离子内流有关。本品可以有效地扩张心外膜和心内膜下的冠状动脉。本品使血管平滑肌松弛，周围血管阻力下降，血压降低。其降压的幅度与高血压的程度有关，血压正常者仅使血压轻度下降。本品有负性肌力作用，并可减慢窦房结和房室结的传导。

【适应证】

1. 高血压，可单用或与其他抗高血压药物合用。

2. 室上性快速心律失常。注射剂可用于转复阵发性室上性心动过速、控制心房纤颤或心房扑动的心室率。

3. 手术时异常高血压的急救处置。

4. 不稳定性心绞痛。

【用法用量】　将注射用盐酸地尔硫䓬（10mg 或 50mg）用 5ml 以上的生理盐水或葡萄糖注射液溶解，按下述方法用药。

1. 室上性心动过速单次静脉推注，通常成人剂量为盐酸地尔硫䓬10mg 约 3min 缓慢静脉推注，并可据年龄和症状适当增减。

2. 手术时异常高血压的急救处置单次静脉推注，通常对成人 1 次约 1min 内缓慢静脉推注盐酸地尔硫䓬10mg，并可据患者的年龄和症状适当增减。静脉滴注，通常对成人以 5～15μg/（kg·min）速度静脉滴注盐酸地尔硫䓬。当血压降至目标值以后，边监测血压边调节滴注速度。

3. 高血压急症通常成人以 5～15μg/（kg·min）速度静脉滴注盐酸地尔硫䓬。当血压降至目标值以后，边监测血压边调节滴注速度。

4. 不稳定性心绞痛通常成人以 1～5μg/（kg·min）速度静脉滴注盐酸地尔硫䓬，应先从小剂量开始，然后可根据病情适当增减，最大用量为 5μg/（kg·min）。

5. 儿童用药：未进行该项实验且无可靠参考文献。儿童室上性心动过速：首剂 2mg 静脉推注，继之 2μg/（kg·min）静脉滴注。

【不良反应】

1. 常见：水肿、头痛、恶心、眩晕、皮疹、无力。

2. 罕见

（1）心血管系统：房室传导阻滞、心动过缓、束支传导阻滞、充血性心力衰竭、心电图异常、低血压、心悸、晕厥、心动过速、室性期前收缩。

（2）神经系统：多梦、遗忘、抑郁、步态异常、幻觉、失眠、神经质、感觉异常、性格改变、嗜睡、震颤。

（3）消化系统：厌食、便秘、腹泻、味觉障碍、消化不良、口渴、呕吐、体重增加、碱性磷酸酶、乳酸脱氢酶、谷草转氨酶、谷丙转氨酶轻度升高。

（4）皮肤：瘀点、光敏感、瘙痒、荨麻疹。

（5）其他：弱视、CPK 升高、口干、呼吸困难、鼻出血、易激惹、高血糖、高尿酸血症、阳痿、肌痉挛、鼻充血、多尿、夜尿增多、耳鸣、骨关节痛、脱发、多形性红斑、锥体外系综合征、牙龈增生、溶血性贫血、出血时间延长、白细胞减少、紫癜、视网膜病变、血小板减少、剥脱性皮炎。

【注意事项】

1. 本品可延长房室结不应期，除病态窦房结综合征外不明显延长窦房结恢复时间。罕见情况下此作用可异常减慢心率（特别是病态窦房结综合征患者）或致二度或三度房室传导阻滞。

2. 本品有负性肌力作用，心室功能受损的患者应用本品须谨慎。

3. 本品偶可致症状性低血压。

4. 本品罕见急性肝损害，表现为血清碱性磷酸酶、乳酸脱氢酶、谷草转氨酶、谷丙转氨酶明显增高及其他急性肝损害征象。停药可恢复。本品在肝脏代谢，由肾脏和胆汁排泄，长期给药应定期监测肝肾功能。肝肾功能受损者应用本品应谨慎。

5. 皮肤反应多为暂时的，部分患者继续应用本品可消失。如果皮肤反应为持续性应停药，或遵医嘱。

【禁忌证】

1. 对地尔硫䓬或其他钙通道阻滞药过敏。

2. 病窦综合综合征、二度或三度房室传导阻滞引起心动过缓并缺乏有效的人工心脏起搏。

3. 严重低血压或心源性休克。

4. 急性心肌梗死伴肺充血。

5. 存在房室旁道（如 WPW 综合征、LGL 综合征）或短 PR 综合征的心房纤颤或心房扑动时禁止静脉给药。

6. 室性心动过速禁止静脉给药。

7. 新生儿禁用含苯甲醇的注射剂。

【用药过量】　本品过量反应有心动过缓、低血压、心脏传导阻滞和心力衰竭。

硝苯地平　Nifedipine

【药物特点】　本品具有抑制 Ca^{2+} 内流作用，能松弛血管平滑肌，扩张冠状动脉，增加冠状动脉血流量，提高心肌对缺血的耐受性，同时能扩张周围小动脉，降低外周血管阻力，从而使血压下降。小剂量扩张冠状动脉时并不影响血压。用作抗高血压药，没有一般血管扩张药常有的水钠潴留和水肿等不良反应。口服吸收良好，经 10min 生效，1～2h 达最大效应，作用维持 6～7h。舌下含服作用较口服迅速。喷雾给药 10min 即出现降压作用，经 1h 疗效最显著，约 3h 后血压回升（个别可持续 11h）。静脉注射 10min 内可降低血压 21%～26%。

【适应证】　儿童主要用于降压（单独或与其他降压药联合用药）。

【用法用量】

1. 口服或舌下含服　1 次 0.1～0.2mg/kg，每日 3 次（该剂量为临床常用剂量）。

2. 口服　0.2～0.5mg/（kg·d），最大量 3mg/（kg·d），每日不超过 120mg，每日 1～2 次。（出自《2017AAP 临床实践指南：儿童和青少年高血压的筛查和管理》但该剂量写的是硝苯地平缓释片）

【不良反应】

1. 常见不良反应　服药后出现外周水肿（外周水肿与剂量相关）；头晕；头痛；恶心；乏力和面部潮红（10%）。一过性低血压（5%），多不需要停药。还可见心悸、鼻塞、胸闷、气短、便秘、腹泻、胃肠痉挛、腹胀、骨骼肌发炎、关节僵硬、肌肉痉挛、精神紧张、颤抖、神经过敏、睡眠紊乱、视物模糊、平衡失调（2%）、晕厥（0.5%）等，减量或与其他抗心绞痛药合用则不再发生。

2. 少见不良反应　贫血、白细胞减少、血小板减少、紫癜、过敏性肝炎、牙龈增生、抑郁、偏执、血药浓度峰值时瞬间失明、红斑性肢痛、抗核抗体阳性关节炎（<0.5%）等。

3. 可能产生的严重不良反应　心肌梗死和充血性心力衰竭发生率 4%、肺水肿的发生率 2%、心律失常和传导阻滞的发生率各<0.5%。

4. 其他　本品过敏者可出现过敏性肝炎、皮疹，甚至剥脱性皮炎等。

【注意事项】

1. 低血压　绝大多数患者服用硝苯地平后仅有轻度低血压反应，个别患者出现严重的低血压症状。这种反应常发生在剂量调整期或加量时，特别是合用 β 受体阻滞药时。

2. 芬太尼麻醉接受冠状动脉旁路血管移植术（或其他手术）的患者　单独服用硝苯地平或与 β 受体阻滞药合用可导致严重的低血压，如条件许可应至少停药 36h。

3. 心绞痛和（或）心肌梗死　极少数患者，特别是严重冠状动脉狭窄患者，在服用硝苯地平或加量期间，降压后出现反射性交感兴奋而心率加快，心绞痛或心肌梗死的发生率增加。

4. 外周水肿　10%的患者发生轻中度外周水肿，与动脉扩张有关。水肿多初发于下肢末端，可用利尿药治疗。

5. β 受体阻滞药"反跳"症状　突然停用 β 受体阻滞药而启用硝苯地平，偶可加重心绞痛。须逐步递减前者用量。

6. 充血性心力衰竭　少数接受 β 受体阻滞药的患者开始服用硝苯地平后可发生心力衰竭,严重主动脉狭窄患者危险更大。

7. 对诊断的干扰　应用本品时偶可有碱性磷酸酶、肌酸磷酸激酶、乳酸脱氢酶、天冬氨酸氨基转移酶和丙氨酸氨基转移酶升高，一般无临床症状，但曾有报道胆汁淤积和黄疸；血小板聚集度降低，出血时间延长；直接 Coomb 试验阳性伴（不伴）溶血性贫血。

8. 肝肾功能不全、正在服用 β 受体阻滞药者　应慎用，宜从小剂量开始，以防诱发或加重低血压，增加心力衰竭甚至心肌梗死的发生率。慢性肾衰竭患者应用本品时偶有可逆性血尿素氮和肌酐升高，与硝苯地平的关系不够明确。

9. 长期给药不宜骤停　以避免发生停药综合征而出现反跳现象。

【禁忌证】　对硝苯地平过敏者禁用。

【用药过量】　现有文献表明，增加剂量可使外周血管过度扩张，导致或加重低血压状态。药物过量导致临床上出现低血压的患者，应及时给予心血管支持治疗，包括心肺监测、抬高下肢、注意循环血容量和尿量。若无禁忌证，可用血管收缩药（去甲肾上腺素）恢复血管张力和血压。肝功能损害的患者药物清除时间延长。血液透析不能清除硝苯地平。

卡托普利　Captopril

【药物特点】　本药为人工合成的非肽类血管紧张素转化酶（ACEI）抑制药，主要作用于肾素-血管紧张素-醛固酮系统（RAAS 系统）。抑制 RAAS 系统的血管紧张素转化酶（ACEI），阻止血管紧张素 I 转化或血管紧张素 II，并能抑制醛固酮分泌，减少水、钠潴留。对多种类型高血压均有明显降压作用，并能改善充血性心力衰竭患者的心脏功能。其降压机制为抑制血管紧张素转化酶活性、降低血管紧张素 II 水平、舒张小动脉等。本品具有轻至中等强度的降压作用，可降低外周血管阻力，增加肾血流量，不伴反射性心率加快。

【适应证】　儿童高血压首选药也用于利尿药及洋地黄类治疗无效的心力衰竭。

【用法用量】　口服。

1. 新生儿　起始剂量每次 0.05mg/kg，最大剂量 6mg/（kg·d），每日 1～4 次。

2. 年长儿　起始剂量每次 0.5mg/kg，最大剂量 6mg/（kg·d），每日 3 次。（出自《2017AAP 临床实践指南：儿童和青少年高血压的筛查和管理》）

【不良反应】　较常见的有皮疹、心悸、心动过速、胸痛、咳嗽、味觉迟钝。

【注意事项】

1. 对本品过敏、白细胞减少的患者禁用。

2. 肾功能不全者慎用。

3. 当发现有血管性水肿症（如面部、眼、舌、喉、四肢肿胀、吞咽或呼吸困难、声嘶），应立即停药。出现舌、声门或喉部血管神经性水肿会引起气管阻塞，导致死亡。应立即皮下注射盐酸肾上腺素等药物进行紧急治疗。面部、口腔黏膜、唇、四肢的血管性水肿，一般停药后即可消失。必要时，也应用药物治疗。

4. 用药期间应定期检查白细胞分类计数、尿红细胞和蛋白、血清电解质等。用本品时若白细胞计数过低，暂停用本品，可以恢复。严重自身免疫性疾病（尤其是全身性红斑狼疮）患者服用本品易发生粒细胞缺乏症。

5. 严格限钠饮食或透析者，首剂易发生突然而严重的低血压。

6. 用于肾素型高血压患者时，剂量不宜过大，以免血压下降过度。

7. 最好于饭前 1h 服药，因食物可减少本品的吸收。

8. 本品可使血尿素氮、肌酐浓度增高，常为暂时性，在有肾病或长期严重高血压而血压迅速下降后易出现，偶有血清肝脏酶增高；可能增高血钾，与保钾利尿药合用时尤应注意检查血钾。

9. 下列情况慎用本品

（1）自身免疫性疾病（如严重系统性红斑狼疮），此时白细胞或粒细胞减少的概率增加。

（2）骨髓抑制。

（3）脑动脉或冠状动脉供血不足，可因血压降低而缺血加剧。

（4）血钾过高。

（5）肾功能障碍而致血钾增高，白细胞及粒细胞减少，并使本品潴留。

（6）主动脉瓣狭窄，此时可能使冠状动脉灌注减少。

10. 肾功能差者应采用小剂量或减少给药次数，缓慢递增；在用本品前 1 周，要停服利尿药。若须同时用利尿药，建议用呋塞米而不用噻嗪类，血尿素氮和肌酐增高时，将本品减量或同时停用利尿药。

11. 用本品时蛋白尿若渐增多，暂停本品或减少用量。

【禁忌证】

1. 双肾动脉狭窄、肾动脉开口以上主动脉严重狭窄者忌用，可诱发急性肾功能不全。

2. 自身免疫性疾病活动期忌用，可加重病情。

3. 过敏体质者、血钾过高、慢性肾功能不全已至氮质血症期、血管水肿、低血压忌用。

【用药过量】　用药过量可致低血压，应立即停药，并扩容以纠正，在成人还可用血液透析清除。

氯沙坦　Losartan

【药物特点】　氯沙坦能特异性的拮抗血管紧张素ⅡAT1 受体，阻断了循环和局部组织中血管紧张素Ⅱ（AGⅡ）所致的动脉血管收缩、交感神经兴奋和压力感受器敏感性增加等效应，强力和持续性降低血压，使收缩压和舒张压下降。尚可减轻左心室肥厚，抑制心肌细胞增生，延迟或逆转心肌重构，改善左心室功能。对血糖、血脂代谢无不利影响。其还具有改善肾血流动力学作用，减轻肾血管阻力，选择性扩张出球小动脉，降低肾小球内压力，降低蛋白尿，增加肾血流量和肾小球滤过率，保护肾脏而延缓慢性肾功能不全的过程，特别对糖尿病肾病的恶化有逆转作用。

【适应证】　本品适用于治疗原发性高血压。

【用法用量】　建议 6 岁及以上患儿使用，口服；起始剂量 0.7mg/（kg·d）至 50mg/d，最大量 1.4mg/（kg·d）至 100mg/d，每日 1 次。（出自《2017AAP 临床实践指南：儿童和青少年高血压的筛查和管理》）

【不良反应】

1. 变态反应　血管性水肿［包括导致气道阻塞的喉及声门肿胀和（或）面、唇、咽和（或）舌肿胀］在极少数服用氯沙坦治疗的患者中有报道。其中部分患者以前曾因服用包括 ACE 抑制药在内的其他药物而发生过血管性水肿。脉管炎，包括亨诺克-舍恩莱因（亨-舍二氏）紫癜已有极少报道。

2. 胃肠道反应　肝炎（少有报道），肝功能异常。

3. 血液系统　贫血。

4. 肌肉骨骼系统　肌痛。

5. 神经/精神系统　偏头痛。

6. 呼吸系统　咳嗽。

7. 皮肤　荨麻疹，瘙痒。

【注意事项】

1. 低血压及电解质/体液平衡失调：血管容量不足的患者（例如应用大剂量利尿药治疗的患者），可发生症状性低血压。在使用本品治疗前应该纠正这些情况，或使用较低的起始剂量。

2. 应当注意，在肾功能不全，伴或不伴有糖尿病的患者中常见电解质平衡失衡。

3. 在 2 型糖尿病伴蛋白尿的患者中进行临床研究，氯沙坦钾治疗组高钾血症的发生率较安慰剂组高，然而，几乎没有患者因高钾血症中断治疗。

4. 肝功能损害：对有肝功能损害病史的患者应该考虑使用较低剂量。

5. 肾功能损害：由于抑制了肾素-血管紧张素系统，已有关于敏感个体出现包括肾衰竭在内的肾功能的变化的报道；停止治疗后，这些肾功能的变化可以恢复。

6. 对于肾功能依赖于肾素-血管紧张素-醛固酮系统活性的患者（如严重的充血性心力衰竭患者），应用血管紧张素转化酶抑制药治疗可引起少尿和（或）进行性氮质血症以及（罕有）急性肾衰竭和（或）死亡。使用氯沙坦治疗也有类似报道。

7. 对于双侧肾动脉狭窄或只有单侧肾脏而肾动脉狭窄的患者，影响肾素-血管紧张素系统的其他药物可增加其血尿素和血清肌酐含量。使用本品也有类似的报道。停止治疗后，这些肾功能的变化可以恢复。

【禁忌证】　对本品任何成分过敏者禁用。

【用药过量】

1. 用药过量最可能的表现将是低血压和心动过速。由于副交感神经（迷走神经）的兴奋，可发生心搏过缓。如果发生症状性低血压，应该给予支持疗法。

2. 氯沙坦及其活性代谢产物都不能通过血液透析而清除。

可乐定　Clonidine

【药物特点】　可乐定刺激脑干 α_2-肾上腺受体。该作用导致交感神经从中枢神经系统的传出减少,从而使外周阻力、肾血管阻力、心率以及血压降低。肾血流量和肾小球滤过率基本保持不变。正常的体位反射是完整的。因此, 直立症状轻并且少见。盐酸可乐定的人体急性研究表明,仰卧位的心排血量适当减少（15%～20%）,外周阻力不变:在倾斜 45°时, 心排血量略减少, 外周阻力降低。

【适应证】

1. 主要用于治疗中、重度高血压（非一线用药）。

2. 用于治疗儿童发声与多种运动联合抽动障碍（TS）（一线药物）。

【用法用量】

1. 高血压治疗　口服:每次 2～10mg/kg, 每 6～8 小时给药 1 次。（出自《2017AAP 临床实践指南:儿童和青少

年高血压的筛查和管理》)

2. 多发抽动障碍　口服；起始剂量 1 周 1mg，治疗剂量 1 周 1～2mg。(《儿童抽动障碍诊断与治疗专家共识 2017 版》) 目前有可乐定透皮贴片。

【不良反应】　大部分不良反应轻微，并随用药过程而减轻。

1. 常见　最常见口干（与剂量有关），昏睡，头晕，精神抑郁，便秘和镇静，夜尿多，瘙痒，恶心、呕吐，失眠，荨麻疹、血管神经性水肿和风疹，疲劳，直立性症状，紧张和焦躁，脱发，皮疹，厌食和全身不适，体重增加，头痛，乏力，戒断综合征，短暂肝功能异常。

2. 少见　肌肉关节痛，心悸、心动过速、心动过缓，下肢痉挛，排尿困难，男性乳房发育，尿潴留，更少见有多梦、夜游症、烦躁不安、兴奋、幻视幻听、谵妄、雷诺现象、心力衰竭，心电图异常（如传导紊乱、心律失常）、发热、短暂血糖升高、血清肌酸磷酸激酶升高、肝炎和腮腺炎等。

【注意事项】

1. 长期用药由于液体潴留及血容量扩充，可产生耐药性，降压作用减弱，但加用利尿药可纠正。

2. 治疗时突然停药或连续漏服数剂，可发生血压反跳性增高。因此，停药必须在 1～2 周逐渐减量，同时加以其他降压治疗。若手术必须停药，应在术前 4～6h 停药，术中静脉滴注降压药，术后复用本品。

3. 为保证控制夜间血压，每日末次服药宜在睡前。

4. 下列情况慎用：脑血管病、冠状动脉供血不足、精神抑郁史、近期心肌梗死、雷诺现象、慢性肾功能障碍、窦房结或房室结功能低下、血栓闭塞性脉管炎。

5. 对诊断的干扰：应用本品时可使直接抗球蛋白（Coombs）试验弱阳性，尿儿茶酚胺和香草杏仁酸（VMA）排出减少。

6. 与乙醇、巴比妥类或镇静药等中枢神经抑制药合用，可加强中枢抑制作用。

7. 与其他降压药合用可加强降压作用。

8. 与 β 受体阻滞药合用后停药，可增加可乐定的撤药综合征危象，故宜先停用 β 受体阻滞药，再停可乐定。

9. 与三环类抗抑郁药合用，减弱可乐定的降压作用。可乐定须加量。与非甾体抗炎药合用，减弱可乐定的降压作用。

【禁忌证】　对可乐定过敏者。

【用药过量】

1. 早期可引起高血压并随后产生低血压、心动过缓、呼吸抑制、低体温、瞌睡、反射作用降低或没有反射、虚弱、瞳孔缩小。

2. 儿童的 CNS 抑制作用比成人高。大量过量可导致可逆性心传导缺陷或节律障碍、窒息、昏迷和癫痫发作。过量的征兆或症状通常在服药后 30～120min 出现。儿童在服用 0.1mg 剂量的可乐定时已出现毒性征兆。当可乐定过量时，没有特异性解毒药。可乐定过量可导致迅速产生 CNS 抑制作用；因此不推荐用土根催吐。在新近和（或）大量服药后，采取灌胃方法可能是适宜的。给予活性炭和（或）泻药也可能是有益的。支持性治疗包括用硫酸阿托品治疗心动过缓，用静脉内溶液和（或）升压药治疗低血压和用血管舒张药治疗高血压。纳洛酮可用于辅助性治疗可乐定诱导的呼吸抑制、低血压和（或）昏迷；由于给予纳洛酮有时候会引起反常的高血压，因此应监测血压。妥拉唑林给药产生的结果是不一致的并且不推荐作为一线治疗药。透析似乎不能明显地促进可乐定的消除。

普萘洛尔　Propranolol

【药物特点】　普萘洛尔为非选择性 β_1、β_2 肾上腺素受体阻滞药，使心率减慢，心肌收缩力减弱，心排血量减少，初期因外周阻力反射性增加（使 α 受体作用相对增强），故降压作用不明显，肾血流量与肾小球滤过率、冠状动脉及其他内脏器官血流量均减少。普萘洛尔能影响肾上腺素能神经元功能、中枢神经系统的血压调节压力感受器的敏感性，可竞争性对抗异丙肾上腺素和去甲肾上腺素的作用。血浆肾素活性因 β_2 受体被阻断而降低，还可致血管收缩，支气管痉挛。有增强胰岛素降低血糖的作用，对前列腺素 E_2 的合用亦有影响。概括其作用特点为温和、缓慢、持久，能抑制肾素分泌，无直立性低血压症。治疗震颤的机制可能与 β_2 受体有关，也有可能是中枢作用。

【适应证】

1. 心律失常：用于治疗多种原因所致的心律失常，如房性及室性期前收缩（效果较好）、窦性及室上性心动过速、心房纤颤等，但室性心动过速宜慎用。

2. 高血压，单独或与其他药物合并应用。

3. 嗜铬细胞瘤，用于控制心动过速。

4. 甲状腺功能亢进症用于控制心率过快，也用于治疗甲状腺危象或危象先兆；甲状腺次全切除术的术前准备；对病情较重的甲状腺功能亢进患者在抗甲状腺药物或放射性碘治疗尚未奏效前用以控制症状。

【用法用量】

1. 用于治疗高血压　口服；1mg/（kg·d），分 2～3 次口服。（出自《2009 欧洲儿童和青少年高血压指南》）

2. 用于甲状腺功能亢进患者控制心率　口服；0.5～2mg/（kg·d），分 3 次口服。（出自《2016JTA 指南：儿童时期发病的 Graves 病的管理》）

【不良反应】

1. 窦性心动过缓、房室传导阻滞、低血压，诱发及加重心力衰竭。

2. 加剧哮喘与慢性阻塞性肺部疾病，精神抑郁、乏力、低血糖、血脂升高。可见嗜睡、头晕、失眠、恶心、腹胀、皮疹、晕厥、低血压、心动过缓等，须注意。

3. 加剧降糖药的降血糖作用，并掩盖低血糖症状。

4. 长期用药患者停药后有反跳现象。

【注意事项】

1. 首次用本品时需从小剂量开始，逐渐增加剂量并密切观察反应以免发生意外。

2. 甲状腺功能亢进患者用本品不可骤停，否则使甲状腺功能亢进症状加重。

3. 长期用本品者撤药须逐渐递减剂量，至少经过 3d，一般为 2 周。长期应用本品可在少数患者出现心力衰竭，倘若出现，可用洋地黄苷类和（或）利尿药纠正，并逐渐递减剂量，最后停用。

4. 本品可引起糖尿病患者血糖降低，但非糖尿病患者无降糖作用。

5. 服用本品期间应定期检查血常规、血压、心功能、肝肾功能等。

6. 对诊断的干扰：服用本品时，测定血尿素氮、脂蛋白、肌酐、钾、三酰甘油、尿酸等都有可能提高；而血糖降低，但糖尿病患者的血糖有时会增高。肾功能不全者本品的代谢产物可蓄积于血中，干扰测定血清胆红质的重氮反应，出现假阳性。

7. 下列情况慎用本品：有该药物过敏史、充血性心力衰竭、糖尿病、肺气肿或非过敏性支气管哮喘、甲状腺功能低下、雷诺现象或其他周围血管疾病、肾衰竭等。

【禁忌证】　　支气管哮喘，心源性休克，心脏传导阻滞（二、三度房室传导阻滞），重度或急性心力衰竭，窦性心动过缓。

【用药过量】

1. 中毒时表现

（1）心血管系统表现：充血性心力衰竭，可以突然出现或缓慢发生，心动过缓、低血压、心搏骤停。

（2）呼吸系统表现：支气管痉挛、哮喘、咳嗽、呼吸困难和潮式呼吸等。

（3）神经系统表现：倦怠、无力、失眠或嗜睡、听力障碍、感觉异常等。

（4）消化系统表现：腹痛、腹泻、腹胀、便秘等。

（5）血液系统表现：血小板减少性紫癜、粒细胞缺乏、嗜酸性粒细胞增多等。

2. 治疗

（1）出现不良反应或中毒表现时停药，用微温的 0.45% 盐水洗胃，导泻，静脉滴注 10%葡萄糖注射液，促进药物从体内排出。

（2）心动过缓：阿托品肌内注射或静脉推注；或用异丙肾上腺素缓慢静脉滴注，无效可给予心脏起搏器治疗。

（3）血压下降给予升压药物。

（4）改善心功能，可使用高血糖素肌内注射、皮下注射或静脉推注。或 50%葡萄糖注射液，静脉推注。

（5）支气管痉挛，吸氧，给予氨茶碱、东莨菪碱或异丙肾上腺素等。

（6）其他对症治疗。

美托洛尔　Metoprolol

【药物特点】　美托洛尔对 β_1 受体有选择性阻断作用，对 β_2 受体阻断作用很弱。无内在拟交感活性和膜稳定作用。在治疗剂量，美托洛尔对支气管平滑肌的收缩作用弱于非选择性的 β 受体阻滞药，该特性使之能与 β_2 受体激动药合用，治疗合并有支气管哮喘或其他明显的阻塞性肺病的患者。美托洛尔对胰岛素释放及糖代谢的影响小于非选择性 β 受体阻滞药,因而可用于糖尿病患者。与非选择性 β 受体阻滞药相比,美托洛尔对低血糖的心血管反应(如心动过速)的影响较小,血糖回升至正常水平的速度较快。

【适应证】　儿童用于治疗高血压、心律失常、甲状腺功能亢进。

【用法用量】

1. 用于治疗高血压　口服;0.5~1.0mg/(kg·d),每日 1 次。(出自《2009ESH 欧洲儿童和青少年高血压指南》)

2. 用于甲状腺功能亢进　口服,1.0~2.0mg/(kg·d),每日 3 次。(出自《2016JTA 指南:儿童时期发病的 Graves 病的管理》)

【不良反应】

1. 心血管系统　心率减慢、传导阻滞、血压降低、心力衰竭加重、外周血管痉挛导致的四肢冰冷或脉搏不能触及、雷诺现象。

2. 中枢神经系统　因脂溶性及较易透入中枢神经系统,故该系统的不良反应较多。疲乏和眩晕占 10%,抑郁占 5%,其他有头痛、多梦、失眠等。偶见幻觉。

3. 消化系统　恶心、胃痛、便秘(<1%)、腹泻(5%),但不严重,很少影响用药。

4. 其他　气急、关节痛、瘙痒、腹膜后腔纤维变性、耳聋、眼痛等。

【注意事项】

1. 使用 β 受体阻滞药治疗的患者不应静脉给予维拉帕米。

2. 美托洛尔可能使外周血管循环障碍疾病的症状(如间歇性跛行)加重。对严重的肾功能损害、伴代谢性酸中毒的各种急症及合用洋地黄时,必须慎重。

3. 对支气管哮喘或其他慢性阻塞性肺病患者,应同时给予足够的扩支气管治疗,β₂受体激动药的药量可能需要增加。

4. β受体阻滞药可能掩盖低血糖引起的心动过速。美托洛尔的治疗对糖代谢的影响或掩盖低血糖的危险低于非选择性β受体阻滞药,血糖回升至正常水平的速度较快。

5. β肾上腺素受体阻断药可能掩盖部分甲状腺功能亢进临床体征（如心动过速）。突然中止β受体阻滞药治疗可能导致甲状腺功能亢进危象。

6. 在罕见的情况下,原有的中度房室传导异常加重（很可能导致房室传导阻滞）。

7. β受体阻滞药的治疗可能会妨碍对变态反应的治疗,常规剂量的肾上腺素治疗并不总能得到预期的疗效。嗜铬细胞瘤患者若使用美托洛尔,应考虑合并使用α受体阻滞药。

8. 应避免突然停用美托洛尔,突然停用可能会使慢性心力衰竭病情恶化、增加心肌梗死和猝死的危险。因此,本品应尽可能逐步撤药,整个撤药过程至少用2周时间,若出现症状,建议更缓慢地撤药。若手术前要停用本品,必须至少在48h前停药,除非有特殊情况,如甲状腺毒症和嗜铬细胞瘤。

9. 手术前应告知麻醉师患者已接受美托洛尔治疗。正在进行手术的患者,不推荐停用β受体阻滞药治疗。对于非心脏手术的患者,应避免迅速开始应用高剂量美托洛尔,因为迅速应用高剂量美托洛尔治疗可能导致心动过缓、低血压和卒中,包括可能引起具有心血管风险因素患者死亡。

10. 本品应避免与下列药物合并使用:巴比妥类药物,普罗帕酮,维拉帕米。

【禁忌证】　心率低于每分钟45次、二至三度房室传导阻滞、P-R间期大于或等于0.24s、低血压、中到重度心力衰竭。

【用药过量】

1. 毒性　美托洛尔7.5g引起成人致死性中毒。成人给

予 1.4g 引起中度中毒、给予 2.5g 引起重度中毒、给予 7.5g
引起极重度中毒。

2. 症状　心血管系统症状最为显著，但某些病例，特
别是儿童和年轻患者，可能以中枢神经系统症状和呼吸抑制
为主要表现。主要的症状有心动过缓、一至三度房室传导阻
滞、心搏停止、血压下降、外周循环灌注不良、心功能不全、
心源性休克、呼吸抑制和窒息；其他症状包括疲乏、精神错
乱、神志丧失、频细震颤、痉挛、出汗、感觉异常、支气管
痉挛、恶心、呕吐，可能有食管痉挛、低血糖（儿童特别容
易发生）或高血糖症、高钾血症，对肾脏的影响，以及一过
性肌无力综合征。

3. 治疗　诊断明确者，给予洗胃和活性炭，并严密观
察病情变化。注意! 为减少迷走神经刺激的危险，洗胃前应
先静脉给予阿托品（成人 0.25～0.5mg，儿童 10～20mg/kg）。
有指征时，进行气管内插管和呼吸支持治疗。给予适当的容
量替代治疗，输注葡萄糖，监测心电图。阿托品静脉注射，
必要时可重复注射（主要控制迷走神经症状）。对心肌功能
抑制的患者，可静脉滴注多巴酚丁胺或多巴胺，葡乳醛酸钙
（9mg/ml）10～20ml。另一种替代方法是胰高血糖素 50～
150mg/kg，1min 内静脉注射，继以静脉滴注，或用氨力农。
部分患者加用肾上腺素有效。QRS 波增宽和心律失常的患
者，可输注氯化钠或碳酸氢钠。可能需要安装心脏起搏器。
对心搏骤停的患者，有时需要长达数小时的复苏抢救。治疗
支气管痉挛时，可使用特布他林（注射或吸入）。此外，进
行对症治疗。

拉贝洛尔　Labetalol

【药物特点】　本品为具有 α_1 受体和非选择性 β 受体拮
抗作用，两种作用均有降压效应，口服时两种作用之比约为
1:3，大剂量时具有膜稳定作用，内源性拟交感活性甚微。

本品降压强度与剂量有关，不伴反射性心动过速和心动过缓，立位血压下降较卧位明显。

【适应证】　儿童主要用于中度高血压。

【用法用量】　静脉推注或静脉滴注。

1. 静脉推注　每次 0.2～1.0mg/kg 至每次 40mg。

2. 静脉滴注　0.25～3.0mg/（kg·h）。

【不良反应】　偶有头晕、胃肠道不适、疲乏、感觉异常、哮喘加重等症。个别患者有直立性低血压。

【注意事项】

1. 有下列情况应慎用：充血性心力衰竭、糖尿病、肺气肿或非过敏性支气管炎、肝功能不全、甲状腺功能低下、雷诺现象或其他周围血管疾病肾功能减退。

2. 少数患者可在服药后 2～4h 出现直立性低血压，因此用药剂量应该逐渐增加（若降压过低，可用新福林或阿托品给予拮抗）。

3. 本品对下列诊断可能产生干扰：本品尿中代谢产物可造成尿儿茶酚胺和 VMA 假性升高；本品可使尿中苯异丙胺试验呈假阳性。

4. 本品用量必须强调个体化，不同个体、不同疾病用量不尽相同。

5. 本品用于嗜铬细胞瘤的降压有效，但少数病例有血压反常升高的报道，故用药时应谨慎。

【禁忌证】

1. 支气管哮喘患者禁用。

2. 病态窦房结综合征、心传导阻滞（二至三度房室传导阻滞）未安装起搏器的患者禁用。

3. 重度或急性心力衰竭、心源性休克患者禁用。

4. 对本品过敏者禁用。

【用药过量】　尚不明确。

硝普钠　Sodium Nitroprusside

【药物特点】　本品为一种速效和短时作用的血管扩张药。给药后几乎立即起作用并达到作用高峰,静脉滴注停止后维持 1～10min。

本品通过血管内皮细胞产生 NO,对动脉和静脉平滑肌均有直接扩张作用,但不影响子宫、十二指肠或心肌的收缩。血管扩张使周围血管阻力减低,因而有降压作用。血管扩张使心脏前、后负荷均减低,心排血量改善,故对心力衰竭有益。后负荷减低可减少瓣膜关闭不全时主动脉和左心室的阻抗而减轻反流。

【适应证】

1. 用于高血压急症,如高血压危象、高血压脑病、恶性高血压、嗜铬细胞瘤手术前后阵发性高血压等的紧急降压,也可用于外科麻醉期间进行控制性降压。

2. 用于急性心力衰竭,包括急性肺水肿。亦用于急性心肌梗死或瓣膜(二尖瓣或主动脉瓣)关闭不全时的急性心力衰竭。

【用法用量】　高血压危象治疗。静脉滴注:0～0.3μg/(kg·min),最大量 10μg/(kg·min),每 5 分钟增加 0.1～0.2μg/kg,至产生效果。(出自《2017AAP 临床实践指南:儿童和青少年高血压的筛查和管理》)

【不良反应】

1. 血压降低过快过剧,出现眩晕、大汗、头痛、肌肉颤搐、神经紧张或焦虑,烦躁、胃痛、反射性心动过速或心律失常。

2. 硫氰酸盐中毒或超量时,可出现运动失调、视物模糊、谵妄、眩晕、头痛、意识丧失、恶心、呕吐、耳鸣、气短。停止给药可好转。

3. 氰化物中毒或超量时,可出现反射消失、昏迷、心音遥远、低血压、脉搏消失、皮肤粉红色、呼吸浅、瞳孔散大。应停止给药并对症治疗。

4. 皮肤：光敏感与疗程及剂量有关，皮肤石板蓝样色素沉着，停药后经较长时间（1～2 年）才渐退。其他过敏性皮疹，停药后消退较快。

【注意事项】

1. 本品对光敏感，溶液稳定性较差，静脉滴注溶液应新鲜配制并迅速将输液瓶用黑纸或铝箔包裹避光。新配溶液为淡棕色，如变为暗棕色、橙色或蓝色，应弃去。溶液的保存与应用不应超过 24h。溶液内不宜加入其他药品。

2. 配制溶液只可慢速静脉滴注，切不可直接推注。最好使用微量输液泵，这样可以精确控制给药速度，从而减少不良反应发生率。

3. 对诊断的干扰：用本品时血二氧化碳分压（PCO_2）、pH、碳酸氢盐浓度可能降低；血浆氰化物、硫氰酸盐浓度可能因本品代谢后产生而增高。本品超量时动脉血乳酸盐浓度可增高，提示代谢性酸中毒。

4. 下列情况慎用

（1）脑血管或冠状动脉供血不足时，对低血压的耐受性降低。

（2）麻醉中控制性降压时，如有贫血或低血容量应先予纠正再给药。

（3）脑病或其他颅内压增高时，扩张脑血管可进一步增高颅内压。

（4）肝、肾功能损害时，本品可能加重肝、肾损害。

（5）甲状腺功能过低时，本品的代谢产物硫氰酸盐可抑制碘的摄取和结合，因而可能加重病情。

（6）肺功能不全时，本品可能加重低氧血症。

（7）维生素 B_{12} 缺乏时使用本品，可能使病情加重。

5. 应用本品过程中，应经常测血压，最好在监护室内进行；肾功能不全而本品应用超过 48h 者，每日须测定血浆中氰化物或硫氰酸盐，保持硫氰酸盐不超过 100μg/ml；氰化物不超过 3μmol/ml。

6. 药液有局部刺激性，谨防外渗，推荐自中心静脉给药。

7. 如静脉滴注已达每分钟 10μg/kg，经 10min 而降压仍不满意，应考虑停用本品，改用或加用其他降压药。

8. 左心衰竭时应用本品可恢复心脏的泵血功能，但伴有低血压时，须同时加用心肌正性肌力药，如多巴胺或多巴酚丁胺。

9. 用本品过程中，偶可出现明显耐药性，此应视为氰化物中毒的先兆征象，此时减慢滴速，即可消失。

10. 与多巴酚丁胺同用，可使心排血量增多而肺毛细血管楔压降低。

11. 要避免与磷酸二酯酶抑制药同用，因会增强本品降压作用。

【禁忌证】　主动脉狭窄的患者。

【用药过量】　血压过低时减慢滴速或暂停本品即可纠正。如有氰化物中毒征象，吸入亚硝酸异戊酯或静脉滴注亚硝酸钠或硫代硫酸钠均有助于将氰化物转为硫氰酸盐而降低氰化物血药浓度。

一氧化氮　Nitric Oxide

【药物特点】　一氧化氮（NO）即内皮性舒张因子（endothelium-derived relaxing factor，EDRF），主要产生于血管内皮细胞，具有极强的亲脂性，易通过细胞膜。当进入平滑肌细胞膜后激活鸟苷酸活化酶，使 cGMP 升高，从而肺血管扩张，肺动脉压下降。吸入 NO 同样可达到肺血管扩张作用。因 NO 半衰期短（2～4s），易被血红蛋白灭活，故吸入 NO 后只扩张肺血管而对体循环无影响。吸入 NO 仅使通气良好部位的血管扩张，从而也纠正 V/Q 比值，提高氧合能力。

【适应证】　新生儿持续性肺动脉高压（PPHN），急性呼吸窘迫综合征（ARDS），先天性心脏病合并肺动脉高压，原发性肺动脉高压（PPH），支气管肺发育不良（BPD），慢性阻塞性肺疾病，先天性膈疝。

【用法用量】　新生儿持续性肺动脉高压：吸入；常规初始剂量为 20ppm，如氧合稳定可在 12～24h 后降为 5～6ppm 一般维持 1～5d。为减少停用后反跳应逐渐撤离，可通过每 4 小时降低 5ppm；已到达 5ppm 时，每 2～4 小时降低 1ppm，为减少 iNO 停用后的反跳，可降至 1ppm 再撤离。

【不良反应】

1. 由于 NO 与 O_2 接触后很快会生成具有很强毒性的 NO_2，可被人体吸收或呼气时排入空气造成污染，当 NO_2 达到一定浓度时，可导致急性肺损伤，如肺炎、肺水肿。并且作为氧化物，它还可使细胞受损或死亡。

2. NO 与 Hb 结合生成 NO-Hb，易氧化生成高铁血红蛋白。高铁血红蛋白无携氧能力，当其超过一定浓度时，会降低血红蛋白的携氧能力，造成缺氧和肺水肿等不良反应。

3. 有报道 NO 可引起血小板聚集，降低其黏附性，从而影响凝血功能。但其对血小板功能的影响尚待进一步研究大量吸入时可使肺表面活性物质功能降低。

4. 吸入的 NO 和体内过氧化物可以形成过氧化亚硝基，对肺表面活性蛋白结构具有破坏作用，从而影响肺功能。

5. 可导致 NO 依赖。

【注意事项】

1. 治疗期间应监测患者对 iNO 治疗的反应

（1）经肺动脉漂浮导管持续监测肺动脉压（PAP）。

（2）监测氧合状态，包括脉搏氧饱和度（SaO_2）和常规血气分析。如果患者氧合状态得到改善，可降低 NO 吸入浓度。

2. 及时发现潜在的并发症:

(1) 持续监测记录 NO_2 浓度。

(2) 监测患者血小板计数。监测血液高铁血红蛋白浓度:新生儿如开始数日的高铁血红蛋白浓度<2%,且 iNO<20ppm,可停止监测。

3. 密切监测患者的肺动脉压(PAP)和氧合情况。

4. 如果患者的病情得到控制,氧合改善,则 iNO 需要逐渐减量直至撤离。

5. 对于早产儿撤离后应密切观察,注意出血倾向。

【禁忌证】

1. 有出血倾向者,或已有血小板减少或颅内出血者应谨慎使用。

2. 对已有高铁血红蛋白血症或对高铁血红蛋白血症具有遗传敏感性人群应禁用。

【用药过量】　大量吸入 NO 可能产生上述不良反应,应用期间应密切监测,及时调整浓度及撤离。

前列地尔　Alprostadil

【药物特点】　前列地尔具有易于分布到受损血管部位的靶向特性,从而发挥本品扩张血管、抑制血小板聚集的作用。另外,本品还具有稳定肝细胞膜及改善肝功能的作用。

【适应证】

1. 治疗儿童肺动脉高压。

2. 动脉导管依赖性先天性心脏病,用以缓解低氧血症,保持导管血流以等待时机手术治疗。

3. 治疗慢性动脉闭塞症(血栓闭塞性脉管炎、闭塞性动脉硬化症等)引起的四肢溃疡及微小血管循环障碍引起的四肢静息疼痛,改善心脑血管微循环障碍。

4. 脏器移植术后抗栓治疗,用以抑制移植后血管内的血栓形成。

【用法用量】　静脉滴注；0.02～0.5μg/（kg·min），每日1次。（用法来源于儿科手册，目前指南多推荐吸入性前列腺素治疗）

【不良反应】

1. 休克　偶见休克。要注意观察，发现异常现象时，立刻停药，采取适当的措施。

2. 注射部位　有时出现血管痛、血管炎、发红，偶见发硬、瘙痒等。

3. 循环系统　有时出现加重心力衰竭，肺水肿，胸部发紧感，血压下降等症状，一旦出现立即停药。另外，偶见脸面潮红、心悸。

4. 消化系统　有时出现腹泻、腹胀、不愉快感，偶见腹痛、食欲缺乏、呕吐、便秘、转氨酶升高等。

5. 精神和神经系统　有时头晕、头痛、发热、疲劳感，偶见发麻。

6. 血液系统　偶见嗜酸性粒细胞增多、白细胞减少。

7. 其他　偶见视力下降、口腔肿胀感、脱发、四肢疼痛、水肿、荨麻疹。

【注意事项】

1. 下述患者慎用本品

（1）心力衰竭（心功能不全）患者，有报道本品是以脂微球为药物载体的静脉注射用前列地尔制剂,由于脂微球的包裹，前列地尔不易失活，且可加重心功能不全的倾向。

（2）青光眼或眼压亢进的患者，有报道可使眼压增高。

（3）既往有胃溃疡合并症的患者，有报道可使胃出血。

（4）间质性肺炎的患者，有报道可使病情恶化。

2. 给药时注意

（1）出现不良反应时，应采取减慢给药速度，停止给药等适当措施。

（2）本制剂与输液混合后在2h内使用。残液不能再使用。

（3）不能使用冻结的药品。

（4）本品要通过医师的处方和遵医嘱使用。

【禁忌证】

1. 严重心力衰竭（心功能不全）患者。

2. 既往对本制剂有过敏史的患者。

【用药过量】　尚无报道。

西地那非　Sildenafil

【药物特点】　选择性血管扩张药，生物学效应与 NO 相似，通过抑制磷酸二酯酶活性，使局部环磷酸鸟苷（cGMP）浓度增加来增加 NO 作用，可发挥舒张肺血管平滑肌、降低肺血管阻力作用。

【适应证】　主要用于治疗新生儿及儿童肺动脉高压。

【用法用量】　针对于儿童使用西地那非尚有争议该药目前属于超处方用药。

1. 新生儿治疗持续肺动脉高压　口服；1 次 0.5～1.0mg，每 6 小时 1 次。

2. 年长儿肺动脉高压治疗　口服；体重＜20kg，1 次 10mg，每日 3 次；体重≥20kg，1 次 20mg，每日 3 次。

【不良反应】

1. 急性期主要不良反应为体循环低血压。

2. 常见不良反应主要有头痛、面色潮红、消化不良、鼻塞、尿路感染、视觉异常、腹泻、眩晕及皮疹；其他心血管系统、血液系统、神经系统等不良反应尚未证实是否由西地那非引起。

【注意事项】

1. 西地那非使体循环血管扩张，可能增强其他抗高血压药物的降压作用。

2. 目前未知出血性疾病患者和活动性消化道溃疡患者服用西地那非是否安全。

3. 体外实验中，本品增强硝普钠的抗人类血小板凝聚作用。在麻醉下的家兔，肝素与西地那非合用对出血时间的延长有叠加作用，但未进行过类似的人体研究。

4. 如果突然发生听力减退或丧失，应停止服用，并尽快就医。

【禁忌证】

1. 服用任何剂型硝酸酯类药物的患者，无论是规律或间断服用，均为禁忌证。

2. 对西地那非中任何成分过敏的患者禁用。

【用药过量】　当发生药物过量时，应根据需要采取常规支持疗法。因西地那非与血浆蛋白结合率高，故肾脏透析不会增加清除率。

波生坦　Bosentan

【药物特点】　本品为双重内皮素受体拮抗药，对 ETA（内皮素受体 A）和 ETB（内皮素受体 B）均有亲和力。波生坦可降低肺血管和全身血管阻力，从而在不增加心率的情况下增加心排血量。

波生坦对于内皮素受体是特异性的。波生坦与内皮素竞争性地结合 ETA 和 ETB 受体，它与 ETA 受体的亲和力稍高于与 ETB 受体的亲和力。在肺动脉高压的动物模型中，波生坦长期口服给药能降低肺血管阻力、重构肺血管和逆转右心室肥大。在肺纤维化动物模型中，波生坦可减少胶原沉积。

【适应证】　儿童主要用于治疗肺动脉高压。

【用法用量】　目前推荐 2 岁以上儿童使用剂量为 1 次 2mg/kg，每日 2 次。[2015 年儿童肺动脉高压诊断与治疗专家共识，中华儿科杂志，2015，53（1）：6-16]

【不良反应】　最常见的药物不良反应包括头痛、水肿/体液潴留、肝功能检查异常和贫血/血红蛋白减少，儿童最常见的不良事件为面部潮红、头痛、肝功能检测结果异常。

【注意事项】

1. 血液学变化　用本品治疗伴随剂量相关的血红蛋白浓度降低（平均 0.9g/dl），可能是由于血液的稀释。多数在本品治疗开始的数周内观察到，治疗 4～12 周后稳定，一般不需要输血。建议在开始治疗前、治疗后第 1 个月和第 3 个月检测血红蛋白浓度，随后每 3 个月检查 1 次。如果出现血红蛋白显著降低，须进一步评估来决定原因以及是否需要特殊治疗。

2. 体液潴留　严重慢性心力衰竭的患者用本品治疗伴随住院率升高，因为在本品治疗的前 4～8 周慢性心力衰竭恶化，可能是体液潴留的结果。建议监测患者体液潴留的症状（例如体重增加）。出现症状后，建议开始用利尿药或者增加正在使用利尿药的剂量。建议在开始本品治疗前，对体液潴留症状的患者用利尿药治疗。

3. 肝功能　治疗期间出现肝脏转氨酶升高患者应进行剂量调整和肝功能监测。转氨酶升高且伴有肝脏损伤的临床症状（如恶心、呕吐、发热、腹痛、黄疸或不寻常的嗜睡或疲劳）或胆红素水平升高超过正常值上限 2 倍时，必须停药且不得重新用药。

用药前存在既往肝脏损伤：肝脏转氨酶，即天冬氨酸转氨酶（AST）和（或）丙氨酸转氨酶（ALT）基线值超过正常值上限（ULN）3 倍，尤其总胆红素水平增加超过正常值上限 2 倍的患者，禁用本品。

4. 再次治疗　仅当本品治疗的潜在益处高于风险，而且转氨酶位于正常值内，才考虑再次使用波生坦。本品以开始的剂量再次使用，转氨酶必须在再次使用后 3d 内进行检测，过 2 周后再检测，随后根据以上建议进行。

【禁忌证】

1. 对于本品任何组分过敏者。

2. 中度或严重肝功能损害和（或）肝脏转氨酶即天冬氨酸转氨和（或）丙氨酸转氨酶的基线值高于正常值上限的 3 倍，尤其是总胆红素增加超过正常值上限的 2 倍。

3. 伴随使用环孢素 A 者。

4. 伴随使用格列本脲者。

【用药过量】　最常见的是轻中度的头痛。本品严重过量时可能导致显著低血压，需要给予积极的心血管支持治疗。

（郑笑十）

第四节　强　心　药

西地兰　Cedilanid

【药物特点】　为快速强心药，能加强心肌收缩，减慢心率与传导，但作用快而蓄积性小，治疗量与中毒量之间的差距较大于其他洋地黄类强心苷。口服在肠中吸收不完全，服后 2h 见效，经 3～6d 作用消失。

【适应证】

1. 主要用于心力衰竭。由于其作用较快，适用于急性心功能不全或慢性心功能不全急性加重的患者。

2. 亦可用于控制伴快速心室率的心房纤颤、心房扑动患者的心室率。

3. 终止室上性心动过速起效慢，已少用。

【用法用量】　静脉注射；新生儿负荷量 20μg/kg；2 岁前 30μg/kg；2 岁及以后 40μg/kg。首次剂量为上述剂量的 1/3～1/2，余量分 2～3 次给予，每次间隔 6～8h。(《2006 小儿心力衰竭诊断与治疗建议》)

【不良反应】

1. 常见的不良反应　包括新出现的心律失常、胃纳不佳或恶心、呕吐（刺激延髓中枢）、下腹痛、异常的无力、软弱。

2. *少见的反应*　包括视物模糊或黄视（中毒症状）、腹泻、中枢神经系统反应（如精神抑郁或错乱）。

3. *罕见的反应*　包括嗜睡、头痛及皮疹、荨麻疹（变态反应）。

4. *其他*　在洋地黄的中毒表现中，心律失常最重要，最常见者为室性期前收缩，其次为房室传导阻滞，阵发性或加速性交界性心动过速,阵发性房性心动过速伴房室传导阻滞，室性心动过速、窦性停搏、心室纤颤等。儿童中心律失常比其他反应多见，但室性心律失常比成人少见。新生儿可有 P-R 间期延长。

【注意事项】

1. 与皮质激素或失钾利尿药同用时，可引起低血钾而致洋地黄中毒。

2. 与抗心律失常药、钙盐注射剂、可卡因、泮库溴铵（Pancuronium Bromide，潘可龙，巴活郎）、萝芙木碱、琥珀胆碱（司可林，Scoline；Suxamethonium Chloride）或拟肾上腺素类药同用时，可因作用相加而导致心律失常。

3. 有严重或完全性房室传导阻滞且伴正常血钾者的洋地黄化患者不应同时应用钾盐，但噻嗪类利尿药与本品同用时，常须给予钾盐，以防止低钾血症。

4. β受体阻滞药与本品同用,有导致房室传导阻滞发生严重心动过缓的可能。

5. 与奎尼丁同用，可使本品血药浓度提高约 1 倍，提高程度与奎尼丁用量相关，甚至可达到中毒浓度。

6. 与维拉帕米、地尔硫草、胺碘酮合用，由于降低肾及全身对地高辛的清除率而提高其血药浓度，可引起严重心动过缓。

7. 螺内酯可延长本品半衰期，需调整剂量或给药间期，随访监测本品的血药浓度。

8. 血管紧张素转化酶抑制药及其受体拮抗药可使本品血药浓度增高。

9. 与肝素同用，由于本品可能部分抵消肝素的抗凝作用，需调整肝素用量。

10. 洋地黄化时静脉用硫酸镁应极其谨慎，尤其是也静脉注射钙盐时，可发生心脏传导阻滞。

11. 红霉素由于改变胃肠道菌群，可增加本品在胃肠道的吸收。

12. 与制酸药（尤其三硅酸镁）或止泻吸附药，如白陶土、果胶、考来烯胺（Cholestyramine，消胆胺）和其他阴离子交换树脂、柳氮磺吡啶（Sulfasalazine）或新霉素、对氨水杨酸同用时，可抑制洋地黄强心苷吸收而导致强心苷作用减弱。

13. 禁忌与钙注射剂合用。

14. 不宜与酸、碱类配伍。

【禁忌证】

1. 预激综合征伴心房纤颤或心房扑动。

2. 任何强心苷制剂中毒。

3. 室性心动过速、心室纤颤。

4. 梗阻性肥厚型心肌病（若伴收缩功能不全或心房纤颤仍可考虑）。

【用药过量】 详见本书高辛药物过量。

地高辛　Digoxin

【药物特点】 本品为由毛花洋地黄提纯制得的强心苷，其特点是排泄较快而蓄积性较小。口服主要经小肠上部吸收，吸收不完全，也不规则，口服吸收率约 75%；生物利用度：片剂为 60%～80%，口服起效时间 0.5～2h，血浆浓度达峰时间 2～3h，获最大效应时间为 4～6h。地高辛消除半衰期平均为 36h。

【适应证】

1. 用于高血压、瓣膜性心脏病、先天性心脏病等急性和慢性心功能不全。尤其适用于伴有快速心室率的心房纤颤的心功能不全。

2. 用于控制伴有快速心室率的心房纤颤、心房扑动患者的心室率及室上性心动过速。

【用法用量】　口服；如为地高辛酏剂需注意换算。

1. 总量，早产儿 0.02～0.03mg/kg；1 月龄以下新生儿 0.03～0.04mg/kg；1 月龄至 2 岁，0.05～0.06mg/kg；3～5 岁，0.03～0.04mg/kg；6～10 岁，0.02～0.035/kg；11 岁及以上，照成人常用量（常用 0.125～0.5mg，每日 1 次）。

2. 本品总量分 3 次或每 6～8 小时给予。维持量为总量的 1/5～1/3，分 2 次，每 12 小时 1 次或每日 1 次。近年通过研究证明，地高辛逐日给予一定剂量，经 6～7d 能在体内达到稳定的浓度而发挥全效作用。因此，病情不急而又易中毒者，可逐日按 5.5μg/kg 给药，也能获得满意的治疗效果，并能减少中毒发生率。（来源于地高辛片说明书）

【不良反应】

1. 常见的不良反应　促心律失常作用、胃纳不佳或恶心、呕吐（刺激延髓中枢）、下腹痛、异常的无力、软弱。

2. 少见的反应　视物模糊或"色视"，如黄视、绿视、腹泻、中枢神经系统反应（如精神抑郁或错乱）。

3. 罕见的反应　嗜睡、头痛、皮疹、荨麻疹（变态反应）。

4. 洋地黄的中毒表现　促心律失常最重要，最常见者为室性期前收缩，约占促心律失常不良反应的 33%。其次为房室传导阻滞，阵发性或加速性交界性心动过速，阵发性房性心动过速伴房室传导阻滞，室性心动过速、窦性停搏、心室纤颤等。儿童中心律失常比其他反应多见，但室性心律失常比成人少见。新生儿可有 P-R 间期延长。

【注意事项】

1. 不宜与酸、碱类配伍。

2. 慎用：低钾血症，不完全性房室传导阻滞，高钙血症，甲状腺功能低下，缺血性心脏病，心肌梗死，心肌炎，肾功能损害。

【禁忌证】

1. 与钙注射剂合用。

2. 任何洋地黄类制剂中毒。

3. 室性心动过速、心室纤颤。

4. 梗阻性肥厚型心肌病（若伴收缩功能不全或心房纤颤仍可考虑）。

5. 预激综合征伴心房纤颤或心房扑动。

【用药过量】

1. 若地高辛血药浓度＞2.5ng/ml，应警惕地高辛药物过量或毒性反应。

2. 患者在 2～3 周之前服用过任何洋地黄制剂，宜小剂量给药，以免中毒。

3. 强心苷剂量计算应按标准体重，因脂肪组织不摄取强心苷。

4. 推荐剂量只是平均剂量，必须按照患者需要调整每次剂量。

5. 肝功能不全者，应选用不以肝脏代谢为主的洋地黄制剂。

6. 肾功能不全者选用洋地黄毒苷，因为尿中排泄的代谢物大多是无活性的，并不影响本品的半衰期。

7. 应用洋地黄患者对电复律极为敏感，应高度警惕。

8. 透析不能从体内迅速去除本品。

9. 在本品引起严重或完全性房室传导阻滞时，不宜补钾。

10. 肾功能不全、虚弱者在常用剂量及血药浓度时就可有中毒反应。婴幼儿尤其是早产儿和发育不全儿,要在血药浓度及心电监测下调整剂量。

11. 当患者由强心苷注射液改为本品时,为补偿药物间药动学差别,需要调整剂量。

12. 本品过量及毒性反应的处理:轻度中毒者,停用本品及利尿治疗,如有低钾血症而肾功能尚好,可给予钾盐。发生促心律失常者可用。

(1)氯化钾静脉滴注,对消除异位心律往往有效。

(2)苯妥英钠,该药能与强心苷竞争性争夺 Na^+-K^+-ATP 酶,因而有解毒效应。

(3)利多卡因,对消除室性心律失常有效。

(4)阿托品,对缓慢性心律失常者可用。

(5)心动过缓或完全房室传导阻滞有发生阿-斯综合征的可能时,可置入临时起搏器。应用异丙肾上腺素,可以提高缓慢的心率。

(6)依地酸钙钠(Calcium Disodium Edetate),以其与钙螯合的作用,也可用于治疗洋地黄所致的心律失常。

(7)对可能有生命危险的洋地黄中毒可经膜滤器静脉给予地高辛免疫 Fab 片段,每 40mg 地高辛免疫 Fab 片段,大约结合 0.6mg 地高辛或洋地黄毒苷。

米力农　Milrinone

【药物特点】　本品是磷酸二酯酶抑制药,口服和静脉推注均有效,兼有正性肌力作用和血管扩张作用。但其作用较氨力农强 10~30 倍。耐受性较好。本品正性肌力作用主要是通过抑制磷酸二酯酶,使心肌细胞内环磷酸腺苷(cAMP)浓度增高,细胞内钙增加,心肌收缩力加强,心排血量增加。而与肾上腺 β_1 受体或心肌细胞 Na^+、K^+-ATP 酶无关。其血管扩张作用可能是直接作用于小动脉所致,从而可降低心脏前、后负荷,降低左心室充盈压,改善左心室功能，增加心脏指数，但对平均动脉压和心率无明显影响。米力农的心血管效应与剂量有关，小剂量时主要表现为正性肌力作用，当剂量加大，逐渐达到稳态的最大正性肌力效应时，其扩张血管作用也可随剂量的增加而逐渐增加。

【适应证】 适用于对洋地黄、利尿药、血管扩张药治疗无效或效果欠佳的各种原因引起的急、慢性顽固性充血性心力衰竭。

【用法用量】 负荷量 $25\sim75\mu g/kg$，$5\sim10min$ 缓慢静脉推注，以后每分钟 $0.25\sim1.0\mu g/kg$ 维持。每日最大剂量不超过 $1.13mg/kg$。

【不良反应】 少数有头痛、室性心律失常、无力、血小板计数减少等。过量时可有低血压、心动过速。

【注意事项】

1. 用药期间应监测心率、心律、血压、必要时调整剂量。

2. 不宜用于严重瓣膜狭窄病变及梗阻性肥厚型心肌病患者。急性缺血性心脏病患者慎用。

3. 合用强利尿药时，可使左心室充盈压过度下降，且易引起水、电解质失衡。

4. 对心房扑动、心房纤颤患者，因可增加房室传导作用导致心室率增快，宜先用洋地黄制剂控制心室率。

5. 肝肾功能损害者慎用。

【禁忌证】 低血压、心动过速、心肌梗死者慎用；肾功能不全者宜减量。

【用药过量】 过量时可有低血压、心动过速。

多巴胺 Dopamine

【药物特点】 为多巴胺受体激动药。在体内为合成去甲肾上腺素及肾上腺素的前体物，存在于外周交感神经、神经节和中枢神经系统，为中枢神经递质之一，但因不易透过血-脑脊液屏障，主要表现为外周作用。具有兴奋肾上腺素 α、β 受体的作用，但对 β_2 受体作用较弱；同时也作用于肾脏和肠系膜血管、冠状动脉的多巴胺受体，是较理想的抗休克药物。

【适应证】

1. 适用于心肌梗死、创伤、脓毒症、心脏手术、肾衰竭、充血性心力衰竭等引起的休克综合征。

2. 补充血容量后休克仍不能纠正者，尤其有少尿及周围血管阻力正常或较低的休克。由于本品可增加心排血量，也用于洋地黄和利尿药无效的心功能不全。

【用法用量】　静脉滴注；小剂量 2～5μg/（kg·min）作用于多巴胺能受体，降低外周血管阻力，改善肾血流，增加肾小球滤过率，利尿，利钠，增加对利尿药的敏感性。中等剂量 5～10μg/（kg·min）刺激 β_1 受体，增强心肌收缩力及心排血量。大剂量 10～20μg/（kg·min）作用于 α 受体，收缩周围血管升高血压。(《2006 小儿心力衰竭诊断与治疗建议》)

【不良反应】

1. 常见的有胸痛、呼吸困难、心律失常（尤其用大剂量）、心搏快而有力、全身软弱无力感；心搏缓慢、头痛、恶心、呕吐者少见。

2. 长期应用大剂量，或小剂量用于外周血管病患者出现的反应有手足疼痛或手足发冷：外周血管长时期收缩，可能导致局部坏死或坏疽。

【注意事项】

1. 交叉变态反应：对其他拟交感胺类药高度敏感的患者，可能对本品也异常敏感。

2. 应用多巴胺治疗前必须先纠正低血容量。

3. 在滴注前必须稀释，稀释液的浓度取决于剂量及个体需要的液量，若不需要扩容，可用 0.8mg/ml 溶液，如有液体潴留，可用 1.6～3.2mg/ml 溶液。中、小剂量对周围血管阻力无作用，用于处理低心排血量引起的低血压；较大剂量则用于提高周围血管阻力以纠正低血压。

4. 选用粗大的静脉做静脉推注或静脉滴注，以防药液外溢及产生组织坏死；如确已发生液体外溢，可用 5～10mg酚妥拉明稀释溶液在注射部位做浸润。

5. 静脉滴注时应控制每分钟滴速，滴注的速度和时间需根据血压、心率、尿量、外周血管灌流情况、异位搏动出现与否等而定，可能时应做心排血量测定。

6. 休克纠正时即减慢滴速。

7. 遇有血管过度收缩引起舒张压不成比例升高和脉压减小、尿量减少、心率增快或出现心律失常，滴速必须减慢或暂停滴注。

8. 如在滴注多巴胺时血压继续下降或经调整剂量仍持续低血压，应停用多巴胺，改用更强的血管收缩药。

9. 突然停药可产生严重低血压，故停用时应逐渐递减。

10. 下列情况应慎用

（1）闭塞性血管病（或有既往史者），包括动脉栓塞、动脉粥样硬化、血栓闭塞性脉管炎、冻伤（如冻疮）、糖尿病性动脉内膜炎、雷诺现象等慎用。

（2）对肢端循环不良的患者，须严密监测，注意坏死及坏疽的可能性。

（3）频繁的室性心律失常时应用本品也须谨慎。

11. 在滴注本品时须进行血压、心排血量、心电图及尿量的监测。

【禁忌证】　嗜铬细胞瘤患者不宜使用。

【用药过量】　过量时会出现血压升高，此时应停药，必要时给予 α 受体阻滞药。

多巴酚丁胺　Dobutamine

【药物特点】

1. 对心肌产生正性肌力作用，能直接激动心脏 β_1 受体以增强心肌收缩和增加搏出量，使心排血量增加。

2. 可降低外周血管阻力（后负荷减少），但收缩压和脉压一般保持不变，或仅因心排血量增加而有所增加。

3. 能降低心室充盈压，促进房室结传导。

4. 心肌收缩力有所增强，冠状动脉血流及心肌耗氧量常增加。

5. 由于心排血量增加，肾血流量及尿量常增加。

6. 与多巴胺不同，多巴酚丁胺并不间接通过内源性去甲肾上腺素的释放，而是直接作用于心脏。

【适应证】　心脏血液输出量不能满足体循环要求而出现低灌注状态，需要采用强心剂治疗的患者；由于心室充盈压异常升高，导致出现肺充血和肺水肿的危险，需要进行强心治疗的患者。

【用法用量】　静脉滴注；2.5μg/（kg·min）开始，最大剂量不超过 20μg/（kg·min）。

【不良反应】

1. **心率加快或动脉血压升高**　盐酸多巴酚丁胺可能会引起心率加快或血压升高，特别是收缩压。减少剂量通常能使这些作用迅速逆转。以前患有高血压的患者更有可能出现过高的增压反应。

2. **房室传导加强**　由于盐酸多巴酚丁胺能促进房室传导，患有心房扑动或心房纤颤的患者可能会发生快速的心室反应。

3. **室性心动过速**　盐酸多巴酚丁胺可能会促进或加剧心室的异位活动；极少数情况下它会引发室性心动过速或心室纤颤。

4. 心室充盈受损及心室流出道受阻　在大部分患有机械性障碍的患者中，影响肌肉收缩力的药物，包括盐酸多巴酚丁胺，不能改善血流动力学，这种障碍干扰了心室的充盈或流出，或两者均有。在心室顺应性明显降低的患者中强心作用可能不明显，这种情况见于患有心脏压塞、主动脉瓣狭窄以及特发性肥厚性主动脉下狭窄的患者中。

5. 过敏　有的变态反应与盐酸多巴酚丁胺有关，包括偶有报道的皮疹、发热、嗜酸细胞增多及支气管痉挛。

6. 其他　可有心悸、恶心、头痛、胸痛、气短等。

【注意事项】

1. 交叉变态反应，对其他拟交感药过敏，可能对本品也敏感。

2. 梗阻性肥厚型心肌病不宜使用，以免加重梗阻。

3. 下列情况应慎用

（1）心房纤颤，多巴酚丁胺能加快房室传导，心室率加速，如须用本品，应先给予洋地黄类药。

（2）高血压可能加重。

（3）严重的机械梗阻，如重度主动脉瓣狭窄，多巴酚丁胺可能无效。

（4）低血容量时应用本品可加重，故用前须先加以纠正。

（5）室性心律失常可能加重。

（6）心肌梗死后，使用大量本品可能使心肌耗氧量增加而加重缺血。

4. 用药期间应定时或连续监测心电图、血压、心排血量，必要或可能时监肺测楔压。

【禁忌证】　梗阻性肥厚型心肌病患者禁用。忌与碱性药物混合使用。

【用药过量】　有关多巴酚丁胺过量的报道极少。如果出现使用过量的情况时，可按下列方法进行处理。

1. 体征和症状　盐酸多巴酚丁胺的毒性通常是由于对

心脏的 β 受体过度刺激引起的。盐酸多巴酚丁胺作用的持续时间一般比较短。毒性症状包括食欲缺乏、恶心、呕吐、震颤、焦虑、心悸、头痛、呼吸短促以及心绞痛和不明确的胸痛。多巴酚丁胺对心脏的正性肌力及正性变时性作用可能会导致高血压、快速型心律失常、心肌局部缺血和心室纤颤。血管扩张可能会导致低血压、如果将本品口服，在口腔和胃肠道内的吸收量不可预测。

2. 治疗　在处置过量时，须考虑患者发生多种药物过量、药物间的相互反应及异常药动学的可能性。

发生盐酸多巴酚丁胺过量时首先应采取的步骤是停止给药，气管插管，以确保供氧和通气。必须迅速地开始采用复苏的措施。使用普萘洛尔或利多卡因也许能有效地治疗严重的室性快速型心律失常。高血压通常对减小剂量或停止治疗有反应。

保证患者的气道通畅并给予通气和输液支持。假如需要，可以在能够接受的范围内，对患者的生命体征、血气、血清电解质等进行精确的监测并予以维持。药物通过胃肠道吸收时，可给予活性炭减少药物吸收，在许多情况下，给予活性炭比呕吐或洗胃更加有效；应考虑使用活性炭代替将胃排空或两者共用。在一定时间内重复给予活性炭可能会促使已经吸收的一些药物得到消除。当采用将胃排空或活性炭时，注意保护患者气道。

尚未证实加强利尿、腹膜透析、血液透析或活性炭血液灌注对盐酸多巴酚丁胺过量有帮助。

重组人脑利钠肽
Recombinant Human Brain Natriuretic Peptite

【药物特点】　人脑利钠肽与特异性的利钠肽受体（该受体与鸟苷酸环化酶相偶联）相结合，引起了细胞内环单磷酸鸟苷（cGMP）的浓度升高和平滑肌细胞的舒张。cGMP 能扩张动脉和静脉，迅速降低全身动脉压、右心房压和肺毛细管楔压，从而降低心脏的前、后负荷，并迅速减轻心力衰竭患者的呼吸困难程度和全身症状。

脑利钠肽是肾素-血管紧张素-醛固酮系统（RAAS）的天然拮抗药，它可以拮抗心肌细胞、心纤维原细胞和血管平滑肌细胞内的内皮素、去甲肾上腺素和醛固酮。它可以提高肾小球滤过率，增强钠的排泄，减少肾素和醛固酮的分泌，亦抵制后叶加压素及交感神经的保钠保水、升高血压作用。脑利钠肽参与了血压、血容量及水盐平衡的调节，增加血管通透性，降低体循环血管阻力及血浆容量，从而降低了心脏前、后负荷，并增加心排血量。本品没有正性肌力作用，不增加心肌的耗氧。

【适应证】 适用于患有休息或轻微活动时呼吸困难的急性失代偿心力衰竭患者的静脉治疗。

【用法用量】 采用按负荷剂量静脉推注本品，随后按维持剂量进行静脉滴注。推荐的常用剂量本品首先以 1.5μg/kg 静脉冲击后，0.0075μg/（kg·min）的速度连续静脉滴注。

【不良反应】 最常见的不良反应为低血压，其他不良反应多表现为头痛、恶心、室性心动过速、血肌酐升高等。

【注意事项】

1. 应该适当预防本品在采用注射方式给药时可能有过敏等反应的发生 不建议那些不适合使用扩血管药物的患者，有严重瓣膜狭窄、限制性或阻塞性心肌病、限制性心包炎、心脏压塞或其他心输出依赖静脉回流或被怀疑存在心脏低充盈压等的患者使用。

2. 肾功能 在一些敏感人群中，重组人脑利钠肽可能对肾脏功能有影响。在那些肾脏功能可能依赖于肾素-血管紧张素-醛固酮系统的严重心力衰竭患者，采用重组人脑利钠肽的治疗可能引起高氮血症。急性肾衰竭和需要进行肾透析时，应监测血液生化指标，特别是血清肌酐升高情况。

3. 心血管　在临床试验中，采用重组人脑利钠肽治疗均有低血压的发生。因此，在采用重组人脑利钠肽治疗时，应该密切监视血压。当低血压发生时，应该降低给药剂量或停止给药。当重组人脑利钠肽与其他可能造成低血压的药物合用时，低血压的发生率可能增加。

【禁忌证】　禁用于对重组人脑利钠肽中的任何一种成分过敏的患者和有心源性休克或收缩压<90mmHg（成人）的患者。应避免在被怀疑有或已知有低心脏充盈压的患者中使用重组人脑利钠肽。

【用药过量】　药物过量的可预期的反应为过度的血压降低，发生这种情况时，可采取停止给药、降低剂量和适当的监测手段。严重时，可采取扩容治疗。

（郑笑十）

第五节　利尿脱水药

氢氯噻嗪　Hydrochlorothiazide

【药物特点】　本类药物主要抑制远端小管前段和近端小管（作用较轻）对氯化钠的重吸收，从而增加远端小管和集合管的 Na^+-K^+ 交换，K^+ 分泌增多。本类药物能不同程度地抑制碳酸酐酶活性，故能解释其对近端小管的作用。本类药还能抑制磷酸二酯酶活性，减少肾小管对脂肪酸的摄取和线粒体氧耗，从而抑制肾小管对 Na^+、Cl^- 的主动重吸收。除利尿排钠作用外，可能还有肾外作用机制参与降压，可能是增加胃肠道对 Na^+ 的排泄。

【适应证】

1. 水肿性疾病　排泄体内过多的钠和水，减少细胞外液容量，消除水肿。常见的包括充血性心力衰竭、肝硬化腹水、肾病综合征、急（慢）性肾炎水肿、慢性肾衰竭早期、肾上腺皮质激素和雌激素治疗所致的钠、水潴留。

2. 高血压　可单独或与其他降压药联合应用，主要用于治疗原发性高血压。

3. 肾石症　主要用于预防含钙盐成分形成的结石。

4. 其他　中枢性或肾性尿崩症。

【用法用量】　口服；每日按体重 1～2mg/kg 或按体表面积 30～60mg/m², 分 1～2 次服用，并按疗效调整剂量。小于 6 月龄的婴儿剂量可达每日 3mg/kg。

【不良反应】

1. 水、电解质紊乱所致的副作用较为常见　低钾血症较易发生，长期缺钾可损伤肾小管，严重失钾可引起肾小管上皮的空泡变化，以及引起严重速性心律失常等异位心律。低氯性碱中毒或低氯、低钾性碱中毒，噻嗪类特别是氢氯噻嗪常明显增加氯化物的排泄。此外低钠血症亦不罕见，导致中枢神经系统症状及加重肾损害。脱水造成血容量和肾血流量减少亦可引起肾小球滤过率降低。水、电解质紊乱的临床常见反应有口干、烦渴、肌肉痉挛、恶心、呕吐和极度疲乏无力等。

2. 高血糖症　本药可使糖耐量降低，血糖升高，此可能与抑制胰岛素释放有关。

3. 高尿酸血症　干扰肾小管排泄尿酸，少数可诱发痛风发作。由于通常无关节疼痛，故高尿酸血症易被忽视。

4. 变态反应　如皮疹、荨麻疹等，但较为少见。

5. 其他　血白细胞减少或缺乏症、血小板减少性紫癜等亦少见。胆囊炎、胰腺炎、性功能减退、光敏感、色觉障碍等较罕见。

【注意事项】

1. 交叉过敏　与磺胺类药物、呋塞米、布美他尼、碳酸酐酶抑制药有交叉反应。

2. 对诊断的干扰　可致糖耐量降低、血糖、尿糖、血胆红素、血钙、血尿酸、血胆固醇、三酰甘油、低密度脂蛋白浓度升高，血镁、钾、钠及尿降低。

3. 下列情况慎用

（1）无尿或严重肾功能减退，因本类药效果差，应用大剂量时可致药物蓄积，毒性增加。

（2）糖尿病。

（3）有高尿酸血症或痛风病史。

（4）严重肝功能受损，水、电解质紊乱可诱发肝性脑病。

（5）高钙血症。

（6）低钠血症。

（7）红斑狼疮，可加重病情或诱发活动。

（8）胰腺炎。

（9）交感神经切除者（降压作用加强）。

（10）有黄疸的婴儿。

4. 应从最小有效剂量开始用药　以减少副作用的发生，减少反射性肾素和醛固酮分泌。

5. 有低钾血症倾向的患者　应酌情补钾或与保钾利尿药合用。

【禁忌证】　对本品过敏者禁用。

【用药过量】　过量服用本品后可出现低血压，心动过速或心动过缓，应采用催吐、洗胃及支持疗法。

呋塞米　Furosemide

【药物特点】　能增加水、钠、氯、钾、钙、镁、磷等的排泄。随着剂量加大，利尿效果明显增强，且药物剂量范围较大。本类药物主要通过抑制肾小管髓袢厚壁段对 NaCl 的主动重吸收，使管腔液 Na^+、Cl^- 浓度升高，而髓质间液 Na^+、Cl^- 浓度降低，使渗透压梯度差降低，肾小管浓缩功能下降，从而导致水、Na^+、Cl^- 排泄增多。由于 Na^+ 重吸收减少，远端小管 Na^+ 浓度升高，促进 Na^+-K^+ 和 Na^+-H^+ 交换增加，K^+ 和 H^+ 排出增多。

呋塞米能抑制前列腺素分解酶的活性，使前列腺素 E_2 含量升高，从而具有扩张血管作用。扩张肾血管，降低肾血管阻力，增加肾血流量，增加髓质部的血流供应，但对肾小球的滤过率无影响。呋塞米还能减少充血性心力衰竭患者的肺充血和降低左心室充盈压。

【适应证】

1. 水肿性疾病包括充血性心力衰竭、肝硬化、肾脏疾病（肾炎、肾病及各种原因所致的急、慢性肾衰竭），与其他药物合用治疗急性肺水肿和急性脑水肿等。

2. 不作为治疗原发性高血压的首选药物，但当噻嗪类药物疗效不佳，尤其当伴有肾功能不全或出现高血压危象时，本类药物尤为适用。

3. 预防急性肾衰竭用于各种原因导致肾脏血流灌注不足，例如失水、休克、中毒、麻醉意外以及循环功能不全等，在纠正血容量不足的同时及时应用，可减少急性肾小管坏死的概率。

4. 高钾血症及高钙血症。

5. 稀释性低钠血症尤其是当血钠浓度低于 120mmol/L 时。

6. 抗利尿激素分泌过多症（SIADH）。

7. 急性药物毒物中毒，如巴比妥类药物中毒等。

【用法用量】

1. 静脉注射　小儿治疗水肿性疾病，起始按 1mg/kg 静脉注射，必要时每隔 2 小时追加 1mg/kg。最大剂量可达每日 6mg/kg。新生儿应延长用药间隔。

2. 口服　小儿治疗水肿性疾病，起始按体重 2mg/kg，必要时每 4～6 小时追加 1～2mg/kg。新生儿应延长用药间隔。

【不良反应】

1. 常见与水、电解质紊乱有关，尤其是大剂量或长期应用时，如直立性低血压、休克、低钾血症、低氯血症、低氯性碱中毒、低钠血症、低钙血症以及与此有关的口渴、乏力、肌肉酸痛、心律失常等。

2. 少见有变态反应（包括皮疹、间质性肾炎甚至心搏骤停）、视物模糊、黄视、光敏感、头晕、头痛、食欲缺乏、恶心、呕吐、腹痛、腹泻、胰腺炎、肌肉强直等，骨髓抑制导致粒细胞减少，血小板减少性紫癜和再生障碍性贫血，肝功能损害，指（趾）感觉异常，高血糖症，尿糖阳性，原有糖尿病加重，高尿酸血症。耳鸣、听力障碍多见于大剂量静脉快速注射时（每分钟剂量＞15mg），多为暂时性，少数为不可逆性，尤其当与其他有耳毒性的药物同时应用时。在高钙血症时，可引起肾结石。尚有报道本药可加重特发性水肿。

【注意事项】

1. 交叉过敏。对磺胺药和噻嗪类利尿药过敏者，对本药可能亦过敏。

2. 对诊断的干扰：可致血糖升高、尿糖阳性，尤其是糖尿病或糖尿病前期患者。过度脱水可使血尿酸和尿素氮水平暂时性升高。血 Na^+、Cl^-、K^+、Ca^{2+} 和 Mg^{2+} 浓度下降。

3. 下列情况慎用：

（1）无尿或严重肾功能损害者，后者因需加大剂量，故用药间隔时间应延长，以免出现耳毒性等不良反应。

（2）糖尿病。

（3）高尿酸血症或有痛风病史者。

（4）严重肝功能损害者，因水、电解质紊乱可诱发肝性脑病。

（5）急性心肌梗死，过度利尿可促发休克。

（6）胰腺炎或有此病史者。

（7）有低钾血症倾向者，尤其是应用洋地黄类药物或有室性心律失常者。

（8）红斑狼疮，本药可加重病情或诱发活动。

4. 药物剂量应从最小有效剂量开始，然后根据利尿反应调整剂量，以减少水、电解质紊乱等不良反应的发生。

5. 肠道外用药宜静脉给药、不主张肌内注射。常规剂量静脉注射时间应超过 2min，大剂量静脉注射时每分钟不超过 4mg。静脉用药剂量的 1/2 时即可达到同样疗效。

6. 本药为钠盐注射液，碱性较高，故静脉注射时宜用氯化钠注射液稀释，而不宜用葡萄糖注射液稀释。

7. 存在低钾血症或低钾血症倾向时，应注意补充钾盐。

8. 与降压药合用时，后者剂量应酌情调整。

9. 少尿或无尿患者应用最大剂量后 24h 仍无效时应停药。

【禁忌证】　对本品及磺胺药、噻嗪类利尿药过敏者禁用。

【用药过量】

1. 主要影响水、盐代谢　导致水和电解质平衡失调、酸和碱平衡紊乱。

2. 呋塞米中毒的治疗要点

（1）口服大剂量中毒者应立即进行催吐、洗胃。

（2）补充液体和钾盐，纠正水和电解质失衡。

（3）对症治疗。

螺内酯　Spironolactone

【药物特点】　螺内酯为类固醇，是作用强烈的内源性盐类皮质激素醛固酮。螺内酯与醛固酮有类似的化学结构，在远曲小管和集合管的皮质段上皮细胞内与醛固酮竞争结合醛固酮受体，从而抑制醛固酮促进 K^+-Na^+交换的作用。使 Na^+和 Cl^-排出增多，起到利尿作用，而 K^+则被保留。该药利尿作用较弱，缓慢而持久。连续用药一段时间后，其利尿作用逐渐减弱。同时具有抗雄激素活性。

【适应证】

1. 水肿性疾病　与其他利尿药合用，治疗充血性水肿、肝硬化腹水、肾性水肿等水肿性疾病，其目的在于纠正伴发的继发性醛固酮分泌增多，并对抗其他利尿药的排钾作用。也用于特发性水肿的治疗。

2. 高血压　作为治疗高血压的辅助药物。

3. 原发性醛固酮增多症　螺内酯可用于此病的诊断和治疗。

4. 低钾血症的预防　与噻嗪类利尿药合用，增强利尿效应和预防低钾血症。

【用法用量】　治疗水肿性疾病。口服：开始每日按体重 $1\sim3mg/kg$ 或按体表面积 $30\sim90mg/m^2$，单次或分 $2\sim4$ 次服用，连服 5d 后酌情调整剂量。最大剂量为每日 $3\sim9mg/kg$ 或 $90\sim270mg/m^2$。

【不良反应】

1. 常见

（1）高钾血症：最为常见，尤其是单独用药、进食高钾饮食、与钾剂或含钾药物（如青霉素钾等）以及存在肾功能损害、少尿、无尿时。即使与噻嗪类利尿药合用，高钾血症的发生率仍可达 $8.6\%\sim26\%$，且常以心律失常为首发表现，故用药期间必须密切随访血钾和心电图。

（2）胃肠道反应：如恶心、呕吐、胃痉挛和腹泻；尚有报道可致消化性溃疡。

2. 少见

（1）低钠血症：单独应用时少见，与其他利尿药合用时发生率增高。抗雄激素样作用或对其他内分泌系统的影响。

（2）中枢神经系统表现，长期或大剂量服用本药可发生行走不协调、头痛等。

3. 罕见

（1）变态反应：出现皮疹甚至呼吸困难。

（2）暂时性血浆肌酐、尿素氮升高：主要与过度利尿、有效血容量不足、引起肾小球滤过率下降有关。

（3）轻度高氯性酸中毒。

（4）肿瘤：有报道 5 例患者长期服用本药和氢氯噻嗪发生乳腺癌。

【注意事项】

1. 下列情况慎用

（1）无尿。

（2）肾功能不全。

（3）肝功能不全，因本药引起电解质紊乱可诱发肝性脑病。

（4）低钠血症。

（5）酸中毒，一方面酸中毒可加重或促发本药所致的高钾血症，另一方面本药可加重酸中毒。

2. 给药应个体化，从最小有效剂量开始使用，以减少电解质紊乱等不良反应的发生。

3. 用药前应了解患者血钾浓度，但在某些情况血钾浓度并不能代表机体内总钾量，如酸中毒时钾从细胞内转移至细胞外而易出现高钾血症，酸中毒纠正后血钾即可下降。

4. 本药起作用较慢，而维持时间较长，故首日剂量可增加至常规剂量的 2～3 倍，以后酌情调整剂量。与其他利尿药合用时，可先于其他利尿药 2～3d 服用。在已应用其他利尿药再加用本药时，其他利尿药剂量在最初 2～3d 可减量50%，以后酌情调整剂量。在停药时，本药应先于其他利尿药 2～3d 停药。

5. 用药期间如出现高钾血症，应立即停药。

6. 应于进食时或餐后服药，以减少胃肠道反应，并可能提高本药的生物利用度。

7. 对诊断的干扰：使荧光法测定血浆皮质醇浓度升高，故取血前 4～7d 应停用本药或改用其他测定方法。

8. 肾上腺皮质激素尤其是具有较强盐皮质激素作用者，促肾上腺皮质激素能减弱本药的利尿作用，而拮抗本药的潴钾作用。

9. 雌激素能引起水、钠潴留，从而减弱本药的利尿作用。

10. 非甾体消炎镇痛药，尤其是吲哚美辛，能降低本药的利尿作用，且合用时肾毒性增加。

11. 拟交感神经药物降低本药的降压作用。

12. 多巴胺加强本药的利尿作用。

13. 与引起血压下降的药物合用，利尿和降压效果均加强。

14. 与下列药物合用时，发生高钾血症的概率增加，如含钾药物、库存血（含钾 30mmol/L，如库存 10d 以上含钾高达 65mmol/L）、血管紧张素转化酶抑制药、血管紧张素 II 受体拮抗药和环孢素 A 等。

15. 与葡萄糖胰岛素液、碱剂、钠型降钾交换树脂合用，发生高钾血症的概率减少。

16. 本药使地高辛半衰期延长。

17. 与氯化铵合用易发生代谢性酸中毒。

18. 与肾毒性药物合用，肾毒性增加。

19. 甘珀酸钠、甘草类制剂具有醛固酮样作用，可降低本药的利尿作用。

【禁忌证】　高钾血症患者禁用。

【用药过量】

1. 主要影响水、盐代谢，引起低钠血症和高钾血症。

2. 还可引起其他不良反应（详见【不良反应】）。

甘露醇　Mannitol

【药物特点】　甘露醇为单糖，在体内不被代谢，经肾小球滤过后在肾小管内甚少被重吸收，起到渗透利尿作用。甘露醇口服吸收很少。静脉注射后迅速进入细胞外液而不进入细胞内。但当血甘露醇浓度很高或存在酸中毒时，甘露醇可通过血-脑脊液屏障，并引起颅内压反跳。

【适应证】

1. 组织脱水　用于治疗各种原因引起的脑水肿，降低颅内压，防止脑疝。

2. 降低眼内压　可有效降低眼内压，应用于其他降眼内压药无效时或眼内手术前准备。

3. 渗透性利尿　用于鉴别肾前性因素或急性肾衰竭引起的少尿。亦可应用于预防各种原因引起的急性肾小管坏死。

4. 作为辅助性利尿措施　治疗肾病综合征、肝硬化腹水，尤其是当伴有低蛋白血症时。

5. 对某些药物过量或毒物中毒（如巴比妥类药物、锂、水杨酸盐和溴化物等）　本药可促进上述物质的排泄，并防止肾毒性。

6. 作为冲洗剂　应用于经尿道内做前列腺切除术。

7. 其他　术前肠道准备。

【用法用量】

1. 利尿　按体重 0.25～2g/kg 或按体表面积 $60g/m^2$，以 15%～20%溶液 2～6h 静脉滴注。

2. 治疗脑水肿、颅内高压和青光眼　按体重 1～2g/kg 或按体表面积 30～$60g/m^2$，以 15%～20%浓度溶液于 30～60min 静脉滴注。患者衰弱时剂量减至 0.5g/kg。

3. 鉴别肾前性少尿和肾性少尿　按体重 0.2g/kg 或按体表面积 $6g/m^2$，以 15%～25%浓度静脉滴注 3～5min，如用药后 2～3h 尿量无明显增多，可再用 1 次，如仍无反应则不再使用。

4. 治疗药物、毒物中毒　按体重 2g/kg 或按体表面积 $60g/m^2$ 以 5%～10%溶液静脉滴注。（来源于说明书）

【不良反应】

1. 水和电解质紊乱最为常见。

2. 寒战、发热、过敏、口渴。

3. 排尿困难。

4. 血栓性静脉炎。

5. 外渗可致组织水肿、皮肤坏死。

6. 头晕、视物模糊。

7. 渗透性肾病。

【注意事项】

1. 除做肠道准备用，均应静脉内给药。

2. 甘露醇遇冷易结晶，故应用前应仔细检查，如有结晶，可置热水中或用力振荡待结晶完全溶解后再使用。当甘露醇浓度高于 15% 时，应使用有过滤器的输液器。

3. 根据病情选择合适的浓度，避免不必要地使用高浓度和大剂量。

4. 使用低浓度和含氯化钠溶液的甘露醇能降低过度脱水和电解质紊乱的发生概率。

5. 用于治疗水杨酸盐或巴比妥类药物中毒时，应合用碳酸氢钠以碱化尿液。

6. 下列情况慎用：

（1）明显心肺功能损害者，因本药所致的突然血容量增多可引起充血性心力衰竭。

（2）高钾血症或低钠血症。

（3）低血容量，应用后可因利尿而加重病情，或使原来低血容量情况被暂时性扩容所掩盖。

（4）严重肾衰竭而排泄减少使本药在体内积聚，引起血容量明显增加，加重心脏负荷，诱发或加重心力衰竭。

（5）对甘露醇不能耐受者。

7. 给大剂量甘露醇不出现利尿反应，可使血浆渗透浓度显著升高，故应警惕血高渗发生。

8. 可增加洋地黄毒性作用，与低钾血症有关。

9. 增加利尿药及碳酸酐酶抑制药的利尿和降眼内压作用，与这些药物合并时应调整剂量。

【禁忌证】

1. 已确诊为急性肾小管坏死的无尿患者，包括对试用甘露醇无反应者，因甘露醇积聚引起血容量增多，加重心脏负担。

2. 严重失水者。

3. 颅内活动性出血者，因扩容加重出血，但颅内手术时除外。

4. 急性肺水肿，或严重肺淤血。

【用药过量】

1. 水和电解质紊乱最为常见

（1）快速大量静脉滴注甘露醇可引起体内甘露醇积聚，血容量迅速大量增多（尤其是急、慢性肾衰竭时），导致心力衰竭（尤其有心功能损害时），稀释性低钠血症，偶可致高钾血症。

（2）不适当的过度利尿导致血容量减少，加重少尿。

（3）大量细胞内液转移至细胞外可致组织脱水，并可引起中枢神经系统症状。

2. 寒战、发热。

3. 排尿困难。

4. 血栓性静脉炎。

5. 甘露醇外渗可致组织水肿、皮肤坏死。

6. 过敏引起皮疹、荨麻疹、呼吸困难、过敏性休克。

7. 头晕、视物模糊。

8. 高渗引起口渴。

9. 渗透性肾病（或称甘露醇肾病），主要见于大剂量快速静脉滴注时。其机制尚未完全阐明，可能与甘露醇引起肾小管液渗透压上升过高，导致肾小管上皮细胞损伤。病理表现为肾小管上皮细胞肿胀,空泡形成。临床上出现尿量减少,甚至急性肾衰竭。渗透性肾病常见于老年肾血流量减少及低钠、脱水患者。

（郑笑十）

第六节　营养心肌药

左卡尼汀　L-carnitine

【药物特点】

1. 左卡尼汀是哺乳动物能量代谢中必需的体内天然物质,其主要功能是促进脂类代谢。在缺血、缺氧时,脂酰-CoA堆积, 线粒体内的长链脂酰卡尼汀也堆积, 游离卡尼汀因大量消耗而降低。缺血、缺氧导致 ATP 水平下降, 细胞膜和亚细胞膜通透性升高, 堆积的脂酰 CoA 可致膜结构改变, 膜相崩解而导致细胞死亡。另外,缺氧时以糖无氧酵解为主,脂肪酸等堆积导致酸中毒, 离子紊乱, 细胞自溶死亡。足够量的游离卡尼汀可以使堆积的脂酰-CoA 进入线粒体内, 减少其对腺嘌呤核苷酸转位酶的抑制,使氧化磷酸化得以顺利进行。

2. 左卡尼汀是肌肉细胞尤其是心肌细胞的主要能量来源、脑、肾等许多组织器官亦主要靠脂肪酸氧化供能。左卡尼汀还能增加 NADH 细胞色素 C 还原酶、细胞色素 C 氧化酶的活性、加速 ATP 的产生, 参与某些药物的解毒作用。对于各种组织缺氧缺血,左卡尼汀通过增加能量产生而提高组织器官的供能。

3. 左卡尼汀其他功能:中等长链脂肪酸的氧化作用;脂肪酸过氧化物酶的氧化作用;对结合性辅酶 A 和游离辅酶 A 二者比率的缓冲作用;从酮类物质、丙酮酸、氨基酸（包括支链氨基酸）中产生能量, 去除过高辅酶 A 的毒性,调节血中氨浓度。

【适应证】　适用于慢性肾衰竭长期血液透析患者因继发性肉碱缺乏产生的一系列并发症状，临床表现如心肌病、骨骼肌病、心律失常、高脂血症，以及低血压和透析中肌痉挛等。

【用法用量】

1. 静脉　每次血液透析后推荐起始剂量是 10～20mg/kg，溶于 5～10ml 注射用水中，2～3min 1 次静脉推注，血浆左卡尼汀波谷浓度低于正常（40～50μmol/L）立即开始治疗，在治疗第 3 周或第 4 周时调整剂量（如在血液透析后 5mg/kg）。

2. 口服　儿童起始剂量 50mg/kg，根据需要和耐受性缓慢加大剂量，通常剂量为 50～100mg/kg（最大剂量每日不超过 3g）。

【不良反应】

1. 主要为一过性的恶心和呕吐，身体出现特殊气味、恶心和胃炎不常发生，由于引起这些反应的病理复杂，很难估测这些反应的发生率。

2. 口服或静脉注射左卡尼汀可引起癫痫发作，不论先前是否有癫痫病史，先前有癫痫发作的患者，可诱发癫痫或使癫痫加重。

3. 在一项慢性血液透析患者双盲、安慰剂对照试验中出现的主要不良反应(不考虑因果关系,仅报道发生率≥5%的反应)。

（1）全身系统：胸痛、感冒症状、头痛、注射部位反应、疼痛等。

（2）心血管系统：心血管异常、高血压、低血压、心动过速等。

（3）消化系统：腹泻、消化不良、恶心、呕吐等。

（4）内分泌系统：甲状腺异常等。

（5）血液淋巴系统：贫血等。

（6）代谢系统：高钙血症、高钾血症、血容量增多症等。

（7）神经系统：头晕、失眠、压抑等。

（8）呼吸系统：咳嗽、咽喉炎、鼻炎等。

（9）皮肤：瘙痒、皮疹。

（10）泌尿系统：肾功能异常等。

【禁忌证】 对本品过敏者禁用。

【注意事项】 在肠胃外治疗前，建议先测定血浆卡尼汀水平，并建议每周和每月监测，监测内容包括血生化，生命体征，血浆卡尼汀浓度（血浆游离卡尼汀水平为 35～60mol/L）和全身状况。

【药物相互作用】 根据临床潜在的意义，接受丙戊酸的患者需增加左卡尼汀的用量。

果糖二磷酸钠 Fructose Sodium Diphosphate

【药物特点】 本品是存在于人体内的细胞代谢物，能调节葡萄糖代谢中多种酶系的活性。据报道，外源性的果糖二磷酸钠，能通过激活磷酸果糖激酶和丙酮酸激酶的活性，使细胞内三磷腺苷和磷酸肌酸的浓度增加，促进钾离子内流,有益于缺血、缺氧状态下细胞的能量代谢和葡萄糖利用。从而可使缺血心肌减轻损伤。

【适应证】 心肌缺血辅助治疗。

【用法用量】 每次 0.5～1g，每日 2～3 次。

【不良反应】 主要表现为消化系统的轻微症状，如腹胀、恶心、上腹烧灼感、稀便等，患者一般可以耐受，不需停药。

【禁忌证】 高磷酸盐血症和肾衰竭者禁用。

【注意事项】 对于严重溃疡者宜于饭后服用，本品宜单独使用,勿溶于其他药物,尤其忌溶于碱性溶液及钙盐中。

【药物相互作用】 尚不明确。

辅酶 Q10　Coenzyme Q10

【药物特点】　本品具有促进氧化磷酸化反应和保护生物膜结构完整性的功能。辅酶 Q 是生物体内广泛存在的脂溶性醌类化合物,不同来源的辅酶 Q 其侧链异戊烯单位的数目不同,人类和哺乳动物是 10 个异戊烯单位,故称辅酶 Q10。辅酶 Q 在体内呼吸链中质子移位及电子传递中起重要作用,它是细胞呼吸和细胞代谢的激活剂,也是重要的抗氧化剂和非特异性免疫增强剂。动物实验证实本品主要有下列药理作用。

1. 可减轻急性缺血时的心肌收缩力的减弱和磷酸肌酸与三磷腺苷含量减少,保持缺血心肌细胞线粒体的形态结构,对缺血心肌有一定保护作用。

2. 增加心排血量,降低外周阻力,有利于抗心力衰竭治疗,可能抑制醛固酮的合成与分泌及阻断其对肾小管的效应。

3. 在缺氧条件下灌注动物离体心室肌时,可使其动作电位持续时间缩短,产生室性心律失常阈值较对照动物高。

4. 可使外周血管阻力下降,并有抗醛固酮作用。

5. 本品还有抗多柔比星的心脏毒性作用及保肝作用。

【适应证】　本品用于下列疾病的辅助治疗。

1. 心血管疾病　如病毒性心肌炎、慢性心功能不全。

2. 肝炎　如病毒性肝炎、亚急性肝坏死、慢性活动性肝炎。

3. 癌症的综合治疗　能减轻放疗、化疗等引起的某些不良反应。

【用法用量】　每次 5～10mg,每日 2～3 次口服,可连用 1～3 个月。

【不良反应】　可有胃部不适、食欲缺乏、恶心、腹泻、心悸,偶见皮疹。

【禁忌证】　对本品过敏者禁用。

【注意事项】　尚不明确。

【药物相互作用】　尚不明确。

（王贤柱　李玖军）

第七节　凝血系统用药

肝素　Heparin

【药物特点】　由于肝素钠具有带强负电荷的理化特性,能干扰血凝过程的许多环节,在体内外都有抗凝血作用。其作用机制比较复杂,主要通过与抗凝血酶Ⅲ（AT-Ⅲ）结合,而增强后者对活化的Ⅱ、Ⅸ、Ⅹ、Ⅺ和Ⅻ凝血因子的抑制作用。其后果涉及阻止血小板凝集和破坏,妨碍凝血激活酶的形成;阻止凝血酶原变为凝血酶;抑制凝血酶,从而妨碍纤维蛋白原变成纤维蛋白。

【适应证】　用于防治血栓形成或栓塞性疾病（如心肌梗死、血栓性静脉炎、肺栓塞等）;各种原因引起的弥散性血管内凝血（DIC）;也用于血液透析、体外循环、导管术、微血管手术等操作中及某些血液标本或器械的抗凝处理。

【用法用量】

1. 静脉注射　按体重一次注入 50U/kg, 以后每 4 小时给予 50～100U。

2. 静脉滴注　按体重注入 50U/kg, 以后按体表面积 24h 给予 2 万 U/m^2, 加入氯化钠注射液中缓慢滴注。

【不良反应】　毒性较低, 主要不良反应是用药过多可致自发性出血, 故每次注射前应测定凝血时间。

如注射后引起严重出血, 可静脉滴注硫酸鱼精蛋白进行急救。偶可引起变态反应及血小板减少, 常发生在用药初

5～9d，故开始治疗 1 个月内应定期监测血小板计数。偶见一次性脱发和腹泻。尚可引起骨质疏松和自发性骨折。肝功能不良者长期使用可引起抗凝血酶-Ⅲ耗竭而血栓形成倾向。

【禁忌证】　对肝素过敏、有自发出血倾向者、血液凝固迟缓者（如血友病、紫癜、血小板减少）、溃疡病、创伤、产后出血者及严重肝功能不全者禁用。

【注意事项】

1. 下列情况慎用　有过敏性疾病及哮喘病史；口腔手术等易致出血的操作；已口服足量的抗凝血药者；月经量过多者。

2. 临床上一般均按部分凝血活酶时间调整用量　凝血时间要求保持在治疗前的 1.5～3 倍，部分凝血活酶时间为治疗前的 1.5～2.5 倍，随时调整肝素用量及给药间隔时间。

【药物相互作用】

1. 本品与下列药物合用时可加重出血危险：①香豆素及其衍生物，可导致严重的因子Ⅸ缺乏而致出血；②阿司匹林及非甾体消炎镇痛药，包括甲芬那酸、水杨酸等均能抑制血小板功能，并能诱发胃肠道溃疡出血；③双嘧达莫、右旋糖酐等可能抑制血小板功能；④肾上腺皮质激素、促肾上腺皮质激素等易诱发胃肠道溃疡出血；⑤其他尚有利尿酸、组织纤溶酶原激活物（t-pa）、尿激酶、链激酶等。

2. 肝素合用碳酸氢钠、乳酸钠等纠正酸中毒的药物可促进肝素的抗凝作用。

3. 肝素与透明质酸酶混合注射，既能减轻肌注痛，又可促进肝素吸收。但肝素可抑制透明质酸酶活性，故两者应临时配伍使用，药物混合后不宜久置。

4. 肝素可与胰岛素受体作用，从而改变胰岛素的结合和作用。已有肝素致低血糖的报道。

5. 下列药物与本品有配伍禁忌：卡那霉素、阿米卡星、柔红霉素、乳糖酸红霉素、硫酸庆大霉素、氢化可的松琥珀酸钠、多黏菌素 B、多柔比星、妥布霉素、万古霉素、头孢孟多、头孢氧哌唑、头孢噻吩钠、氯喹、氯丙嗪、异丙嗪、麻醉性镇痛药。

低分子肝素　Low Molecular Weight Heparin

【药物特点】

1. 低分子肝素是一种低分子量的肝素，由具有抗血栓形成和抗凝作用的普通肝素解聚而成。

2. 具有很高的抗凝血因子 Ⅹa（97U/ml）活性和较低的抗凝血因子 Ⅱa 或抗凝血酶活性（30U/ml）。这两种活性比是 3.2。

3. 针对不同适应证的推荐剂量，低分子肝素不延长出血时间。在预防剂量，它不显著改变 APTT。

【适应证】

1. 在外科手术中，用于静脉血栓形成中度或高度危险的情况，预防静脉血栓栓塞性疾病。

2. 治疗已形成的深静脉血栓。

3. 联合阿司匹林用于不稳定性心绞痛和非 Q 波性心肌梗死急性期的治疗。

4. 在血液透析中预防体外循环中的血凝块形成。

【用法用量】　1ml 低分子肝素相当于 9500U 抗凝血因子 Ⅹa。在预防和治疗中，低分子肝素应通过皮下注射给药。在血液透析中，通过血管内注射给药。不能用于肌内注射。儿童剂量 50～150U/（kg·d）。

【不良反应】　根据系统器官分类和发生频率将不良反应列举如下。

使用下列惯例将不良反应根据发生频率进行分类：非常常见（1/10），常见（1/100 和＜1/10），不常见（1/1000 和

＜1/100），罕见（1/1 万和＜1/1000），非常罕见（＜1/1 万）。

1. 血液和淋巴系统异常

（1）非常常见：不同部位的出血，尤其是那些还合并其他危险因素的患者。

（2）罕见：血小板减少症，有时是血栓性的血小板增多症。

（3）非常罕见：嗜酸细胞过多症，治疗终止后可逆。

2. 免疫系统异常　非常罕见：超敏反应（包括血管性水肿和皮肤反应），类过敏反应。

3. 代谢和营养异常　非常罕见：与肝素诱导的醛固酮抑制有关的可逆性高钾血症，尤其是那些合并危险因素的患者。

4. 肝胆系统的异常　常见：转氨酶升高，通常为一过性的。

5. 生殖系统和乳腺异常　非常罕见：阴茎异常勃起。

6. 全身异常以及给药部位的情况

（1）非常常见：注射部位的小血肿。在某些病例中，可以见到硬结的出现，这并不是肝素引起的囊。这些硬结通常数日后消失。

（2）常见：注射部位反应。

（3）罕见：注射部位发生钙质沉着。钙质沉着更常见于钙磷乘积异常的患者中，如在某些慢性肾衰竭的患者中。

（4）非常罕见：皮肤坏死，通常发生于注射部位。皮肤坏死的部位先出现紫癜或浸润性或疼痛性红斑点，伴有或不伴有全身体征。这种情况下，应该立即终止治疗。

【禁忌证】

1. 低分子肝素禁用于下列情况

（1）对低分子肝素或低分子肝素注射液中任何赋形剂过敏。

（2）有使用低分子肝素发生血小板减少的病史（参见

【注意事项】)。

（3）与止血异常有关的活动性出血或出血风险的增加，除外不是由肝素引起的弥散性血管内凝血。

（4）可能引起出血的器质性损伤（活动的消化性溃疡）。

（5）出血性脑血管意外。

（6）急性感染性心内膜炎。

（7）接受血栓栓塞疾病，不稳定性心绞痛以及非 Q 波心肌梗死治疗的严重肾功能损害（肌酐清除率＜30ml/min）的患者。

2. 一般不适宜在下列情况中使用本药

（1）严重的肾功能损害。

（2）出血性脑血管意外。

（3）未控制的高血压。

【注意事项】

1. 由于存在发生肝素诱发血小板减少症的可能，在使用低分子肝素的治疗过程中，应全程监测血小板计数。

2. 肝素能抑制肾上腺分泌醛固酮而导致高钾血症，尤其是血浆钾升高或血浆钾有升高风险的患者，如糖尿病患者，慢性肾衰竭的患者，已存在代谢性酸中毒或那些服用可能引起高钾血症药物的患者。

3. 放置硬膜外导管或合并使用可能影响止血的其他药物，如 NSAIDs、血小板抑制药或其他抗凝药物会增加脊髓/硬膜外血肿的风险。外伤或反复硬膜外或脊髓穿刺也会增加风险。

4. 在预防或治疗静脉性血栓栓塞疾病以及防止血液透析中发生凝血时，不建议合并使用阿司匹林、其他水杨酸类药物、非甾体抗炎药物及抗血小板药物，因为这些药物可能增加出血的风险。当这些联合用药不可避免时，应进行谨慎的临床和生物学监测。

【药物相互作用】

1. 不建议同以下药物联合使用

（1）乙酰水杨酸以解热镇痛剂量使用时（包括其衍生物和其他水杨酸制剂）：增加出血危险（水杨酸制剂抑制血小板功能和对胃十二指肠黏膜的侵蚀作用），可以使用非水杨酸类解热镇痛药。

（2）非甾体消炎镇痛药（全身性）：增加出血危险（非甾体消炎镇痛药抑制血小板功能和对胃十二指肠黏膜的侵蚀作用），如果必须联合使用，应加强临床监测。

（3）右旋糖酐 40（胃肠外途径）：增加出血危险（右旋糖酐 40 抑制血小板功能）。

（4）噻氯匹定增加出血危险（噻氯匹定抑制血小板功能）。

2. 同以下药物联合使用时要特别注意

（1）皮质类固醇（糖皮质激素，全身性运用）：皮质类固醇能增加肝素使用后的出血危险（胃肠道黏膜，血管脆性），尤其是在大剂量或治疗时间超过 10d 以上。当联合使用时必须调整用量并加强监测。

（2）乙酰水杨酸以抗血小板剂量使用时（治疗不稳定性心绞痛，非 Q 波心肌梗死）：有潜在出血危险性。常规临床监测。

3. 接受口服抗凝药物、系统性糖皮质激素及右旋糖酐的患者应谨慎给予低分子肝素 当接受酐分子肝素治疗的患者开始接受口服抗凝药物治疗时，应继续低分子肝素治疗，直至国际标准比稳定于目标值。

华法林 Warfarin

【药物特点】 华法林为香豆素类抗凝药，对应体 S.华法林的抗凝作用约为 R.华法林的 5 倍。华法林通过抑制维生素 K 依赖的凝血因子Ⅱ、Ⅶ、Ⅸ及Ⅹ的合成发挥作用。在治疗剂量下，华法林能使相关凝血因子的合成率降低

30%～50%、降低凝血因子的生理活性。华法林需 2～7d 才达到最大药效，这段时间内体循环的凝血因子已经被清除。

【适应证】　适用于需长期持续抗凝的患者。

1. 能防止血栓的形成及发展，用于治疗血栓栓塞性疾病。

2. 治疗手术后或创伤后的静脉血栓形成，并可作为心肌梗死的辅助用药。

3. 对曾有血栓栓塞病患者及有术后血栓并发症危险者，可予预防性用药。

【用法用量】　首日 0.1～0.4mg/kg，第 2 日停药，第 3 日根据凝血酶原时间调整剂量或用维持量。

【不良反应】　过量易致各种出血。早期表现有瘀斑、紫癜、牙龈出血、鼻出血、伤口出血经久不愈、月经量过多等。出血可发生在任何部位，特别是泌尿道和消化道。肠壁血肿可致亚急性肠梗阻，也可见硬膜下颅内血肿和穿刺部位血肿。偶见不良反应有恶心、呕吐、腹泻、瘙痒性皮疹，变态反应及皮肤坏死。大量口服甚至出现双侧乳房坏死，微血管病或溶血性贫血以及大范围皮肤坏疽；一次量过大的尤其危险。

【禁忌证】

1. 出血倾向（威勒布兰德病、血发病、血小板减少及血小板动能病）。

2. 严重肝功能不全及肝硬化。

3. 未经治疗或不能控制的高血压。

4. 最近颅内出血。情况倾向于颅内出血，例如脑动脉瘤。

5. 有跌倒倾向。

6. 中枢神经系统或眼部手术。

7. 情况倾向于胃肠道或泌尿道出血，如原有肠胃出血倾向。

8. 憩室病或肿瘤。

9. 传染性心内膜炎、心包炎及心包积液。

【注意事项】

1. 若需要快速抗凝，先用肝素治疗。之后，开始华法林及同时继续使用肝素治疗，最少 5～7d 直至 INR 在目标范围内 2d 以上。华法林抗药是非常罕见现象。只有个别报道。这些患者中需 5～20 倍华法林剂量来达到疗效。若患者对华法林治疗反应差，应排除其他可能的原因：患者漏服药品，药物或食物相互作用，实验室错误。患有抗凝遗传蛋白 C 及 S 缺乏症者，为预防香豆素引起的坏死，需首先用肝素治疗 5～7d，并同期开始服用华法林。开始剂量不能超过 5mg 华法林。

2. 甲状腺功能亢进、发热及非代偿性心力衰竭会增加华法林效果。甲状腺功能减退症会减少华法林效果。在中度肝功能不足，华法林效果会增加。在肾功能不足及肾病综合征，血清游离华法林增加，患者的其他伴随疾病可使华法林效果增加或减少。在任何情况下都必须小心监测患者的临床情况及 INR 值。

【药物相互作用】

1. 增加华法林作用的药物　阿司匹林、别嘌醇、乙胺碘呋酮、阿扎丙宗、阿奇霉素、苯扎贝特、羧基尿苷、塞内克西、克拉霉素、水合氯醛、头孢孟多、头孢氨苄、头孢甲肟、头孢美唑、头孢哌酮、头孢呋辛酯、西咪替丁、左氧氟沙星、氯苯丁酯、可待因、环磷酰胺、右旋丙氧芬、右旋甲状腺素、地高辛、双硫醒、红霉素、鬼臼乙叉苷、降脂异丙酯、非普拉宗、氟康唑、氟尿嘧啶、氟他胺、氟伐他汀、吉非贝齐、格里沙星、吲哚美辛、流感疫苗、α 及 β-干扰素、异环磷酰胺、伊曲康唑、酮康唑、洛伐他汀、美托拉宗、甲氨蝶呤、甲硝唑、咪康唑（及其口服凝胶剂）、拉氧头孢、萘啶酸、诺氟沙星、氧氟沙星、奥美拉唑、羧基保养松、吡氧噻嗪、对乙酰氨基酚（连续用 1～2 周后作用会显示）、保泰松、氯胍、苯丙酰苯心安、普萘洛尔、奎宁、奎尼丁、罗红霉素、辛伐他汀、磺胺异噁唑、磺胺甲噻二唑、复方磺胺甲基异噁唑、磺胺苯吡嗪、苯磺唑酮、磺氯苯脲、苏灵大、甾体类激素（促蛋白合成及促雄激素）、三苯氧胺、替加氟、四环素、氯噻苯氧酸、荷赛停、曲格列酮、扎鲁司特、维生素 A、维生素 E。

2. **降低华法林的药物**　硫唑嘌呤、巴比妥类、卡马西平、利眠宁、氯噻酮、邻氯青霉素、环孢素、双氯青霉素、双异丙吡胺、灰黄霉素、异烟肼、乙氧萘青霉素、巯基嘌呤、美沙拉嗪、邻对滴滴涕、苯巴比胺、去氧苯比妥、利福平、罗福克西、丙戊酸钠、螺内酯、氯哌三唑酮、维生素 C。

3. **部分草药可增加华法林效果**　银杏（银杏叶）、大蒜（作用机制不清楚）、当归（含香豆素）、木瓜（作用机制不清楚）或丹参（降低华法林清除）。

4. **有的草药可降低华法林的作用**　人参、贯叶连翘。同时服用贯叶连翘可降低华法林的作用，所以含贯叶连翘草药都不应与华法林同时服用，诱导作用可在贯叶连翘停用后维持 2 周之长。若患者已正在服用贯叶连翘，检查 INR 及停用贯叶连翘后严密监测 INR，因 INR 可能上升，法华林剂量可能需要调整。

阿司匹林　Aspirin

【药物特点】

1. **镇痛作用**　主要是通过抑制前列腺素及其他能使痛觉对机械性或化学性刺激敏感的物质（如缓激肽、组胺）的合成，属于外周性镇痛药。但不能排除中枢镇痛（可能作用于下丘脑）的可能性。

2. **抗炎作用**　确切的机制尚不清楚，可能由于本品作用于炎症组织，通过抑制前列腺素或其他能引起炎性反应的物质（如组胺）的合成而起抗炎作用。抑制溶酶体酶的释放及白细胞趋化性等也可能与其有关。

3. **解热作用**　可能通过作用于下丘脑体温调节中枢引起外周血管扩张，皮肤血流增加，出汗，使散热增加而起解热作用。此种中枢性作用可能与前列腺素在下丘脑的合成受到抑制有关。

4. **抗风湿作用**　本品抗风湿的机制，除解热、镇痛作用外，主要在于抗炎作用。

5. **抑制血小板聚集的作用**　是通过抑制血小板的环氧酶，减少前列腺素的生成而起作用。

【**适应证**】　本品为非甾体抗炎药。临床可用于下列情况。

1. **镇痛、解热**　可缓解轻度或中度的疼痛，如头痛、牙痛、神经痛、肌肉痛及月经痛，也用于感冒和流感等的退热。本品仅能缓解症状，不能治疗引起疼痛和发热的病因，故需同时应用其他药物对病因进行治疗。

2. **抗炎、抗风湿**　为治疗风湿热的常用药物，用药后可解热、使关节症状好转并使红细胞沉降率下降，但不能去除风湿热的基本病理改变，也不能治疗和预防心脏损害及其他合并症。

3. **关节炎**　除风湿性关节炎外，本品也用于治疗类风湿关节炎，可改善症状，但需同时进行病因治疗。此外，本品也用于骨关节炎、强直性脊柱炎、幼年型关节炎以及其他非风湿性炎症的骨骼肌肉疼痛，也能缓解症状。但近年在这些疾病已很少应用本品。

4. **抗血栓**　本品对血小板聚集有抑制作用，可防止血栓形成，临床用于预防一过性脑缺血发作、心肌梗死、心房纤颤、人工心脏瓣膜、动静脉瘘或其他手术后的血栓形成。也可用于治疗不稳定性心绞痛。

5. **其他**　用于皮肤黏膜淋巴结综合征（川崎病）的治疗。

【用法用量】

1. 解热、镇痛 每日按体表面积 $1.5g/m^2$,分 4～6 次口服,或每次按体重 5～10mg/kg,或每次每岁 60mg,必要时每 4～6 小时 1 次。

2. 抗风湿 每日按体重 80～100mg/kg,分 3～4 次服,如 1～2 周未获疗效,可根据血药浓度调整用量。有些病例需增至每日 130mg/kg。用于小儿皮肤黏膜淋巴结综合征(川崎病),开始每日按体重 30～100mg/kg,分 3～4 次服;热退 2～3d 后逐渐减量,热退 2 周左右减至 3～5mg/kg,维持 6～8 周,血小板增多、血液呈高凝状态期间,每日 5～10mg/kg,1 次服。

【不良反应】 一般用于解热镇痛的剂量很少引起不良反应。长期大量用药(如治疗风湿热)、尤其当药物血浓度＞200μg/ml 时较易出现不良反应。血药浓度越高,不良反应越明显。

1. 胃肠道 较常见的有恶心、呕吐、上腹部不适或疼痛(由于本品对胃黏膜的直接刺激引起)等胃肠道反应(发生率为 3%～9%),停药后多可消失。长期或大剂量服用可有胃肠道出血或溃疡。

2. 中枢神经 出现可逆性耳鸣、听力下降,多在服用一定疗程,血药浓度达 200～300μg/L 后出现。

3. 变态反应 出现于 0.2%的患者,表现为哮喘、荨麻疹、血管神经性水肿或休克。多为易感者,服药后迅速出现呼吸困难,严重者可致死亡,称为阿司匹林哮喘。有的是阿司匹林过敏、哮喘和鼻息肉三联征。往往与遗传和环境因素有关。

4. 肝、肾功能损害 与剂量大小有关,尤其是剂量过大使血药浓度达 250μg/ml 时易发生。损害均是可逆性的,停药后可恢复。但有引起肾乳头坏死的报道。

【禁忌证】 以下情况禁用阿司匹林:对阿司匹林和含

水杨酸的物质过敏,胃十二指肠溃疡,出血倾向(出血体质)。

【注意事项】

1. 患哮喘、花粉性鼻炎、鼻息肉或慢性呼吸道感染(特别是过敏性症状)患者和对所有类型的镇痛药、抗炎药和抗风湿药过敏者,在使用阿司匹林有引起哮喘发作的危险(即镇痛药不耐受/镇痛药诱发的哮喘)。在用药前应咨询医师。对其他物质有变态反应(如皮肤反应、瘙痒、风疹)的患者同样也应在用药前咨询医师。

2. 手术前服用阿司匹林告知医师和牙科医师。

3. 长期大剂量服用阿司匹林应在医师的指导下进行。

4. 下列情况应咨询医师,慎用本品。

(1)对其他镇痛药、抗炎药或抗风湿药过敏,或存在其他变态反应。

(2)同时使用抗凝药物(如香豆素衍生物、肝素,低剂量肝素治疗例外)。

(3)支气管哮喘。

(4)慢性或复发性胃或十二指肠病变。

(5)肾损害。

(6)严重的肝功能障碍。

5. 少服或忘服拜阿司匹林后,下次服药时不要服用双倍的量,而应继续按规定和医师的处方服用。

【药物相互作用】

1. 阿司匹林增强以下药物的作用

(1)抗凝血药(如香豆素衍生物、肝素)。

(2)同时使用含泼尼松或泼尼松类似物的药物或同时饮酒时引起的胃肠道出血危险。

(3)某些降血糖药(磺酰脲类)。

(4)甲氨蝶呤。

(5)地高辛、巴比妥类、锂。

(6)某些镇痛药、抗炎药和抗风湿药(非甾体抗炎镇痛药）及一般抗风湿药。

（7）某些抗生素（磺胺和磺胺复合物如磺胺甲噁唑，甲氧苄啶）。

（8）三碘甲状腺氨酸。

2. 阿司匹林减弱以下药物的作用

（1）某些利尿药（醛固酮拮抗药，如螺内酯和坎利酸；髓袢利尿药，如呋塞米）。

（2）降压药。

（3）促尿酸排泄的抗痛风药（如丙磺舒、苯磺唑酮）。

双嘧达莫　Dipyridamole

【药物特点】　具有抗血栓形成作用。双嘧达莫抑制血小板聚集，高浓度（50μg/ml）可抑制血小板释放。可能的作用机制如下。

1. 抑制血小板、上皮细胞和红细胞摄取腺苷，治疗浓度（0.5～1.9μg/dl）时该抑制作用成剂量依赖性。局部腺苷浓度增高，作用于血小板的 A2 受体，刺激腺苷酸环化酶，使血小板内环磷酸腺苷（cAMP）增多。通过这一途径，血小板活化因子（PAF）、胶原和二磷酸腺苷（ADP）等刺激引起的血小板聚集受到抑制。

2. 抑制各种组织中的磷酸二酯酶（PDE）。治疗浓度抑制环磷酸鸟苷磷酸二酸酶（cGMP-PDE），对 cAMP-PDE 的抑制作用弱，因而强化内皮舒张因子（EDRF）引起的 cGMP 浓度增高。

3. 抑制血栓烷素 A2（TXA2）形成，TXA2 是血小板活性的强力激动剂。

4. 增强内源性 PGI2 的作用。

【适应证】　主要用于抗血小板聚集，用于预防血栓形成。

【用法用量】　每日 10mg/kg，分 2～3 次口服。

【不良反应】 治疗剂量时不良反应轻而短暂，长期服用最初的不良反应多消失。常见的不良反应有头晕、头痛、呕吐、腹泻、脸红、皮疹和瘙痒，罕见心绞痛和肝功能不全。不良反应持续或不能耐受者少见，停药后可消除。罕见不良反应有喉头水肿、疲劳、不适、肌痛、关节炎、恶心、消化不良、感觉异常、肝炎、秃头、胆石症、心悸和心动过速。

【禁忌证】 过敏者禁用。

【注意事项】 本品与抗凝药、抗血小板聚集药及溶栓药合用时应注意出血倾向。

【药物相互作用】

1. 与阿司匹林有协同作用。与阿司匹林合用时，剂量应减少。

2. 本品与双香豆素抗凝药同用时出血并不增多或增剧。

酚磺乙胺　Ethylphenosulfonamide

【药物特点】 本品能增强毛细血管抵抗力，降低毛细血管通透性，并能增强血小板聚集性和黏附性，促进血小板释放凝血活性物质，缩短凝血时间，达到止血效果。

【适应证】 用于防治各种手术前后的出血，也可用于血小板功能不良、血管脆性增加而引起的出血，亦可用于呕血，尿血等。

【用法用量】 每次 5～10mg/kg，每日 1～2 次，肌内或静脉注射。

【不良反应】 本品毒性低，可有恶心、头痛、皮疹、暂时性低血压等，偶有静脉注射后发生过敏性休克的报道。

【禁忌证】 尚不明确。

【注意事项】 本品可与维生素 K 注射液混合使用，但不可与氨基己酸注射液混合使用。

【药物相互作用】 右旋糖酐抑制血小板聚集，延长出血及凝血时间，理论上与本品呈拮抗作用。

白眉蛇毒血凝酶
Hemocoagulase From Snake Venom

【药物特点】 本品是从长白山白眉蝮蛇蛇毒中提取的一种白眉蛇毒凝血酶，其中含有类凝血酶和类凝血激酶，两种类酶为相似的酶作用物，在 Ca^{2+} 存在下，能活化因子 V、VII和VIII，并刺激血小板的凝集；类凝血激酶在血小板因子III存在下，可促使凝血酶原变成凝血酶，也可活化因子 V，并影响因子 X。

【适应证】 本品可用于需减少流血或止血的各种医疗情况，如外科、内科、妇产科、眼科、耳鼻喉科、口腔科等临床科室的出血及出血性疾病；也可用来预防出血，如手术前用药，可避免或减少手术部位及手术后出血。

【用法用量】 静脉注射、肌内注射或皮下注射，也可局部用药。

一般出血：儿童 0.3～0.5U。

【不良反应】 不良反应发生率较低，偶见过敏样反应。如出现此类情况，可按一般抗过敏处理方法，给予抗组胺药和（或）糖皮质激素及对症治疗。

【禁忌证】

1. 虽然无血栓的报道，但是为了安全，有血栓病史者禁用。

2. 对本品或同类药物过敏者禁用。

【注意事项】

1. 动脉、大静脉受损的出血，必须及时外科手术处理。

2. 弥散性血管内凝血（DIC）及血液病导致的出血不是白眉蛇毒血凝酶的适应证。

3. 本品溶解后，如果发生浑浊或沉淀，禁止使用。

4. 血中缺乏血小板或某些凝血因子（如凝血酶原等）时，白眉蛇毒血凝酶没有代偿作用，宜在补充血小板或缺乏的凝血因子，或输注新鲜血液的基础上应用白眉蛇毒血凝酶。

5. 在原发性纤溶系统亢进（如内分泌腺、癌症手术等）的情况下，白眉蛇毒血凝酶宜与抗血纤溶酶的药物联合应用。

6. 使用期间应注意观察患者的出、凝血时间。

【药物相互作用】　目前尚无与其他药物相互作用的报道，但为防止药效降低，不宜与其他药物混合静脉注射。

鱼精蛋白　Protamine

【药物特点】　硫酸鱼精蛋白是一种强碱，能与强酸性肝素钠或肝素钙形成稳定的盐而使肝素失去抗凝作用。本品作用迅速，静脉给药 5min 内即发生中和肝素的作用。但部分肝素可从复合物中再次解离。中和 1U 不同来源的肝素所需鱼精蛋白量略有不同，1mg 本品可中和 90U 自牛肺制备的肝素钠或 115U 自猪肠黏膜制备的肝素钠，或 100U 自猪肠制备的肝素钙。鱼精蛋白-肝素复合物在体内代谢转化过程尚未被阐明。鱼精蛋白也是一种弱抗凝剂，过量可引起凝血时间指标短暂轻度延长。

【适应证】　主要用于因肝素钠或肝素钙严重过量而致的出血症及自发性出血，如咯血等。

【用法用量】　1mg 硫酸鱼精蛋白可中和 100U 肝素。儿童用本品如下。

1. 静脉滴注　抗自发性出血，每日 5～8mg/kg，分 2 次，间隔 6h，每次以 300～500ml 灭菌生理盐水稀释后使用，3d 后改用半量。一次用量不超 25mg。

2. 静脉注射　抗肝素过量，用量与最后 1 次肝素使用量相当。一般用其 1%溶液，每次不超过 2.5ml（25mg），缓慢静脉注射。

【不良反应】

1. 本品快速静脉注射可引起低血压、心动过缓、肺动脉高压、呼吸困难、短暂面部潮红及温热感。缓慢静脉注入，

10min 内不超过 50mg，可避免上述反应。

2. 对鱼精蛋白过敏，过去曾接受过本品或含鱼精蛋白的胰岛素（如中性鱼精蛋白胰岛素）者，易发生抗鱼精蛋白 IgE 介导的高敏或变态反应。

3. 足量鱼精蛋白中和肝素后 8～9h，个别在 18h 后，部分患者可发生肝素反跳和出血。

【禁忌证】　对本品有不耐受史或不良反应史者禁用。

【注意事项】

1. 本品仅供静脉注射，应缓慢给药。给药后即需做凝血功能检查。

2. 静脉注射速度过快可致心动过缓、低血压、胸闷、呼吸困难、颜面潮红等。

3. 本品宜单独给药，与某些抗生素（如青霉素、头孢菌素等）理化性质不相容。

【药物相互作用】　碱性药物可使其失去活性。

（王贤柱）

第4章

呼吸系统用药

第一节　镇咳类药物

磷酸可待因　Codeine phosphate

【药物特点】　具有镇咳祛痰、收缩鼻黏膜血管及抗过敏作用。

【适应证】

1. 镇咳　用于较剧的频繁干咳，如痰液量较多宜并用祛痰药。

2. 镇痛　用于中度以上的疼痛。

3. 镇静　用于局部麻醉或全部麻醉时。

【用法用量】

1. 成人常用量　口服，1 次 15～30mg，每日 30～90mg；极量：口服 1 次 100mg，每日 250mg。

2. 小儿常用量　镇痛，口服 1 次按体重 0.5～1mg/kg。每日 3 次。镇咳用量为镇痛用量的 1/3～1/2。新生儿、婴儿慎用。

【不良反应】

1. 较多见的不良反应　心理变态或幻想；呼吸微弱、缓慢或不规则；心率或快或慢、异常。

2. 少见的不良反应　惊厥、耳鸣、震颤或不能自控的肌肉运动等；荨麻疹；瘙痒、皮疹或脸肿等变态反应；精神抑郁和肌肉强直等。

3. 长期应用可引起药物依赖性 常用量引起依赖性的倾向较其他吗啡类药为弱。心率或快或慢、异常。症状：鸡皮疙瘩、食欲缺乏、腹泻、牙痛、恶心、呕吐、流涕、寒战、打喷嚏、打哈欠、睡眠障碍、胃痉挛、多汗、衰弱无力、心率增速、情绪激动或原因不明的发热。

【禁忌证】 对本品过敏患者禁用。

【注意事项】 下列情况应慎用。

1. 支气管哮喘。

2. 急腹症：在诊断未明确时，可能因掩盖真相造成误诊。

3. 胆结石：可引起胆管痉挛。

4. 原因不明的腹泻：可使肠道蠕动减弱、减轻腹泻症状而误诊。

5. 颅脑外伤或颅内病变：本品可引起瞳孔变小，视物模糊等临床体征。

6. 前列腺肥大病因本品易引起尿潴留而加重病情。

7. 重复给药可产生耐药性，久用有药物依赖性。

【药物相互作用】

1. 本品与抗胆碱药合用时，可加重便秘或尿潴留的不良反应。

2. 与美沙酮或其他吗啡类药合用时，可加重中枢性呼吸抑制作用。

3. 与肌肉松弛药合用时，呼吸抑制更为显著。

福尔可定 Pholcodine

【药物特点】 本品为复方制剂，其中制剂如下。

1. 福尔可定 具有中枢性镇咳作用。福尔可定药物依赖性比可待因小，在人体内不会代谢产生吗啡。

2. 盐酸曲普利啶 有中枢镇静作用的抗过敏药物。

3. 盐酸伪麻黄碱　为拟肾上腺药,可收缩鼻黏膜血管,减轻鼻塞、流涕症状。

4. 愈创木酚甘油醚　为恶心祛痰剂,通过刺激胃黏膜,引起轻微的恶心而反射性的使呼吸道腺体分泌增加,痰液稀释而易于咳出。

5. 海葱流浸膏　为草本植物提取液,有催吐化痰作用。

6. 远志流浸膏　为草本植物提取液,具有反射中枢神经作用,使肺部小支气管扩大,使痰液能顺利吐出,有化痰作用。

【适应证】　适用于无痰咳嗽的镇咳,并能减轻鼻塞、流涕等感冒症状。

【用法用量】　30 月龄以下婴儿:每次 2.5ml;30 月龄至 6 岁:每次 5ml;＞6 岁:每次 10ml;每日 3 次或每日 4 次口服。

【不良反应】　一般无不良反应,个别敏感者可出现思睡、头晕、胃肠不适、腹痛、恶心、呕吐、口干等。注意若有过敏症状,立即停止服药,并咨询医师。药物过量可能出现神经过敏、眩晕、恶心、头痛等症状,停药后症状逐渐消失。

【禁忌证】　有严重高血压、冠心病或正在服用单胺氧化酶抑制药的患者禁用本品;对本品各成分过敏者禁用。

【注意事项】　有严重肝肾功能损害者需调整用量。运动员慎用。

【药物相互作用】　尚不明确。

右美沙芬　Dextromethorphan

【药物特点】　本品为中枢性镇咳药,可抑制延髓咳嗽中枢而产生镇咳作用。其镇咳作用与可待因相等或稍强。一般治疗剂量不抑制呼吸,长期服用无药物依赖性和耐受性。

【适应证】　用于干咳，包括上呼吸道感染（如感冒和咽炎）、支气管炎等引起的咳嗽。

【用法用量】

1. 12 岁以上儿童　1 次 10～15ml（含氢溴酸右美沙芬 2mg/ml），每日 3 次。

2. 12 岁及以下儿童

（1）1～3 岁（10～15kg）：1 次 1.5～2ml，每日 3 次。

（2）4～6 岁（16～21kg）：1 次 2ml，每日 3 次。

（3）7～9 岁（22～27kg）：1 次 3～4ml，每日 3 次。

（4）10～12 岁（28～32kg）：1 次 4～5ml，每日 3 次。

【不良反应】　可见头晕、头痛、嗜睡、易激动、嗳气、食欲缺乏、便秘、恶心、皮肤过敏等，但不影响疗效。停药后上述反应可自行消失。过量可引起神志不清、支气管痉挛、呼吸抑制。

【禁忌证】

1. 妊娠 3 个月女性、有精神病史者及哺乳期女性禁用。

2. 服用单胺氧化酶抑制药停药不满 2 周的患者禁用。

【注意事项】

1. 1 岁以下儿童使用本品时请咨询医师。

2. 用药 7d，症状未缓解，请咨询医师或药师。

3. 哮喘患者、痰多的患者、肝肾功能不全患者慎用。

【药物相互作用】

1. 本品不得与单胺氧化酶抑制药及抗抑郁药并用。

2. 本品不宜与乙醇及其他中枢神经系统抑制药并用，因可增强对中枢的抑制作用。

3. 如与其他药物同时使用可能会发生药物相互作用，详情请咨询医师或药师。

（潘梦文）

第二节　化痰类药物

乙酰半胱氨酸　Acetylcysteine

【药物特点】　由于其化学结构中的巯基可使黏蛋白的双硫键断裂，降低痰黏度，使痰容易咳出。

【适应证】　适用于慢性支气管炎等咳嗽有黏痰而不易咳出的患者。

【用法用量】

1. 口服　临用前加少量温开水溶解，混匀服用，或直接口服。小儿：1 次 0.1g（以乙酰半胱氨酸计），每日 2～4 次。

2. 雾化吸入　每次 1 安瓿（3ml），每日 1～2 次，持续 5～10d。

【不良反应】　对呼吸道黏膜有刺激作用，有时引起呛咳或支气管痉挛。

水溶液中有硫化氢的臭味，部分患者可引起恶心、呕吐、流涕、胃炎等。

偶可引起咳血。

【禁忌证】　哮喘患者禁用。

本品性状发生改变时禁用。

【注意事项】　消化道溃疡患者应在医师指导下使用。

对本品过敏者禁用，过敏体质者慎用。

【药物相互作用】

1. 本品能增加金制剂的排泄。

2. 应避免本品与抗生素在同一溶液内混合服用。

3. 本品不得与糜蛋白酶配伍用药。

4. 本品不可与酸性药物同用，否者可降低本品作用。

氨溴索　Ambroxol

【药物特点】　本品具有黏液排除促进作用及溶解分泌

物特性。它可促进呼吸道内黏稠分泌物的排除及减少黏液的滞留，因而显著促进排痰，改善呼吸状况。

【适应证】　适用于伴有痰液分泌不正常及排痰功能不良的急性、慢性呼吸道疾病，例如慢性支气管炎急性加重、喘息性支气管炎、支气管扩张及支气管哮喘的祛痰治疗。术后肺部并发症的预防治疗。早产儿及新生儿婴儿呼吸窘迫综合征（IRDS）的治疗。

【用法用量】　注射用盐酸氨溴索（开顺），用前用 5ml 无菌注射用水溶解，缓慢静脉注射。

1. 预防治疗

（1）12 岁以上儿童：1 次 15mg，每日 2 次，缓慢静脉注射；严重病例可以增至每次 30mg。

（2）12 岁及以下儿童

小于 2 岁，1 次 7.5mg，每日 2 次。

2～6 岁：1 次 7.5mg，每日 3 次。

7～12 岁：1 次 15mg，每日 2～3 次，缓慢静脉注射。

2. 婴儿呼吸窘迫综合征（IRDS）的治疗　30mg/（kg·d），分 4 次给药应使用注射泵给药，静脉注射时间至少 5min。

【不良反应】　本品通常能很好耐受，轻微的上消化道不良反应曾有报道（主要为胃部灼热感、消化不良和偶尔出现的恶心、呕吐等）。变态反应极少出现，主要为皮疹。极少报道出现严重的急性变态反应，但其与盐酸氨溴索的相关性尚不能肯定，这类患者通常对其他物质亦产生过敏。

【禁忌证】

1. 已知对盐酸氨溴索或其他配方成分过敏者不宜使用。

2. 本品性状发生改变时禁止使用。

【注意事项】　应避免与中枢性镇咳药（右美沙芬）同时使用，以免稀化的痰液堵塞气道。

【**药物相互作用**】　本品与其他药物在同一容器内混合，注意配伍用药，应特别注意避免与头孢类抗生素、中药注射剂等配伍应用。本品与抗生素协同治疗（阿莫西林、头孢呋辛、红霉素、多西环素）可导致抗生素在肺组织浓度升高，与其他药物合用所致临床相关不良影响未见报道。禁止本品（pH5.0）与 pH＞6.3 的其他偏碱性溶液混合，pH增加导致产生本品游离碱沉淀。

羧甲司坦　Carboxymethylstein

【**药物特点**】　本品为黏液调节剂，主要作用于支气管腺体的分泌，使低黏度的唾液黏蛋白分泌增加，高黏度的岩藻黏蛋白产生减少，因而使痰液的黏稠性降低而易于咳出。

【**适应证**】　用于治疗慢性支气管炎、支气管哮喘等疾病引起的痰液黏稠、咳痰困难患者。

【**用法用量**】

1. 儿童剂量=成人用药剂量×儿童体重/70kg。

2. 2～5 岁儿童：1 次 2ml，每日 2 次。

超过 5 岁儿童：1 次 2ml，每日 3 次。

3. 部分临床医师的经验用法用量

2～3 岁儿童：1 次 1/3 支，每日 3 次。

4～8 岁儿童：1 次 1/2 支，每日 3 次。

超过 8 岁儿童：1 次 1 支，每日 3 次。

片剂（每片含羧甲司坦 0.25g）。

2～5 岁儿童：0.5 片/次，6～12 岁儿童：1 片/次，超过 12 岁儿童：2 片/次，每日 3 次，口服。

【**不良反应**】　可见恶心、胃部不适、腹泻、胃肠道出血、轻度头痛及皮疹等。

【**禁忌证**】

1. 消化道溃疡活动期患者禁用。

2. 对本品过敏者禁用，过敏体质者慎用。

3. 本品性状发生改变时禁止使用。

【注意事项】

1. 应避免同时服用强镇咳药及中枢镇咳药，以免痰液堵塞气道。

2. 如与其他药物同时使用可能会发生药物相互作用，详情请咨询医师或药师。

3. 服药 7d 后，如症状未缓解，应立即就医。

4. 有消化道溃疡史者慎用。

【药物相互作用】　尚不明确。

易坦静（氨溴特罗口服液）Ambroxool Hydrochloride and Clenbuterol Hydrochloride Oral Solution

【药物特点】　氨溴特罗口服溶液是由盐酸氨溴索和盐酸克仑特罗组成的复方制剂。其中盐酸氨溴索为黏液溶解剂，能增加呼吸道黏膜浆液腺的分泌，减少黏液腺分泌，降低痰液黏度，促进肺表面活性物质的分泌，增加支气管纤毛运动，使痰液易于咳出。盐酸克仑特罗为选择性 β 受体激动剂，有松弛支气管平滑肌，增强纤毛运动、溶解黏液，促进痰液排出的作用。

【适应证】　用于治疗急、慢性呼吸道疾病[如急（慢）性支气管炎、支气管哮喘、肺气肿等]引起的咳嗽、痰液黏稠、排痰困难、喘息等。肥厚型心肌病患者；对本品过敏者禁用。

【用法用量】

1. 小儿（12 岁以下）　口服，1 次 2.5～15ml，每日 2 次。

（1）8 月龄以下（4～8kg），1 次 2.5ml，每日 2 次，口服。

（2）8 月龄至 1 岁（8～12kg），1 次 5.0ml，每日 2 次，口服。

（3）2～3岁（12～16kg），1次7.5ml，每日2次，口服。

（4）4～5岁（16～22kg），1次10.0ml，每日2次，口服。

（5）6～12岁（22～35kg），1次15.0ml，每日2次，口服。

2. 12岁以上儿童　口服，1次20ml，每日2次；症状明显好转后可减至1次10ml，每日2～3次。

3. 对严重呼吸困难患者　最初2～3d，口服，1次20ml，每日3次。

【不良反应】

1. 精神神经系统　偶见头痛、手颤、嗜睡、不安、头晕、失眠、兴奋、四肢发麻等。

2. 循环系统　偶见心悸、心动过速、血压升高、心律失常等。

3. 过敏症　偶见过敏性皮疹，且在部分特异体质患者中，可发生全身性过敏，表现为瘙痒、支气管痉挛、低血压、虚脱等，此时应停药。

4. 其他　偶见ALT、AST升高、倦怠、胃肠不适等。

长期过量用药时，可致心律失常或心麻痹，应特别注意。长期用药的过量的症状，一般在停药后即消失。过量时的解毒剂为心脏选择性β受体阻断药，但有支气管痉挛史的患者应慎用。

【禁忌证】　肥厚型心肌病患者，对本品过敏者禁用。

【注意事项】

1. 甲状腺功能亢进症、高血压、心脏疾病（心功能不全、心律失常等）、糖尿病、重度肾功能不全患者慎用。

2. 运动员慎用。

【药物相互作用】

1. 与肾上腺素、异丙肾上腺素等儿茶酚胺类药物合用，可致心律失常，故不宜合用。

2. 正在服用MAO抑制药或三环类抗抑郁药的患者，

服用本品后，可增强本品对血管系统的作用，应特别注意。

3. 不宜与普萘洛尔等非选择性 β 受体阻断药合用。

4. 正在服用大量的其他交感神经兴奋剂的患者，服用本品时，应注意。

5. 曾有服用 $β_2$ 受体激动剂导致血清钾含量降低的报道，而黄嘌呤类药物、甾体类药物及利尿药可能加剧 $β_2$ 受体激动剂降低血清钾的作用，合用时应特别注意。尤其在低氧血症时，血清钾的降低对心律的影响更大，应监测血清钾。

（潘梦文）

第三节 平喘类药物

异丙托溴铵 Ipratropium Bromide

【药物特点】 异丙托溴铵是一种具有抗胆碱能（副交感）特性的四价铵化合物。临床前试验显示其通过拮抗迷走神经释放的递质而抑制迷走神经的反射。抗胆碱能药物可阻止乙酰胆碱和支气管平滑肌上的毒蕈碱受体相互作用引起细胞内-磷酸环鸟甘酸的增高。

吸入异丙托溴铵后，作用只局限于肺部而扩张支气管，不作用于全身。

沙丁胺醇为 $β_2$ 肾上腺素能受体激动剂，其作用为舒张呼吸道平滑肌。它作用于丛主支气管至终端肺泡的所有平滑肌，并有拮抗支气管收缩作用。

本品中异丙托溴铵和沙丁胺醇叠加作用于肺部的毒蕈碱和 $β_2$ 肾上腺素能受体而产生支气管扩张作用，疗效优于单一给药。

对中重度慢性阻塞性肺疾病患者的对照试验显示，本品的支气管扩张效应优于起单一成分的使用，且无潜在副作用。

【适应证】　适用于多种支气管扩张药联合应用的患者，用于治疗气道阻塞性疾病相关的可逆性支气管痉挛。

【用法用量】

1. 急性发作期　大部分情况下 1 小瓶（250μg）即治疗剂量能缓解症状，对于严重的病例 1 小瓶（250μg）治疗剂量不能缓解症状时，可使用 2 小瓶（500μg）药物进行治疗，但患者须尽快看医师或去就近的医院就诊。

2. 维持治疗期　每日 3～4 次，每次使用 1 小瓶即可。

小于等于 20kg，1 次 250μg；>20kg，1 次 500μg 多与 SABA 联合应用。

12 岁以下儿童每日剂量超过 1mg 应在医疗监护下给药。

12 岁及以上儿童每日剂量超过 2mg 应在医疗监护下给药。

【不良反应】

1. 应用本品常见不良作用包括头痛、眩晕、焦虑、心动过速、骨骼肌的细颤和心悸，尤其是对易感患者。

2. 应用 β_2 受体激动剂可导致潜在的严重低血钾，低钾血症可增加服用地高辛患者出现心律失常的危险，建议在此种情况时监测血钾水平。

3. 可出现咳嗽、局部刺激感，吸入性气管痉挛较少见。

4. 用药后可出现恶心、呕吐、出汗、肌肉无力和肌痛/肌肉痉挛，极少数病例出现舒张压下降，收缩压上升，心律失常，尤其是使用较大剂量药物后。

5. 极少数病例出现皮肤反应或变态反应，尤其是高敏患者。

6. 少数报道使用拟 β 类药物吸入治疗后出现心理上的改变。

7. 最常见的非呼吸道不良反应为口干和发声困难。

8. 异眼部副作用，胃肠动力障碍和尿潴留仅出现于少数病例，并且可完全恢复正常。

【禁忌证】　对本品的任何成分或对阿托品及其衍生物过敏者禁用。

【注意事项】　运动员慎用。

【药物相互作用】

1. β 受体激动剂和黄嘌呤类制剂能增强支气管扩张作用。

2. 当雾化吸入的异丙托溴铵与 β 受体激动剂同时使用时，有窄角型青光眼病史的患者可能增加急性青光眼发作的危险。

3. 吸入卤化羟类麻醉剂（如卤烷、三氯乙烯和安氟醚）可以增加 β 受体激动剂对心血管作用的易感性。

4. 对正在接受单胺氧化酶抑制药或三环类抗抑郁药治疗的患者应慎用 β 肾上腺素能激动剂，因为 β 肾上腺素能激动剂作用可因此被增强。

5. 同时应用 β 受体阻滞药可使支气管扩张效果显著降低。

6. 黄嘌呤衍生物，皮质类固醇和利尿药可增强由 β 受体激动剂引起的低钾血症。

硫酸特布他林　**Terbutaline Sulfate**

【药物特点】　硫酸特布他林是一种肾上腺素能激动剂。可选择性激动 β_2 受体而舒张支气管平滑肌、抑制内源性致痉挛物质的释放及内源性介质引起的水肿，提高支气管黏膜纤毛上皮廓清能力，也可舒张子宫平滑肌。

【适应证】　适用于支气管哮喘、慢性喘息性支气管炎、阻塞性肺气肿和其他伴有支气管痉挛的肺部疾病有关的支气管痉挛患者。

【用法用量】　由于没有足够的临床试验证实该药在儿童使用的安全性和有效性，不推荐在小于 12 岁的儿童中使用特布他林。

1. 片剂　每片 2.5mg，每次 0.065mg/kg，每 8 小时 1 次，口服。

2. 注射液　0.25mg 加入生理盐水 100ml 中，以 0.0025mg/min 的速度缓慢静脉滴注。

3. 吸入剂型　特布他林雾化液，<20kg，2.5mg/次；≥20kg，5mg/次，视病情轻重每日给药 3 次。

24h 内总量不应超过 6mg。

【不良反应】　按照所推荐的剂量、不良反应发生率低，多为轻度，可耐受，不影响继续治疗。主要症状如下。

1. 中枢神经系统　震颤、神经质、头晕、头痛。偶有嗜睡。

2. 心血管系统　心悸、心动过速。

【禁忌证】　对本品及其他肾上腺素受体激动剂过敏者禁用。

【注意事项】

1. 本品应慎用于对拟交感神经胺易感性增高者，如未经适当控制的甲状腺功能亢进患者。

2. β_2 受体激动剂有增高血糖的作用，因此糖尿病患者用本品时，应特别注意控制血糖。

3. β_2 受体激动剂已成功用于严重缺血性心功能衰竭的急性治疗。但这类药物有致心律失常的可能性，应慎用。

4. 高血压、癫痫患者慎用。

5. 与其他拟交感神经药合用可加重副作用。

6. 不宜与 β 肾上腺素受体阻滞药合用。

7. 运动员慎用。

【药物相互作用】

1. 同时应用其他肾上腺素受体激动药者作用增加，但不良反应也增加。

2. 并用茶碱时，可增加舒张支气管平滑肌作用，但不良反应也增加。

3. 避免与单胺氧化酶抑制药及抗抑郁药同时应用。

丙酸倍氯米松　Beclomethasone Propionate

【药物特点】　丙酸倍氯米松为人工合成的强效外用肾上腺皮质激素类药物。丙酸倍氯米松气雾剂外用具有如下作用。

抗炎、抗过敏、止痒及减少渗出作用、能抑制支气管渗出物，消除支气管黏膜肿胀，解除支气管痉挛。

可以减轻和防止阻滞对炎症的反应，能消除局部肺感染下炎症引起的发热、发红及肿胀、从而减轻炎症的表现。

免疫抑制作用：防止或抑制细胞中介的免疫反应，延迟性变态反应，并减轻原发免疫反应的扩展。

本品局部应用，对钠潴留及肝糖原异生作用很弱，也无雄性、雌性及蛋白同化激素样的作用，对体温和尿也无明显影响，吸入给药给支气管喘息的疗效比口服更有效。

【适应证】

1. 本品局部用于肺，无明显全身作用，可用于哮喘的治疗和预防；用于及时采用最高剂量的支气管扩张剂也不足以控制其病情的哮喘患者。

2. 依赖激素治疗的哮喘患者。

【用法用量】　丙酸倍氯米松雾化溶液每次 0.8mg，每 6～8 小时 1 次。

1. 12 岁以上儿童　口腔喷雾，每日 2 次，每次 2 喷或每日 4 次，每次 1 喷，若需要可增至每日 3～4 次，每次 2 喷。

2. 4～12 岁儿童　每日最大用量为 400μg，分次使用或严格遵守医嘱。

【不良反应】

1. 感染及侵袭性疾病　非常常见：口腔及喉部的念珠菌病。

一些患者会发生口腔和喉部念珠菌病，当每日使用400μg以上丙酸倍氯米松时，这种病的发生率升高。患者如果出现念珠菌沉淀素的血浓度升高，提示既往患过感染，这类患者最可能发生这种并发症。使用本品后，以清水漱口可能对患者有所帮助。有症状的念珠菌病可局部用抗真菌药物治疗，同时可以继续使用必可酮吸入气雾剂。

2. 免疫系统失调

（1）不常见：皮疹、风疹、瘙痒症及红斑。

（2）非常罕见：眼、脸部、唇及喉部的水肿。呼吸综合征[呼吸困难和（或）支气管痉挛]和变态样/变态反应。

3. 内分泌失调　非常罕见：库欣综合征，库欣样综合征，肾上腺抑制，儿童和青少年生长发育迟缓，骨矿物质密度减少，白内障和青光眼。

4. 精神失调　非常罕见：焦虑，睡眠紊乱，行为改变。包括活动过度、易激惹（主要见于儿童）。

5. 呼吸系统、胸部及纵隔

（1）常见：声嘶，喉部刺激。有些患者吸入本品后会产生声嘶或喉部刺激的症状。吸入本品后立即用清水漱口将对患者有所帮助。

（2）非常罕见：异常支气管痉挛。

【禁忌证】　对本品任何成分有过敏史的患者。

【注意事项】

1. 本品供吸入使用。为达最佳疗效，无症状时亦需要定期用药。

2. 本气雾剂适用于轻症哮喘，急性发作时应加用其他平喘药。

3. 用药后应在哮喘控制良好的情况下逐渐停用口服皮质激素，一般在本气雾剂治疗4～5d后才慢慢减量停用。

4. 当药品性状发生改变时，禁止使用。

5. 慎用活动性或静止期肺结核患者。

【药物相互作用】

1. 本品可能对人甲状腺对碘的摄取、清除和转化率有影响。

2. 胰岛素能与本品产生拮抗作用，糖尿病患者应注意调整用药剂量。

丙酸氟替卡松 Fluticasone propionate

【药物特点】 吸入推荐量丙酸氟替卡松，在肺部产生强效糖皮质激素的抗炎作用，而无全身用糖皮质激素所见的副作用。

长期用丙酸氟替卡松期吸入治疗期间，肾上腺储备功能维持在正常范围内。

毒理研究仅见典型的强效皮质激素作用，仅剂量大大超过推荐治疗剂量时出现。

【适应证】 吸入丙酸氟替卡松给药可预防性治疗哮喘。任何需要预防性药物治疗的儿童，包括接受目前的预防性治疗不能控制症状的患者。

【用法用量】 辅舒酮吸入气雾剂只能经口吸入。对吸气和吸药同步进行有困难的患者可以借助储雾罐。患者应注重辅舒酮吸入气雾剂用于预防性的治疗，即使无症状也应定期使用。用药后 4～7d 显效。

1. 4 岁以上儿童 每次 50～100μg，每日 2 次。起始剂量应根据病情的严重程度而定。若本品不能达到医师处方的准确儿童剂量，请使用辅舒酮的其他制剂，如准纳器、碟式吸纳器或其他气雾剂。

给药剂量超过 1000μg（500μg，每日 2 次）时，应借助储雾罐以减少对口腔和咽喉的副作用。

2. 特殊患者 对肝或肾功能损害的患者无须调整剂量。应将剂量逐渐减少至可有效控制哮喘的最低剂量。

【不良反应】 某些患者出现口腔和咽部白念珠菌感染

（真菌性口腔炎），患者于吸入本药后用水漱口可能有益。可在继续吸入丙酸氟替卡松的同时，局部用抗真菌治疗白念珠菌感染。某些患者吸入丙酸氟替卡松可能引起声嘶，吸入后即用水漱口可能是有益的。与其他吸入疗法一样，给药后可能出现支气管痉挛，此时应立即吸入速效支气管扩张剂，立即停用丙酸氟替卡松气雾剂，检查患者，必要时改用其他疗法。

【禁忌证】　禁用于对制剂中任何成分有变态反应的患者。

【注意事项】　哮喘的控制应采取渐进方案，应对患者进行临床疗效和肺功能监测。

控制症状的短效 β_2 受体激动剂吸入量的增加，说明哮喘病情恶化。此时应重新制订治疗计划。

突然和进行性的哮喘病情恶化是有潜在生命危险的，应考虑增加皮质激素剂量，对有危险的患者，可每日进行峰流速监测。

丙酸氟替卡松气雾剂不用于哮喘急性发作，而是用于常规的长期控制，患者需要吸入速效和短效支气管扩张剂以缓解急性哮喘症状。

【药物相互作用】　丙酸氟替卡松与利托那韦同时使用可能导致系统糖皮质激素效应（库欣综合征及肾上腺功能抑制），应避免两者合用。

丙卡特罗　Procaterol

【药物特点】

1. 支气管扩张作用　通过抑制犬、猫及豚鼠的气道阻力增加的效果来看，盐酸丙卡特罗的支气管扩张作用与异丙肾上腺素相同或更强，强于沙丁胺醇及间羟基异丙肾上腺素。通过犬、猫及豚鼠研究了盐酸丙卡特罗支气管扩张作用持续时间，发现它比异丙肾上腺素、喘速宁、间羟基异丙肾上腺素及沙丁胺醇的持续时间长。

2. 对 β_2 受体的选择性　用犬、猫及豚鼠研究盐酸丙卡特罗对心血管系统及呼吸系统的 β 受体的选择时发现,其脏器选择性均优于异丙肾上腺素、喘速宁、间羟基异丙肾上腺素及沙丁胺醇。

3. 抗过敏作用　以对豚鼠或大白鼠的反应性呼吸道阻力增大、PCA 反应及肺部的组胺游离、成人支气管哮喘患者的皮肤反应以及对吸入变应原诱发哮喘的抑制为指标研究后发现,盐酸丙卡特罗的抗过敏作用强于异丙肾上腺素、间羟基异丙肾上腺素及沙丁胺醇。

4. 对呼吸道分泌系统的作用　盐酸丙卡特罗使各自的呼吸道纤毛运动亢进。

5. 对运动诱发哮喘发作的抑制作用　盐酸丙卡特罗可疑抑制由运动诱发的哮喘。

6. 对气道高反应的作用　盐酸丙卡特罗可以抑制接种 C 型流感病毒引起的犬的气道高反应性。

7. 对血管通透性增加的作用　盐酸丙卡特罗对各种致炎物质引起的大白鼠背部皮下空气囊内的血管通透性增加及水肿的形成具有抑制作用,这种作用与异丙肾上腺素基本相同。另外,它对吸入组胺引起的豚鼠肺水肿的形成具有抑制作用,这种作用强于沙丁胺醇。

8. 对咳嗽的作用　盐酸丙卡特罗可抑制因吸入 P 物质诱发的急性支气管炎患者的咳嗽。

9. 对心血管系统的作用　盐酸丙卡特罗对心率增加作用,血压下降作用及颈动脉闭塞未产生明显影响。

【**适应证**】　本品缓解下述疾病的呼吸道阻塞性障碍引起的呼吸困难等症状:支气管哮喘、慢性支气管炎、急性支气管炎、喘息性支气管炎。

【**用法用量**】

1. 6 岁及以上小儿　每日 1 次,睡前口服;或每日 2

次，早、晚睡前口服，1 次 25μg（相当于口服溶液 5ml）；一般 25μg（口服溶液 5ml），q12。

2. 6 岁以下小儿　每日 2 次，早、晚睡前口服；或每日 3 次，早、中、晚睡前口服；1 次 1.25μg/kg（相当于口服溶液 0.25ml/kg）。

另外，可根据年龄、症状适当增减；一般 1.25μg/kg，每日 1～2 次。

通常 6 岁以下小儿的 1 次给药量标准如下。

（1）1 岁以下：每日 10～15μg（相当于口服溶液 2～3ml）。

（2）1～3 岁：每日 15～20μg（相当于口服溶液 3～4ml）。

（3）4～6 岁：每日 20～25μg（相当于口服溶液 4～5ml）。

【不良反应】

1. 严重的不良反应

（1）严重的低血钾：国外报道了 β_2 受体兴奋剂引起严重的低血钾。同于 β_2 受体兴奋剂产生的，血钾值的降低作用会由于配伍黄嘌呤衍生物、甾体制剂及利尿药而增强，所以对重症哮喘患者要特别注意。而且，低氧血症有时会增强血清钾值的低下对心律的作用。这时最好能监控血清钾值。

（2）休克、过敏样症状：偶有休克、过敏样症状，故应注意观察，发现异常时，减量或中止给药，采取适当措施。

2. 其他不良反应

（1）心血管系统：有时出现心悸和频脉，发热。

（2）精神、神经系统：有时会出现肌肉震颤、头痛、偶有眩晕、失眠等，还会出现指痉挛、肌肉强制性痉挛等。

（3）消化系统：时有恶心、呕吐或偶有口渴、胃部不适感。

（4）过敏症：时有皮疹发生。

（5）肝脏：有时会出现 GOT、GPT、LDH 上升等肝功能障碍。

（6）其他：偶有周身倦怠感、鼻塞、耳鸣等。另外，有时可见到血钾值降低。

【禁忌证】　正在使用儿茶酚胺制剂（肾上腺素、异丙肾上腺素）治疗的患者禁用。

对本品成分有过敏史的患者禁用。

【注意事项】　下述患者慎用。

1. 甲状腺功能亢进　可能会使甲状腺功能恶化。

2. 高血压　可能会使血压上升。

3. 心脏病　可能会出现心悸、心律失常等。

4. 糖尿病　可能会使糖尿病恶化。

5. 其他　妊娠或有可能妊娠的妇女。

【药物相互作用】　儿茶酚胺制剂（肾上腺素、异丙肾上腺素），有心律失常，甚至心搏停止危险。黄嘌呤衍生物，有时会增强降血钾等不良反应。

甾体制剂及利尿药，有时会增强降血钾作用。

布地奈德　Budesonide

【药物特点】　布地奈德是一种强效糖皮质激素活性和弱盐皮质激素活性的抗炎性皮质类固醇药物。糖皮质激素已被证实对多种细胞类型（如肥大细胞、嗜酸性粒细胞、中性白细胞、巨噬细胞及淋巴细胞）和介导因子（如组胺、类花生酸类、白三烯类及细胞因子类）参与的过敏性或非过敏性炎症存在广泛的抑制作用。

【适应证】　治疗支气管哮喘，可替代或减少口服类固醇治疗。

【用法用量】　雾化吸入，1 次 30min。

1. 起始剂量、严重哮喘期或减少口服糖皮质激素时的剂量　1 次 0.5～1mg，每日 2 次。

2. 维持剂量　维持剂量应个体化，应是患者保持无症状的最低剂量，建议剂量：1 次 0.25～0.5mg，每日 2 次。

【不良反应】

1. 发生率≥3%

（1）呼吸系统疾病

呼吸系统感染：安慰剂，36%；吸入用布地奈德混悬液日剂量：0.25mg，34%；0.5mg，35%；1mg，38%。

鼻炎：安慰剂，9%；吸入用布地奈德混悬液日剂量：0.25mg，7%；0.5mg，11%；1mg，12%。

咳嗽：安慰剂，5%；吸入用布地奈德混悬液日剂量：0.25mg，5%；0.5mg，9%；1mg，8%。

（2）防御机制受损

中耳炎：安慰剂，11%；吸入用布地奈德混悬液日剂量：0.25mg，12%；0.5mg，11%；1mg，9%。

病毒性感染：安慰剂，3%；吸入用布地奈德混悬液日剂量：0.25mg，4%；0.5mg，5%；1mg，3%。

念珠菌病：安慰剂，2%；吸入用布地奈德混悬液日剂量：0.25mg，4%；0.5mg，3%；1mg，4%。

（3）消化系统疾病

胃肠炎：安慰剂，4%；吸入用布地奈德混悬液日剂量：0.25mg，5%；0.5mg，5%；1mg，5%。

呕吐：安慰剂，2%；吸入用布地奈德混悬液日剂量：0.25mg，4%；0.5mg，4%；1mg，2%。

腹泻：安慰剂，2%；吸入用布地奈德混悬液日剂量：0.25mg，3%；0.5mg，2%；1mg，3%。

（4）听力及前庭系统紊乱：耳感染，安慰剂，4%；吸入用布地奈德混悬液日剂量：0.25mg，2%；0.5mg，4%；1mg，5%。

（5）血小板、出血和凝血紊乱：鼻出血，安慰剂，1%；吸入用布地奈德混悬液日剂量：0.25mg，2%；0.5mg，4%；1mg，3%。

（6）视力疾病：结膜炎，安慰剂，2%；吸入用布地奈德混悬液日剂量：0.25mg，＜1%；0.5mg，4%；1mg，2%。

（7）皮肤及其附件疾病：皮疹，安慰剂，3%；吸入用布地奈德混悬液日剂量：0.25mg，＜1%；0.5mg，4%；1mg，2%。

上列数据中显示发生率≥3%的，且在吸入不用布地奈德混悬液组组中发生率超过安慰剂组所有不良事件。

2. 发生率 1%～23%　至少有 1 个吸入用布地奈德混悬液治疗组发生率超过安慰剂组的不良事件。

（1）全身反应：变态反应，胸痛、疲劳、流感样症状。

（2）呼吸系统：喘鸣。

（3）防御机制受损：单纯疱疹、外耳感染、感染。

（4）中枢和外周神经系统：发声困难、运动过度。

（5）皮肤和皮肤附属器：湿疹、脓疱疹、瘙痒。

（6）听力和前庭：耳痛。

（7）视觉：眼部感染。

（8）精神病学：厌食症、情绪不稳。

（9）肌肉骨骼系统：骨折、肌痛。

（10）用药部位：接触性皮炎。

（11）血小板、出血和凝血：紫癜。

（12）白细胞和抵抗力：颈部淋巴结病。

3. 发生率＜1%（偶见的不良事件）　速发或迟发型变态反应，包括皮疹、接触性皮炎、荨麻疹、血管性水肿及支气管痉挛；肾上腺皮质机能减退和肾上腺功能亢进症状；青光眼、白内障；精神类症状，包括抑郁、攻击性反应，易激惹、焦虑、精神病；以及骨病，包括股骨头缺血性坏死和骨质疏松。

【禁忌证】　对布地奈德或其他任何成分过敏者禁用。

【注意事项】

1. 运动员慎用。

2. 服用类固醇停药期间，一些患者可能出现口服类固醇撤药相关的症状，如关节和（或）肌肉痛、倦怠及情绪低落。

3. 布地奈德可进入循环系统，高剂量时可能出现全身活性，因此服用超过推荐剂量或治疗中未滴定至最低有效剂量，可能出现 HPA 抑制情况。

4. 由于存在全身吸收可能性，应当对出现的任何全身类固醇作用进行观察。

5. 治疗期间，少数患者可能出现一些全身类固醇作用，如肾上腺功能亢进、骨密度降低，以及肾上腺抑制，特别是较高剂量时。

6. 持续治疗对儿童生长速度的潜在影响，需要结合替代治疗方案的临床收益和风险加以权衡呼吸道存在活动性或非活动性结核感染，未加治疗的全身性真菌、细菌、病毒或寄生虫感染，或者眼单疱病毒的患者。

7. 罕有青光眼、眼内压升高以及白内障。

8. 当从全身类固醇转为吸入类固醇治疗的患者，需特别小心，曾有转变期间或期后因肾功能不全导致死亡病例，全身类固醇停药后，需 HPA 轴功能恢复需要数月时间。服用 20mg 泼尼松或更大剂量的泼尼松（或相当剂量的口服类固醇）治疗的患者受到影响最大，尤其全身类固醇完全撤药时。

9. HPA 轴抑制期间，当遇到创伤、手术、感染（尤其胃肠炎）或其他与严重电解质损失有关的情况时，可能出现肾上腺皮质功能不全的症状或体征。在应激反应或严重哮喘发作时，患者需额外口服类固醇。

10. 口服类固醇转为吸入用布地奈德的患者要缓慢撤药，撤药期间密切观察患者的肺功能、β受体激动剂使用情况及哮喘症状，还需观察与肾上腺皮质功能不全相关症状，如疲劳、倦怠、虚弱、恶心、呕吐及低血压。

11. 以前曾接受高剂量类固醇全身治疗的患者，从口服治疗改用布地奈德治疗时，可能会发生早起的过敏症状或其他免疫系统疾病，如鼻炎、结膜炎、红细胞异常、湿疹、关节炎。布地奈德不是支气管扩张剂，不应用于快速缓解急性支气管痉挛或其他哮喘急性发作吸入布地奈德出现急性支气管痉挛，立即使用一种速效吸入性支气管扩张剂进行治疗，中断布地奈德治疗。

【药物相互作用】　与酮康唑、伊曲康唑、克拉霉素、红霉素等联合应用时，可能使布地奈德的代谢受抑制，西咪替丁可导致布地奈德清除率轻微下降。

氨茶碱　Aminophylline

【药物特点】　气管舒张部分由于内源性肾上腺素及去甲肾上腺素释放的结果，且为嘌呤受体阻滞药，能对抗腺嘌呤等呼吸道收缩作用，茶碱能增强膈肌收缩力，尤其膈肌无力时更显著，微弱舒张冠状动脉，外周血管及胆管平滑肌作用，轻微增加收缩力及轻微利尿作用。

【适应证】　适用于支气管哮喘、慢性喘息性支气管炎、慢性阻塞性肺病等缓解喘息症状；也可用于心功能不全和心源性哮喘。

【用法用量】　小儿常用量。

1. 静脉注射　1 次按体重 2～4mg/kg，以 5%～25%葡萄糖注射液稀释后缓慢注射。

对 SABA、SAMA、ICS、全身性糖皮质激素、硫酸镁治疗无反应的重度哮喘，可给予茶碱类药物，先给负荷量 4～6mg/kg（≤250mg），加 30～50ml 液体，于 20～30min 缓慢静脉滴注，继续用维持量 0.7～1.0mg/（kg·h）输液泵维持，24h 内≤20mg/kg；或每 6～8 小时 4～6mg/kg 静脉滴注。若 24h 内用过氨茶碱，茶碱首剂剂量减半。用氨茶碱负荷量后 30～60min 测血药浓度，茶碱平喘的有效血药质量浓度为 12～15μg/ml，若<10μg/ml，应追加一次氨茶碱，剂量根据 1mg/kg 提高血药浓度 2μmol/L 计算。若血药质量

浓度>20μg/ml 应暂时停用氨茶碱,4～6h 后复查血药浓度。

其松弛支气管平滑肌的有效血药质量浓度为 10～20μg/ml,>20μg/ml 时可引起茶碱毒性反应,>40μg/ml 时可能导致死亡。

因为其"治疗窗"较窄,毒性反应相对较大,一般不作为首选用药,仅用于对支气管舒张药物和糖皮质激素治疗无反应的重度哮喘患儿,最好在心电监护、血药浓度监测条件下进行。

2. 口服　氨茶碱片 3～5mg/kg,每日 3 次。

【不良反应】　常见的不良反应:恶心、胃部不适、呕吐、食欲缺乏,也可见头痛、烦躁、易激动。茶碱的毒性常出现在血清浓度 15～20μg/ml,特别在治疗开始,早期多见有恶心、呕吐、易激惹、失眠等;血清浓度超过 21～40μg/ml,可出现心动过速、心律失常;血清浓度超过 40μg/ml,可发生发热、失水、惊厥等症状,严重的甚至引起呼吸、心搏停止致死。

【禁忌证】　对本品过敏者,活动性消化性溃疡及未控制的惊厥患儿。

【注意事项】

1. 定期监测血清茶碱浓度。

2. 肝肾功能异常、年龄超过 55 岁的特别是男性或伴发慢性肺疾病、心力衰竭及持续发热患者,茶碱持续时间显著延长。

3. 心率或节律改变均应监测。

4. 高血压及非活动性消化性溃疡慎用。

5. 新生儿及55岁以上患者血浆清除率降低,注意减量,并慎用。

【药物相互作用】　地尔硫䓬、维拉帕米可干扰茶碱在肝内的代谢,西咪替丁可降低肝清除率;某些抗生素,如大环内酯类的红霉素、罗红霉素、克拉霉素,喹诺酮类的依诺沙星、环丙沙星、氧氟沙星、左氧氟沙星、克林霉素、林可霉素等可降低茶碱清除率，尤以红霉素、依诺沙星明显；苯巴比妥、苯妥英、利福平可诱导肝药酶，加快茶碱肝清除，茶碱亦干扰苯妥英吸收；锂盐合用，可使锂的肾排泄增加，美西律合用，降低茶碱清除率，咖啡因或嘌呤类药物合用，增加作用及毒性。

多索茶碱　Doxofylline

【药物特点】　多索茶碱甲基黄嘌呤的衍生物，是一种支气管扩张剂，可直接作用于支气管，松弛支气管平滑肌。通过抑制平滑肌细胞内的磷酸二酯酶等作用，松弛平滑肌，从而达到抑制哮喘的作用。

【适应证】　支气管哮喘、喘息性慢性支气管炎及其他支气管痉挛引起的呼吸困难。

【用法用量】　推荐有效用药剂量 5～8mg/kg，20～30min 静脉滴注，中毒剂量 10mg/kg，当血药浓度 20～40mg/L 时可出现心动过速、心律失常；当血药浓度超过 40mg/L 时可出现发热、失水、惊厥严重者甚至心搏、呼吸骤停致死。

【不良反应】　使用黄嘌呤衍生物可能引起恶心、呕吐、上腹部疼痛、头痛、失眠、易怒、心动过速、期前收缩、呼吸急促、高血糖、蛋白尿。如过量使用还会出现严重心律失常、阵发性痉挛等。此表现为初期中毒症状，此时应暂停用药，请医师诊断，监测血药浓度。但在上述中毒迹象和症状完全消失后仍可继续使用。

【禁忌证】　对多索茶碱或黄嘌呤衍生物类药物过敏者，急性心肌梗死患者禁用。

【注意事项】

1. 茶碱类药物个体差异较大，多索茶碱剂量亦要视个体病情变化选择最佳剂量和用药方法。并监测血药物浓度。

2. 患有甲状腺功能亢进、窦性心动过速、心律失常者，请遵医嘱用药。

3. 严重心、肺、肝、肾功能异常者以及活动性胃、十二指肠溃疡患者慎用。

【药物相互作用】 本品不得与其他黄嘌呤类药物同时服用，建议不要同时饮用含咖啡因的饮料或食品。

沙丁胺醇　Albuterol

【药物特点】 沙丁胺醇是选择性 β_2 肾上腺素能受体激动剂，在治疗剂量下，对可逆性气道阻塞疾病示起效快（5min 内）、短效（药效持续 4～6h）的支气管扩张剂。其主要作用于位于支气管平滑肌上的 β_2 肾上腺素能受体，由于它起效迅速，故特别适用于治疗和预防哮喘急性发作。

【适应证】 用于治疗支气管哮喘或喘息型支气管炎等伴有支气管痉挛的呼吸道疾病。

【用法用量】

1. 气雾剂

（1）间歇性用法：间歇性治疗每日重复 4 次，应从低剂量开始。

成人：0.5～1.0ml（2.5～5.0mg），以注射用生理盐水稀释至 2.0ml 或 2.5ml，喷雾可维持约 10min；部分成人可能需要 10mg 的较高剂量，可不经稀释，将 2.0ml（10mg）本品直接置入喷雾装置中，雾化吸入，直至支气管得到扩张为止，通常需要 3～5min。

儿童：1.5～12 岁以下儿童的常用剂量为 0.5ml（2.5mg 沙丁胺醇）以注射用生理盐水稀释到 2.0ml 或 2.5ml，部分儿童可能需要增至 5mg，由于有可能发生短暂的低氧血症，可考虑辅以氧气治疗。

（2）连续性治疗：将本品以注射用生理盐水稀释成每毫升含 50～100μg 沙丁胺醇的溶液，雾化吸入的通常给药速率为 1mg/h，最高可增至 2mg/h。

2. 注射剂

（1）静脉注射：1 次 0.4mg（1 支），用 5%葡萄糖注射液 20ml 或氯化钠注射液 20ml 稀释后缓慢注射。

（2）静脉滴注：1 次 0.4mg（1 支），用 5%葡萄糖注射液 100ml 稀释后滴注。

（3）肌内注射：1 次 0.4mg（1 支），必要时 4h 可重复注射。

【不良反应】

1. 免疫系统　非常罕见：变态反应包括血管神经性水肿、荨麻疹、支气管痉挛、低血压和虚脱。

2. 代谢及营养　罕见：低钾血症；β_2 受体激动剂的治疗有引起严重低钾血症发生的潜在可能性。

3. 神经系统

（1）常见：震颤、头痛。

（2）非常罕见：亢进。

4. 心脏系统

（1）常见：心动过速。

（2）不常见：心悸。

（3）非常罕见：心律失常、包括心房纤颤，室上性心动过速和期前收缩。

5. 血液系统　罕见：外周血管扩张。

6. 呼吸系统（胸部，纵隔）　非常罕见：异常支气管痉挛；与其他吸入疗法一样，用药后也可能会出现伴有喘鸣即刻加重的异常性支气管痉挛。发生时，应立即此采用其他给药方法或吸入另一种速效的支气管扩张剂，并立即停止使用本剂，对患者进行评估，必要时应改变治疗方法。

7. 胃肠道　不常见：口腔及喉部刺激。

8. 肌肉、骨骼及结缔组织　不常见：肌肉痉挛；本品会造成患者骨骼肌的轻微震颤，通常双手是受影响最明显的部位。这种作用是剂量相关的,是所有 β 肾上腺素能受体激动剂的共同特征。与其他 $β_2$ 受体激动剂一样,有儿童多动症的极个别报道。

【禁忌证】 对本品任何成分有过敏史者禁用。

【注意事项】

1. 对其他肾上腺素受体激动剂过敏者可能对本品呈交叉过敏。

2. 高血压、冠状动脉供血不足、糖尿病、甲状腺功能亢进等患者应慎用。

3. 长期使用可形成耐药性,不仅疗效降低,且有加重哮喘的危险,应考虑开始施行或增加皮质类固醇治疗。

【药物相互作用】

1. 同时应用其他肾上腺素受体激动剂者,其作用可增加,不良反应也可能加重。

2. 并用茶碱类药时,可增加松弛支气管平滑肌的作用。也可能增加不良反应。

沙美特罗/丙酸氟替卡松
Fluticasone Salmeterol Propionate

【药物特点】 本品含有沙美特罗与丙酸氟替卡松,沙美特罗起控制症状作用,而丙酸氟替卡松改善肺功能并预防病情恶化。沙美特罗有一条能与受体外点结合的长侧链的选择性长效 $β_2$ 肾上腺素受体激动剂,可抑制人体吸入过敏原后的速发及迟发反应;体外试验表明沙美特罗可抑制人肺部肥大细胞介质(如组胺、白三烯和前列腺素 D_2)释放。

【适应证】

1. 哮喘 本品以联合用药形式(支气管扩张剂和吸入皮质激素),用于可逆性阻塞性气道疾病的规则治疗,包括成人和儿童哮喘。

2. 慢性阻塞性肺疾病 适用于慢性阻塞性肺疾病患

者，包括慢性支气管炎及肺气肿的常规治疗。

【用法用量】

1. 12 岁及以上青少年　每次 1 吸，每日 2 次（沙美特罗 50μg 和丙酸氟替卡松 100/250/500μg 均可）。

2. 4～11 岁儿童　每次 1 吸，每日 2 次（沙美特罗 50μg 和丙酸氟替卡松 100μg）。

【不良反应】

1. 沙美特罗　曾报道震颤、主观的心悸及头痛等 β_2 受体激动剂的药理学副作用，均未暂时性，并随规律治疗而减轻。

一些患儿可出现心律失常（包括心房纤颤、室上性心动过速及期外收缩），通常为敏感型患者曾有关节痛，肌痛，肌肉痉挛及变态反应包括皮疹、水肿和血管神经性水肿的报道。

曾有口咽部刺激的报道。

非常罕见高血糖症的报道。

可能出现的系统作用包括肾上腺抑制、儿童和青少年发育迟缓、骨矿物密度降低、白内障和青光眼。

2. 丙酸氟替卡松　有些患者可出现声嘶和口咽部念珠菌病（鹅口疮）。

有关皮肤变态反应的报道不常见。罕有血管神经性水肿的变态反应报道（主要为面部和口咽水肿），呼吸道症状［如呼吸困难和（或）支气管痉挛］也有报道，变态反应罕见。

常报道（＞1/100，＜1/10）的不良反应有声嘶/发音困难、咽部刺激、头痛、口咽部念珠菌病及心悸。

非常罕见高血糖症、焦虑、睡眠紊乱、行为改变包括活动亢进、易激惹（主要见于儿童）。

【禁忌证】　对本品任何成分活性成分或赋形剂有过敏史者禁用。

本品含有乳糖，对乳糖及牛奶过敏的患者禁用。

【注意事项】

1. 运动员慎用。

2. 本品不适用于缓解急性哮喘发作，缓解急性哮喘发作需要使用快速短效的支气管扩张剂（如沙丁胺醇）。应建议患者随时携带能够快速缓解哮喘急性发作的药物。本品不推荐作为哮喘控制的起始治疗药物，应在病情所需皮质激素的合适剂量已确立时使用。

3. 与所有吸入性皮质激素一样，肺结核患者慎用本品；甲状腺功能亢进的患者慎用本品；对拟交感胺类有异常反应的患者慎用。

4. 所有拟交感神经兴奋性药物，特别是服用剂量较高时，均可能导致心血管系统反应，如收缩压升高和心率加快。因此，已患有心血管疾病的患者应谨慎使用本品。

5. 建议长期接受吸入性皮质激素治疗的儿童定期检查身高。

6. 在应激状态和择期手术期间，应考虑添加系统性糖皮质激素治疗。

7. 如确有以下疾病，应谨慎使用吸入性皮质激素：未治疗的全身性真菌、细菌、病毒或寄生虫感染及眼部单纯疱疹。

8. 如增加使用短效支气管扩张剂来缓解哮喘症状，提示对哮喘的控制尚不满意，需由医师再次评估。哮喘控制的突发性和进行性恶化可能危及生命，应找医师紧急复查。同样，当本品当前剂量不足以控制哮喘时，应找医师复查。

【药物相互作用】　哮喘患者，应避免使用选择性及非选择性 β 受体阻滞药，与其他 β 肾上腺素药物合用会产生潜在的累积作用。

酮康唑和 SEREVENT（有效成分为沙美特罗）合用时，会导致血浆中沙美特罗的暴露量明显增加，可能引起心电图 QTC 间期延长。

由于广泛的首过代谢作用和肠及肝中细胞色素酶 P450 3A4 的高系统清除作用，通常，吸入后丙酸氟替卡松的血药浓度很低，因此不太可能出现具有临床意义的由丙酸氟替卡松引起的药物相互作用丙酸氟替卡松与力托那韦合用，可导致系统糖皮质激素效应，包括库欣综合征及肾上腺功能抑制。

其他细胞色素酶 P450 3A4 抑制药对丙酸氟替卡松系统暴露量增加几乎无影响（红霉素）和轻微影响（酮康唑），血清皮质醇浓度无明显降低。

布地奈德/福莫特罗　Budesonidel/Formotello

【药物特点】　布地奈德福莫特罗粉吸入剂含有福莫特罗和布地奈德两种成分,通过不同的作用模式在减轻哮喘的加重方面有协同作用。

两种成分的作用机制分别如下。

1. 布地奈德　吸入推荐剂量的布地奈德对肺具有糖皮质激素的抗炎作用，可减轻哮喘症状，阻缓病情恶化，且相对副作用比全身性用药少。该抗炎作用的详细机制尚不清楚。

2. 福莫特罗　福莫特罗是一个选择性 β_2 肾上腺素受体激动剂,对有可逆性气道阻塞的患者有舒张支气管平滑肌的作用。支气管扩张作用起效迅速，在吸入后 1～3min 起效，单剂量可维持 12h。

【适应证】

1. 哮喘　本品适用于需要联合应用吸入皮质激素和长效 β_2 受体激动剂的哮喘患者的常规治疗：吸入皮质激素和"按需"使用短效 β_2 受体激动剂不能很好地控制症状的患者；或应用吸入皮质激素和长效 β_2 受体激动剂，症状已得到良好控制的患者。

2. 慢性阻塞性肺疾病（COPD）　本品适用于使用支气管扩张剂后 $FEV_1 < 70\%$ 预计正常值的慢性阻塞性肺疾病患

者（包括慢性支气管炎及肺气肿）和尽管规范使用支气管扩张剂治疗仍有急性加重史的患者的对症治疗。

【用法用量】　　规格：每吸用量 80μg/4.5μg。

1. 维持治疗

儿童（6～12 岁）：1 次 2 吸，每日 2 次。

青少年（12 岁以上）：1 次 1～2 吸，每日 2 次。

低于 6 岁的儿童：不推荐使用本品。

2. 维持、缓解治疗

（1）≥12 岁：推荐维持剂量为每日 2 吸，可分次用在有症状出现时，额外吸入 1 吸。若几分钟后，症状缓解，需另加 1 吸，单次使用不超过 6 吸，每日总量不超过 8 吸。但短期内可增加至 12 吸。强烈建议，每日需要量超过 8 吸的患者就诊，再次评估调整维持用量。

（2）<12 岁：不建议使用本品。维持、缓解疗法。

【不良反应】

1. 常见中枢神经系统　头痛。

2. 心血管系统　心悸。

3. 骨骼肌系统　震颤。

4. 呼吸道　口咽部念珠菌感染、咽部轻度刺激、咳嗽和声嘶。

5. 不常见中枢神经系统　焦虑、躁动、紧张、恶心、眩晕、睡眠紊乱。

6. 心血管系统　心动过速。

7. 骨骼肌系统　肌肉痉挛。

8. 皮肤　瘀斑。

9. 罕见皮肤　皮疹、荨麻疹、瘙痒。

10. 呼吸道　支气管痉挛。

11. 十分罕见中枢神经系统　味觉异常。

12. 心血管系统　心绞痛、血压异常。

13. 代谢系统　高血糖症、糖皮质激素全身作用的症状和体征（包括肾上腺功能低下）。

14. 精神病学症状 抑郁、行为异常（主要见于儿童）。

15. 可能的全身作用 肾上腺功能抑制，儿童和青少年发育迟缓，骨密度下降，白内障及青光眼。

本品含有乳糖（＜1mg/吸），通常对乳糖不耐受患者无影响。

【禁忌证】 对本品任何成分活性成分或赋形剂有过敏史者禁用。

本品含有乳糖，对乳糖及牛奶过敏的患者禁用。

【注意事项】 在常规治疗中，当每日 2 次剂量可有效控制症状时，应逐渐减少剂量至最低有效剂量，甚至每日 1 次给予本品。快速支气管扩张剂用量的增加表明潜在病情有所加重，应重新评估哮喘治疗。

患儿需随身携带本品，可在症状加重时按需使用本品。

每日总剂量通常不需要超过 8 吸，但可暂时使用到 12 吸，如果患者使用了适当的维持剂量并增加了按需用药 3d 后仍不能控制症状加重，强烈建议患者就诊，评估症状持续的原因。不可对着吸嘴呼气。

为减少真菌性口咽炎，吸入药物后，必须用水漱口。

对于长期使用吸入皮质激素的儿童，建议定期监测其身高情况。假如生长变缓，应对治疗进行再评估，其目的是，如果可能，将吸入皮质激素剂量减至维持有效控制哮喘症状的最低剂量；应仔细权衡皮质激素治疗的益处和可能造成生长抑制的风险。另外，应推荐患者到专业儿科呼吸医师处就诊。有限的长期研究的数据显示，大多数接受吸入布地奈德治疗的儿童和青少年最终达到了目标成人身高。然而，也确实观察到初始但是短暂的（相对）高度增长减少（约 1cm），一般发生在治疗的第 1 年。

【药物相互作用】

1. 布地奈德代谢转化受其他由细胞色素酶 P450 3A4 代

谢的底物（如伊曲康唑、力托那韦）影响，同时使用这些细胞色素酶 P450 3A4 强抑制药可能会增加血浆布地奈德水平。

2. β 受体阻滞药能减弱或抑制福莫特罗的作用。

3. 同时与奎尼丁、丙吡胺、普鲁卡因胺、吩噻嗪、抗组胺药（特非那定）、单胺氧化酶抑制药和三环类抗抑郁药使用可延长 QTC 间期，并增加室性心律失常的危险。

4. 左旋多巴、左甲状腺素。缩宫素及乙醇也可损害心脏对 β_2 拟交感神经药的耐受性。

5. 同时与单胺氧化酶抑制药合用，包括特性相似的物质，如呋喃唑酮和丙卡巴肼，可能会突然引起高血压反应。

6. 患者同时接受卤代烃麻醉时，发生心律失常的危险增高。

7. 对正在使用洋地黄毒苷的患者，低钾血症可使其发生心律失常可能性增加。

硫酸镁　Magnesium Sulphate

【药物特点】　Mg^{2+} 与 Ca^{2+} 竞争，抑制气道平滑肌细胞对 Ca^{2+} 的摄取和肌浆内 Ca^{2+} 的释放，使细胞内 Ca^{2+} 减少，导致气道平滑肌细胞舒张。减少运动神经末梢乙酰胆碱的释放，减少乙酰胆碱对运动终板的去极化作用，降低肌细胞膜的兴奋性，使平滑肌松弛。Mg^{2+} 活化腺苷酸环化酶，使 cAMP 升高，抑制细胞释放组胺、白细胞介素、嗜酸性粒细胞趋化因子等过敏介质，减少气道高反应性。

【适应证】　哮喘重度急性发作时对初始治疗无反应的附加治疗。

【用法用量】　硫酸镁主要作为哮喘重度急性发作时对初始治疗无反应的附加治疗。25～40mg/（kg·d）（<2g/d），分 1～2 次，加入 10%葡萄糖溶液 20ml 缓慢静脉滴注（20min以上），一般 20～60min，酌情使用 1～3d。

【不良反应】

1. 静脉注射硫酸镁常引起潮热、出汗、口干等症状，快速静脉注射时可引起恶心、呕吐、心慌、头晕，个别出现眼球震颤，减慢注射速度症状可消失。

2. 肾功能不全，用药剂量大，可发生血镁积聚，血镁浓度达到 5mmol/L，可出现肌肉兴奋性受抑制，感觉反应迟钝，膝腱反射消失，呼吸开始受到抑制，血镁浓度达 6mol/L 时发生呼吸停止和心律失常，心脏传导阻滞，浓度进一步升高，可导致心搏停止。

3. 连续使用硫酸镁可引起便秘，部分患者可出现麻痹性肠梗阻，停药后好转。

4. 极少数患者出现血钙降低，再现低钙血症。

5. 镁离子可自由透过胎盘，引起新生儿高镁血症，可造成肌张力低，吸允力差，不活跃，哭声不响亮等，少数有呼吸抑制现象。

6. 少数孕妇出现肺水肿。

【禁忌证】　有心肌损害、心脏传导阻滞、严重肾功能不全（内生肌酐清除率每分钟低于 20ml）的患者及对本品过敏者禁用。

【注意事项】

1. 肾功能不全、心肌损害、心脏传导阻滞慎用。

2. 用药期间观察膝腱反射、呼吸次数、尿量、血镁浓度，若膝腱反射减弱或消失、呼吸次数少于 16 次/分、每小时尿量＜30ml 或 24h 尿量＜600ml 应及时停药。

3. 用药期间突然出现胸闷、胸痛、呼吸急促，及时听诊，必要时拍胸部 X 线片，及早发现肺水肿。

4. 注射速度过快或用量过大，可引起低血压、中枢神经抑制、呼吸抑制等；一旦发生较重的不良反应，可用 10% 葡萄糖酸钙 10～20ml 静脉注射。

【药物相互作用】　与硫酸镁配伍禁忌的药物：硫酸多

黏菌素 B、硫酸链霉素、葡萄糖酸钙、盐酸多巴酚丁胺、盐酸普鲁卡因、四环素、青霉素和萘夫西林（乙氧萘青霉素）。

不宜与肾上腺素 β 受体激动药（如利托君等）同时使用，因易引起血管的不良反应。

（潘梦文）

第四节　肺表面活性物质

猪肺磷脂注射液　Poractant Alfa Injection

【药物特点】　肺表面活性物质是以磷脂和特异性蛋白质为主要成分的混合物质，分布于肺泡内表面。其主要功能是降低肺表面张力。

肺表面活性物质降低表面张力的特性对于维持肺泡稳定，避免肺泡在呼气末萎陷，维持整个通气循环有充分的气体交换必不可少。

本品的表面活性有助于其在肺内均匀分布，沿肺泡的气-液交界面展开。本品治疗表面活性物质缺乏的生理和治疗作用已经在不同的动物模型上得到了证实。

经剖宫产分娩并立即处死的早产胎兔立即使用本品后肺扩张有明显的改善。

早产新生兔通 100% 氧气，经气管插管给予本品，与对照动物相比，潮气量和肺胸顺应性有明显改善。

早产新生兔用本品治疗（维持约 10mg/kg 的标准潮气量）可以将肺-胸系统顺应性提高到和成熟新生动物相似的水平。

大规模国际开放和对照临床试验都证明了固尔苏对 RDS 患儿和有 RDS 风险的早产儿的治疗作用。

早产新生儿用单剂量本品（1.25～2.5ml/kg 等于 100～200mg/kg），氧合有快速明显的提高，吸入的氧浓度（FiO_2）

降低，而 PaO_2、PaO_2/FiO_2 和 a/APO_2 之比提高；病死率和主要肺部合并症的发生率降低。

第二次或第三次给药100mg/kg可以进一步降低气胸的发生率和病死率。

【适应证】　治疗和预防早产婴儿的呼吸窘迫综合征（RDS）。

【用法用量】　本品开瓶即用，贮藏在2～8℃冰箱里。使用前将药瓶升温到 37℃。轻轻上下转动，勿振摇，使药液均匀。

用无菌针头和注射器吸取药液，直接通过气管内插管将药液滴注到下部气管，或分成 2 份分别滴注到左、右主支气管。

为有利于均匀分布，手工通气约1min，氧气百分比和给药前相同。然后将婴儿与呼吸机重新连上，根据临床反应和血气的变化适当调整呼吸机参数。以后给药也按同样的方法。给予本品后不需要辅助通气的婴儿可以不连到呼吸机上。

给药后一般会观察到动脉氧分压（PaO_2）或氧饱和度立即升高，因此建议密切观察血气。建议连续监测经皮氧分压或氧饱和度以避免高氧血症。

1. 抢救治疗　推荐剂量为 1 次 100～200mg/kg 体重（1.25～2.5ml/kg）。如果婴儿还需要辅助通气和补充氧气，则可以每隔 12 小时再追加 100mg/kg（最大总剂量 300～400mg/kg）。建议一经诊断为 RDS，尽快开始治疗。

2. 预防　出生后（15min 内）尽早 1 次给药 100～200mg/kg。第一次给药后 6～12h 可以再给予 100mg/kg，然后如果发生了 RDS 需要机械通气，就隔 12h 给药（最大总剂量 300～400mg/kg）。

【不良反应】　肺出血罕见，但有时是早产儿致命的并发症，发育越不成熟的早产儿发病率越高。无任何证据表明使用本品能增加该事件的危险性。没有其他的不良反应报道。

【禁忌证】　至今尚未发现任何特殊禁忌。

【注意事项】

1. 固尔苏只能在医院内，由对早产婴儿的护理和复苏训练有素、经验丰富的医师使用。院内应该有适当的通气和RDS 婴儿的监护设备。

2. 婴儿如果在长时间破膜（超过 3 周）后分娩，可能肺部发育不良和对外源性表面活性物质反应不佳，所以应特别小心。

3. 应保证婴儿的一般状态稳定。纠正酸中毒、低血压、贫血、低血糖和低体温。

4. 用药后偶然会出现气管内插管被黏液阻塞；很少报道有心动过缓、低血压、低氧饱和度。出现这些症状需要中断治疗并采取适当的措施。等患者情况稳定后仍可以在适当监护下使用本品。

5. 用药后胸部扩张很快得到改善，需要及时减少吸入峰压，而不必等待血气分析的结果。

6. 预防用药只有在有完善的新生儿监护措施在持续监控和护理下给予，并符合下列条件的情况。

（1）妊娠小于 26 周的新生儿推荐预防用药。

（2）妊娠 26～28 周的新生儿

①出生前未使用过皮质激素：推荐立即预防应用。

②出生前使用过皮质激素：只有在 RDS 发生的情况下使用表面活性剂。

考虑到妊娠小于 28 周的危险因素，在有以下 2 项或多项 RDS 危险因素存在的情况下也推荐使用预防用药：围生期窒息、出生时需要插管、母亲患糖尿病、多胎妊娠、男性、家族有 RDS 易患因素、剖宫产。

（3）妊娠 29 周或以上：只有在 RDS 发生的情况下使用表面活性剂。

7. 使用外源性表面活性剂治疗后，如果肺功能改善，可以在有足够设施的情况下使用经鼻的持续气道正压（nCPAP）。

8. 使用表面活性物质可以减轻 RDS 的严重程度，或降低其发病率，但是早产婴儿可能因发育不全而有其他合并症，因此不可能完全消除与早产有关的病死率和发病率。

9. 避光保存于 2~8℃。首次抽吸后残余药液不要再次使用。复温后的药瓶不要重新放回冰箱。

【药物相互作用】　尚不明确。

注射用牛肺表面活性剂
Calf Pulmonary Surfactant for Injection

【药物特点】　本品主要作用是降低肺泡气-液界面表面张力，保持肺泡稳定，防止肺不张。据文献报道，在伴有呼吸障碍的早产儿，肺表面活性物质有使肺泡扩张和稳定的作用，可改善肺的顺应性和气体交换。

【适应证】　用于经临床和胸部放射线检查诊断明确的新生儿呼吸窘迫综合征（RDS，又称肺透明膜病）的治疗。

【用法用量】　本品仅能用于气管内给药。

1. 给药时间　要在出现 RDS 早期征象后尽早给药,通常在患儿出生后 12h 以内，不宜超过 48h，给药越早效果越好。

2. 剂量　70mg/kg 出生体重（首次给药范围可在 40~100mg/kg 出生体重），多数病例如能早期及时用药，70mg/kg 即可取得良好效果；病情较重，X 线胸片显示病变明显，动脉血氧分压较低，或有合并症的病例，偏大剂量可有更好效果。

3. 用法　应用前检查药品外观有无变色，每支加 2ml 注射用水，将药品复温到室温（可在室温放置 20min 或用手复温），轻轻振荡，勿用力摇动，使成均匀的混悬液，若有少量泡沫属正常现象。按剂量抽吸于 5ml 注射器内,以细塑料导管经气管插管注入肺内,插入深度以刚到气管插管下口为宜。总剂量分 4 次,按平卧、右侧卧、左侧卧、半卧位顺序注入。每次注入时间为 10～15s,注入速度不要太快,以免药液呛出或堵塞气道,每次给药间隔加压给氧(频率 40～60 次/分)1～2min(注意勿气量过大以免发生气胸),注药全过程约 15min。给药操作应由 2 名医务人员合作完成,注药过程中应密切监测患儿呼吸循环情况,肺部听诊可有一过性少量水泡音,不必做特殊处理。给药后 4h 内尽可能不要吸痰。

4. 给药次数 多数通常只应用 1 次即可,如患儿呼吸情况无明显好转,需继续应用呼吸机,明确呼吸衰竭是由 RDS 引起,必要时在第 1 次用药后 12～24h(至少 6h)可应用第 2 次,重复给药最多应用 3 次,剂量与首次给药相同。

【不良反应】 临床上给药过程中由于一过性气道阻塞可有短暂的血氧下降和心率、血压波动,发生不良反应时应暂停给药,给予相应处理,病情稳定后再继续给药。

根据临床试验,本品给药过程中由于气道部分阻塞发生临床症状者共占 33.3%,其中发生一过性发绀 21.1%、呛咳 8.8%、呼吸暂停 3.5%,以上症状在药液注毕、手控通气 1min、药物分布于肺泡内后即消失,未见变态反应及其他不良反应。

【禁忌证】 本品无特殊禁忌,有气胸患儿应先进行处理,然后再给药,以免影响呼吸机的应用。

【注意事项】

1. 本品仅可用于气管内给药,用药前患儿需进行气管插管。

2. 本品的应用要在有新生儿呼吸急救经验的医师指导下进行,并严格遵守有关新生儿急救规范的操作规程。本品的应用只有在完善的新生儿综合治疗和有经验的呼吸急救工作基础上才能成功，特别是呼吸机的应用。

3. 为使本品的混悬液均匀，加注射用水后有时需振荡较长时间（10min 左右），但勿用强力，避免产生过多泡沫，但有少量泡沫属正常现象。注意勿将混悬液中的小颗粒注入气管，可用 4 号细针头吸取药液。

4. 给药前要拍 X 线胸片证实气管插管的位置适中，勿插入过深，以防药液只流入右侧，同时要保持气道插管的通畅，必要时予以吸引。

5. 准备用本品治疗的 RDS 患儿，给药前应用呼吸机的参数宜偏低，注意压力勿过高，因表面活性物质缺乏的肺，很容易因肺强制扩张而损伤。给药后呼吸机的调节视病情而定，呼吸频率在 40～60 次/分，吸气时间 0.5s 左右。

6. 给药后肺顺应性（几分钟到 1h）很快好转，应及时检查血气，调整呼吸机参数（压力、氧浓度），以免通气过度或血氧过高。

7. 肺表面活性剂治疗不能解决 RDS 患儿的所有问题，影响疗效的因素较多，据统计，应用肺表面活性剂治疗的 RDS 患儿 50%～75%有即刻持久反应，10%～20%有暂时效果，另外 15%～25%对治疗无反应。特别是极低体重儿，肺成熟度除肺表面活性物质外尚有肺血管和肺结缔组织等方面问题，窒息患儿常见仅具有暂时效果。此外，给药开始的时间、剂量、呼吸机的调节，产前母亲是否应用激素都会影响治疗效果。

给药后病情改善不明显时要考虑呼吸窘迫的其他原因，如气胸、动脉导管重新开放等。

8. 肺表面活性物质的灭活（Inactivation）：肺表面活性物质的灭活或抑制是治疗失败的一个重要原因。在 RDS 病程中，特别在后期，各种原因产生的肺损伤可导致肺表面活性物质的灭活。灭活可由肺上皮损伤时血浆内渗出成分（如血浆蛋白、纤维蛋白原）、炎性产物、胎粪等引起。它们可干扰肺表面活性物质的磷脂或蛋白的功能，其中有些可逆，有些不可逆。灭活的机制是多样的，可破坏肺表面活性物质在肺泡表面形成的单分子层，可改变磷脂与蛋白的协同作用，可将磷脂分解或造成蛋白溶解（Proteolysis）。含有蛋白的肺表面活性物质制剂，有一定的抵抗抑制能力，由于不同肺表面活性物质制剂蛋白成分的差异，其抵抗抑制能力不同。在肺表面活性物质治疗中，当抑制现象发生时，可通过增加肺表面活性物质治疗的剂量和次数，以减轻抑制的影响。

9. 肺表面活性剂治疗的远期效果：根据国外临床报道，应用肺表面活性剂（动物制剂）后 2 年以上临床追踪的结果，与对照相比，应用肺表面活性剂患儿未发现有更多的过敏性疾病（湿疹、哮喘、牛奶过敏等）；在体格、神经、智力的发育及患呼吸道感染的次数，均与对照组无差别。

10. 根据国外资料，应用牛肺表面活性物质的新生儿，有 2.6%产生特异蛋白抗体，但其中 1/3 在用药前即已存在。抗体产生机会不多的原因与牛和人肺表面活性物质蛋白氨基酸序列极为相近有关。通过大量临床观察，至今没有应用肺表面活性剂引起严重过敏的临床报道。

11. 本品开启后应在 24h 内应用。

【药物相互作用】　尚不明确。

（潘梦文）

第5章

消化系统用药

第一节　抗溃疡药物

西咪替丁　Cimetidine

【药物特点】　本品是一种特异竞争性的 H_2 受体拮抗药。

【适应证】　治疗十二指肠溃疡、胃溃疡、反流性食管炎、应激性溃疡及卓-艾（Zollinger-Ellison）综合征。

【用法用量】

1. 口服　$10\sim15mg/（kg \cdot d）$，分 4 次饭前口服。

2. 静脉滴注　$10\sim15mg/（kg \cdot d）$，每日 $2\sim3$ 次。注射液 0.2g 用 5%葡萄糖注射液或 0.9%氯化钠注射液或葡萄糖氯化钠注射液 $250\sim500ml$ 稀释后静脉滴注。

3. 静脉注射　$10\sim15mg/（kg \cdot d）$，用 5%葡萄糖注射液或 0.9%氯化钠注射液或葡萄糖注射液 20ml 稀释后缓慢静脉注射（$2\sim3min$）。

4. 肌内注射　$10\sim15mg/（kg \cdot d）$。

【不良反应】

1. 消化系统反应　较常见腹泻、腹胀、口干、血清氨基转移酶轻度升高，偶见严重肝炎、肝坏死、肝脂肪性变等。动物实验和临床均有应用本品导致急性胰腺炎的报道。突然停药，可能导致慢性消化性溃疡穿孔。

2. 泌尿系统反应　有引起急性间质肾炎致衰竭的报

道，但此种毒性反应是可逆的。

3. 造血系统反应　对骨髓有一定抑制作用。少数患者发生可逆性中等程度的白细胞或粒细胞减少。

4. 中枢神经系统反应　可通过血-脑脊液屏障，具有一定的神经毒性，较常见有头晕、头痛、疲乏、嗜睡等。少数可出现不安、感觉迟钝、语言含糊、出汗或癫痫样发作，以及幻觉、妄想等症状，引起中毒症状的血药浓度多在2μg/ml，而且多发生于老年人、幼儿或肝肾功能不全的患者。出现神经毒性后，一般只需适当减少剂量即可消失，用拟胆碱药毒扁豆碱治疗，其症状可得到改善。

5. 心血管系统反应　可有心动过缓，面部潮红等。静脉注射时偶见血压骤降、房性期前收缩、心搏呼吸骤停、呼吸短促或呼吸困难。

6. 对内分泌和皮肤的影响　本药具有抗雄性激素作用，用药剂量较大时可引起男性乳房发育、女性溢乳、性欲减退、阳萎、精子计数减少等，停药后即可消失；可抑制皮脂分泌、诱发剥脱性皮炎、脱发、口腔溃疡等。

【注意事项】

1. 有药物过敏史者请遵医嘱使用。

2. 诊断的干扰：口服 15min 内胃液隐血试验可出现假阳性；血液水杨酸浓度、血清肌酐、催乳素、氨基转移酶等浓度均可能升高；甲状旁腺激素浓度则可能降低。

3. 为避免肾毒性，用药期间应注意检查肾功能。

4. 对骨髓有一定的抑制作用，用药期间应注意检查血常规。

5. 神经毒性症状与中枢抗胆碱药所致者极为相似，故应避免本品与中枢抗胆碱药同时使用，以防加重中枢神经毒性反应。

6. 一项大型流行病学研究显示，正在接受 H_2 受体拮抗药治疗的患者与那些已经停止接受 H_2 受体拮抗药治疗的患者相比，出现社区获得性肺炎的危险性增加。

7. 下列情况应慎用：严重心脏及呼吸系统疾病；用于系统性红斑狼疮患者，西咪替丁的骨髓毒性可能增高；器质性脑病；肝肾功能损害。

【药物相互作用】

1. 与茶碱、咖啡因、氨茶碱等黄嘌呤类伍用时，肝代谢降低，可导致清除延缓，血药浓度升高，可能发生中毒反应。

2. 与制酸药伍用，对十二指肠溃疡有缓解疼痛之效，但西咪替丁的吸收可能减少，故一般不提倡。

3. 本品与硫糖铝合用可能降低硫糖铝疗效。加重镇静及其他中枢神经抑制症状，并可发展为呼吸及循环衰竭。如必须与抗酸剂合用，两者应至少相隔 1h。

4. 与香豆素类抗凝药伍用时，凝血酶原时间可进一步延长，可能需要调整抗凝药用量。

5. 与其他肝内代谢药伍用均应慎用。

6. 与苯妥英钠伍用时，后者血药浓度增高，毒性可能增强，注意定期复查周围血象。

7. 本品可使维拉帕米的绝对生物利用度提高近 1 倍，应注意。

8. 患者同时服用地高辛和奎尼丁时，不宜再用本品。

9. 本品可减弱四环素的作用及增强阿司匹林的作用。

10. 可干扰酮康唑的吸收，降低其抗真菌活性。

11. 本品与卡托普利合用有可能引起精神病症状。

12. 由于本品有与氨基糖苷类抗生素相似的肌神经阻断作用，这种作用不被新斯的明对抗，只能被氯化钙对抗，因此与氨基糖苷类抗生素合用时可能导致呼吸抑制或呼吸停止。

13. 与普萘洛尔、美托洛尔、甲硝唑伍用时，血药浓度可能增高。

【超说明书用药】　适应于儿童过敏性紫癜辅助用药。剂量同本节【用法用量】。

雷尼替丁　Ranitidine

【药物特点】　为组胺 H_2 受体阻断药，能抑制基础胃酸分泌及刺激后的胃酸分泌，还可抑制胃蛋白酶的分泌。其抑酸强度比西咪替丁强 5～8 倍。

【适应证】　适用于治疗良性胃溃疡，活动性十二指肠溃疡;联合克拉霉素治疗幽门螺杆菌阳性的活动性十二指肠溃疡，能显著降低溃疡复发。

【用法用量】

1. 口服　3～5mg/（kg·d），每日 2 次，空腹服用（饭前服）。

2. 静脉注射　每次 1～2mg/kg，每 8～12 小时 1 次。

3. 静脉滴注　每次 2～4mg/kg，24h 连续滴注。

【不良反应】

1. 变态反应:罕见，包括皮肤瘙痒，皮疹等。

2. 胃肠功能紊乱:一过性转氨酶异常。

3. 罕有粒细胞减少。

4. 中枢神经系统紊乱:偶见头晕、头痛、失眠、味觉异常，罕见震颤。

5. 也可出现与雷尼替丁相关的不良反应。

【注意事项】

1. 本品可引起粪色变黑，舌发黑，易与黑粪混淆，但停药后消失。

2. 本品不宜长期大剂量使用（不宜超过 12 周）。

3. 肾功能不全者（肌酐清除率<25ml/min）不宜使用或禁用。

4. 胃溃疡患者用药前必须排除恶性肿瘤的可能性。

5. 如与抗生素联用后，仍未根除幽门螺杆菌者，应做抗生素耐药试验，必要时更换抗生素。

6. 有急性卟啉病史者不宜使用。

【药物相互作用】

1. 与克拉霉素联用时，机体血清雷尼替丁、枸橼酸铋及 14-羟克拉霉素的浓度增加。

2. 与大剂量抗酸药合用，血清雷尼替丁、枸橼酸铋浓度下降。

3. 与阿司匹林合用，乙酰水杨酸的吸收轻度下降。

4. 食物可降低铋剂的吸收，但不影响临床疗效。

兰索拉唑　Lansoprazole

【药物特点】　抑制胃壁细胞 H^+/K^+-ATP 酶系统而阻断胃酸分泌。本品以剂量依赖方式抑制基础胃酸分泌以及刺激状态下的胃酸分泌。对胆碱和组胺 H_2 受体无拮抗作用。

【适应证】

1. 口服剂型　胃溃疡、十二指肠溃疡、反流性食管炎，卓-艾综合征（Zollinger-Ellison 综合征）。

2. 注射剂型　用于口服疗法不适用的伴有出血的胃、十二指肠溃疡、急性应激溃疡、急性胃黏膜损伤。

【用法用量】

1. 口服　每次 1mg/kg，每日 1 次。

2. 静脉用药　每次 1mg/kg，每日 1～2 次，30mg 用 0.9%氯化钠注射液 100ml 溶解，推荐静脉滴注时间 30min，疗程不超过 7d。

【不良反应】　以下不良反应为口服兰索拉唑所见，但静脉注射也有可能发生。治疗时应密切观察，如有下列严重的不良反应，应及时终止用药和处理。

1. 出血变态反应（全身出疹、面部水肿、呼吸困难等）（<0.1%），甚至引起休克（<0.1%）；全血细胞减少和粒细胞缺乏症、溶血（<0.1%）、粒细胞减少、血小板减少、贫

血（0.1%~4.9%）。

2. 伴有黄疸、AST 和 ALT 升高等重度肝功能损害（<0.1%）。

3. 中毒性表皮坏死溶解症（Lyell 综合征）、皮肤黏膜综合征（Stevens-Johnson 综合征）（<0.1%）。

4. 间质性肺炎（<0.1%），出现发热、咳嗽、呼吸困难、肺部呼吸音异常（捻发音）等时，应迅速终止用药，拍胸部 X 线检查，并给予肾上腺皮质激素等适当的处理。

【注意事项】

1. 治疗过程中应注意观察，因长期使用的经验不足，暂不推荐用于维持治疗。

2. 下列患者慎重用药：曾发生药物过敏症的患者；肝肾功能障碍的患者。

3. 因本药会掩盖胃癌的症状，所以须先排除胃癌，方可用药。

【药物相互作用】

1. 兰索拉唑会延迟地西泮及苯妥英钠的代谢与排泄。

2. 使对乙酰氨基酚的血药浓度峰值升高，达峰时间缩短。

奥美拉唑　Omeprazole

【药物特点】 抑制胃壁细胞 H^+/K^+-ATP 酶系统而阻断胃酸分泌。

【适应证】

1. 治疗十二指肠溃疡、胃溃疡和反流性食管炎；与抗生素联合用药，治疗幽门螺杆菌引起的十二指肠溃疡；治疗非甾体抗炎药相关的消化性溃疡或胃十二指肠糜烂。

2. 预防非甾体抗炎药引起的消化性溃疡、胃十二指肠糜烂或消化不良症状；亦用于慢性复发性消化性溃疡和反流性食管炎的长期治疗。

3. 用于胃食管反流病的烧灼感和反流的对症治疗；溃疡样症状的对症治疗及酸相关性消化不良；用于卓-艾综合征的治疗。

【用法用量】

1. 口服　0.4～0.8mg/kg，每日晨起口服 1 次，2 周 1 个疗程。

2. 静脉用药　每次 1mg/kg，每日 1～2 次。

（1）注射液的制备：是通过加入 5ml 的 0.9%氯化钠溶液至本品小瓶中供静脉注射使用。

（2）滴注液的制备：是通过将本品 1 支溶解于 0.9%氯化钠溶液 100ml 中，供静脉滴注使用。

配制溶液的降解对 pH 的依赖性很强，因此药品必须按照使用指导应用。本品只能溶于 0.9%氯化钠中供静脉使用。配制的溶液不应与其他药物混合或在同一输液装置中合用。

【不良反应】

1. 全身性疾病　超敏反应包括速发变态反应、变态性休克、血管性水肿、支气管痉挛、间质性肾炎、荨麻疹、发热、疼痛、疲乏、不适。

2. 心血管系统　胸痛、心绞痛、心动过速、心动过缓、心悸、血压升高、外周水肿。

3. 内分泌系统　男性乳房发育。

4. 胃肠道系统　胰腺炎（某些可致命）、厌食、肠易激、粪便变色、食管念珠菌病、舌黏膜萎缩、口炎、口干、腹胀、显微镜下结肠炎。奥美拉唑治疗期间，极罕见观察到患者出现胃底腺息肉。这些息肉为良性，在停止治疗后可逆转。

（1）卓-艾综合征：患者在接受奥美拉唑长期治疗时有报道发生胃十二指肠类癌，该发现被认为与基础疾病有关。

（2）肝胆系统：肝衰竭（某些可致命）、肝坏死（某些可致命）、肝性脑病、肝细胞疾病、胆汁淤积、混合型肝炎、黄疸、肝功能指标升高（ALT、AST、GGT、碱性磷酸酶和胆红素）。

（3）感染：艰难梭状芽孢杆菌性腹泻。

5. 代谢疾病及营养不良　低血糖、低镁血症、低钙血症、低钾血症、低钠血症、体重增加。

6. 肌肉骨骼系统　肌无力、肌痛、肌痉挛、关节疼痛、腿部疼痛、骨折。

7. 神经系统/精神性疾病　抑郁、激动、攻击性、幻觉、意识模糊、失眠、紧张不安、淡漠、嗜睡、焦虑、梦异常、震颤、感觉异常、眩晕、味觉障碍。

8. 呼吸系统　鼻出血、咽痛。

9. 皮肤和皮下组织　亚急性皮肤型红斑狼疮、中毒性表皮坏死松解症（某些可致命）、史-约综合征、多形性红斑、光敏性、荨麻疹、皮疹、皮炎、瘙痒、瘀点、紫癜、脱发、皮肤干燥、多汗。

10. 耳部和迷路系统　耳鸣。

11. 眼部疾病　视神经萎缩、前部缺血性视神经病变、视神经炎、干眼综合征、眼刺激、视物模糊、复视。

12. 泌尿生殖系统　间质性肾炎、血尿、蛋白尿、血肌酐升高、镜下脓尿、尿路感染、糖尿、尿频、睾丸疼痛。

13. 血液和淋巴系统　粒细胞缺乏症（某些可致命）、溶血性贫血、全血细胞减少症、中性粒细胞减少症、贫血、血小板减少症、白细胞减少症、白细胞增多症。

【注意事项】

1. 胃恶性肿瘤：当怀疑或者确诊胃溃疡，出现报警症状时，应先排除恶性肿瘤，因为治疗可能会掩盖症状进而导致延误诊断。

2. 长期接受奥美拉唑治疗的患者，胃体病理活检时偶见萎缩性胃炎。

3. 急性间质性肾炎可能发生在PPI治疗期间任何时候，通常由特发性超敏反应造成。如发生急性间质性肾炎，应停用本品。

4. 长期（如超过 3 年）每日接受抑酸药物治疗可能导致胃酸过低或胃酸缺乏继而引起维生素 B_{12} 吸收不良。

5. PPI 治疗可能会增加艰难梭状芽孢杆菌性腹泻的风险，尤其是住院患者。

6. 接受高剂量（定义为每日多次给药）和长期（1 年或更久）PPI 治疗可能增加骨质疏松相关骨折（髋骨、腕骨或脊柱）的风险。

7. 在接受 PPI 治疗至少 3 个月（绝大多数治疗 1 年后）的患者中，罕见无症状和有症状的低镁血症病例报道。严重不良事件包括手足抽搐、心律失常和癫痫发作。

8. 血清嗜铬粒蛋白 A（CgA）水平会因药物导致的胃酸降低而继发升高。CgA 水平升高会导致神经内分泌瘤的诊断性检查出现假阳性。

9. 仅有非常少数的几例亚急性皮肤型红斑狼疮与质子泵抑制药有关联。

10. 使用质子泵抑制药治疗可能会导致胃肠道感染风险轻微升高，如沙门菌和弯曲杆菌感染。

【药物相互作用】

1. 吸收呈 pH 依赖性的药物　在使用奥美拉唑进行治疗时，胃内酸度的降低可能会促进或抑制其他药物的吸收。与奥美拉唑合用时，奈非那韦和阿扎那韦的血药浓度会降低；地高辛的生物利用度增加；氯吡格雷活性代谢产物的暴露量降低；泊沙康唑、厄洛替尼、酮康唑、伊曲康唑和吗替麦考酚酯的吸收可显著降低，应当避免与泊沙康唑、厄洛替尼的联合使用，接受吗替麦考酚酯的移植患者慎用本品。

2. 经由 CYP2C19 代谢的活性物质　奥美拉唑是一种中等强度的 CYP2C19 抑制药，后者为奥美拉唑的主要代谢酶。合并使用同样经由 CYP2C19 代谢的活性物质会降低其代谢，进而使这些物质的全身暴露量升高。此类药物包括华法林和其他维生素 K 拮抗药、西洛他唑、地西泮和苯妥英。

3. 未知机制　合用奥美拉唑和沙奎那韦/利托那韦可使沙奎那韦的血药浓度升高。合用奥美拉唑可使他克莫司的血药浓度升高。

合用奥美拉唑和甲氨蝶呤可能会升高并延长甲氨蝶呤和（或）其代谢产物羟基甲氨蝶呤的血药浓度。

4. 其他活性物质对奥美拉唑药动学的影响　由于已知奥美拉唑可通过 CYP2C19 和 CYP3A4 代谢，故而已知可抑制 CYP2C19 或者 CYP3A4 的药物(如克拉霉素和伏立康唑)可能通过抑制奥美拉唑的代谢速率进而使奥美拉唑的血药浓度升高。

已知可诱导 CYP2C19 和（或）CYP3A4 的药物（如利福平和圣约翰草）可以通过加快奥美拉唑的代谢速率从而使奥美拉唑的血药浓度降低。

磷酸铝凝胶　Aluminium Phosphate Gel

【药物特点】　抗酸药，能中和缓冲胃酸，使胃内 pH升高，从而缓解胃酸过多的症状。与氢氧化铝相比，本品中和胃酸的能力较弱而缓慢，但本品不引起体内磷酸盐的丢失，不影响磷、钙平衡。凝胶剂的磷酸铝能形成胶体保护性薄膜，能隔离并保护损伤组织。

【适应证】　本品能缓解胃酸过多引起的反酸等症状，适用于胃及十二指肠溃疡及反流性食管炎等酸相关性疾病的抗酸治疗。

【用法用量】

1. 通常每日 2～3 次或在症状发作时服用，每次 1～2袋，相当于 20g 凝胶，使用前充分振摇均匀，亦可伴开水或牛奶服用。

2. 根据不同适应证在不同的时间给予不同的剂量：食管疾病于饭后给药。食管裂孔、胃-食管反流、食管炎于饭后和晚上睡觉前服用。胃炎、胃溃疡于饭前 30min 服用。十二指肠溃疡于饭后 3h 及疼痛时服用。

【不良反应】　本品偶可引起便秘，可给予足量的水加以避免。建议同时服用缓泻药。

【注意事项】

1. 慢性肾衰竭患者禁用，高磷血症者禁用。

2. 每袋磷酸铝凝胶含蔗糖 2.7g，糖尿病患者使用本品时，不超过 1 袋。

【药物相互作用】

1. 本品将减少或延迟下列药物的吸收：四环素类抗生素、呋塞米、地高辛、异烟肼、抗胆碱能药及吲哚美辛，故应重视本品和这类药物的给药间隔，一般为 2h。

2. 本品与泼尼松龙、阿莫西林、丙吡胺及西咪替丁并用，可能引起相互作用。

（潘佳丽）

第二节　镇　吐　药

甲氧氯普胺　Metoclopramide

【药物特点】　多巴胺 2（D_2）受体拮抗药，同时具有 5-羟色胺 4（5-HT4）受体激动效应，对 5-HT3 受体有轻度抑制作用。可作用于延髓催吐化学感受区（CTZ）中多巴胺受体而提高 CTZ 的阈值，具有强大的中枢性镇吐作用。本品亦能阻断下丘脑多巴胺受体，抑制催乳素抑制因子，促进泌乳素的分泌，故有一定的催乳作用。对中枢其他部位的抑制作用较微，有较弱的安定作用，较少引起催眠作用。

【适应证】　镇吐药。

1. 口服

（1）各种病因所致恶心、呕吐、嗳气、消化不良、胃部胀满、胃酸过多等症状的对症治疗。

（2）反流性食管炎、胆汁反流性胃炎、功能性胃滞留、胃下垂等。

（3）残胃排空延迟症、迷走神经切除后胃排空延缓。

（4）糖尿病性胃轻瘫、尿毒症、硬皮病等胶原疾病所致胃排空障碍。

2. 静脉或肌内注射

（1）化疗、放疗、手术、颅脑损伤、脑外伤后遗症、海空作业以及药物引起的呕吐。

（2）急性胃肠炎、胆道胰腺、尿毒症等各种疾病之恶心、呕吐症状的对症治疗。

（3）诊断性十二指肠插管前用，有助于顺利插管；胃肠钡剂 X 线检查，可减轻恶心、呕吐反应，促进钡剂通过。

【用法用量】

1. 口服　5～14 岁每次用 2.5～5mg，每日 3 次，餐前 30min 服，宜短期服用。小儿总剂量每日不得超过 0.1mg/kg。

2. 肌内注射或静脉注射　6 岁以下，每次 0.1mg/kg；6～14 岁，1 次 2.5～5mg。肾功能不全者，剂量减半。

【不良反应】

1. 较常见的不良反应：昏睡、烦躁不安、疲怠无力。

2. 少见的反应：乳腺肿痛、恶心、便秘、皮疹、腹泻、睡眠障碍、眩晕、严重口渴、头痛、容易激动。

3. 用药期间出现乳汁增多，由于催乳素的刺激所致。

4. 大剂量长期应用可能因阻断多巴胺受体，使胆碱能受体相对亢进而导致锥体外系反应（特别是年轻人），可出现肌震颤、发音困难、共济失调等。

【注意事项】

1. 醛固酮与血清催乳素浓度可因甲氧氯普胺的使用而升高。

2. 严重肾功能不全患者剂量至少须减少 60%，这类患者容易出现锥体外系症状。

3. 因本品可降低西咪替丁的口服生物利用度，若两药必须合用，间隔时间至少要 1h。

4. 本品遇光变成黄色或黄棕色后，毒性增强。

【药物相互作用】

1. 与对乙酰氨基酚、左旋多巴、锂化物、四环素、氨苄西林、乙醇等同用时，胃内排空增快，使后者在小肠内吸收增加。

2. 与乙醇或中枢抑制药等同时并用，镇静作用均增强。

3. 与抗胆碱能药物和麻醉镇痛药物合用有拮抗作用。

4. 与抗毒蕈碱麻醉性镇静药并用，甲氧氯普胺对胃肠道的能动性效能可被抵消。

5. 由于其可释放儿茶酚胺，正在使用单胺氧化酶抑制药的高血压患者，使用时应注意监控。

6. 与对乙酰氨基酚、四环素、左旋多巴、乙醇、环孢素合用时，可增加其在小肠内的吸收。

7. 与阿扑吗啡并用，后者的中枢性与周围性效应均可被抑制。

8. 与西咪替丁、慢溶型剂型地高辛同用，后者的胃肠道吸收减少，如间隔 2h 服用可以减少这种影响；本品还可增加地高辛的胆汁排出，从而改变其血浓度。

9. 与能导致锥体外系反应的药物，如吩噻嗪类药等合用，锥体外系反应发生率与严重性均可有所增加。

格拉司琼　Granisetron

【药物特点】　高选择性的 5-HT$_3$ 受体拮抗药，通过拮抗中枢化学感受区及外周迷走神经末梢的 5-HT$_3$ 受体，从而抑制恶心、呕吐的发生。本品选择性高，无锥体外系反应、过度镇静等不良反应。

【适应证】　用于放射治疗、细胞毒类药物化疗引起的恶心和呕吐。

【用法用量】

1. 口服　通常用量为 1mg，每日 2 次，第一次于化疗前 1h 服用，第二次于第一次服药后 12h 服用。肝、肾功能不全者无须调整剂量。

2. 静脉注射　通常为 3mg，用 20～50ml 的 5%葡萄糖注射液或 0.9%氯化钠注射液稀释后，于治疗前 30min，给药时间应超过 5min。必要时可增加给药 1～2 次，但每日最高剂量不应超过 9mg。

【不良反应】　常见的不良反应为头痛、倦怠、发热、便秘，偶有短暂性无症状肝脏氨基转移酶增加。上述反应轻微，无须特殊处理。

【禁忌证】　对本品或有关化合物过敏者禁用、胃肠道梗阻者禁用。

【药物相互作用】　与碱性药物配伍会产生沉淀而失去作用。

雷莫司琼　Ramosetron

【药物特点】　选择性 5-羟色胺 3（5-HT3）受体拮抗型镇吐药，具有强力持久的 5-HT3 受体拮抗作用。

【适应证】　预防和治疗抗恶性肿瘤治疗所引起的恶心、呕吐等消化道症状。

【用法用量】

1. 口服（盐酸雷莫司琼口内崩解片）　每次 0.1mg，每日 1 次。必要时可根据年龄、症状酌情增减。服用时将本药放在舌面上用唾液润湿，并用舌轻轻舔碎，崩解后随唾液咽下。也可直接用水送下。

2. 静脉注射　0.3mg（1 支），每日 1 次。可根据年龄、症状不同适当增减用量。效果不明显时，可以追加给药相同剂量，但日用量不可超过 0.6mg。

【不良反应】

1. 主要的不良反应　体热、头痛、头重等。

2. 严重不良反应　对本品过敏者可能出现过敏样症状。

【注意事项】

1. 静脉剂型　建议本品在抗恶性肿瘤治疗前 15～30min 静脉注射给药。

2. 口服剂型

（1）在口腔内崩解，但不会经口腔黏膜吸收，须用唾液咽下或水送服。

（2）本药主要用于预防恶心、呕吐；对已出现恶心、呕吐等症状的患者应使用注射剂。

（3）在给化疗药物 1h 前服用。

（4）在癌症化疗的各疗程中，服用本药不能超过 5d。

（5）使用化疗药后，服用本品不能很好控制恶心、呕吐等症状时，可以考虑使用其他镇吐药（如注射药等）。

（6）将本药从 PTP 包装中取出时，有可能出现边缘缺损，但并非质量问题。出现缺损时应让患者全量服药。另外，从 PTP 包装取药时最好不要用指甲而是用指腹压出。

【药物相互作用】

1. 本药与甘露醇注射液、布美他尼注射液、呋塞米注射液等可发生配伍反应，不要混合使用。

2. 向含有呋喃苯胺酸 20mg 的呋塞米注射液中加 200ml 生理盐水与本药 1 个安瓿混合时可以使用。

（潘佳丽）

第三节　促动力药

西甲硅油　Simethicone

【药物特点】　西甲硅油是一种稳定的表面活性剂，即聚二甲基硅氧烷。它可以改变消化道中存在于食糜和黏液内的气泡的表面张力，并使之分解。

【适应证】

1. 用于治疗由胃肠道中聚集了过多气体而引起的不适症状：如腹胀等，术后也可使用。

2. 可作为腹部影像学检查（例如 X 线、超声胃镜）的辅助用药以及作为双重对比显示的造影剂悬液的添加剂。

【用法用量】

1. 婴儿　　1ml（相当于 25 滴）西甲硅油混合到瓶装食物中，喂乳前或喂乳后喂服。

2. 1～6 岁儿童　　每日 3～5 次，每次 1ml（相当于 25 滴）西甲硅油。

3. 7～14 岁儿童　　每日 3～5 次，每次 1～2ml（相当于 25～50 滴）西甲硅油。

西甲硅油可在就餐时或餐后服用，如果需要，亦可睡前服用。治疗的周期取决于病程的进展。如果需要，西甲硅油亦可长期服用。术后亦可使用。

4. 用于显像检查准备　　检查前一日服用 3 次，每次 2ml（共 50 滴）西甲硅油。检查当日早晨服用 2ml（共 50 滴）西甲硅油，或遵医嘱服用。

5. 用作造影剂混悬液的添加剂　　1L 造影剂内加入 4～8ml 西甲硅油，用于双重对比显示。注意：使用前应摇匀，将药瓶倒置，药液即可滴出。西甲硅油不含糖，因此亦适用糖尿病患者和营养障碍者。

【不良反应】　迄今尚未观察到与服用西甲硅油有关的不良反应。

【注意事项】　无。

【药物相互作用】　目前尚未发现西甲硅油与其他药物的相互作用。

多潘立酮　Domperidone

【药物特点】　主要作用部位是下丘脑以外的第四脑室底部的化学感受器触发区，极少通过血、脑脊液屏障。与 D_2 受体，特别是胃肠道的多巴胺受体亲和力较强，无胆碱能活性，不受阿托品的抑制作用。D_2 受体是动物和人类胃肠道主要的受体，多巴胺发挥抑制神经递质的作用，阻断了多巴胺对胃肠道平滑肌的抑制作用。

【适应证】

1. 由胃排空延缓、胃食管反流、食管炎引起的消化不良症。上腹部胀闷感、腹胀、上腹疼痛；嗳气、肠胃胀气；口中带有或不带有反流胃内容物的胃烧灼感。

2. 功能性、器质性、感染性、饮食性、放射性治疗或化疗所引起的恶心、呕吐。用多巴胺受体激动药（如左旋多巴、溴隐亭等）治疗帕金森症所引起的恶心和呕吐，为本品的特效适应证。

【用法用量】　多潘立酮混悬液 100mg：100ml 剂型。每日 3 次，餐前 15～30min 服用。

1～3 岁，体重 10～15kg，1 次用量 3～4ml；

4～6 岁，体重 16～21kg，1 次用量 5～6ml；

7～9 岁，体重 22～27kg，1 次用量 7～8ml；

10～12 岁，体重 28～32kg，1 次用量 9～10ml。

【不良反应】

1. 偶见轻度腹部痉挛、口干、皮疹、头痛、腹泻、神经过敏、倦怠、嗜睡、头晕等。

2. 有时导致血清泌乳素水平升高、溢乳、男子乳房女性化等，但停药后即可恢复正常。

【注意事项】

1. 本品含有乳糖，可能不适用于乳糖不耐受、半乳糖血症或葡萄糖/半乳糖吸收不良症的患者。

2. 抗酸药或抑制胃酸分泌药物会降低本品的口服生物利用度，不应与本品同时服用。合用时，本品应在饭前服用，抗酸药或抑制胃酸分泌药物应于饭后服用。

3. 本品不适用于婴儿（1岁以下）、体重<35kg的儿童（12周岁以下）、体重<35kg的青少年和成人。

4. 使用多潘立酮后曾观察到头晕和嗜睡。因此，在确定本品对自身影响之前，应建议患者不要从事驾驶、操控机器或其他需要意识清醒和协调的活动。

5. 心脏效应：一些流行病学研究显示，多潘立酮可能与严重室性心律失常和心源性死亡的风险增加有关。由于室性心律失常风险的增加，不推荐本品用于已知有心脏传导间期延长特别是 QTC 延长的患者，或有显著的电解质紊乱（低钾血症、高钾血症、低镁血症）或心动过缓的患者，或有潜在的心脏疾病（如充血性心力衰竭）的患者。电解质紊乱（低钾血症、高钾血症、低镁血症）和心动过缓是已知的可增加心律失常风险的因素。

6. 通常，本品用于治疗急性恶心、呕吐的最长疗程为1周。治疗其他适应证的初始疗程最常为4周；如超过4周，需要对患者进行重新评价，以决定是否需要进行继续治疗。

7. 由于重度肾功能不全患者的多潘立酮消除半衰期延长，应根据肾功能不全的严重程度将用药频率减为每日1~2次，同时可能要降低剂量，重度肾功能不全患者用药时需定期检查。

8. 肝功能不全患者：中度或重度肝功能不全患者禁止使用本品。

【药物相互作用】

1. 与抗胆碱药合用会拮抗本品治疗消化不良的作用。

2. 抗酸药和抑制胃酸分泌药物会降低本品的口服生物利用度，不宜与本品同时服用。

3. 多潘立酮主要经 CYP3A4 酶代谢。与显著抑制

CYP3A4 酶的药物合用会导致多潘立酮的血药浓度增加。

CYP3A4 酶的强效抑制药举例如下：唑类抗真菌药物，大环内酯类抗生素；HIV 蛋白酶抑制药；钙拮抗药；胺碘酮、阿瑞吡坦、奈法唑酮、泰利霉素。

4. 由于多潘立酮具有胃动力作用，因此理论上会影响合并使用的口服药品（尤其是缓释或肠衣制剂）的吸收。然而，对于服用地高辛或对乙酰氨基酚血装药物浓度已处于稳定水平的患者，合用多潘立酮不影响其血药浓度。

5. 多潘立酮与下列药物合用

（1）神经抑制药：多潘立酮不增强神经抑制药的作用。

（2）多巴胺能激动药：多潘立酮会减少多巴胺能激动药（如溴隐亭、左旋多巴）外周不良反应。如消化道症状、恶心及呕吐，但不会拮抗其中枢作用。

（潘佳丽）

第四节　促　排　便　药

乳果糖　Lactofructose

【药物特点】

1. 乳果糖在结肠中被消化道菌丛转化成低分子量有机酸，导致肠道内 pH 下降，并通过保留水分，增加粪便体积。上述作用刺激结肠蠕动，保持排便通畅，缓解便秘，同时恢复结肠的生理节律。

2. 在肝性脑病和昏迷前期，上述作用促进肠道嗜酸菌（如乳酸杆菌）的生长，抑制蛋白分解菌，使氨转变为离子状态；通过降低接触 pH，发挥渗透效应，并改善细菌氨代谢，从而发挥导泻作用。

【适应证】

1. 慢性或习惯性便秘　调节结肠的生理节律。

2. 肝性脑病（PSE） 用于治疗和预防肝性脑病或昏迷前状态。

【用法用量】

1. 便秘或临床需要保持软便的情况

（1）7～14 岁：起始剂量每日 15ml，维持剂量每日 10～25ml。

（2）1～6 岁：起始剂量每日 5～10ml，维持剂量每日 5～10ml。

（3）婴儿：起始剂量每日 5ml，维持剂量每日 5ml。

治疗几日后，可根据患者情况酌减剂量。本品宜在早餐时 1 次服用。根据乳果糖的作用机制，1～2d 可取得临床效果。如 2d 后仍未有明显效果，可考虑加量。

2. 肝性脑病及昏迷前期起始剂量 30～50ml，每日 3 次。维持剂量:应调至每日最多 3 次软便,粪便 pH5.0～5.5。

【不良反应】

1. 治疗初始几日可能会有腹胀，通常继续治疗即可消失，当剂量高于推荐治疗剂量时，可能会出现腹痛和腹泻，此时应减少使用剂量。

2. 如果长期大剂量服用（通常仅见于 PSE 的治疗）。患者可能会因腹泻出现电解质紊乱。

【注意事项】

1. 如果在治疗 2～3d 后，便秘症状无改善或反复出现，需重新评估。

2. 本品如用于乳糖酶缺乏症患者，需注意本品中乳糖的含量。

3. 本品在便秘治疗剂量下，不会对糖尿病患者带来任何问题。本品用于治疗肝性脑病或昏迷前期的剂量较高，糖尿病患者应慎用。

4. 本品在治疗剂量下对患者驾驶和机械操作无影响。

【药物相互作用】 目前尚未发现乳果糖与其他药物的

相互作用。

开塞露 Suppositories Glycerol

【药物特点】 利用甘油或山梨醇的高渗作用,软化粪便,刺激肠壁,反射性地引起排便反应,并且具有润滑作用,使粪便易排出。

【适应证】 用于便秘。

【用法用量】 将容器瓶盖取下,涂以油脂少许,缓慢插入肛门,然后将药液挤入直肠内,儿童1次0.5支。

【不良反应】 尚不明确。

【注意事项】

1. 注药导管的开口应光滑,以免擦伤肛门或直肠。

2. 对本品过敏者禁用,过敏体质者慎用。

3. 本品性状发生改变时禁止使用。

【药物相互作用】 目前尚未发现开塞露与其他药物的相互作用。

小麦纤维素 Wheat Cellulose

【药物特点】 小麦纤维素是一种不能消化的纤维素制剂,可以增加粪便体积的同时还增加其水结合能力,可使粪便排出更加顺畅。

【适应证】 便秘;作为肠激惹、憩室病、肛裂和痔疮等伴发的便秘的辅助治疗;也可用于术后软化粪便。

【用法用量】

1. 成人 1次3.5g,每日2～3次;至少1周,之后逐渐减量至每日2次或1次;每日清晨都应服药。

2. 6月龄以上儿童 1次1.75g,每日1～2次;至少1周,之后逐渐减量至每日1次;每日清晨都应服药。

小麦纤维素可加入食物或饮料中服用,如汤、粥、牛奶、果汁等,每次用200ml左右的液体一起服用可达最佳效果。

【不良反应】　少数患者服用小麦纤维素后可能出现腹胀和腹鸣，但很快减轻，并在 1~2 周消失。

【注意事项】　服用小麦纤维素期间建议饮足量的水，可达到最佳效果；小麦纤维素不含麸质（每 100g 产品含少于 0.02g 的麸质），对小麦过敏的患者可能对小麦纤维素产生变态反应。肠梗阻的患者不宜使用。

【药物相互作用】　目前尚未发现与其他药物的相互作用。

（潘佳丽）

第五节　止　泻　药

儿泻康贴膜

【药物特点】　温中散寒止泻。

【适应证】　小儿非感染性腹泻、腹痛、肠鸣。

【用法用量】　外用。膜剂，表面护膜除去后，贴于脐部，1 次 1 张，每日 1 次。5d 1 个疗程。

【不良反应】　尚不明确。

【注意事项】

1. 禁止内服。

2. 忌辛辣、生冷、油腻及不易消化等食物。

3. 婴幼儿应在医师指导下使用。

4. 感染性腹泻（如肠炎、痢疾等）应立即就诊。

5. 应用贴膜后发现脐部瘙痒、红肿有皮疹者应停用。

6. 用药 2~3d 症状无缓解应去医院就诊。

7. 对本品过敏者禁用，过敏体质者慎用。

8. 本品性状发生改变时禁用。

9. 儿童需在成人监护下使用。

10. 将本品放在儿童不能接触的地方。

11. 如果正在使用其他药品，使用本品前请咨询医师或药师。

消旋卡多曲　Racecadotril

【药物特点】　脑啡肽酶抑制药，可选择性、可逆性的抑制脑啡肽酶，从而保护内源性脑啡肽免受降解，延长消化道内源性脑啡肽的生理活性。

【适应证】　用于 1 月龄以上婴儿和儿童的急性腹泻，必要时与口服补液或静脉补液联合使用。

【用法用量】　口服，每日 3 次，每次按每千克体重服用 1.5mg；单日总剂量应不超过每千克体重 6mg。连续服用不得超过 7d。推荐剂量如下。

1. 婴儿　1～9 月龄（体重<9kg），每次 10mg，每日 3 次。

10～30 月龄（体重 9～13kg），每次 20mg，每日 3 次。

2. 儿童　31 月龄至 9 岁（13～27kg），每次 30mg，每日 3 次。

9 岁以上（体重>27kg），每次 60mg，每日 3 次。

【不良反应】　偶见嗜睡、皮疹、便秘、恶心和腹痛等。

【注意事项】

1. 连续服用本品 5d 后，腹泻症状仍持续者应进一步就诊或采用其他药物治疗方案。

2. 本品可以和食物、水或母乳一起服用，请注意溶解混合均匀。

3. 本品请勿 1 次服用双倍剂量。

4. 与细胞色素酶 P450-3A4 抑制药，如红霉素、酮康唑（可能减少消旋卡多曲的代谢）同时治疗时慎用。

5. 与细胞色系酶 P450-3A4 诱导药，如利福平（可能降低消旋卡多曲的抗腹泻作用）同时治疗时慎用。

【药物相互作用】

1. 红霉素、酮康唑等细胞色素酶 P450-3A4 抑制药可能减少消旋卡多曲的代谢，增加毒性。

2. 利福平等细胞色素酶 P450-3A4 诱导剂可能降低消旋卡多曲的抗腹泻作用。

蒙脱石　Montmorillonite

【药物特点】　对消化道内的病毒、病菌及其产生的毒素有固定、抑制作用；对消化道黏膜有覆盖能力，并通过与黏液糖蛋白相互结合，从质和量两方面修复、提高黏膜屏障对攻击因子的防御功能。

【适应证】

1. 成人及儿童急、慢性腹泻。

2. 用于食管、胃、十二指肠疾病引起的相关疼痛症状的辅助治疗，但本品不作为解痉药使用。

【用法用量】　将本品倒入 50ml 温水中，摇匀后口服。

1 岁以下，每日 1 袋，分 3 次服用。1～2 岁，每日 1～2 袋，分 3 次服用。2 岁以上，每日 2～3 袋，分 3 次服用。治疗急性腹泻时立即服用本药品，且首剂量加倍。

【不良反应】　偶见便秘，便干结。

【注意事项】　治疗急性腹泻，应注意纠正脱水。

【药物相互作用】　如需服用其他药物，建议与本品间隔一段时间。

碱式水杨酸铋　Bismuth Basic Salicylate

【药物特点】　本品吞服后几秒钟内在胃中融化，对胃不舒服、消化不良、胃灼热感和恶心的患者，通过在胃中保护性涂膜而起作用、对腹泻患者，通过抗分泌机制维持体液平衡，通过与细菌毒素结合机制和抗微生物活性而发挥作用。

【适应证】　胃不适、消化不良、恶心、胃灼热感和腹泻。

【用法用量】　3 岁以下儿童适当减量；3～6 岁，每次 1/3 片；7～9 岁，每次 2/3 片；10～12 岁，每次 1 片；成人，每次 2 片。药片应整片吞下，不要嚼碎。需要时每 30～60 分钟再次给予上述剂量，最多每日 8 次。

【不良反应】

1. 本品每 15ml 含水杨酸盐 130mg，如果与阿司匹林同用而发生耳鸣，应停止使用。

2. 本品不含阿司匹林，但对阿司匹林过敏者严禁使用，因为可能发生不良反应。

【注意事项】

1. 如果服用本品连续 2d 以上症状仍未缓解或者腹泻伴有高热，请停用。

2. 不要使用本品治疗呕吐。

3. 用本品治疗腹泻期间应大量饮水以预防因腹泻而可能发生的脱水。

4. 服用本品可能引起暂时性无害的舌或粪便变黑，停药后自然消失。

5. 本品用于治疗急性胃不适和腹泻症状，不应用于长期治疗。

6. 当药品性状发生改变时禁止服用。

【药物相互作用】　目前尚未发现与其他药物的相互作用。

（潘佳丽）

第六节　肝胆系统用药

甘草酸苷　Glycyrrhizin

【药物特点】　甘草酸单铵具有抗肝中毒，是由中药甘草中提取的一个活性成分。

【适应证】　治疗慢性肝病，改善肝功能异常。可用于治疗湿疹、荨麻疹、皮肤炎、斑秃。

【用法用量】

1. 口服　成人通常 1 次 2～3 片，小儿 1 次 1 片，每日 3 次饭后服用。可依年龄、症状适当增减。

2. 静脉滴注　成人通常每日 1 次，5～20ml 静脉注射。可依年龄、症状适当增减。

【不良反应】

1. 重要不良反应　反应假性醛固酮症（发生频率不明）：可以出现低钾血症、血压上升、钠及液体潴留、水肿、尿量减少、体重增加等假性醛固酮增多症状。因此，在用药过程中，要注意观察（血清钾值等），发现异常情况，应停止给药。

2. 还可出现脱力感、肌力低下、肌肉痛、四肢痉挛、麻痹等横纹肌溶解症的症状　在发现 CK（CPK）升高，血、尿中肌红蛋白升高时应停药并给予适当处置。

3. 静脉用药还有如下不良反应

（1）休克、过敏性休克（发生频率不明）：有时可能出现休克、过敏性休克。因此，要充分注意观察，一旦发现异常时，应立即停药，并给予适当处置。

（2）过敏样症状（发生频率不明）：有时可能出现过敏样症状（呼吸困难、潮红、颜面水肿等）。因此，要充分注意观察，一旦发现异常时，应立即停药，并给予适当处置。

【注意事项】

1. 一般注意事项由于该制剂中含有甘草酸苷，所以与含其他甘草制剂并用时，可增加体内甘草酸苷含量，容易出现假性醛固酮增多症，应予以注意。

2. 醛固酮症患者，肌病患者，低钾血症患者不宜给药（可加重低钾血症和高血压症）。

3. 有血氨升高倾向的末期肝硬化患者不宜给药（该制剂中所含有的蛋氨酸的代谢物可以抑制尿素合成，而使对氨的处理能力低下）。

【药物相互作用】　利尿药可增强该制剂中所含的甘草酸的排钾作用，而使血清钾进一步低下。

甘草酸二铵　Diamine Glycyrrhizinate

【药物特点】　甘草酸二铵系中药甘草中提取的有效成分，是中药甘草有效成分的第三代提取物，具有较强的抗炎、保护肝细胞膜及改善肝功能的作用，对多种肝毒剂所致肝脏损伤均有防治作用，并呈剂量依赖性；对复合致病因子引起的慢性肝损害，能明显提高存活率及改善肝功能。

【适应证】　本品用于伴有丙氨酸氨基转移酶（ALT）升高的急、慢性病毒性肝炎。

【用法用量】

1. 口服　1 次 150mg（3 粒），每日 3 次。

2. 静脉滴注　1 次 150mg，以 10%葡萄糖注射液 250ml 稀释后缓慢滴注，每日 1 次。

【不良反应】

1. 消化系统　可出现纳差、恶心、呕吐、腹胀。

2. 心血管系统　常见头痛、头晕、胸闷、心悸及血压增高。

3. 其他　皮肤瘙痒、荨麻疹、口干和水肿。症状一般较轻，不影响治疗。

【注意事项】

1. 静脉制剂未经稀释不得进行注射。

2. 治疗过程中应定期检测血压、血清钾和钠浓度，如出现高血压、血钠潴留、低血钾等情况应停药或适当减量。

3. 严重低钾血症、高钠血症、高血压、心力衰竭、肾衰竭患者禁用。

【药物相互作用】　与利尿酸、呋塞米、乙噻嗪、三氯甲噻嗪等利尿药并用时,其利尿作用可增强本品所含甘草酸二铵的排钾作用,而导致血清钾值的下降,应特别注意观察血清钾值的测定。

多烯磷脂酰胆碱　Polyene Phosphatidylcholine

【药物特点】　烯磷脂酰胆碱在化学结构上与重要的内源性磷脂一致,通过直接影响膜结构使受损的肝功能和酶活力恢复正常,调节肝脏的能量平衡,促进肝组织再生,将中性脂肪和胆固醇转化成容易代谢的形式,稳定胆汁。

【适应证】

1. 辅助改善中毒性肝损伤(如药物、毒物、化学物质和乙醇引起的肝损伤等)及脂肪肝和肝炎患者的食欲缺乏、右上腹压迫感。胆汁阻塞。中毒。预防胆结石复发。手术前后的治疗,尤其是肝胆手术。

2. 妊娠中毒,包括呕吐。

3. 银屑病,神经性皮炎,放射综合征。

【用法用量】

1. 口服　胶囊型:12 岁以上的儿童、青少年和成年人开始时每日 3 次,每次 2 粒(456mg)。每日服用量最大不能超过 6 粒(1368mg)。一段时间后,剂量可减至每日 3 次,每次 1 粒(228mg)维持剂量。需随餐服用,用足够量的液体整粒吞服,不要咀嚼。

2. 静脉注射或滴注　成人和青少年一般每日缓慢静脉注射 5～10ml(5ml:232.5mg),严重病例每日注射 10～20ml。不可与其他任何注射液混合注射。若要配制静脉输液,只可用不含电解质的葡萄糖溶液稀释。

【不良反应】

1. 在大剂量服用时偶尔会出现胃肠道紊乱,例如胃部不适的主诉、软便和腹泻。

2. 在极罕见的情况下，可能会出现变态反应，如皮疹、荨麻疹、瘙痒等（发生率未知）。

3. 如果在服药过程中出现了任何本说明书中没有提到的不良反应，请咨询医师或药师。

【注意事项】

1. 由于含有大豆油成分，本品可能会导致严重的变态反应。

2. 使用本品时，必须同时避免有害物质（如乙醇等）的摄入，以预防出现更严重的损害。

3. 对于慢性肝炎患者，使用本品治疗后如不能明显改善主观临床症状，应停药并就医。

4. 胶囊型不得用于 12 岁以下儿童。注射型同含有苯甲酸，新生儿和早产儿禁用。

5. 如相关症状加重或出现新症状，可能是疾病恶化的征兆，应立即就医。

【药物相互作用】　本品与抗凝药之间的相互作用尚无法排除。因此，需要对抗凝药的剂量进行调整。

异甘草酸镁　Magnesium Isoglycyrrhizinate

【药物特点】　异甘草酸镁是一种肝细胞保护剂，具有抗炎、保护肝细胞膜及改善肝功能的作用。

【适应证】　本品适用于慢性病毒性肝炎和急性药物性肝损伤。改善肝功能异常。

【用法用量】　每日 1 次，1 次 0.1g，以 10%葡萄糖注射液 250ml 稀释后静脉滴注，4 周为 1 疗程或遵医嘱。每日最大量可用至 0.2g。

【不良反应】

1. 假性醛固酮症　据文献报道，甘草酸制剂由于增量或长期使用，可出现低钾血症，增加低钾血症的发病率，存在血压上升，钠、体液潴留、水肿、体重增加等假性醛固酮症的危险。另外，作为低钾血症的结果可能出现乏力感、肌力低下等症状。

2. 其他不良反应　本品Ⅲ期临床研究中出现少数患者有心悸、眼睑水肿、头晕、皮疹、呕吐，未出现血压升高和电解质改变。

【注意事项】

1. 治疗过程中，应定期测血压、血清钾和钠浓度。

2. 甘草酸制剂可能引起假性醛固酮症增多，但本品注册临床中未发现，如在治疗过程中出现发热、皮疹、高血压、水和钠潴留、低钾血症等情况，应采用对症治疗，必要时减量，直至停药观察。

【药物相互作用】　与依他尼酸、呋塞米等噻嗪类及三氯甲噻嗪、氯噻酮等降压利尿药并用时，其利尿作用可增强本品的排钾作用，易导致血清钾值的下降，应注意观察血清钾值的测定等。

水飞蓟素　Silymarin

【药物特点】　水飞蓟素具有抗过氧化活性，对肝细胞膜有稳定作用。

【适应证】　中毒性肝脏损害；慢性肝炎及肝硬化的支持治疗。

【用法用量】　口服。

1. 重症病例的起始治疗剂量：1次1粒，每日3次。

2. 维持剂量：1次1粒，每日2次。饭前用适量液体吞服。或遵医嘱。

【不良反应】　偶尔发现有轻度腹泻现象。

【注意事项】

1. 药物治疗不能替代对导致肝损伤（如乙醇）因素的排除。

2. 对于出现黄疸的病例（皮肤浅黄或暗黄，眼巩膜黄染），应咨询医师。

3. 此药不适用于治疗急性中毒。

【药物相互作用】　目前尚未发现与其他药物的相互作用。

双环醇　Bicyclol

【药物特点】　本品为联苯双酯结构类似物，具有抗肝炎病毒和抗肝细胞损伤两方面的作用。

【适应证】　本品可用于治疗慢性肝炎所致的氨基转移酶升高。

【用法用量】　口服。

1. 成人　常用剂量 1 次 25mg，必要时可增至 50mg，每日 3 次，最少服用 6 个月或遵医嘱，应逐渐减量。

2. 儿童　每日 1.5mg/（kg·d），分 3 次服用。4～7 岁，每日 25mg，分 2 次服用；8～10 岁，每日 50mg，分 2 次服用；11～16 岁，每日 75mg，分 3 次服用。

【不良反应】

1. 个别患者可能出现的不良反应均为轻度或中度，一般无须停药或短暂停药或对症治疗即可缓解。

2. 偶见（发生率＜0.5%）皮疹、头晕、腹胀、恶心；极个别（发生率＜0.1%）出现头痛、血清氨基转移酶升高、睡眠障碍、胃部不适、血小板下降、一过性血糖血肌酐升高、脱发。

【注意事项】

1. 在用药期间应密切观察患者临床症状、体征和肝功能变化，疗程结束后也应加强随访。

2. 有肝功能失代偿者，如胆红素明显升高、低白蛋白血症、肝硬化腹水、食管静脉曲张出血、肝性脑病及肝肾综合征慎用或遵医嘱。

【药物相互作用】　目前尚未发现与其他药物的相互

作用。

谷胱甘肽 Glutathione

【药物特点】 谷胱甘肽作为一种细胞内重要的调节代谢物质，具有活性巯基（-SH），保护体内重要酶蛋白巯基不被氧化灭活，保证能量代谢、细胞利用。加速自由基的排泄，并对抗自由基对重要脏器的损害。

【适应证】

1. 化疗患者：包括用顺氯铵铂、环磷酰胺、多柔比星、红比霉素、博来霉素化疗，尤其是大剂量化疗时。

2. 放射治疗患者。

3. 各种低氧血症：如急性贫血、成人呼吸窘迫综合征、败血症等。

4. 肝脏疾病：包括病毒性、药物毒性、酒精毒性（包括酒精性脂肪肝、酒精性肝纤维化、酒精性肝硬化、急性酒精性肝炎）及其他化学物质毒性引起的肝脏损害。

5. 亦可用于有机磷、胺基或硝基化合物中毒的辅助治疗。

6. 解药物毒性（如肿瘤化疗药物、抗结核药物、精神神经科药物、抗抑郁药物、对乙酰氨基酚等）。

【用法用量】

1. 化疗患者 给化疗药物前15min内将1.5g/m²本品溶解于100ml生理盐水中，于15min内静脉输注，第2～5日每日肌内注射 600mg。使用环磷酰胺（CTX）时，为预防泌尿系统损害，建议在 CTX 注射完后立即静脉注射，于15min内输注完毕；用顺氯铵铂化疗时，建议本品的用量不宜超过35mg/mg 顺氯铵铂，以免影响化疗效果。

2. 肝脏疾病的辅助治疗 病毒性肝炎：1.2g，qd，iv，30d；重症肝炎：1.2～2.4g，qd，iv，30d；活动性肝炎：1.2g，qd，iv，30d；脂肪肝：1.8g，qd，iv，30d；酒精性肝炎：

1.8g，qd，iv，14～30d；药物性肝炎：1.2～1.8g，qd，iv，14～30d；滴注时间为 1～2h。

3. 用于放疗辅助用药和照射后给药　剂量 1.5g/m^2，或遵医嘱。

4. 其他疾病　如低氧血症，可将 1.5g/m^2 本品溶解于 100ml 生理盐水中静脉输注，病情好转后每日肌内注射 300～600mg 维持。

5. 疗程　肝脏疾病一般 30d 为 1 个疗程，其他情况根据病情决定。

【不良反应】　偶见脸色苍白、血压下降、脉搏异常等类过敏症状，应停药。偶见皮疹等过敏症状，应停药。偶有食欲缺乏、恶心、呕吐、胃痛等消化道症状，停药后消失。注射局部轻度疼痛。

【注意事项】

1. 在医师的监护下，在医院内使用本品。

2. 注射前必须完全溶解，外观澄清、无色。

3. 如在用药过程中出现皮疹、面色苍白、血压下降、脉搏异常等症状，应立即停药。

4. 肌内注射仅限于需要此途径给药使用，并避免同一部位反复注射。

【药物相互作用】　本品不得与维生素 B$_{12}$、维生素 K$_3$、甲萘醌、泛酸钙、乳清酸、抗组胺制剂、磺胺药及四环素等混合使用。

熊去氧胆酸　Ursodeoxycholic Acid

【药物特点】　经过口服熊去氧胆酸后，通过抑制胆固醇在肠道内的重吸收和降低胆固醇向胆汁中的分泌，从而降低胆汁中胆固醇的饱和度。

【适应证】

1. 胆囊胆固醇结石：必须是 X 线能穿透的结石，同时胆囊收缩功能须正常。

2. 胆汁淤积性肝病（如原发性胆汁性肝硬化）。

3. 胆汁反流性胃炎。

【用法用量】

1. 胆囊胆固醇结石和胆汁淤积性肝病　按时用少量水送服。按体重每日剂量为 10mg/kg；溶石治疗：一般需 6～24 个月，服用 12 个月后结石未见变小者，停止服用。治疗结果根据每 6 个月进行超声波或 X 线检查判断。

2. 胆汁反流性胃炎　晚上睡前用水吞服，必须定期服用，1 次 1 粒（250mg），每日 1 次。一般服用 10～14d，遵从医嘱决定是否继续服药。

【不良反应】

1. 胃肠道紊乱　临床试验中，用熊去氧胆酸进行治疗时稀便或腹泻的报道常见。在治疗原发性胆汁性肝硬化时，发生严重的右上腹疼痛十分罕见。

2. 肝胆功能紊乱　用熊去氧胆酸进行治疗时，发生胆结石钙化的病例十分罕见。

治疗晚期原发性胆汁性肝硬化时，发生肝硬化失代偿的情形十分罕见，停止治疗后部分恢复。

3. 变态反应　发生荨麻疹十分罕见。

【注意事项】

1. 熊去氧胆酸胶囊必须在医师监督下使用。

2. 主治医师在治疗前 3 个月必须每 4 周检查 1 次患者的肝功能指标，并且以后每 3 个月检查肝功能指标。

3. 除可以在原发性胆汁性肝硬化患者中鉴别应答者或非应答者，此检查也可早期检查出潜在的肝功能恶化，特别是对晚期的原发性胆汁性肝硬化患者。

4. 用于溶解胆固醇结石时，为了评价治疗效果，及早发现胆结石钙化，应根据结石大小，在治疗开始后 6～10 个月，做胆囊 X 线检查（口服胆囊造影）。于站立位及躺卧位（超声监测）拍 X 线片。

5. 以下情况禁用：急性胆囊炎和胆管炎，胆道阻塞（胆总管和胆囊管），经常性的胆绞痛发作，射线穿不透的胆结石钙化，胆囊功能受损，胆囊不能在 X 线下被看到时，对胆汁酸或本品任一成分过敏。

【药物相互作用】

1. 熊去氧胆酸胶囊不应与考来烯胺（消胆胺）、考来替泊（降胆宁）以及含有氢氧化铝和（或）蒙脱石（氧化铝）等抗酸药同时服用，因为这些药可以在肠中和熊去氧胆酸结合，从而阻碍吸收，影响疗效。如果必须服用上述药品，应在服用该药前 2h 或在服药后 2h 服用熊去氧胆酸胶囊。

2. 雌激素和降胆固醇药物，如安妥明，可增加肝脏胆固醇分泌，因此可能加剧胆结石，此与熊去氧胆酸用于溶解胆结石作用相反。

3. 熊去氧胆酸胶囊可以影响环孢素在肠道的吸收，服用环孢素的患者应做环孢素血清浓度的监测，必要时要调整服用环孢素的剂量。

4. 个别病例服用熊去氧胆酸胶囊会降低环丙沙星的吸收。

5. 联合服用熊去氧胆酸（500mg/d）和瑞舒伐他汀钙（20mg/d）的健康受试者所进行的临床研究中，瑞舒伐他汀钙血浆浓度轻微升高。这种相互作用与其他他汀类药物的临床相关性未知。

6. 健康受试者中熊去氧胆酸可以降低钙拮抗药尼群地平的血浆峰浓度（C_{max}）和曲线下面积（AUC），因此联合应用尼群地平和熊去氧胆酸时推荐密切监测。可能需要增加尼群地平的剂量。

7. 基于这些观察及 1 例与氨苯砜相互作用（治疗作用降低）的报道和体内外研究结果，推测熊去氧胆酸可能会诱导药物代谢酶细胞色素 P450 3A4。然而，诱导作用在对布地奈德（为已知的细胞色素 P450 3A 底物）进行的设计良好的相互作用研究中未观察到。因此，和经过此酶类代谢的药物同时服用应注意，必要时调整给药剂量。

腺苷蛋氨酸　Adenosylmethionine

【药物特点】　腺苷蛋氨酸是存在于人体所有组织和体液中的一种生理活性分子。在肝内通过使质膜磷脂甲基化而调节肝脏细胞膜的流动性，而且通过转硫基反应可以促进解毒过程中硫化产物的合成。只要肝内腺苷蛋氨酸的生物利用度在正常范围内，这些反应就有助于防止肝内胆汁淤积。

【适应证】

1. 适用于肝硬化前和肝硬化所致肝内胆汁淤积。

2. 适用于妊娠期肝内胆汁淤积。

【用法用量】

1. *初始治疗*　使用注射用丁二磺酸腺苷蛋氨酸，每日500～1000mg，肌内或静脉注射，共 2 周。静脉注射必须非常缓慢。

2. *维持治疗*　使用丁二磺酸腺苷蛋氨酸肠溶片，每日1000～2000mg，口服。

【不良反应】

1. 即使长期大量应用亦未见与本品相关的不良反应，改变用药习惯或增加用药剂量同样未见不良反应的报道。对本品特别敏感的个体，偶可引起昼夜节律紊乱，睡前服用催眠药可减轻此症状，保持片剂活性成分稳定的酸性环境使有些患者服用本品后会出现灼热感和腹部坠胀；以上症状均表现轻微，不需中断治疗。另外，若出现其他症状，请与医师联系。

2. 抑郁症患者使用本品出现自杀意识/观念或行为极为罕见（有关情况请参阅注意事项及其中的预防措施）。

【注意事项】

1. 肠溶片剂在十二指肠内崩解，须在临服前从包装中取出，必须整片吞服，不得嚼碎。为使本品更好地吸收和发挥疗效，建议在两餐之间服用。

2. 有血氨增高的肝硬化前及肝硬化患者必须在医师指导下服用本品，并注意血氨水平。

3. 对驾驶或操作机械的能力无影响。

4. 本品在国外用于抗抑郁治疗时，增加了以下注意事项。

自杀，自杀观念：在治疗初期，抑郁症病情可能会无实质性改善，因而在此期间对患者一定要加强观察和监护。

【药物相互作用】　目前尚未发现与其他药物的相互作用。

门冬氨酸鸟氨酸　Ornithine aspartate

【药物特点】　门冬氨酸鸟氨酸通过产生两种氨基酸：鸟氨酸和门冬氨酸。作用于两个主要的氨解毒途径：尿素合成和谷酰胺合成。

【适应证】　因急、慢性肝病引发的血氨升高及治疗肝性脑病，如伴发或继发于肝脏解毒功能受损（如肝硬化）的潜在性或发作期肝性脑病，尤其适用于治疗肝性脑病早期或肝性脑病期的意识模糊状态。

【用法用量】　急性肝炎，每日 1～2 安瓿，静脉滴注。慢性肝炎或肝硬化，每日 2～4 安瓿，静脉滴注。（每日不超过 20 安瓿为宜）。

对于其他情况除非医嘱特殊说明，每日用量为至少 4 安瓿。

对于肝性脑病早期或肝性脑病期出现意识模糊状态的患者，应该根据病情的严重程度，在 24h 内给予至少 8 安瓿该药物。

在使用前应该用注射用溶液稀释，然后经静脉输入。本品可以和常用的各种注射用溶液混合而不发生任何问题。由于静脉耐受方面的原因，每 500ml 溶液中不要溶解超过 6 安瓿该药物。输入速度最大不要超过每小时 5g 门冬氨酸鸟氨酸（相当于 1 安瓿该药物）。如果患者的肝功能已经完全受损，输液速度必须根据患者的个体情况来调整，以免引起恶心和呕吐。

【不良反应】　偶尔会有恶心，少数出现呕吐。总的来说，上述症状都是一过性的，不需要停止治疗。减少药物使用剂量或减慢输液速度，这些不良反应就可以消失。

【注意事项】　当使用大剂量的本品时，应该监测患者血清和尿中的药物水平。如果患者的肝功能已经完全受损，输液速度必须根据患者的个体情况来调整，以免引起恶心和呕吐。

【药物相互作用】　目前尚未发现与其他药物的相互作用。

（潘佳丽）

第6章
内分泌系统用药

第一节　糖皮质激素

地塞米松　Dexamethasone

【药物特点】

1. 本药是一种人工合成的长效糖皮质激素。是泼尼松龙的氟化衍生物。其抗炎、抗毒和抗过敏作用比泼尼松更为显著。

2. 本药 0.75mg 的抗炎活性相当于氢化可的松 20mg。但其水钠潴留作用和促进排钾作用较轻微，对垂体-肾上腺皮质的抑制作用较强，在皮质类固醇激素外用制剂中，本药与氢化可的松同属低效类。

3. 本药易自消化道吸收，也可经皮吸收，肌内注射地塞米松磷酸钠或醋酸地塞米松后分别于 1h 和 8h 后达到血浓度峰值。血浆蛋白结合率低于其他皮质激素类药物，约为 77%，易于透过胎盘而几乎未灭活。本药生物半衰期约 190min，组织半衰期约为 3d，65% 以上的药物在 24h 内从尿液中排出，主要为非活性代谢产物。

【适应证】

1. 支气管哮喘或哮喘持续状态：可兴奋腺苷酸环化酶，抑制磷酸二酯酶，增高 cAMP 水平，从而提高支气管 β 受体对拟肾上腺素药及茶碱类的敏感性，间接发挥支气管解痉作用。并通过发挥抗炎、抗过敏作用。以缓解支气管痉挛、减轻支气管充血水肿、减少黏液分泌。

2. 用于治疗过敏性疾病：如过敏性皮炎、药物性皮炎、血清病、鼻炎、药物反应、荨麻疹、过敏性紫癜等。

3. 休克：可用于感染性休克、过敏性休克及急性心肌梗死或心肌传导阻滞所引起的心源性休克的辅助治疗。

4. 中毒性疾病：能缓解由细菌、病毒感染所引起的中毒症状，有良好的退热作用。

5. 溃疡性结肠炎：与锡类散等合用做保留灌肠，可缓解症状。

6. 协助库欣综合征（皮质醇增多症）的诊断：做地塞米松抑制试验有助于本病的诊断。

7. 治疗顽固性咯血：每日 10～20mg，加入 1000ml 液体中静脉滴注，一般 6～8h 滴完。紧急时可用 10mg 静脉推注，再静脉滴注 2～3d 后，视病情停药或改口服维持，巩固疗效。用药 7d 不止血者，停药、改用其他方法止血。

8. 治疗急性化学性肺水肿：宜早期足量应用，本品 10～20mg 加葡萄糖注射剂 20ml 静脉注射，每日 1 次或 2 次。

9. 各种炎症性疾病：如局限性肠炎、结核性脑膜炎、葡萄膜炎、甲状腺炎、肺结核、旋毛虫病、过敏性外耳炎、感染性外耳炎等。

10. 皮肤病：脂溢性皮炎、扁平苔藓、神经性皮炎、天疱疮、银屑病、史-约综合征（Stevens-Johnson 综合征）、瘢痕性脱发、大疱性皮炎、痤疮等。

11. 各种原因引起的眼部炎症：包括角膜炎、巩膜炎、虹膜炎、疱疹性眼炎、交感性眼炎、白内障摘除并植入人工晶体后引起的术后眼内炎症、青光眼手术、角膜移植手术、治疗近视手术等。

12. 类风湿关节炎、痛风性关节炎、强直性脊柱炎、上髁炎、滑囊炎、增生性骨关节病、腱鞘炎、银屑病关节炎、系统性红斑狼疮、狼疮性肾炎、肾病综合征、成人 Still 病、结节病、高钙血症等疾病。

13. 血液系统疾病：如特发性血小板减少性紫癜、再生障碍性贫血、溶血性贫血、急性淋巴细胞白血病、淋巴瘤等。

14. 伴有颅内压增高的脑水肿等。

15. 预防新生儿呼吸窘迫综合征。

16. 库欣综合征的诊断与病因鉴别诊断。

17. 吸入性肺炎、loeffler 综合征、铍中毒、类固醇 21-羟化酶缺乏症等。

【用法用量】 儿童用量。

1. 口服给药 一般用法用量：每日 0.03～0.15mg/kg 或 1～5mg/m², 每 6～12 小时 1 次。类固醇 21-羟化酶缺乏症：开始剂量为 0.25～0.28mg/m², 清晨顿服，治疗有效后根据情况调节维持剂量。

2. 肌内注射

（1）治疗脑水肿：负荷剂量为 1.5mg/kg, 随后以每日 1.5mg/kg 维持，每 4～6 小时 1 次，共 5d。第 2 个 5d 应减量，并停用。

（2）急性哮喘发作：6～12 月龄小儿，使用 16mg, 1 次给药；13～35 月龄小儿，使用 24mg, 一次给药；大于 36 月龄小儿，使用 36mg, 1 次给药。

3. 静脉注射 治疗脑水肿：参见肌内注射项。

【不良反应】 本药引起水、钠潴留的不良反应较少，但较大量服用，易引起糖尿、类库欣综合征症状及精神症状。此外，本药对下丘脑-垂体-肾上腺轴功能的抑制较强。静脉注射地塞米松磷酸钠可引起肛门生殖区的感觉异常和激惹。本药的缓释微粒（眼科用药）偶可出现可逆性眼压升高。其余参见氢化可的松的相关内容。

【禁忌证】

1. 对肾上腺素皮质激素类药物过敏者。

2. 严重的精神病史。

3. 活动性胃、十二指肠溃疡。

4. 新近胃肠吻合术后。

5. 较重的骨质疏松。

6. 明显的糖尿病。

7. 严重的高血压。

8. 未能用抗生素控制的病毒、细菌、真菌感染。

9. 全身性真菌感染。

10. 眼用制剂禁用于角膜溃疡、单纯疱疹性角膜炎、水痘和其他角膜和结膜的病毒性疾病、眼组织真菌感染、眼部分枝杆菌感染、青光眼或有青光眼家族史、耳膜孔穿。

11. 血栓性静脉炎。

12. 活动性肺结核。

【注意事项】

1. 慎用：①急性心力衰竭或其他心脏病；②糖尿病；③憩室炎；④情绪不稳定和有精神病倾向；⑤肝功能损害；⑥高脂蛋白血症；⑦高血压；⑧甲状腺功能减退症（此时糖皮质激素作用增强）；⑨重症肌无力；⑩骨质疏松；⑪胃溃疡、胃炎或食管炎；⑫肾功能损害或结石；⑬结核病。

2. 药物对儿童的影响：本药为长效制剂，一般不用于儿童需长期使用激素者。

3. 静脉给药常用于危重疾病，如严重休克等的治疗；哮喘持续状态和痰培养白念珠菌为阳性者禁用地塞米松吸入给药。

4. 眼部感染性炎症应与有效抗生素联合应用，病情好转后应逐渐减少点药次数，不可骤停，以减少疾病复发的危险。

5. 本药缓释微粒的锡箔袋内有一个旋转置药器，内装缓释微粒 1 粒。内外包装只允许在临用前、无菌手术室内拆开。

6. 由于本药潴钠作用较弱，故一般不用作肾上腺皮质功能减退的替代治疗。

7. 地塞米松磷酸钠渗透性高、作用时间长、药效学与本药相同，但其易溶于水，能制成水溶性制剂，故扩大了给药途径和应用范围。

8. 长期大量使用可有皮质醇增多症表现，必须观察血糖、血压及有无精神症状。

9. 本药久服可使结核活动及溃疡病穿孔出血。肠吻合术后尽量不用。

10. 药物对儿童的影响：本药为长效制剂，一般不用于儿童需长期使用激素者。

11. 其余注意事项参见氢化可的松的相关内容。

【药物相互作用】

1. 制酸药可降低本药的吸收。

2. 氯鲁米特能抑制肾上腺皮质功能，加速本药的代谢，使其半衰期缩短 2 倍。

3. 其他相互作用参见氢化可的松的相关内容。

【用药过量】　尚缺乏本品药物过量的研究资料和报道，一量发生药物过量，应给予对症和支持治疗。

泼尼松　Prednisone

【药物特点】

1. 临床上常用的口服糖皮质激素，在治疗系统性红斑狼疮、风湿病、肾病综合征等自身免疫性疾病中是最重要的药物，也是某些肿瘤、白血病等恶性肿瘤化疗方案中的药物，具有良好的治疗效果。

2. 本品有较强的抗炎、抗过敏作用，不良反应较小，口服给药方便，适用于长期用药者及服维持量者，其剂量换算及减量、增量均较方便。

3. 单用治疗儿童急性淋巴细胞白血病完全缓解率60%，霍奇金病采用 MOPP 联合化疗方案的完全缓解率为

81%，5 年生存率为 64%，非霍奇金淋巴瘤用 CHOP 方案完全缓解率为 50%～80%。应用必须严格掌握适应证，防止滥用泼尼松。

4. 本品在体内转化为泼尼松龙发挥作用，系细胞周期非特异性药物。作用于白血病及肿瘤细胞的 S 及 G2 期，并对 G1/S 边界有延缓作用，使白血病细胞脂肪酸含量增高而解体。大剂量能透过血-脑脊液屏障。由于在 C1，2 导入双键，水、钠潴留及排钾作用比氢化可的松小，抗炎及抗过敏作用增强。

【适应证】

1. 自身免疫性疾病：如系统性红斑狼疮、类风湿关节炎、风湿热、肾病综合征、慢性活动性肝炎、溃疡性结肠炎、自身免疫性溶血性贫血、特发性血小板减少性紫癜等疾病。

2. 休克：治疗急性心肌梗死或心脏传导阻滞所引起的心源性休克，可选用泼尼松辅助治疗。

3. 变态反应性疾病：药物性皮炎、过敏性疾病，均可选用泼尼松口服。

4. 感染性疾病：以渗出为主的结核病，在抗结核治疗后，为防止发生纤维增生及粘连的后遗症，可给予泼尼松等糖皮质激素治疗。

5. 器官移植的排异反应：常用泼尼松及其他免疫抑制药来防止排异反应或延迟其发生。

6. 白血病、造血组织肿瘤及实体瘤。

7. 眼科疾病：可用于治疗结膜炎、角膜炎、视网膜炎和视神经炎等非特异性眼炎和过敏性眼部疾病。

8. 皮肤病：如重症药物性皮炎，瘢痕疙瘩及增生性瘢痕，局部皮损等。

9. 本品因盐皮质激素活性很弱，故不适用于原发性肾上腺皮质功能减退的替代治疗。

10. 急性淋巴细胞白血病、恶性淋巴瘤、多发性骨髓瘤等肿瘤疾病。

【用法用量】

1. 系统性红斑狼疮、肾病综合征、溃疡性结肠炎、自身免疫性溶血性贫血等自身免疫性疾病　可给予泼尼松每日 40～60mg，病情稳定后逐渐减量。维持量时可采用隔日给药，48h 用量一次性服用，其疗效与每日用药相同，而对下丘脑-垂体、肾上腺皮质抑制较轻。

2. 药物性皮炎、荨麻疹、支气管哮喘等过敏性疾病　可给予泼尼松每日 20～40mg，待症状减轻后开始减量，每隔 1～2 日，减少 5mg。

3. 防止器官移植的排异反应　一般在术前 1～2d 开始每日口服泼尼松 100mg，术后第 1 周改为每日 60mg，以后逐渐减量。

4. 治疗急性白血病　泼尼松与其他药物组成联合化疗方案，一般每日 40～60mg，分次口服，治疗慢性白血病时，一般在短期内给予较大剂量，每日口服 60～80mg，症状缓解后减量，治疗恶性淋巴瘤，泼尼松与其他抗肿瘤药物合用一般间歇给药，剂量为每日 40～100mg/m²，连续用 5～7d，然后在 2～4 周逐渐减量而停用。治疗多发性骨髓瘤，泼尼松一般与环磷酰胺或美法仑合用，每日 60～80mg，4～5d 为 1 个疗程。

5. 缓解恶性肿瘤转移的症状　多用大剂量泼尼松，每日 60～80mg，再以化疗巩固疗效。

6. 恶性淋巴瘤　每日 40mg/m²，连服 14d，或每日 100mg/m²（一般成人每日 100mg），连服 5d。

7. 慢性淋巴细胞白血病　每次口服 60～80mg，隔日 1 次或每周 1 次。

8. 肾癌　20mg，每日 1 次。

【不良反应】

1. 长期大剂量应用可引起类肾上腺皮质功能亢进综合征　如向心性肥胖、皮肤紫纹和痤疮、水肿、高血压、高血糖、低血钾等，停药后可自行消退。必要时可适当减量，并给予降压药、降糖药或胰岛素、补充氯化钾，给予低盐、低糖、高蛋白饮食等。

2. 骨质疏松和肌萎缩　长期用药可促进蛋白质分解，形成负氮平衡，造成肌肉萎缩；骨质形成障碍、骨质脱钙等可致骨质疏松，严重者可发生骨缺血性坏死或病理性骨折。

3. 并发和加重感染　长期用药可抑制机体免疫功能，可诱发感染或使体内潜在病灶扩散。

4. 溃疡　诱发和加重溃疡。

5. 诱发精神症状　如失眠、欣快、激动、幻觉、精神失常，甚至诱发精神病。儿童大剂量应用时可引起惊厥。

6. 眼并发症　眼压升高、青光眼、白内障、角膜溃疡等。

7. 其他　致畸、医源性肾上腺皮质功能不全等。

【禁忌证】

1. 严重的精神病史。

2. 活动性胃、十二指肠溃疡。

3. 新近胃肠吻合术后。

4. 较重的骨质疏松。

5. 明显的糖尿病。

6. 严重的高血压。

7. 未能用抗生素控制的病毒、细菌、真菌感染；肝功能不全者，因本药需经肝脏代谢为泼尼松龙后才起效。

【注意事项】　慎用。

1. 急性心力衰竭或其他心脏病。

2. 糖尿病。

3. 憩室炎。

4. 情绪不稳定和有精神病倾向。

5. 全身性真菌感染。

6. 青光眼。

7. 高脂蛋白血症。

8. 高血压。

9. 甲状腺功能减退症（此时糖皮质激素作用增强）。

10. 骨质疏松。

11. 胃溃疡、胃炎或食管炎。

12. 肾功能损害或结石。

13. 结核病。

14. 活动性胃十二指肠溃疡。

15. 新近胃肠吻合术后。

16. 较重的骨质疏松。

17. 本品并不治疗炎症感染，其减小炎症反应，易掩盖症状，应用本品的同时必须应用足量有效的抗生素。

18. 长期服用本品的患者遇有手术、创伤等应激时，应短期增加剂量。

19. 外科手术患者使用本品影响伤口愈合，最好不用。

【药物相互作用】

1. 提高血管对升压药的敏感性。

2. 抑制免疫反应，不可与疫苗同时用。

3. 与噻嗪类利尿药合用更易发生低血钾。

4. 与免疫抑制药合用，溃疡及出血发生率增加。

5. 降低降血糖药物的作用，拮抗胰岛素。

6. 蛋白质同化激素可一定程度的纠正本品分解蛋白质作用，纠正负氮平衡。

7. 与洋地黄同用，因有低钾，更易发生洋地黄中毒，应注意补钾。

8. 苯巴比妥、苯妥英钠可加速本品代谢，疗效降低。

9. 与吲哚美辛合用更易发生溃疡病；与环孢素合用时，泼尼松的代谢受抑制；与抗癌药合用时，免疫系统抑制加重。

【用药过量】　尚无相关的实验或参考文献，可参考
【不良反应】。

【超说明书用药】　来源于中国国家处方集化学药品与
生物制品卷儿童版。

1. 口服　每日 1~2mg/kg，分 2~3 次，最大量 60mg。

（1）用于系统性红斑狼疮、溃疡性结肠炎、肾病综合征、
自身免疫性贫血等：每日 1~2mg/kg，每日最大量 60mg，
病情稳定后逐渐减量。

（2）用于药物性皮炎、支气管哮喘、麻疹等过敏性疾病：
每日 20~40mg，症状减轻后逐渐减量，每隔 1d 减少 5mg。

（3）用于急性淋巴性白血病及恶性淋巴瘤，每日 1~
2mg/kg，1d 最大量 60mg，待症状缓解后减量。

2. 外用　用于过敏性皮炎、湿疹，用量依病变大小和
用药部位而定，每日 1~2 次。

3. 滴眼　1 次 1~2 滴，每日 2~4 次。

甲泼尼龙　Methylprednisolone

【药物特点】

1. 本品抗炎作用较强，钠潴留作用较弱，其抗炎作用
为泼尼松的 7 倍；甲泼尼龙琥珀酸酯钠为水溶性泼尼松龙衍
生物，在体内转化为甲泼尼龙，可以注射，具有速效作用，
维持时间中等，是治疗炎症和变态反应的优选药。

2. 醋酸酯为混悬液，注射后起效慢，作用持久。本品
为中效糖皮质激素。作用与泼尼松龙相同，其抗炎作用为后
者的 3 倍，糖代谢作用较氢化泼尼松强 10 倍，而水、钠潴
留作用较弱，无排钾的副作用。其醋酸酯混悬液做肌内注射、
关节腔内注射，分解和吸收缓慢，维持时间较久，肌内注射
6~8h 后平均血药峰浓度为 14.8μg/L，可维持 11~17d。其
琥珀酸钠为水溶性，可肌内注射或静脉滴注。

【适应证】　用于危重疾病的急救，还可用于内分泌失

调、风湿性疾病、胶原性病、皮肤疾病、变态反应、眼科疾病、胃肠道疾病、血液疾病、白血病、休克、脑水肿、多发性神经炎、脊髓炎及防止癌症化疗引起的呕吐等，更多用于脏器移植。

【用法用量】 静脉注射、静脉滴注或肌内注射。

1. 用于危重疾病的急救用药：推荐剂量每次 30mg/kg，静脉给药时间不得少于 30min。此剂量可在 48h 内，每 4～6 小时重复给药 1 次。

2. 用于风湿性疾病：每日 1g，静脉给药 1～4d 或每月 1g，使用 6 个月。用于全身性红斑狼疮：每日 1g，静脉给药 3d。

3. 用于多发性硬化症：每日 1g，静脉注射 3d 或 5d。

4. 用于肾盂肾炎、肾炎性狼疮等症，30mg/kg，隔日静脉给药 1 次，连续 4d。

5. 用于防止癌症化疗引起的恶心和呕吐：对轻、中度性呕吐，化疗前 1h，化疗初始之际，以及患者出院时，各以 5min 以上时间，静脉给予 0.25g，对严重性呕吐，于化疗前 1h，给予 0.25g 本品及适当剂量的甲氧氯普胺，然后于化疗期间及出院时，再各静脉注射 0.25g 本品。

6. 用于脏器移植：每次 40～80mg，每日 1 次或数次。肾移植可在 24～48h 给药 0.5～2g，并继续治疗，直至病情稳定，一般不超过 48～72h。

7. 用于其他适应证：剂量可每次 10～500mg，依病情决定。病情危重时，可在短期间内用较大剂量。婴儿及儿童剂量可酌减。每 24 小时，每千克体重的用量不低于 0.5mg。口服：每次 8～12mg，每日 2 次，维持量每次 2～4mg，每日 2 次。

【不良反应】 不良反应有体重增加，医源性库欣综合征，痤疮，高血压，多毛，血糖升高，低血钾，水、钠潴留，水肿，骨质疏松，精神症状，月经紊乱，伤口愈合不良，并可诱发消化性溃疡,诱发感染。可出现肾上腺皮质功能减退、胃肠道穿孔或出血、蛋白质异化作用引起的负氮平衡、颅内压增高、内分泌失调、眼压增高、满月脸、痤疮、肌无力、无菌性坏死等。

【禁忌证】 结核病、胃溃疡、高血压、糖尿病、精神病、动脉硬化、心力衰竭、较重的骨质疏松患者禁用。对糖皮质激素过敏,肝功能不全患者忌用。接种疫苗前后 2 周内,新近胃肠吻合术后、未能用抗生素控制的病毒、细菌、真菌感染、全身性真菌感染。对肾上腺皮质激素类过敏者禁用。

【注意事项】

1. 慎用:①急性心力衰竭或其他心脏病;②糖尿病;③憩室炎;④情绪不稳定和有精神病倾向;⑤青光眼;⑥肝功能损害;⑦眼单纯性疱疹;⑧高脂蛋白血症;⑨高血压;⑩甲状腺功能减退症（此时糖皮质激素作用增强）;⑪重症肌无力;⑫骨质疏松;⑬胃溃疡、胃炎或食管炎;⑭肾功能损害或结石;⑮结核病。

2. 在某些急症治疗中,通常采用肌内注射或静脉给药,以期快速起效。

3. 急性脊髓损伤的治疗应在创伤后 8h 内开始。

4. 甲泼尼龙醋酸酯分解缓慢,作用较持久,可用于肌内注射达到较持久的全身效应,也可用于关节腔内注射。甲泼尼龙琥珀酸钠为水溶性,可供肌内注射,或溶于葡萄糖液中静脉滴注。

5. 因本药半衰期很短,故治疗严重休克时,应于 4h 后重复给药。

6. 注射剂在紫外线和荧光下易分解破坏。

7. 由于本药潴钠作用较弱,故一般不用作肾上腺皮质功能减退的替代治疗。若需使用,应与盐皮质激素合用。

8. 在使用前,注射药物产品需以肉眼检查有否特别物体及变色。在无菌环境下,将稀释液加入无菌粉末药瓶中,只可使用特定的稀释液。甲泼尼龙琥珀酸钠溶液与其他药物给予静脉输注混合液中的静脉注射兼容性及稳定性受混合液中酸碱度、浓度，时间、温度及本药自身溶解性的影响。为了避免兼容性及稳定性问题，建议在任何情况下，应尽可能让本药与其他药物分开投药。

9. 大剂量（＞0.5g）而又静脉推注或静脉滴注有可能引起心律失常甚至循环衰竭。

10. 同其他肾上腺皮质激素类一样，用于败血症休克疗效不确切，而且可能增加患者病死率。

11. 治疗期间不应接种天花疫苗，以免引起神经系统并发症。

【药物相互作用】

1. 甲泼尼龙是细胞色素 P450 酶（CYP）的底物及其主要经 CYP3A4 酶代谢　CYP3A4 是成人肝脏内最丰富的 CYP 亚家族中占主导地位的酶，它催化类固醇的 6β-羟基化，这是内源性的和合成的皮质类固醇基本的第一阶段代谢。许多其他化合物也是 CYP3A4 的底物，通过 CYP3A4 酶的诱导（上调）或者抑制，其中一些（以及其他药物）显示能够改变糖皮质激素的代谢。

（1）CYP3A4 抑制药：抑制 CYP3A4 活性的药物，通常降低肝脏清除，并增加 CYP3A4 底物药物的血浆浓度，例如甲泼尼龙。由于 CYP3A4 抑制药的存在，可能需要调整甲泼尼龙的剂量，以避免类固醇毒性。此类药物包括抗细菌药物——异烟肼；镇吐药——阿瑞吡坦，福沙吡坦；抗真菌药——伊曲康唑，酮康唑；抗病毒药——IV-蛋白酶抑制药；钙通道阻滞药——地尔硫草；避孕药（口服）——乙炔雌二醇/炔诺酮；葡萄柚汁；免疫抑制药——环孢素；大环内酯类抗生素——克拉霉素，红霉素，醋竹桃霉素等。

（2）CYP3A4 诱导药：诱导 CYP3A4 活性的药物通常增加肝脏清除，导致 CYP3A4 底物药物的血浆浓度降低。

同时服用可能需要增加甲泼尼龙的剂量，以达到预期的效果。此类药物包括抗生素，抗结核药物——利福平；抗惊厥药——卡马西平等。

（3）CYP3A4 底物：由于另一个 CYP3A4 底物的存在，甲泼尼龙的肝脏清除可能受到抑制或者诱导，需要调整相应的剂量。使用任一种药物引起的不良反应可能在两种药物同时使用时更容易发生。此类药物包括抗惊厥药——卡马西平；镇吐药——阿瑞吡坦，福沙吡坦；抗真菌药——伊曲康唑，酮康唑；抗病毒药——Ⅳ-蛋白酶抑制药；钙通道阻滞药——地尔硫䓬；避孕药（口服）——乙炔雌二醇/炔诺酮；免疫抑制药——环孢素，环磷酰胺，他克莫司；大环内酯类抗生素——克拉霉素，红霉素等。

（4）以上部分药物可能既是 CYP3A4 抑制药，又是 CYP3A4 底物，如钙通道阻滞药——地尔硫䓬；也有可能既是 CYP3A4 诱导药，又是 CYP3A4 底物，如抗惊厥药——卡马西平，其药物相互作用需从双方面综合考虑。

2. 部分药物也可以通过非 CYP3A4 介导的途径与甲泼尼龙发生相互作用

（1）抗凝药（口服）甲泼尼龙对口服抗凝药的影响各异、当抗凝药与皮质类固醇同时使用时，其抗凝血作用有增强也有减弱的报道。因此，应监测凝血指标，以维持所需的抗凝血作用。

（2）抗胆碱能药—神经肌肉阻滞药皮质类固醇可能会影响抗胆碱能药物的作用。

①根据报道，高剂量皮质类固醇和抗胆碱能药物（如神经肌肉阻断药物）的同时使用会引起急性肌病。（更多信息参见注意事项中的肌肉骨骼系统部分）

②根据报道，正在服用皮质类固醇的患者中泮库溴铵和维泮库溴铵的神经肌肉阻滞作用出现拮抗作用。所有竞争性神经肌肉阻滞剂的这种相互作用是可以预见的。

（3）抗糖尿病药因为皮质类固醇可能会增加血糖浓度，所以可能需要调整抗糖尿病药物的剂量。

（4）NSAIDs（非甾体抗炎药）——高剂量阿司匹林（乙酰水杨酸）。

①皮质类固醇与非甾体同时服用，可能会增加胃肠道出血和溃疡的发生率。

②甲泼尼龙可能会增加高剂量阿司匹林的清除，水杨酸盐血清水平降低，当甲泼尼龙停药时，能导致水杨酸盐中毒危险增加。

（5）排钾药物当皮质类固醇与排钾药物（即利尿药、两性霉素 B）同时给药时，应密切观察患者低钾血症的发展。皮质类固醇与两性霉素 B、黄嘌呤或 β_2 受体激动药的同时使用也会增加低钾血症的风险。

【用药过量】 未发现皮质类固醇急性过量引起的临床综合征。皮质类固醇用药过量引起的急性毒性和（或）死亡罕有报道。如果发生药物过量，没有特效的解毒剂，治疗是支持对症性的。本品可经透析排出。

【超说明书用药】 用于风湿性疾病、系统性红斑狼疮、多发性硬化症，根据 BNFC（2010—2011）推荐，1 月龄至 18 周岁，10~30mg/kg（最大量 1g），静脉给药 3 次。

醋酸可的松　Cortisone Acetate

【药物特点】 属于肾上腺皮质激素类药。具有抗炎、抗过敏、抗风湿、免疫抑制作用，其作用机制如下。

1. 抗炎作用 本品减轻和防止组织对炎症的反应，从而减轻炎症的表现。能够抑制炎症细胞，包括巨噬细胞和白细胞在炎症部位的集聚，并抑制吞噬作用、溶酶体酶的释放以及炎症化学中介物的合成和释放。

2. 免疫抑制作用 包括防止或抑制细胞介导的免疫反应，延迟性的变态反应，减少 T 淋巴细胞、单核细胞、噬酸性细胞的数目,降低免疫球蛋白与细胞表面受体的结合能力,并抑制白细胞介素的合成与释放,从而降低 T 淋巴细胞向淋巴母细胞转化,并减轻情原发免疫反应的扩展。本品还降低免疫复核物通过基底膜,并能减少补体成分及免疫球蛋白的溶度。

【适应证】

1. 主要用于治疗原发性或继发性肾上腺皮质功能减退症及合成糖皮质激素所需酶系缺陷所致的各型先天性肾上腺增生症。

2. 必要时也可利用其药理作用治疗多种疾病

(1)自身免疫性疾病:如系统性红斑狼疮、血管炎、多肌炎、皮肌炎、Still 病、Graves 眼病、自身免疫性溶血、血小板减少性紫癜、重症肌无力。

(2)过敏性疾病:如严重支气管哮喘、过敏性休克、血清病、特异反应性皮炎。

(3)器官移植排异反应:如肾、肝、心。

【用法用量】

1. 口服:治疗肾上腺皮质功能减退,成人一般每日剂量 25～37.5mg,清晨服 2/3,下午服 1/3。当患者有应激状况时(如发热、感染),应适当加量。有严重应激时,应改为氢化可的松静脉注射,长期每日服用,分次给予糖皮质激素会抑制儿童的生长。

2. 静脉注射。

【不良反应】

1. 长期使用可引起库欣综合征。

2. 兴奋、不安、定向力障碍、抑郁等精神症状。

3. 并发感染:以真菌、结核菌、葡萄球菌、变形杆菌、铜绿假单胞菌和各种疱疹病毒为主。

4. 停药后综合征:下丘脑-垂体-肾上腺功能减退引起的乏力、软弱、恶心、呕吐、血压偏低等。

【禁忌证】　对本品及其他甾体激素过敏患者禁用,下列患者一般避免使用、特殊情况应权衡利弊使用,应注意病情恶化的可能:消化道溃疡、青光眼、电解质紊乱、血栓症、心肌梗死、内脏手术患者。

【注意事项】

1. 对某些感染性疾病慎用,必要时应同时用抗感染药,如感染不易控制应停药。

2. 甲状腺功能低下、肝硬化、脂肪肝、糖尿病、重症肌无力患者慎用。

3. 停药时应逐渐减量或同时使用促腺皮质激素类药物。

【药物相互作用】

1. 非甾体消炎镇痛药可加强其致溃疡作用。

2. 可增强对乙酰氨基酚的肝毒性。

3. 与两性霉素 B 或碳酸酐酶抑制药合用,可加重低钾血症,长期与碳酸酐酶抑制药合用,易发生低血钙和骨质疏松。

4. 与蛋白质同化激素合用,可增加水肿的发生率,使痤疮加重。

5. 与抗胆碱能药(如阿托品)长期合用,可致眼压增高。

6. 三环类抗抑制药可使其引起的精神症状加重。

7. 糖尿病患者应用本药时可使血糖升高,应适当调整降糖药剂量。

8. 甲状腺激素可使其代谢清除率增加,故甲状腺激素或抗甲状腺药与其合用,应适当调整后者的剂量。

9. 与避孕药或雌激素制剂合用,可加强其治疗作用和不良反应。

10. 与强心苷合用,可增加洋地黄毒性及心律失常的发生。

11. 与排钾利尿药合用,可致严重低血钾,并由于水、钠潴留而减弱利尿药的排钠利尿效应。

12. 与麻黄碱合用，可增强其代谢清除。

13. 与免疫抑制合用，可增加感染的危险性，并可能诱发淋巴瘤或其他淋巴细胞增生性疾病。

14. 可增加异烟肼在肝脏代谢和排泄，降低异烟肼的血药浓度和疗效。

15. 可促进美西律在体内代谢，降低血药浓度。

16. 与水杨酸盐合用，可减少血浆水杨酸盐的浓度。

【用药过量】 尚无相关研究及参考文献（注：长期每日服用，分次给予糖皮质激素会抑制儿童的生长）。

氢化可的松　Hydrocortisone

【药物特点】

1. 肾上腺皮质激素类药 氢化可的松可通过弥散作用进入靶细胞，与其受体相结合，形成类固醇-受体复合物，然后被激活的类固醇-受体复合物作为基因转录的激活因子，以二聚体的形式与 DNA 上的特异性的序列（称为"激素应答原件"）相结合，发挥其调控基因转录的作用，增加mRNA 的生成，以后者作为模板合成相应的蛋白质（绝大多数是酶蛋白），后者在靶细胞内实现类固醇激素的生理和药理效应。本品为天然短效糖皮质激素，抗炎作用为可的松的 1.25 倍，其钠潴留活性较强，且可直接注入静脉而迅速发挥作用。

2. 抗炎作用 氢化可的松减轻和防止组织对炎症的反应，从而减轻炎症的表现。激素抑制炎症细胞，包括巨噬细胞和白细胞在炎症部位的集聚，并抑制吞噬作用、溶酶体酶的释放以及炎症化学中介物的合成和释放。上述作用的机制尚未完全阐明，可能的有关因素为阻滞移动抑制因子（MIF）的作用，使发炎部位毛细血管扩张和通透性减弱，白细胞附着在微血管内皮也减少,从而抑制白细胞的移动和水肿的形成。由花生四烯酸衍生而来的炎症的中介物（如前列腺素、血栓素、白三烯）的合成受到抑制，这是由于激素可增加脂调素（lipomodulin）的合成，后者可抑制磷脂酶 A 所介导的花生四烯酸由细胞膜上的释放。抗炎作用还和激素的免疫作用有关。

3. 免疫抑制作用　包括防止或抑制细胞中介的免疫反应，延迟性的变态反应，减少 T 淋巴细胞、单核细胞、嗜酸细胞的数目，降低免疫球蛋白与细胞表面受体的结合能力，并抑制白细胞介素的合成与释放，从而降低 T 淋巴细胞向淋巴母细胞转化，并减轻原发免疫反应的扩展。氢化可的松还降低免疫复合物通过基底膜，并能减少补体成分及免疫球蛋白的浓度。本品经静脉滴注入血，其生物 $t_{1/2}$ 约为 100min，血中 90%以上的氢化可的松与血浆蛋白相结合。本品主要经肝脏代谢，转化为四氢可的松和四氢氢化可的松，大多数代谢产物结合成葡萄醛酸酯，极少量以原形经尿排泄。

【适应证】　主要用于治疗肾上腺皮质功能减退症的替代治疗及先天性肾上腺皮质增生症的治疗，也可用于类风湿关节炎、风湿性发热、痛风、支气管哮喘、过敏性疾病，并可用于严重感染和抗休克治疗等。

【用法用量】

1. 口服　小儿的治疗剂量为按体表面积每日 20～25mg，分 3 次，每 8 小时服 1 次。

2. 静脉滴注　成人用量：1 次 50～100mg，用 0.9%氯化钠注射液或 5%葡萄糖注射液 500ml 混合均匀后静脉滴注。用于治疗成人肾上腺皮质功能减退及垂体前叶功能减退危象，严重变态反应，哮喘持续状态、休克，每次游离型 100mg 或氢化可的松琥珀酸钠 135mg 静脉滴注，可用至每日 300mg，疗程不超过 5d。儿童用量不详。

【不良反应】　糖皮质激素在应用生理剂量替代治疗时一般无明显不良反应。不良反应多发生在应用药药理剂量时，而且与疗程、剂量、用药种类、用法及给药途径等有密切关系。甾体激素类药物常见不良反应有以下几类。

1. 长程使用可引起以下副作用　医源性库欣综合征面容和体态、体重增加、下肢水肿、紫纹、易出血倾向、创口愈合不良、痤疮、月经紊乱、肱或股骨头缺血性坏死、骨质疏松及骨折（包括脊椎压缩性骨折、长骨病理性骨折）、肌无力、肌萎缩、低血钾综合征、胃肠道刺激（恶心、呕吐）、胰腺炎、消化性溃疡或穿孔，儿童生长受到抑制、青光眼、白内障、良性颅内压升高综合征、糖耐量减退和糖尿病加重。

2. 患者可出现精神症状　欣快感、激动、谵妄、不安、定向力障碍，也可表现为抑制。精神症状由易发生与患慢性消耗性疾病的人及以往有过精神不正常者。

3. 并发感染为肾上腺皮质激素的主要不良反应　以真菌、结核菌、葡萄球菌、变形杆菌、铜绿假单胞杆菌和各种疱疹病毒为主。

4. 糖皮质激素停药综合征　有时患者在停药后出现头晕、晕厥倾向、腹痛或背痛、低热、食欲缺乏、恶心、呕吐、肌肉或关节疼痛、头痛、乏力、软弱，经仔细检查如能排除肾上腺皮质功能减退和原来疾病的复燃，则可考虑为对糖皮质激素的依赖综合征。

【禁忌证】　对本品及其他甾体激素过敏者禁用。下列疾病患者一般不宜使用，特殊情况应权衡利弊使用，但应注意病情恶化可能：严重的精神病（过去或现在）和癫痫，活动性消化性溃疡病，新近胃肠吻合手术，骨折，创伤修复期，角膜溃疡，肾上腺皮质功能亢进症，高血压，糖尿病，抗生素不能控制的感染，如水痘、麻疹、真菌感染、较重的骨质疏松症等。

【注意事项】

1. 诱发感染　在激素作用下，原来已被控制的感染可活动起来,最常见者为结核感染复发。在某些感染时应用激素可减轻组织的破坏、减少渗出、减轻感染中毒症状,但必须同时用有效的抗生素治疗、密切观察病情变化,在短期用药后,即应迅速减量、停药。

2. 对诊断的干扰

(1)糖皮质激素可使血糖、血胆固醇和血脂肪酸、血钠水平升高,使血钙、血钾下降。

(2)对外周血象的影响为淋巴细胞、真核细胞及嗜酸、嗜碱细胞数下降,多核白细胞和血小板增加,后者也可下降。

(3)长期大剂量服用糖皮质激素可使皮肤试验结果呈假阴性,如结核菌素试验、组织胞浆菌素试验和变态反应皮试等。

(4)还可使甲状腺 ^{131}I 摄取率下降,减弱促甲状腺激素(TSH)对 TSH 释放素(TRH)刺激的反应,使 TRH 兴奋实验结果呈假阳性。干扰促黄体生成素释放素(LHRH)兴奋试验的结果。

(5)使核素脑和骨显像减弱或稀疏。

3. 下列情况应慎用 心脏病或急性心力衰竭、糖尿病、憩室炎、情绪不稳定和有精神病倾向、全身性真菌感染、青光眼、肝功能损害、眼单纯性疱疹、高脂蛋白血症、高血压、甲状腺功能减退(此时糖皮质激素作用增强)、重症肌无力、骨质疏松、胃溃疡、胃炎或食管炎、肾功能损害或结石、结核病等。

4. 随访检查 长期应用糖皮质激素者,应定期检查以下项目。

(1)血糖、尿糖或糖耐量试验,尤其是糖尿病或糖尿病倾向者。

(2)小儿应定期检测生长和发育情况。

(3)眼科检查,注意白内障、青光眼或眼部感染的发生。

(4)血清电解质和大便隐血。

（5）高血压和骨质疏松的检查，尤以老年人为然。

【药物相互作用】

1. 非甾体消炎镇痛药可加强其致溃疡作用。

2. 可增强对乙酰氨基酚的肝毒性。

3. 与两性霉素 B 或碳酸酐酶抑制药合用，可加重低钾血症，长期与碳酸酐酶抑制药合用，易发生低血钙和骨质疏松。

4. 与蛋白质同化激素合用，可增加水肿的发生率，使痤疮加重。

5. 与抗胆碱能药（如阿托品）长期合用，可致眼压增高。

6. 三环类抗抑郁药可使其引起的精神症状加重。

7. 与降糖药（如胰岛素）合用时，因可使糖尿病患者血糖升高，应适当调整降糖药剂量。

8. 甲状腺激素可使其代谢清除率增加，故甲状腺激素或抗甲状腺药与其合用，应适当调整后者的剂量。

9. 与避孕药或雌激素制剂合用，可加强其治疗作用和不良反应。

10. 与强心苷合用，可增加洋地黄毒性及心律失常的发生。

11. 与排钾利尿药合用，可致严重低血钾，并由于水、钠潴留而减弱利尿药的排钠利尿效应。

12. 与麻黄碱合用，可增强其代谢清除。

13. 与免疫抑制药合用，可增加感染的危险性，并可能诱发淋巴瘤或其他淋巴细胞增生性疾病。

14. 可增加异烟肼在肝脏代谢和排泄，降低异烟肼的血药浓度和疗效。

15. 可促进美西律在体内代谢，降低血药浓度。

16. 与水杨酸盐合用，可减少血浆水杨酸盐的浓度。

17. 与生长激素合用，可抑制后者的促生长作用。

【用药过量】 可引起类肾上腺皮质功能亢进综合征，如及时发觉并停药症状可自行消退，症状严重者可行相应对症治疗。

【超说明书用药】 来源于《中国国家处方集：化学药品与生物制品卷（儿童版）》。

1. 口服 用于抗炎和免疫抑制，每日 2.5～10mg/kg，分 3～4 次给药，每 6～8 小时给药 1 次。

2. 静脉滴注 用于各种危重病例的抢救，每日 100～200mg/m^2，每 6～8 小时给予 1 次，待病情改善后，逐渐减量，连续应用不宜超过 3～5d。

3. 鞘内注射 1 次 25～50mg，摇匀后关节腔内或鞘内注射。

4. 根据 BNFC（2010—2011）推荐 严重急性哮喘、血管性水肿及超敏反应，肌内注射或静脉注射。1～11 月龄，初始剂量 1 次 25mg，每日 3 次，酌情调整。1～5 岁，初始剂量 1 次 50mg，每日 3 次，酌情调整。6～11 岁，初始剂量 1 次 100mg，每日 3 次，酌情调整。12～18 岁，初始剂量 1 次 100～500mg，每日 3 次，酌情调整。

5. 用于替代治疗慢性原发性肾上腺皮质功能不全及先天性肾上腺皮质增生症治疗 急性肾上腺皮质功能不全(肾上腺皮质危象)，需要由静脉补充氢化可的松可在最初 24h 内静脉补充氢化可的松琥珀酸钠每日 100～150mg/m^2，最高 200mg/m^2 溶于氯化钠或萄糖注射液中静脉滴注，每 6～8 小时给予 1 次，待病情改善后，逐渐减量，再改为口服维持量。慢性原发性肾上腺皮质功能减退症（艾迪生病）治疗的起始剂量为口服氢化可的松每日 20～25mg/m^2，为模拟皮质醇生理分泌曲线，可分 2～3 次给药，宜将全日 2/3 用量于清晨服用，1/3 于下午服用。剂量应个体化并根据临床反应进行调整，于应激时增加剂量。血压偏低者可每日口服补充氟氢可的松 0.05～0.2mg。

6. 腺垂体功能减退者　可用氢化可的松每日 10～15mg/m^2 补充或替代治疗，2/3 用量于清晨服用，1/3 于下午服用，根据病情酌情补充甲状腺激素和性激素。

7. 先天性肾上腺皮质增生症　需服用糖皮质激素补充肾上腺皮质功能不足，又同时抑制促肾上腺皮质激素（ACTH）的过量分泌，从而抑制肾上腺皮质增生，减少雄激素及其他中间代谢产物的分泌。根据酶缺失程度所引起的临床表现，给予相应的氢化可的松剂量，最低维持量为每日 10～15mg/m^2。服药后要根据临床症状和上述激素水平调整剂量。

（段旭东）

第二节　盐皮质激素

氟氢可的松　Hydrofluorocortisone

【药物特点】　本品为氢化可的松的氟化衍生物，其糖代谢及抗炎作用较氢化可的松强 15 倍，而潴钠作用为氢化可的松的 100 倍以上。因此，可与糖皮质激素一起替代治疗重症原发性肾上腺皮质功能减退症。

【适应证】　用于重症原发性肾上腺皮质功能减退症的替代治疗；低肾素性低醛固酮综合征；自主神经病变所致的直立性低血压。局部用于皮肤脂溢性湿疹、接触性皮炎和肛门、阴部瘙痒。

【用法用量】

1. 口服　用于替代治疗。根据 BNFC（2010-2011）推荐：新生儿，最初 0.1mg，每日 1 次，根据情况酌情调整；通常范围在每日 0.05～0.3mg。1 月龄至 18 岁的儿童，最初 0.05～0.1mg，每日 1 次；维持剂量 0.05～0.3mg，每日 1 次；根据情况酌情调整。

2. 外用　局部涂敷，每日 2～4 次。

【不良反应】　多见有水、钠潴留、水肿。

【禁忌证】　对本品及其他甾体激素过敏者禁用。下列疾病患者一般不宜使用，特殊情况应权衡利弊使用，但应注意病情恶化可能：严重的精神病（过去或现在）和癫痫，活动性消化性溃疡病，新近胃肠吻合手术，骨折，创伤修复期，角膜溃疡，肾上腺皮质功能亢进症，高血压，糖尿病，孕妇，抗生素不能控制的感染，如水痘、麻疹、真菌感染、较重的骨质疏松症等。

【注意事项】

1. 在肝病、黏液水肿者　本品的血浆半衰期和作用时间延长，因此剂量应适当减小，以防止钠潴留过度，水肿和低钾血症。

2. 用药期间可给予低钠、高钾饮食　诱发感染：在激素作用下，原来已被控制的感染可活动起来，最常见者为结核感染复发。在某些感染时应用激素可减轻组织的破坏、减少渗出、减轻感染中毒症状，但必须同时用有效的抗生素治疗、密切观察病情变化，在短期用药后，即应迅速减量、停药。

3. 对诊断的干扰　①糖皮质激素可使血糖、血胆固醇和血脂肪酸、血钠水平升高、使血钙、血钾下降。②对外周血象的影响为淋巴细胞、真核细胞及嗜酸、嗜碱性细胞数下降，多核白细胞和血小板增加，后者也可下降。③长期大剂量服用糖皮质激素可使皮肤试验结果呈假阴性，如结核菌素试验、组织胞浆菌素试验和变态反应皮试等。④还可使甲状腺 ^{131}I 摄取率下降，减弱促甲状腺激素（TSH）对 TSH 释放素（TRH）刺激的反应，使 TRH 兴奋实验结果呈假阳性。干扰促黄体生成素释放素（LHRH）兴奋试验的结果。⑤使核素脑和骨显像减弱或稀疏。

4. 下列情况应慎用　心脏病或急性心力衰竭、糖尿病、憩室炎、情绪不稳定和有精神病倾向、全身性真菌感染、青光眼、肝功能损害、眼单纯性疱疹、高脂蛋白血症、高血压、甲状腺功能减退（此时糖皮质激素作用增强）、重症肌无力、骨质疏松、胃溃疡、胃炎或食管炎、肾功能损害或结石、结核病等。

5. 随访检查　长期应用糖皮质激素者，应定期检查以下项目：①血糖、尿糖或糖耐量试验，尤其是糖尿病或糖尿病倾向者。②小儿应定期检测生长和发育情况。③眼科检查，注意白内障、青光眼或眼部感染的发生。④血清电解质和便隐血。⑤高血压和骨质疏松的检查。

【用药过量】　容易发生钠潴留过度、水肿、高血压和低钾血症等问题。

（段旭东）

第三节　甲 状 腺 素

左甲状腺素钠　Sodium Levothyroxine

【药物特点】

1. 药理　本品中所含有的合成左甲状腺素与甲状腺自然分泌的甲状腺素相同。它与内源性激素一样，在外周器官中被转化为 T_3，然后通过与 T_3 受体结合发挥其特定作用。人体不能够区分内源性或外源性的左甲状腺素。

2. 毒理　左甲状腺素有非常轻微的急性毒性。通过不同种属的动物（大鼠、狗）的慢性毒性研究发现，给予大鼠高剂量左甲状腺素钠时，会出现肝病迹象，自发性肾病的发生率升高，以及器官重量会发生改变。

3. 药动学　口服左甲状腺素钠后，大部分均在小肠的上端被吸收。通过盖仑制剂，本品的吸收可达 80% 以上，达峰时间（T_{max}）为 5～6h。

本品口服给药后 3~5d 发生作用。左甲状腺素与特定的转运蛋白的结合率极高，约为 99.97%。这种蛋白激素结合不是共价结构，因此血浆中的已结合激素与游离激素会进行持续地和非常迅速地交换。

由于其高蛋白结合率，血液透析和血灌注时不能应用左甲状腺素。

左甲状腺素的平均半衰期为 7d。对甲状腺功能亢进患者，本品的半衰期缩短（3~4d），对甲状腺功能减退患者，本品的半衰期延长（9~10d）。本品的分布容积为 10~12L。肝脏中含有 1/3 的非甲状腺分泌的完整左甲状腺素，它能够迅速地与血清中的左甲状腺素进行交换。甲状腺激素主要在肝脏、肾脏、脑和肌肉中进行代谢。代谢物经尿和粪便排泄。左甲状腺素的总代谢清除率每日约为 1.2L 血浆。

【适应证】 用于治疗儿童及青少年甲状腺功能减退。

【用法用量】 除快速剂量增加对新生儿非常重要以外，一般甲状腺激素治疗应该从低剂量开始，每 2~4 周逐渐加量，直至达到足剂量。

左甲状腺素钠片应于早餐前 30min，空腹将每日剂量 1 次性用适当液体（如半杯水）送服。婴幼儿应在每日首餐前至少 30min 服用本品的全剂量。可以用适量的水将片剂捣碎制成混悬液。但谨记该步骤需服药前临时进行。得到的药物混悬液可再用适当的液体送服。治疗儿童及青少年甲状腺功能减退：初始剂量 12.5~50μg；维持剂量 100~150μg。

【不良反应】 应用本品进行治疗，如果按医嘱服药并监测临床和实验室指标，一般不会出现不良反应。如果超过个体的耐受剂量或者过量服药，特别是由于治疗开始时剂量增加过快，可能出现下列甲状腺功能亢进的临床症状，包括心动过速、心悸、心律失常、心绞痛、头痛、肌肉无力和痉挛、潮红、发热、呕吐、月经紊乱、假脑瘤（头部受压感及眼胀）、震颤、坐立不安、失眠、多汗、体重下降和腹泻。

在上述情况下，应该减少患者的每日剂量或停药几日。一旦上述症状消失后，患者应小心地重新开始药物治疗。

对部分超敏患者，可能会出现变态反应。

【禁忌证】

1. 对本品及其辅料高度敏感者。

2. 未经治疗的肾上腺功能不足、垂体功能不足和甲状腺毒症。

3. 应用本品治疗不得从急性心肌梗死期、急性心肌炎和急性全心炎时开始。

【注意事项】

1. 患者在开始应用甲状腺激素治疗之前，应排除下列疾病或对这些疾病进行治疗：冠心病、心绞痛、动脉硬化、高血压、垂体功能不足、肾上腺功能不足和自主性高功能性甲状腺腺瘤。

对合并冠心病、心功能不全或者心动过速性心律失常的患者必须注意避免应用左甲状腺素引起的即便是轻度的甲状腺功能亢进症状。因此，应该经常对这些患者进行甲状腺激素水平的监测。

对于继发的甲状腺功能减退症，在用本品进行替代治疗之前必须确定其原因，必要时，应进行糖皮质激素的补充治疗。

2. 如果怀疑有自主性高功能性甲状腺腺瘤，治疗开始前应进行 TRH 检查或得到其抑制闪烁扫描图。

3. 只有在对甲状腺功能亢进症进行抗甲状腺药物治疗时，可以应用本品进行伴随的补充治疗，否则，在甲状腺功能亢进的情况下，不得使用左甲状腺素。

4. 一旦确定了左甲状腺素的治疗，在更换药品的情况下，建议根据患者临床反应和实验室检查的结果调整其剂量。

5. 罕见的患有遗传性的半乳糖不耐受症、Lapp 乳糖酶缺乏症或葡萄糖—半乳糖吸收障碍的患者，不得服用本品。

6. 糖尿病患者和正在进行抗凝治疗的患者，请参见【药物相互作用】。

【药物相互作用】

1. 抗糖尿病药物　左甲状腺素可能降低该类药物的降血糖效应。因此，开始甲状腺激素治疗时，应经常监测患者的血糖水平，如需要，应该调整抗糖尿病药物的剂量。

2. 香豆素衍生物　左甲状腺素能够取代抗凝药与血浆蛋白的结合，从而增强其作用。因此，开始甲状腺激素治疗时，应定期监测凝血指标，必要时应调整抗凝药的剂量。

3. 消胆胺、考来替泊　消胆胺会抑制左甲状腺素钠的吸收，故左甲状腺素钠应在服用消胆胺 4～5h 前服用。考来替泊与消胆胺情况相同。

4. 含铝药物、含铁药物和碳酸钙　相关文献报道，含铝药物（抗酸药、胃溃宁）可能降低左甲状腺素的作用。因此，应在服用含铝药物之前至少 2h 服用含有左甲状腺素的药物。

含铁药物和碳酸钙与含铝药物情况相同。

5. 水杨酸盐、双香豆素、呋塞米、安妥明和苯妥英　水杨酸盐、双香豆素、大剂量呋塞米（250mg）、安妥明、苯妥英等可取代左甲状腺素与血浆蛋白的结合，从而导致 fT_4 水平升高。

6. 丙基硫氧嘧啶、糖皮质激素、β-拟交感神经药、胺碘酮和含碘造影剂　这些药物能够抑制外周 T_4 向 T_3 的转化。胺碘酮的含碘量很高，能够引起甲状腺功能亢进和甲状腺功能减退。对可能有未知自律性的结节性甲状腺肿应特别注意。

7. 舍曲林、氯喹/氯胍　这些药物能够降低左甲状腺素的作用，升高血清 TSH 的水平。

8. 巴比妥酸盐　巴比妥酸盐等具有诱导肝药酶的性质，能够增加左甲状腺素的肝脏清除率。

9. 雌激素　服用含雌二醇成分避孕药的妇女或采用激素替代疗法的绝经妇女对甲状腺素的需求量可能会增加。

10. 含大豆物质　含大豆物质可能会降低本品在肠道中的吸收量。因此，可能需要调整本品剂量，尤其是在开始或停止用大豆产品补充营养时。

【用药过量】　T_3 水平的升高是判断药物过量的一个有效手段，比 T_4 或 fT_4 水平的升高更为可靠。根据药物过量的程度，建议停药并进行检查。

服用本品过量会出现代谢率急剧升高的症状。

药物过量的症状包括强烈的 β-拟交感神经效应，如心动过速、焦虑、激动和无意识运动，使用 β 受体阻滞药能够缓解这些症状。极度药物过量的情况可以使用血浆除去法。已发生的中毒事件（如企图自杀）中，人体可以耐受 10mg 左甲状腺素而没有出现并发症。报道表明，长期滥用本品的患者会出现心脏性猝死。

（段旭东）

第四节　抗甲状腺类药物

甲巯咪唑　Methimazole

【药物特点】

1. 本品为抗甲状腺药物。其作用机制是抑制甲状腺内过氧化物酶，从而阻碍吸聚到甲状腺内碘化物的氧化及酪氨酸的偶联，阻碍甲状腺素（T_4）和三碘甲状腺原氨酸（T_3）的合成。动物实验观察到可抑制 B 淋巴细胞合成抗体，降低血循环中甲状腺刺激性抗体的水平，使抑制性 T 细胞功能恢复正常。

2. 本品口服后由胃肠道迅速吸收，吸收率 70%～80%，广泛分布于全身，但浓集于甲状腺，在血液中不和蛋白质结合，$t_{1/2}$ 约 3h，其生物学效应能持续相当长时间。甲巯咪唑及代谢物 75%～80% 经尿排泄，易通过胎盘并能经乳汁分泌。

【适应证】　抗甲状腺药物。适用于青少年及儿童的甲状腺功能亢进症。

【用法用量】　小儿常用量：开始时剂量为每日按体重 0.4mg/kg，分次口服。维持量约减半，按病情决定。

【不良反应】　较多见皮疹或皮肤瘙痒及白细胞减少；较少见严重的粒细胞缺乏症；可能出现再生障碍性贫血；还可能致味觉减退、恶心、呕吐、上腹部不适、关节痛、头晕头痛、脉管炎、红斑狼疮样综合征。罕致肝炎、间质性肺炎、肾炎和累及肾脏的血管炎，少见致血小板减少、凝血酶原减少或因子Ⅶ减少。

【禁忌证】　对于儿童无明确禁忌。

【注意事项】

1. 服药期间宜定期检查血常规。

2. 肝功能异常、外周血白细胞数偏低者应慎用。

3. 对诊断的干扰：甲巯咪唑可使凝血酶原时间延长，并使血清碱性磷酸酶、天冬氨酸氨基转移酶（AST）和丙氨酸氨基转移酶（ALT）增高。还可能引起血胆红素及血乳酸脱氢酶升高。

【药物相互作用】

1. 与抗凝药合用，可增强抗凝作用。

2. 高碘食物或药物的摄入可使甲状腺功能亢进病情加重，使抗甲状腺药需要量增加或用药时间延长。故在服用本品前避免服用碘剂。

3. 磺胺类、对氨基水杨酸、保泰松、巴比妥类、酚妥拉明、妥拉唑林、维生素 B_{12}、磺酰脲类等都有抑制甲状腺功能和甲状腺大的作用，故合用本品须注意。

【用药过量】　如发现甲状腺功能减退，应及时减量或加用甲状腺片。

丙硫氧嘧啶　Propylthiouracil

【药物特点】

1. 抗甲状腺药，能抑制过氧化酶系统，使被摄入甲状腺细胞内的碘化物不能氧化成活性碘，从而阻断了甲状腺内的酪氨酸碘化酪氨酸的缩合，抑制了甲状腺素的合成。另外，在甲状腺外本品抑制 T_4 转化成 T_3，使甲状腺功能亢进症状得到缓解。由于不能直接对抗甲状腺激素，须待已生成的甲状腺激素耗竭后才能产生疗效，故作用较慢。

2. 口服后吸收迅速，血浆药物浓度达峰时间为 1～2h，血浆蛋白结合率为 75%～80%，血浆半衰期为 1～2h。体内药物主要浓集在甲状腺中，因而其作用时间要比半衰期预测的长，在甲状腺内的药物比血浆中药物消除慢一些。药物在肝脏代谢，24h 内有大部分（83%）由尿液中排出，其中有占给药剂量 50%的葡萄糖醛酸结合物和＞2%的为原型药物。可以透过胎盘，在母乳中有分泌。肝肾功能不全者消除减慢。

【适应证】　抗甲状腺药物。适用于青少年及儿童的甲状腺功能亢进症。

【用法用量】　口服；儿童：6～10 岁起始剂量为每日 50～150mg，10 岁以上每日 0.15～0.3g。维持量视病情反应而定。

【不良反应】　有 3%～12%的用药者发生不良反应，常见有皮疹、荨麻疹、恶心、呕吐、腹痛、腹泻、关节痛、肌肉痛、厌食、红斑、脱发、头痛、嗜睡、神经炎、水肿、涎腺及淋巴结大、肝功能障碍、血小板减少、药物热、类似狼疮综合征等，甚至发生黄疸、中毒性肝炎。白细胞减少和粒细胞缺乏症的发生率为 0.3%～0.6%，多在用药 2～3 个月内出现，其前驱症状为发热、喉痛、皮疹、肌痛、虚弱、感染等，发展迅速，可致死，须警惕。

【禁忌证】

1. 结节性甲状腺肿合并甲状腺功能亢进者、甲状腺癌患者禁用。

2. 对本品过敏者禁用。

【注意事项】

1. 服用本品的患者须密切监护,一旦出现发热、流涕、白细胞缺乏、皮疹、剥脱性皮炎、过敏等不良反应时应立即停药,并应定期查血常规。

2. 应用过量,可引起甲状腺功能低下,应立即停药并进行检查。

3. 本品在毒性甲状腺肿术前准备期间,应停药改用碘剂。偶见出血或凝血酶原缺乏,可给予维生素 K 制剂。

【药物相互作用】 磺胺类、对氨基水杨酸、保泰松、巴比妥类、酚妥拉明、妥拉唑林、维生素 B_{12}、磺酰脲类等都有抑制甲状腺功能和引起甲状腺大的作用,联合应用双香豆素类抗凝药物易致出血倾向,故合用本品对须注意。

【用药过量】 可引起甲状腺功能低下,应立即停药并进行检查。

(段旭东)

第五节　性激素及相关激素

注射用绒促性素
Chorionic Gonadotrophin for Injection（HCG）

【药物特点】 本品为促性腺激素药。对女性能促进和维持黄体功能,使黄体合成孕激素。可促进卵泡生成和成熟,并可模拟生理性的促黄体素的高峰而触发排卵。对男性能使垂体功能不足者的睾丸产生雄激素,促使睾丸下降和男性第二性征的发育。$t_{1/2}$ 为双相，分别为 11h 和 23h。血药浓度达峰时约 12h，120h 后降至稳定的低浓度，给药 32～36h 发生排卵。24h 内 10%～12% 的原型经肾随尿排出。

【适应证】　青春期前隐睾症的诊断和治疗。

【用法用量】　小儿用量。

1. 发育性迟缓者睾丸功能测定　肌内注射 2000U，每日 1 次，连续 3d。

2. 青春期前隐睾症　肌内注射 1000～5000U，每周 2～3 次，出现良好效应后即停用。总注射次数不多于 10 次。

【不良反应】

1. 用于治疗隐睾症时偶可发生男性性早熟，表现为痤疮、阴茎和睾丸增大、阴毛生长增多、身高生长过快。

2. 较少见的不良反应有头痛、易激动、精神抑郁、易疲劳。

3. 偶有注射局部疼痛、过敏性皮疹。

【禁忌证】　怀疑有垂体增生或肿瘤，前列腺癌或其他与雄激素有关的肿瘤患者禁用（有促进作用）。性早熟者、血栓性静脉炎、对性腺刺激激素有过敏史患者都禁用。

【注意事项】

1. 有下列情况应慎用：哮喘、癫痫、心脏病、偏头痛、肾功能损害等。

2. 高血压患者慎用。

3. 本品应用前临时配制。

【药物相互作用】　与脑下垂体促性腺激素合并用药时（如 HMG），可能使不良反应增加，应慎用。

【用药过量】　尚不明确。

丙酸睾酮　Testosterone Propionate

【药物特点】

1. 雄激素类药。本品为睾酮的丙酸酯。作用与睾酮、甲睾酮相同，但肌内注射作用时间较持久。能促进男性器官及副性征的发育、成熟。大剂量时有对抗雌激素作用，抑制子宫内膜生长及卵巢、垂体功能。还有促进蛋白质合成及骨质形成等作用。雄激素作用于蛋白同化作用之比为 1∶1。

2. 本品 98% 与血浆蛋白结合，大部分在肝内代谢转化成活性较弱的雄酮及无活性的 5b-雄酮，并与葡萄糖醛酸或硫酸结合，由尿排出。

【适应证】 男性青春期发育迟缓。

【用法用量】 儿童常用量男性青春发育延缓。1 次 12.5～25mg，深部肌内注射，每周 2～3 次，疗程不超过 6 个月。

【不良反应】

1. 注射部位可出现疼痛、硬结、感染及荨麻疹。

2. 大剂量可致男性睾丸萎缩，精子减少。

3. 水肿、黄疸、肝功能异常。

4. 皮疹。

【禁忌证】 有变态反应者应立即停药。肝、肾功能不全患者禁用。

【注意事项】

1. 应深部肌内注射，不能静脉推注。

2. 一般不与其他睾酮制剂换用，因它们的作用时间不同。

3. 男性应定期检查前列腺。

【药物相互作用】 与口服抗凝药合用，可增强口服抗凝药的作用，甚至可引起出血；与胰岛素合用，对蛋白同化有协同作用。

【用药过量】 儿童长期应用，可严重影响生长发育，慎用。

己烯雌酚　Diethylstilbestrol Tablets

【药物特点】

1. 药理毒理　本品为人工合成的非甾体雌激素。

（1）促使女性器官及副性征正常发育。

（2）促使子宫内膜增生和阴道上皮角化。

（3）增强子宫收缩，提高子宫对缩宫素的敏感性。

（4）小剂量刺激而大剂量抑制垂体前叶促性腺激素及催乳激素的分泌。

（5）抗雄激素作用。

2. 药动学　本品口服效果好，不易被肝破坏，其代谢途径尚不明确。

【适应证】　补充体内雌激素不足，例如：女性性腺发育不良。

【用法用量】　口服。

用于补充体内不足，每日 0.25～0.5mg（1/4～1/2 片），21d 后停药 1 周，周期性服用，一般可用 3 个周期（自月经第 5 日开始服药）。

【不良反应】

1. 可有不规则的阴道出血、子宫肥大、尿频或排尿疼痛。

2. 有时可引发血栓症以及心功能不正常。

3. 有时引起肝功能异常、高脂血症、钠潴留。

4. 引起消化道恶心、呕吐、厌食症状和头痛、头晕等精神症状。

【禁忌证】

1. 有血栓性静脉炎和肺栓塞性病史患者禁用。

2. 与雌激素有关的肿瘤患者及未确证的阴道不规则流血患者、高血压患者禁用。

【注意事项】

1. 下列患者慎用：心功能不全、癫痫、糖尿病、肝肾功能障碍、精神抑郁等。

2. 长期使用应定期检查血压、肝功能、阴道脱落细胞，每年 1 次宫颈防癌刮片。

3. 诊断干扰

（1）降低美替拉酮试验。

（2）增加去甲肾上腺素导致的血小板凝集试验。

（3）BSP 试验滞留增加。

【药物相互作用】 尚不明确。

【用药过量】 尚不明确。

结合雌激素 Conjugated Estrogens

【药物特点】 尽管雌激素已经被用于治疗某些青春期发育迟缓的青少年来诱导青春期发育,关于儿童用药的安全性和有效性还没有建立。长时间的大量、重复给予的雌激素会加速骨骺闭合,对于正常发育中的儿童,如果在生理的青春期完成之前用药,可能导致身材矮小。如果患者在骨骼发育完成前服用雌激素,在服药期间建议定期进行监控其对骨骼成熟度和骨骺中心的影响。

青春期女孩接受雌激素治疗,也能导致乳房过早发育和阴道角质化,并可能导致子宫出血。男孩接受雌激素治疗,可以改变通常的青春期过程,导致男孩乳房女性化。

【适应证】 治疗因性腺功能减退、去势或原发性卵巢功能衰退所致的雌激素低下症。

【用法用量】 本品为处方药品,凭医师处方用药。

女性性腺功能减退:每日 0.3mg 或 0.625mg,周期性服用（如服药 3 周停药 1 周）。根据症状的轻重程度和子宫内膜的反应进行剂量调整。

在对因女性性腺功能减退引起的青春期延迟的临床研究中,用 0.15mg 的低剂量就可诱导乳房发育。在 6～12 个月的间期,剂量可以逐渐上调,直至达到适当骨龄增加和最终骨骺闭合。

临床研究提示用药剂量为 0.15mg、0.30mg 和 0.6mg，对应的骨龄和年龄比率（△BA/△CA）分别为 1.1、1.5 和 2.1（结合雌激素无规格为 0.15mg 的产品）。

已有的数据提示，配合序贯使用孕激素，长期服用 0.625mg 的结合雌激素，足以产生人工周期，并可在骨骼成熟后保持骨矿物密度。

去势或原发性卵巢功能衰退：每日 1.25mg，周期性服用。根据症状严重程度和患者的反应，上下调整剂量。为保持疗效，可将剂量调整到有效控制病情的最低剂量。

【不良反应】 常见不良反应包括异常子宫出血，乳房疼痛、压痛、增大，月经量改变，脱发，体重改变，三酰甘油升高等，其余各系统不良系统不常见。

【禁忌证】 雌激素不应用于以下任一情况。

1. 已知或怀疑妊娠。

2. 诊断不明的异常子宫出血。

3. 已知、怀疑或曾患乳腺癌（适当选择的正在进行转移性乳腺癌治疗的患者除外）。

4. 已知或怀疑雌激素依赖的新生物（肿瘤，如子宫内膜癌和子宫内膜增生）。

5. 活动性或有动脉血栓栓塞性疾病病史（如卒中、心肌梗死）或者静脉血栓栓塞病史（如深静脉血栓、肺栓塞）。

6. 活动性或慢性肝功能不全或肝脏疾病。

7. 已知或怀疑对成分有变态反应。

【注意事项】

1. 血压升高　据少量案例报道，血压持续升高可能是由于对雌激素的特异反应。在一项大规模的、随机的安慰剂对照的临床试验中，没有发现雌激素治疗对血压的影响。

2. 高三酰甘油血症　在以往患有高三酰甘油血症患者服用雌激素后有发生血浆三酰甘油大幅升高导致的胰腺炎

的罕见报道，故该部分人群应谨慎。

3. 有胆汁淤积性黄疸病史　对于有雌激素相关胆汁淤积性黄疸或妊娠相关胆汁淤积性黄疸病史的患者应慎用。复发的患者应停止用药。

4. 甲状腺功能减退　服用雌激素会导致甲状腺结合球蛋白（TBG）水平的升高。甲状腺功能正常的患者可以通过多分泌甲状腺激素来补偿 TBG 的增加，从而保持血浆中自由 T_3 和 T_4 在正常水平。依赖甲状腺素替代治疗的患者，如果还服用了雌激素，可能需要加大甲状腺素的剂量。这些患者需要监控甲状腺功能，保证其游离甲状腺素的水平保持在可接受范围之内。

5. 体液潴留　因为雌激素会在一定程度上引起体液潴留，可能受这一因素影响的患者，如心、肾功能不全的患者，如果处方雌激素，应该仔细观察。

6. 低钙血症　在患有易诱发严重低钙血症的疾病患者中应慎用雌激素。

7. 子宫内膜异位恶化　ERT 可能使子宫内膜异位恶化。对于子宫切除后已知异位子宫内膜有残留的患者，还要考虑加用孕激素。因为有子宫切除后单独使用雌激素治疗发生恶性病变的报道。

8. 其他的恶化情况　雌激素替代治疗会引起下述疾病的恶化，包括哮喘、糖尿病、癫痫、偏头痛、卟啉症、系统性红斑狼疮和肝血管瘤等，有上述症状的患者应慎用。

【药物相互作用】　单一剂量的药物（包括结合雌激素和醋酸甲羟孕酮）。

药物之间相互作用的研究资料表明，同时服用这两种药时，药动学分布不会改变。临床上没有进行其他的与结合雌激素有关的药物之间的相互作用研究。

体内外研究都表明雌激素部分通过细胞色素 P4503A4（CYP3A4）来代谢。因此，CYP3A4 的诱导药和抑制药都能影响雌激素药物的代谢。

CYP3A4 的诱导药，如圣约翰草提取物（贯叶连翘）、苯巴比妥、卡马西平、利福平和地塞米松都可以降低雌激素血浆浓度，可能导致治疗效果降低和（或）改变子宫出血的情况。

CYP3A4 的抑制药如西咪替丁、红霉素、克拉霉素、酮康唑、伊曲康唑、利托那韦和葡萄柚汁可以升高雌激素血浆浓度，而引起不良反应。

【用药过量】　在成人及儿童中，过量服用含雌激素药物的症状包括恶心、呕吐、乳房触痛、头晕、腹痛、嗜睡/疲劳；女性可出现撤退性出血。尚无特殊解毒药，必要时应采取对症治疗。

醋酸曲普瑞林　Triptorelin Acetate

【药物特点】　对于两性而言，曲普瑞林均可抑制垂体促性腺激素的分泌亢进，表现为雌二醇或睾酮分泌的抑制、LH 峰值降低以及身高年龄/骨龄比例的提高。

最初的性腺刺激有可能引起阴道的少量出血，需要使用醋酸甲羟孕酮或环丙孕酮醋酸酯治疗。

肌内注射缓释剂型后，药物首先经历 1 个初始释放阶段，随后进入有规律的均匀释放阶段，持续释放 28d。药物在注射后 1 个月内的生物利用度为 53%。

动物毒理研究未显示该药物分子具有任何特殊毒性。观察到的作用与药品对内分泌系统的药理特性有关。用药后 40～45d 吸收完全。

【适应证】　性早熟（女孩 8 岁以前，男孩 10 岁以前）。

【用法用量】

1. 给药方法和途径　本品仅可肌内注射，用药盒内提供的溶剂复溶药物粉末，复溶后立即注射。复溶后得到的悬浮液不得与其他药品混合。

2. 剂量　性早熟：按体重 1 次 50μg/kg，每 4 周注射 1 次。

【不良反应】　长期使用 GnRH 类似物可引起骨质流失，有致骨质疏松的危险。

儿童：卵巢初始刺激可能导致女孩出现少量阴道出血。儿童有报道出现变态反应，如荨麻疹，皮疹，瘙痒，罕有 Quincke 水肿发生。一些患儿出现恶心、呕吐、体重增加、高血压、情绪紊乱、发热、视觉异常、注射处疼痛。

即使治疗收到满意效果时也可能出现以上不良反应。如患者发生以上不良反应或本说明书未列出的不良反应，请立即通知医师。

【禁忌证】　对 GnRH，GnRH 类似物或药品任何一种成分过敏者禁用。

【注意事项】　同不良反应。

【用药过量】　无药物过量的相关报道，如发生药物过量，对症治疗。

醋酸亮丙瑞林微球
Leuprorelin Acetate Microspheres

【药物特点】　重复给予大剂量的促黄体生成释放激素（LH-RH）或其高活性衍生物醋酸亮丙瑞林，在首次给药后能立即产生一过性的垂体-性腺系统兴奋作用（急性作用），然后抑制垂体生成和释放促性腺激素。它还进一步抑制卵巢和睾丸对促性腺激素的反应，从而降低雌二醇和睾酮的生成（慢性作用）。醋酸亮丙瑞林的促黄体生成激素（LH）释放活性约为 LH-RH 的 100 倍，它的抑制垂体-性腺系统功能的作用也强于 LH-RH。醋酸亮丙瑞林是高活性的 LH-RH 衍生物，由于它对蛋白分解酶的抵抗力和对 LH-RH 受体的亲和力都比 LH-RH 强，所以能有效地抑制垂体-性腺系统的功能。此外，醋酸亮丙瑞林又是一种缓释制剂，它恒定地向血液中释放醋酸亮丙瑞林，故能有效地降低卵巢和睾丸的反应，产生高度有利的垂体-性腺系统的抑制作用。对患有中枢性性早熟的男孩和女孩每 4 周 1 次，皮下注射醋酸亮丙瑞林后，血清中促性腺激素的水平降至青春期前的水平，表明对第二性征有进行性抑制作用。

【适应证】 中枢性性早熟。

【用法用量】 儿童用药不详。

【不良反应】

1. 内分泌系统 发热/面部潮红、出汗、男子女性化乳房、睾丸萎缩、会阴部不适等现象。

2. 肌肉骨骼系统 可见骨疼痛、肩腰四肢疼痛。

3. 泌尿系统 可见排尿障碍、血尿等。

4. 循环系统 可见心电图异常、心胸比例增大等。

5. 消化系统 恶心、呕吐、食欲缺乏等。

6. 过敏反应 可见皮疹瘙痒等。注射局部疼痛、硬结、发红。

7. 其他 可见水肿、胸部压迫感、发冷、疲倦、体重增加、感觉异常、听力衰退、耳鸣、头部多毛、血尿酸、血尿素氮、乳酸脱氢酶、ALT 及 AST 等升高；由于雌激素降低作用而出现的更年期综合征样的精神抑郁状态；已有因使用本品引起血栓形成及肺栓塞的报道。

【禁忌证】

1. 对本品所含成分及合成的促黄体生成释放激素或促黄体生成释放激素衍生物有过敏史者。

2. 有性质不明的、异常的阴道出血患者。

【注意事项】

1. 已存在由脊髓压迫或尿潴留引起的肾损害者或有重新发作可能性的患者慎用。

2. 下列情况慎用：对明胶有过敏史者，如休克、过敏性症状（荨麻疹、呼吸困难、口唇水肿、喉头水肿等）。

3. 对早产儿、新生儿和婴儿的安全性尚未确定。

4. 首次用药初期，由于高活性 LH-RH 行生物对垂体性腺系统的刺激作用，使血清睾丸素浓度上升，可见骨性疼痛暂时加重、尿潴留或脊髓压迫症状，应对症处理。

5. 给药时应注意与类似疾病（恶性肿等）相鉴别，如给药过程中肿瘤增大，临床症状未见改善时应中止给药。

6. 由于雌激素降低可引起骨质的损失，故需长期给药或再次给药时，应尽可能检查骨密度，慎重用药。

【药物相互作用】　与性激素类化合物合用，本品的疗效将降低。

【用药过量】　尚缺乏本品用药过量的研究资料。

【超说明书用药】　皮下注射。2010 年卫生部颁布《儿童性早熟诊疗指南》推荐，中枢性性早熟，治疗剂量为儿童首剂 80～100μg/kg，以后每 4 周 1 次维持量，60～80μg/kg，剂量宜个体化，以控制症状为宜。最大剂量 3.75mg。

（段旭东）

第六节　胰　岛　素

【药物特点】　胰岛素是由胰脏内的胰岛 B 细胞受内源性或外源性物质如葡萄糖、乳糖、核糖、精氨酸、胰高血糖素等的刺激而分泌的一种蛋白质激素。胰岛素是机体内唯一降低血糖的激素，同时促进糖原、脂肪、蛋白质合成。外源性胰岛素主要用于糖尿病的治疗。

生物合成人胰岛素　Biosynthetic Human Insulin

【适应证】　用于治疗糖尿病。

【用法用量】　本品为短效胰岛素制剂，可以与中效或长效胰岛素制剂联合使用。

1. 用量　皮下注射或静脉注射。皮下注射最佳的注射部位为腹部、臀部、大腿前部或者上臂。曾对本品在糖尿病儿童（6～12 岁）和青少年（13～17 岁）中的用药情况进行过小样本量研究（18 例），结果显示其药动学特性与成人用药基本相同。

然而，在不同的年龄组 C_{max} 间存在差异，重要的是要进行个体用药剂量的调整。剂量应根据患者的病情个体化。个体胰岛素需要量通常在每日每千克体重 0.3～1.0U。当患者存在胰岛素抵抗时（如处于青春期或肥胖状态），每日的胰岛素需要量可能会增加。而当患者体内存在残余的内源性胰岛素分泌时，每日的胰岛素需要量可能会减少。注射后30min 内必须进食含有糖类的正餐或加餐。

2. 剂量调整　伴发其他疾病时（特别是感染和发热），通常患者膜岛素需要量会增加。

伴发肾脏、肝脏疾病或者影响肾上腺、垂体或甲状腺功能的疾病时，可能需要改变胰岛素剂量。当患者的体力活动量或进食量发生改变时，其所用的胰岛素的剂量要做相应的调整。当患者从一种胰岛素制剂换用其他胰岛素制剂时，剂量可能会需要调整。

【注意事项】　以下情况不能使用本品。

1. 胰岛素输注泵。

2. 对人胰岛素、间甲酚或者本品中其他成分过敏者。

3. 低血糖反应。

【不良反应】

1. 低血糖是最常见的不良反应。严重的低血糖可导致意识丧失和（或）惊厥以及暂时性或永久性脑损伤甚至死亡。

2. 胰岛素治疗的初始阶段，可能会出现屈光不正、水肿和注射部位反应（注射部位疼痛、皮肤发红、皮疹、炎症、淤青、肿胀和瘙痒）。这些现象通常为一过性的。

3. 对血糖控制的快速改善可能会引起急性神经痛，这种症状通常是可逆的。尽管快速改善血糖控制的胰岛素强化治疗可能会暂时性恶化糖尿病视网膜病变,但长期改善血糖控制可以降低糖尿病视网膜病变进展的风险。

4. 变态反应全身性变态反应（包括全身性皮疹、瘙痒、出汗、胃肠道不适、血管神经性水肿、呼吸困难、心悸、血压下降以及眩晕或丧失知觉）十分罕见,但有可能危及生命。低血糖症状通常会突然发生。这些症状包括出冷汗、皮肤苍白发凉、乏力、神经紧张或发抖、焦虑、异常疲倦或虚弱、意识模糊、注意力不集中、嗜睡、饥饿感、视觉异常、头痛、恶心和心悸。

5. 注射部位偶尔可能会发生脂肪代谢障碍。

【禁忌证】

1. 对本品中活性成分或其他成分过敏者。

2. 低血糖发作时。

【注意事项】

1. 胰岛素注射剂量不足或治疗中断时,会引起高血糖（特别是在1型糖尿病患者中易发生）。高血糖的首发症状通常在数小时到数日内逐渐出现。症状包括口渴、尿频、恶心、呕吐、嗜睡、皮肤干红、口干和食欲缺乏以及呼吸出现丙酮气味。

对于1型糖尿病患者,出现高血糖若不予以治疗,最终可导致具有潜在致命性的酮症酸中毒。

2. 胰岛素给药量远高于其需求量时,可导致低血糖。漏餐或进行无计划的、高强度体力活动,可导致低血糖。

血糖控制有显著改善的患者（如接受胰岛素强化治疗的患者）,其低血糖的先兆症状会有所改变,应提醒患者注意。

病程长的糖尿病患者,发生低血糖时,可能不出现常见的低血糖先兆症状。

3. 患者换用不同类型或品牌的胰岛素制剂,必须在严密的医疗监控下进行。以下方面的变化均可能导致所需胰岛素剂量改变：药物浓度、品牌（生产商）、类型、来源（人胰岛素，人胰岛素类似物）和（或）生产工艺。患者在从其曾用胰岛素产品换用本品时，可能需要调整每日注射次数或是进行剂量调整。患者换用本品时，可在首次给药时，或者在开始治疗的几周或几个月内进行剂量调整。

【药物相互作用】

1. 已知有许多药物会影响葡萄糖代谢

（1）可能会减少胰岛素需要量的药物：口服降糖药，单胺氧化酶抑制药（MAOI），非选择性 β 受体阻滞药，血管紧张素转化酶（ACE）抑制药，水杨酸盐，合成类固醇和磺胺类药物。

（2）可能会增加胰岛素需要量的药物：口服避孕药，噻嗪类，糖皮质激素类，甲状腺激素，拟交感神经类药物，生长激素和达那唑。β 受体阻滞药会掩盖低血糖的症状和延缓其恢复的时间。

（3）奥曲肽和兰瑞肽可能增加或者减少胰岛素的需要量。乙醇可以加剧或者缩短胰岛素导致的低血糖作用。

2. 噻唑烷二酮类药物与胰岛素联合用药可能会导致充血性心力衰竭　当这两种药物联合应用时，应注意观察患者是否出现充血性心力衰竭的体征与症状，是否出现体重增加和水肿。如发生任何心脏症状的恶化，应停止使用噻唑烷二酮类药物。

【用药过量】　对于胰岛素药物过量没有特别的定义。但是，胰岛素过量会发生不同程度的低血糖。

门冬胰岛素　nsulin Aspart

【药物特点】　本品是速效人胰岛素类似物。

胰岛素的降血糖作用是通过胰岛素分子与肌肉和脂肪细胞上的胰岛素受体结合后，促进细胞对葡萄糖吸收利用，同时抑制肝脏葡萄糖的输出来实现的。

注射本品后，在餐后 4h 内，本品比可溶性人胰岛素起效快，使血糖浓度下降得更低。本品皮下注射后作用持续时间比可溶性人胰岛素短。

皮下注射后，10～20min 起效，最大作用时间为注射后 1～3h，作用持续时间为 3～5h。在 1 型糖尿病患者中进行的临床试验表明，本品与可溶性人胰岛素相比，可降低夜间低血糖的发生，发生日间低血糖的风险没有显著增加。

【适应证】 用于治疗糖尿病。

【用法用量】 儿童使用本品治疗，可以获得与可溶性人胰岛素同样的长期血糖控制。

本品比可溶性人胰岛素起效更快，作用持续时间更短。由于快速起效，所以一般须餐前即刻注射。必要时，可在餐后立即给药。

本品的用量因人而异，应由医师根据患者的病情决定。一般应与至少每日 1 次的中效胰岛素或长效胰岛素联合使用。

胰岛素需要量因人而异，通常为每日每千克体重 0.5～1.0U。在针对餐时的治疗中，50%～70% 的胰岛素需要量由本品提供，其他部分由中效胰岛素或长效胰岛素提供。

1. 皮下注射 部位可选择腹壁、大腿、上臂三角肌或臀部。应在同一注射区域内轮换注射点。

腹壁皮下注射后，10～20min 起效。最大作用时间为注射后 1～3h，作用持续时间为 3～5h。

本品可经胰岛素泵给药，进行连续皮下胰岛素输注治疗（CSII）。连续皮下胰岛素输注治疗应选择腹壁作为注射部位，并轮换输注点。

在使用胰岛素泵输注本品时，不能与其他胰岛素混合使用。

2. 静脉给药 输注系统中本品浓度为 0.05～1.0U/ml，输注液为 0.9% 氯化钠注射液、5% 葡萄糖注射液或含

40mmoUL 氯化钾的 10%葡萄糖注射液。上述输注液置于聚丙烯输液袋中，在室温下 24h 内是稳定的。

3. 肾功能或肝功能不全时通常患者对胰岛素的需要量会减少　建议对这些患者，进行严密的血糖监测，并对本品剂量进行相应的调整。

【不良反应】　患者使用本品时发生的不良反应主要与剂量相关，且与胰岛素药理学作用有关。与其他胰岛素制剂相同，低血糖是本品治疗中最常见的不良反应。重度的低血糖可能导致意识丧失和(或)惊厥以及暂时性或永久性脑功能损害甚至死亡。

各系统不良反应如下。

1. 免疫系统失调

（1）少见：荨麻疹，皮疹，出疹。

（2）非常罕见：变态反应。

全身性变态反应的症状可能包括全身性皮疹、瘙痒、出汗、胃肠道不适、血管神经性水肿、呼吸困难、心悸和血压下降。全身性变态反应有可能危及生命。

2. 神经系统　罕见：周围神经系统病变。

快速改善血糖水平控制可能发生急性痛性神经病变，这种症状通常是可逆的。

3. 视觉异常

（1）少见：屈光不正。

胰岛素治疗的初始阶段，可能会出现屈光不正。这种现象通常为一过性的。

（2）少见：糖尿病视网膜病变。

长期血糖控制良好可降低患糖尿病视网膜病变的风险。但是因强化胰岛素治疗而突然改善血糖水平控制可能发生糖尿病视网膜病变恶化。

4. 皮肤和皮下组织异常　少见：脂肪代谢障碍。局部超敏反应。

注射部位可能会发生脂肪代谢障碍。这一情况通常是因为未在注射区域内轮换注射点所致。

在胰岛素治疗期时，可能发生注射点局部的超敏反应（如红、肿和瘙痒）。上述反应通常为暂时性的，在继续治疗的过程中会自行消失。

5. 全身不适和注射部位异常　少见：水肿。

胰岛素治疗的初期有可能出现水肿现象，这种现象通常为一过性的。

【禁忌证】　以下患者禁用。

1. 对门冬胰岛素或本品中任何其他成分过敏者。

2. 低血糖发作时。

【注意事项】

1. 本品注射剂量不足或治疗中断时，特别是在1型糖尿病患者中，可能导致高血糖和糖尿病酮症酸中毒，这可能是致命的。

2. 伴有其他疾病时（特别是感染时），通常患者的胰岛素需要量会增加。

3. 患者换用不同品牌和类型的胰岛素制剂时，与先前使用的胰岛素相比，低血糖的早期先兆症状可能会有所改变或不太显著。患者换用不同类型或品牌的胰岛素制剂的过程，必须在严密的医疗监控下进行。以下方面的变化均可能导致剂量改变：药物规格、品牌、类型、种类（动物胰岛素、人胰岛素、人胰岛素类似物）和（或）生产工艺。患者换用本品时如果需要调整剂量或用药次数，则可以在首次给药时，或者在开始治疗的几周或几个月内进行调整。

4. 与其他任何胰岛素治疗一样，使用本品时可能发生注射部位反应，包括疼痛、瘙痒、荨麻疹、肿胀和炎症。为减少或避免这些反应，应在同一注射区域内持续轮换注射点。这些反应通常会在数日至数周内消失。罕见情况下，注射部位反应可能需要终止使用本品。

5. 漏餐或进行无计划,高强度的体力劳动,可导致低血糖。如果增强了体力活动或者改变了正常饮食,也需要调整本品的剂量。

【药物相互作用】 已知有多种药物会影响葡萄糖代谢。

1. 可能会减少胰岛素需要量的药物 口服降糖药(OHAs),奥曲肽,单胺氧化酶抑制药(MAOIs),非选择性 β 肾上腺素能阻滞药,血管紧张素转化酶(ACE)抑制药,水杨酸盐,乙醇,合成代谢类固醇和硫胺类制剂。

2. 可能会增加胰岛素需要量的药物 口服避孕药,噻嗪类利尿药,糖皮质激素,甲状腺激素,交感神经兴奋剂和达那唑。

3. 其他 β 受体阻滞药可能会掩盖低血糖症状。乙醇可以加剧和延长胰岛素引起的低血糖。

【用药过量】 对于胰岛素药物过量没有特别的定义。但是,当患者使用胰岛素的剂量超过需要剂量时会发生不同程度的低血糖。

甘精胰岛素　Insulin Glargine

【药物特点】 甘精胰岛素为长效胰岛素类似物,在人胰岛素 β 链的 C 端增加两个氨基酸,A 链 21 位用甘氨酸替换了天冬氨酸,使其保持结构稳定。注射后持续长时间缓慢释放而延长作用时间,可模拟生理性基础胰岛素分泌,良好控制血糖,减少低血糖(尤其是夜间低血糖)的风险,减少胰岛素治疗相关的体重增加。具有长效、平稳的特点,无峰值血药浓度,属每日用药 1 次的长效制剂。

【适应证】 需用胰岛素治疗的成人 1 型和 2 型糖尿病,青少年和年龄在 6 岁及以上儿童的 1 型糖尿病。

【用法用量】 本品是胰岛素类似物。具有长效作用,应该每日 1 次在固定的时间皮下注射给药。切勿静脉注射甘精胰岛素。甘精胰岛素的长效作用与其在皮下组织内注射有关。如将平常皮下注射的药物剂量注入静脉内，可发生严重低血糖。

必须个体化对预期的血糖水平，以及降血糖药的剂量及给药时间进行确定及调整。

当患者体重或生活方式变化、胰岛素给药时间改变或出现容易发生低血糖或高血糖的情况时（参见注意事项），可能需要调节剂量。应谨慎进行任何胰岛素剂量的改变并遵医嘱。甘精胰岛素的用药剂量应因人而异。2 型糖尿病患者也可将甘精胰岛素和口服降糖药物一起使用。

从其他胰岛素治疗改为甘精胰岛素治疗，可能需改变基础胰岛素的剂量并调整其他同时使用的治疗糖尿病的药物。

换用及开始用甘精胰岛素的最初几周，应密切监测代谢改变。与成年人一样，青少年和年龄在 6 岁及以上儿童使用甘精胰岛素时须根据代谢需要和血糖监测进行个体化调节。国内 6 岁以下儿童使用甘精胰岛素的疗效和安全性尚未确认。

由于经验有限，以下患者群使用甘精胰岛素的安全性和有效性尚待评估：肝功能损害或肾功能中、重度损害的患者（参见【注意事项】）。

【不良反应】　　总结临床试验中不良反应的发生频率，经过总体判断认为和本品相关的不良反应如下。

1. **代谢和营养失调**　　低血糖：低血糖是常见的不良反应。低血糖症状通常会突然发生，表现为出冷汗、皮肤苍白发冷、疲乏、神经紧张或震颤、焦虑、异常疲倦或衰弱、意识模糊、难以集中注意力、嗜睡、过度饥饿、视觉异常、头痛、恶心和心悸。重度低血糖可导致意识丧失和（或）惊厥及暂时性或永久性脑功能损害甚至死亡。

2. **全身不适和注射部位异常**

（1）常见：注射部位反应。这些反应包括注射部位发红、炎症、淤血、肿胀和瘙痒。上述反应多为轻微和一过性的，通常在继续治疗数日至数周内消失。

（2）罕见：胰岛素治疗的初期会出现水肿现象。这种现象通常为一过性的。

3. 免疫系统失调　罕见：变态反应，潜在的变态反应，荨麻疹，皮疹，出疹。这些症状可能是由于全身性变态反应所致。全身性变态反应的其他症状可能包括瘙痒、出汗、胃肠道不适、血管神经性水肿、呼吸困难、心悸与血压下降。全身性变态反应有可能危及生命（超敏反应）。

4. 视觉异常　罕见：视力障碍，视网膜病变。

5. 神经系统异常　极罕见：味觉障碍。

6. 皮肤及皮下组织异常

（1）常见：脂肪增生。

（2）不常见：脂肪萎缩。

7. 肌肉骨骼肌结缔组织异常　极罕见：肌痛。

【禁忌证】　对甘精胰岛素或其注射液中任何一种辅料过敏者。

【注意事项】

1. 糖尿病酮症酸中毒的治疗，不能选用甘精胰岛素，推荐静脉注射常规胰岛素。

2. 由于经验有限，儿童、肝功能损害或肾功能中、重度损害的患者使用甘精胰岛素的安全性和有效性尚待评估。

3. 肾功能损害患者由于胰岛素的代谢减慢，对胰岛素的需要量可能减少。严重肝损害患者由于葡萄糖异生能力降低及胰岛素代谢降低，对胰岛素的需要量可能减少。

4. 对血糖控制不好，或有高血糖症或低血糖发作倾向的患者，在考虑调整剂量之前，应全面回顾患者是否按预期的方案治疗、注射部位、正确的注射技术以及所有其他的相关因素。

5. 由于甘精胰岛素持续提供基础胰岛素，治疗过程中需要注意低血糖反应的发生。

6. 当伴发其他疾病时需加强代谢监测。许多情况下，尿液中检出酮体往往表明需要调整胰岛素剂量。此时常常需要增加胰岛素剂量。1 型糖尿病患者，即使只能少量进食或无法进食或在呕吐时等，也必须坚持规律地摄取少量糖类，切勿完全停用胰岛素。

7. 吡格列酮与胰岛素联合使用时有心力衰竭的病例报告，对于有心力衰竭风险因素的患者，使用吡格列酮与来得时联合用药时，应观察患者心力衰竭的症状和体征，如体重增加和水肿。若发生任何心脏症状的恶化，则应停用吡格列酮。

【药物相互作用】 许多物质影响葡萄糖代谢，可能需酌情调整甘精胰岛素用量。

1. 可能促使血糖降低、增加低血糖发作的物质 口服降糖药物、ACE 抑制药、丙吡胺、贝特类、氟西汀、单胺氧化酶（MAO）抑制药、己酮可可碱、丙氧芬、水杨酸以及磺胺类抗生素。

2. 可能减弱降糖作用的物质 皮质类固醇、达那唑、二氮嗪、利尿药、拟交感药（如肾上腺素、沙丁胺醇、特布他林）、胰高血糖素、异烟肼、吩噻嗪衍生物、生长激素、甲状腺激素、雌激素和孕激素（口服避孕药），蛋白酶抑制药和非典型抗精神病药（如奥氮平和氯氮平）。

3. β 受体阻滞药、可乐定、锂盐或乙醇可能加强或减弱胰岛素的降血糖作用 喷他脒可能引起低血糖，有时伴继发高血糖。

此外，用 β 受体阻滞药、可乐定、胍乙啶和利血平等影响交感神经的药物后，肾上腺素能反向调节作用的征兆可能减弱或缺少。

4. 配伍禁忌 甘精胰岛素注射液切勿同任何其他产品相混合。确保注射器不含任何其他物质。

【用药过量】 过量的胰岛素可能发生严重的、有时是持久的以及危及生命的低血糖。

地特胰岛素　Insulin Detemir（Levemir）

【药物特点】

1. 药理抗糖尿病药物。长效、注射用胰岛素及其类似物。地特胰岛素是可溶性的、长效基础胰岛素类似物，其作用平缓且作用持续时间长。与人 NPH 胰岛素和甘精胰岛素（insulin glargine）相比较，本品的时间作用曲线的变异性显著降低。本品的长效作用是通过在注射部位地特胰岛素分子之间强大的自身聚合以及通过脂肪酸侧链与白蛋白相结合而实现的。与人 NPH 胰岛素相比，地特胰岛素分子向外周靶组织的分布更为缓慢。这些延长机制的结合使本品的吸收和作用曲线比人 NPH 胰岛素更易重复，即变异度小。

地特胰岛素的降血糖作用是通过地特胰岛素分子与肌肉和脂肪细胞上的胰岛素受体结合后,促进细胞对葡萄糖的吸收利用，同时抑制肝脏葡萄糖的输出来实现的。

本品每日注射 1 次或者 2 次，依剂量不同，最长作用持续时间可达 24h。如果每日注射 2 次，则可以在注射 2~3 次后达到稳态。当剂量为 0.2~0.4U/kg 时，注射 3~4h 后，效应已超过的最大效应的 50%，作用持续约为 14h。

2. 毒理人体细胞系体外试验表明，地特胰岛素与胰岛素和胰岛素样生长因子-1（IGF-1）两种受体的亲和力小于人胰岛素，而且对细胞生长的影响也小于人胰岛素。

安全性药理学，多次给药毒性，遗传毒性，潜在致癌性和生殖毒性等常规临床前研究数据显示，地特胰岛素对人体没有特殊危害。

【适应证】　治疗糖尿病。

【用法用量】　本品是可溶性的基础胰岛素类似物，其作用平缓且效果可以预见，作用持续时间长。本品尚未在

6 岁以下儿童中进行有效性和安全性的研究。

曾在 1 型糖尿病儿童（6～12 岁）和青少年（13～17 岁）中进行了本品的药动学研究，并与患有 1 型糖尿病的成人进行了比较。其药动学在这些人群中没有差别。

与口服降糖药联合治疗时，推荐地特胰岛素的初始治疗方案为每日 1 次给药，起始剂量为 10U/kg 或 0.1～0.2U/kg。地特胰岛素的剂量应根据病情进行个体化的调整。

根据临床研究结果，推荐以下剂量调整指南。

早餐前平均自测血糖浓度（SMPG）为＞10.0mmol/L（180mg/dl）：地特胰岛素剂量+8U。

SMPG 为 9.1～10.0mmol/L（163～180mg/dl）：地特胰岛素剂量+6U。

SMPG 为 8.1～9.0mmol/L（145～162mg/dl）：地特胰岛素剂量+4U。

SMPG 为 7.1～8.0mmol/L（127～144mg/dl）：地特胰岛素剂量+2U。

SMPG 为 6.1～7.0mmol/L（109～126mg/dl）：地特胰岛素剂量+2U。

其中 1 次 SMPG 测量在 3.1～4.0mmol/L（56～72mg/dl）：地特胰岛素剂量-2U；如果其中 1 次 SMPG 测量在＜3.1mmol/L（＜56mg/dl）：地特胰岛素剂量-4U。

当地特胰岛素作为基础-餐时胰岛素给药方案的一部分时，应根据患者的病情，每日注射 1 次或 2 次。

本品用量因人而异。应由医师根据患者的病情，每日注射 1 次或 2 次。

对于为达到最佳的血糖控制而每日注射 2 次的患者，晚间注射可在晚餐时、睡前或者早晨注射 12h 后进行。

由其他胰岛素转用本品：由中效或者长效胰岛素转用本品的患者，可能需要调整注射剂量和注射时间。

和所有的胰岛素一样,在转用本品期间和在本品开始治疗的几周内,建议密切监测血糖水平。

本品和抗糖尿病药物同时使用时,可能需要调整同时使用的短效胰岛素的剂量和注射时间,或者口服降糖药的剂量。如果患者体力活动增加、日常饮食改变或者在伴发疾病期间,也可能需要调整剂量。

本品经皮下注射,皮下注射部位可选择大腿、腹壁或者上臂。应在同一注射区域内轮换注射点。

【不良反应】　据估计,大约有12%的患者在使用本品治疗时会发生不良反应。

总结临床试验中不良反应的发生频率,经过总体判断认为和本品相关的不良反应如下。

1. 代谢和营养失调　低血糖:低血糖是常见的不良反应。低血糖症状通常会突然发生,表现为出冷汗、皮肤苍白发冷、疲乏、神经紧张或震颤、焦虑、异常疲倦或衰弱、意识模糊、难以集中注意力、嗜睡、过度饥饿、视觉异常、头痛、恶心和心悸。重度低血糖可导致意识丧失和(或)惊厥及暂时性或永久性脑功能损害甚至死亡。

2. 全身不适和注射部位异常

(1)常见:与人胰岛素相比,地特胰岛素治疗过程中的注射部位反应发生频率更高。这些反应包括注射部位发红、炎症、淤血、肿胀和瘙痒。上述反应多为轻微和一过性的,通常在继续治疗几日至几周内消失。

(2)少见:注射部位可能会发生脂肪代谢障碍。通常是由于未在注射区域轮换注射点所致。水肿:胰岛素治疗的初期会出现水肿现象。这种现象通常为一过性的。

3. 免疫系统失调　少见:变态反应,潜在的变态反应,荨麻疹,皮疹,出疹。这些症状可能是由于全身性变态反应所致。全身性变态反应的其他症状可能包括瘙痒、出汗、胃肠道不适、血管神经性水肿、呼吸困难、心悸与血压下降。

全身性变态反应有可能危及生命（超敏反应）。

4. 视觉异常 少见：胰岛素治疗的初始阶段，可能会出现屈光不正。这种现象通常为一过性的；长期血糖水平控制良好可以降低糖尿病视网膜病变的风险。然而因强化胰岛素治疗而突然改善血糖水平控制可能会发生糖尿病视网膜病的暂时恶化。

5. 神经系统异常 罕见：快速改善血糖水平控制可能发生急性痛性神经病变，这种症状通常是可逆的。

【禁忌证】 以下患者禁用：对地特胰岛素或者本品中任何其他成分过敏者。

【注意事项】

1. 本品注射剂量不足或治疗中断时，可能导致高血糖和糖尿病酮症酸中毒（特别是在 1 型糖尿病患者中易发生）。通常在数小时到数日内，高血糖的首发症状逐渐出现。症状包括口渴、尿频、恶心、呕吐、嗜睡、皮肤干红、口干、食欲缺乏和呼气中有丙酮气味。在 1 型糖尿病患者中，出现高血糖事件若不给予治疗，最终可能导致有潜在致死性的糖尿病酮症酸中毒。

2. 如果胰岛素的用量远高于胰岛素的需要量时可能出现低血糖。漏餐或进行无计划、高强度的体力活动，可导致低血糖。

3. 血糖控制有显著改善的患者（如接受胰岛素强化治疗的患者），其低血糖的先兆症状会有所改变，应提醒患者注意。对于病程长的糖尿病患者，常见的低血糖的先兆症状可能会消失。

4. 伴有其他疾病，特别是感染和发热，通常患者的胰岛素需要量会增加。

5. 患者换用不同品牌或类型的胰岛素制剂，必须在严格的医疗监控下进行。以下方面的变化均可能导致患者所需剂量改变：胰岛素规格、品牌（生产商）、类型、种类（动物、人胰岛素或人胰岛素类似物）和（或）生产工艺（基因重组或动物胰岛素）。患者从其日常使用的胰岛素转用本品时，可能需要调整剂量。剂量调整可能在首次注射或开始治疗的数周或数个月内进行。

6. 和所有的胰岛素治疗一样，使用本品可能会发生注射部位的反应，包括疼痛、瘙痒、荨麻疹、肿胀和炎症。

7. 在指定注射区域连续轮换注射点有助于减少或避免这些反应。这些反应通常在几日或几周内消失。在罕见情况下，注射部位反应可能需要停止注射地特胰岛素。

8. 由于可能导致重度低血糖，本品绝不能静脉注射。

9. 与皮下注射相比较，肌内注射吸收更快，吸收量更大。

10. 如果本品与其他胰岛素制剂混合使用，其中之一或者两者的作用特性将会改变。与单独注射相比较，本品与快速起效的胰岛素类似物（如门冬胰岛素）同时使用，其最大作用将会降低和延迟。

11. 本品不能用于胰岛素泵。

【药物相互作用】　已知有多种药物会影响葡萄糖代谢。

1. 会减少胰岛素需要量的药物：降糖药，单胺氧化酶抑制药（MAOI），非选择性 β 受体阻滞药，血管紧张素转化酶（ACE）抑制药，水杨酸盐和乙醇。

2. 会增加胰岛素需要量的药物：类药物、糖皮质激素、甲状腺激素和 β 拟交感神经药、生长激素和达那唑。

3. β 受体阻滞药可能掩盖低血糖症状，并且延迟低血糖的恢复。

4. 奥曲肽/兰瑞肽可能既会增加也会减少胰岛素的需要量。

5. 乙醇可以加剧和延长胰岛素导致的低血糖。

【用药过量】　对于胰岛素药物过量没有特别的定义。但是，当患者使用胰岛素剂量超过需要剂量时会发生不同程度的低血糖。

（段旭东）

第七节　生长激素

重组人生长激素
Recombinant Human Growth Hormone

【药物特点】　人生长激素（hGH）是由脑垂体前叶，含有嗜酸性颗粒的生长激素（GH）分泌细胞所分泌，为191个氨基酸构成的肽类激素。

本品是通过基因重组大肠埃希菌分泌型表达技术生产的重组人生长激素（rhGH），其氨基酸含量及序列与人生长激素完全相同。本品是在大肠埃希菌（E. Coli）中合成的。分泌型基因重组人生长激素（rhGH）具有与人体内源生长激素同等的作用，刺激骨骺端软骨细胞分化、增殖，刺激软骨基质细胞增长，刺激成骨细胞分化、增殖，引起线形生长加速及骨骼变宽；促进全身蛋白质合成，纠正手术等创伤后的负氮平衡状态，纠正重度感染及肝硬化等所致的低蛋白血症刺激免疫球蛋白合成，刺激淋巴样组织，巨噬细胞和淋巴细胞的增殖，增强抗感染能力；刺激烧伤创面及手术切口胶原体细胞合成纤维细胞，巨噬细胞分裂增殖，加速伤口愈合；促进心肌蛋白合成，增加心肌收缩力，降低心肌耗氧量，调节脂肪代谢，降低血清胆固醇、低密度脂蛋白的水平；补充生长激素不足或缺乏，调节成人的脂肪代谢、骨代谢、心肾功能。

【适应证】

1. 用于因内源性生长激素缺乏所引起的儿童生长缓慢。

2. 用于重度烧伤治疗。

3. 用于已明确的下丘脑-垂体疾病所致的生长激素缺乏症和经两周不同的生长激素刺激试验确诊的生长激素显

著缺乏。

【用法用量】

1. 用于促儿童生长的剂量因人而异，推荐剂量为 0.1～0.15U/（kg·d），每日 1 次，皮下注射，疗程为 3 个月至 3 年，或遵医嘱。

2. 用于重度烧伤治疗推荐剂量为 0.2～0.4U/（kg·d），每日 1 次，皮下注射。疗程一般 2 周左右。

【不良反应】

1. 生长激素可引起一过性高血糖现象，通常随用药时间延长或停药后恢复正常。

2. 临床试验中有 1% 的身材矮小儿童有副作用，常见注射部位局部一过性反应（疼痛、发麻、红肿等）和体液潴留的症状（外周水肿、关节痛或肌痛），这些不良反应发生较早，发生率随用药时间延长而降低，罕见影响日常活动。

3. 长期注射重组人生长激素在少数患者体内引起抗体产生，抗体结合力低，无确切临床意义，但如果预期的生长效果未能达到，则可能有抗体产生，抗体结合力超过 2mg/L，则可能会影响疗效。

【禁忌证】

1. 骨骺已完全闭合后禁用于促生长治疗。

2. 严重全身性感染等危重患者在机体急性休克期内禁用。

【注意事项】

1. 在医师指导下用于明确诊断的患者。

2. 糖尿病患者可能需要调整抗糖尿病药物的剂量。

3. 同时使用皮质激素会抑制生长激素的促生长作用，因此患 ACTH 缺乏的患者应适当调整其皮质激素的用量，以避免其对生长激素产生的抑制作用（参见【药物相互作用】）。少数患者在生长激素治疗过程中可能发生甲状腺功能低下，应及时纠正，以避免影响生长激素的疗效，因此患者应定期进行甲状腺功能的检查，必要时给予甲状腺素的补充。

4. 患内分泌疾病（包括生长激素缺乏症）的患者可能发生股骨头骺板滑脱,在生长激素的治疗期若出现跛行现象应注意评估。

5. 有时生长激素可导致过度胰岛素状态，因此必须注意患者是否有葡萄糖耐量减低的现象。治疗期间血糖高于10mmol/L，则需胰岛素治疗。如需用 150U/d 以上胰岛素仍不能有效控制血糖，应停用本品。

6. 注射部位应常变动以防脂肪萎缩。

7. 运动员慎用。

8. 四环素过敏史者不得使用。

【药物相互作用】　同时使用糖皮质激素可能抑制激素的反应,故在生长激素治疗中糖皮质激素用量通常不得超过相当 $10\sim15mg/m^2$ 氢化可的松。同时使用非雄激素类固醇可进一步增进生长速度。

【用药过量】　尚无急性用药过量的病理报道。然而，超过推荐的剂量能引起不良反应,用药过量开始会先导致低血糖，继而高血糖。

长期用药过量可能导致肢端肥大症的症状和体征及其他与生长激素过量有关的反应。

（段旭东）

第7章

抗 过 敏 药

氯雷他定 Loratadine

【药物特点】

1. 本品为高效、作用持久的三环类抗组胺药，为选择性外周 H_1 受体拮抗药，可缓解变态反应引起的各种症状。

2. 本品属第二代抗组胺药，其脂溶性差，几乎不通过血-脑脊液屏障，无明显中枢和自主神经系统方面的不良反应。

【适应证】

1. 用于缓解过敏性鼻炎有关的症状，如喷嚏、流涕、鼻痒、鼻塞以及眼部痒及烧灼感。

2. 亦适用于缓解慢性荨麻疹、瘙痒性皮肤病及其他过敏性皮肤病的症状及体征。

【用法用量】

1. 成人及 12 岁以上儿童 1 次 10mg，每日 1 次，口服。

2. 2～12 岁儿童 体重＞30kg：1 次 10mg，每日 1 次，口服；体重≤30kg：1 次 5mg，每日 1 次，口服。

【不良反应】

1. 常见不良反应有乏力、头痛、嗜睡、口干、胃肠道不适（包括恶心、胃炎）以及皮疹等。

2. 罕见不良反应有脱发、变态反应、肝功能异常、心动过速及心悸等。

【禁忌证】 对本品过敏者禁用。

【注意事项】

1. 严重肝功能不全的患者，清除半衰期有所延长，请在医师指导下使用。

2. 在做皮试前约 48h 应中止使用本品，因抗组胺药能阻止或降低皮试的阳性反应发生。

【药物相互作用】 同时服用酮康唑、大环内酯类抗生素、西咪替丁、茶碱等药物，会提高氯雷他定在血浆中的浓度，应慎用。其他已知能抑制肝脏代谢的药物，在未明确与氯雷他定相互作用前应谨慎合用。

【用药过量】 儿童服用过量本品（＞10mg）有锥体外系迹象、心悸等症状。在以上情况下，可采取催吐、活性炭吸附等措施。

马来酸氯苯那敏 Chlorpheniramine Maleate

【药物特点】

1. 该药为第一代抗组胺药，能对抗变态反应所致的毛细血管扩张，降低毛细血管的通透性，缓解支气管平滑肌收缩所致的喘息；抗 M 胆碱受体作用，故服药后可出现口干、便秘、痰液变稠、鼻黏膜干燥等症状。

2. 可透过血-脑脊液屏障，具有明显的中枢抑制作用，能增加麻醉药、镇痛药、催眠药和局部麻醉药的作用。

【适应证】

1. 本品适用于皮肤过敏症 荨麻疹、湿疹、皮炎、药疹、皮肤瘙痒症、神经性皮炎、虫咬症、日光性皮炎。

2. 其他 也可用于过敏性鼻炎、血管舒缩性鼻炎、药物及食物过敏。

【用法用量】 参照《英国国家儿童处方集》（BNFC，2018—2019）。口服给药。

1～23 月龄：每次 1mg，每日 2 次。

2～5 岁儿童：每 4～6 小时 1mg；每日最大剂量 6mg。

6～11 岁儿童：每 4～6 小时 2mg；每日最大剂量 12mg。

12～17 岁儿童：每 4～6 小时 4mg；每日最大剂量 24mg。

【不良反应】　主要不良反应为嗜睡、口渴、多尿、咽喉痛、困倦、虚弱感、心悸、皮肤瘀斑、出血倾向。

【禁忌证】　对本品过敏者禁用，过敏体质者慎用。

【注意事项】

1. 服药期间不得驾驶机、车、船，不得从事高空作业、机械作业及操作精密仪器。

2. 新生儿、早产儿不宜使用。

3. 孕妇及哺乳期妇女慎用。

4. 膀胱颈梗阻、幽门十二指肠梗阻、甲状腺功能亢进、青光眼、消化性溃疡、高血压和前列腺肥大者慎用。

【药物相互作用】

1. 本品不应与含抗组胺药（如马来酸氯苯那敏、苯海拉明等）的复方抗感冒药同服。

2. 本品不应与含抗胆碱药（如颠茄制剂、阿托品等）的药品同服。

3. 与解热镇痛药物配伍，可增强其镇痛和缓解感冒症状的作用。

4. 与中枢镇静药、催眠药、安定药或乙醇并用，可增加对中枢神经的抑制作用。

5. 本品可增强抗抑郁药的作用，不宜同用。

【用药过量】　可致排尿困难或排尿痛、头晕、头痛、口腔鼻喉部干燥、恶心、腹痛、皮疹；儿童易发生烦躁、焦虑、入睡困难和神经过敏。

孟鲁司特　Montelukast

【药物特点】

1. 该药为半胱氨酰白三烯受体阻断药，能显著改善哮喘炎症指标，抑制气道平滑肌的活性，预防和抑制白三烯介导的血管通透性增加、气道嗜酸性粒细胞浸润和支气管痉挛。

2. 治疗哮喘时与糖皮质激素合用可获得协同作用,并减少糖皮质用量,且对吸入糖皮质激素不能控制的哮喘患者也有效。

3. 耐受性良好,不良反应轻微。

【适应证】

1. 适用于 2～14 岁儿童哮喘的预防和长期治疗,包括预防白天和夜间的哮喘症状,治疗对阿司匹林敏感的哮喘患者以及预防运动诱发的支气管收缩。

2. 适用于减轻过敏性鼻炎引起的症状(2～14 岁儿童的季节性过敏性鼻炎和常年性过敏性鼻炎)。

【用法用量】

1. 6～14 岁哮喘和(或)过敏性鼻炎儿童患者,1 次 5mg,每日 1 次。

2. 2～5 岁哮喘和(或)过敏性鼻炎儿童患者,1 次 4mg,每日 1 次。

3. 哮喘患者应在睡前服用。过敏性鼻炎患者可根据自身的情况在需要时间服药。同时患有哮喘和过敏性鼻炎的患者应每晚用药 1 次。

4. 6 月龄以下儿童患者的安全性和有效性尚未研究。

该药疗效在用药 1d 内即出现,可与食物同服或另服。

【不良反应】　该药一般耐受性良好,不良反应轻微,通常不需要终止治疗。有以下不良反应报道。

1. 感染和传染　上呼吸道感染。

2. 血液和淋巴系统紊乱　出血倾向增加。

3. 免疫系统紊乱　包括变态反应的超敏反应、罕见的肝脏嗜酸性粒细胞浸润。

4. 精神系统紊乱　包括攻击性行为或敌对性的兴奋、焦虑、抑郁、方向知觉丧失、夜梦异常、幻觉、失眠、易激惹、烦躁不安、梦游、自杀的想法和行为(自杀)、震颤。

5. 神经系统紊乱　眩晕、嗜睡、感觉异常/触觉减退及罕见的癫痫发作。

6. 心脏紊乱　心悸。

7. 呼吸、胸腔和纵隔系统紊乱　鼻出血。

8. 胃肠道紊乱　腹泻、消化不良、恶心、呕吐。

9. 肝胆紊乱　ALT 和 AST 升高、非常罕见的肝炎（包括胆汁淤积性，肝细胞和混合型肝损害）。

10. 皮肤和皮下组织紊乱　血管性水肿、挫伤、结节性红斑、瘙痒、皮疹、荨麻疹。

11. 肌肉骨骼和结缔组织紊乱　关节痛、包括肌肉痉挛的肌痛。

12. 其他紊乱和给药部位情况　衰弱、疲劳、水肿、发热。

【禁忌证】　对本品过敏者禁用。

【注意事项】

1. 口服本品治疗急性哮喘发作的疗效尚未确定，不应用于治疗急性哮喘发作。

2. 虽然在医师的指导下可逐渐减少合并使用的吸入糖皮质激素剂量，但不应用本品突然替代吸入或口服糖皮质激素。

3. 在减少全身糖皮质激素剂量时，极少病例发生以下一项或多项情况：嗜酸性粒细胞增多症、血管性皮疹、肺部症状恶化、心脏并发症和（或）神经病变。在接受本品治疗的患者减少全身糖皮质激素剂量时，建议加以注意并做适当的临床监护。

【药物相互作用】

1. 本品可与其他一些常规用于哮喘预防和长期治疗及治疗过敏性鼻炎的药物合用。

2. 在药物相互作用研究中，推荐剂量的本品不对下列药物产生有临床意义的药动学影响：茶碱、泼尼松、泼尼松龙、口服避孕药（乙炔雌二醇/炔诺酮）、特非那定、地高辛和华法林。

3. 在合并使用苯巴比妥的患者中，孟鲁司特的血浆浓度-时间曲线下面积（AUC）减少大约 40%。但是不推荐调整本品的使用剂量。

4. 体外实验表明孟鲁司特是 CYP2C8 的抑制药。然而，临床研究数据表明孟鲁司特在体内对 CYP2C8 没有抑制作用。因此，认为孟鲁司特不会对通过这种酶代谢的药物（例如：紫杉醇、罗格列酮、瑞格列奈）产生影响。

5. 体外研究表明，孟鲁司特是 CYP 2C8、2C9、3A4 的底物。一项涉及孟鲁司特和吉非贝齐（CYP 2C8、2C9 的抑制药）药物间相互作用的临床研究证明，吉非贝齐能使孟鲁司特的全身暴露水平增加 4.4 倍。CYP3A4 的强效抑制药伊曲康唑，与吉非贝齐和孟鲁司特同时给药后不会进一步增加孟鲁司特的全身暴露水平。在临床安全性研究中，吉非贝齐对孟鲁司特全身暴露水平的影响被认为是不具有临床意义的。因此，与吉非贝齐同时给药，无须调整孟鲁司特的剂量。

6. 根据体外数据，孟鲁司特与其他已知的 CYP2C8 抑制药（例如甲氧苄啶）之间预计不会发生有临床意义的药物相互作用。此外，仅孟鲁司特与伊曲康唑同时给药不会显著增加前者的全身暴露水平。

【用药过量】　尚无关于临床治疗中本品过量的专门资料。最常发生的不良事件与安全性特征一致，包括腹痛、嗜睡、口渴、头痛、呕吐和精神运动过度。尚不清楚本品是否能经腹膜或血液透析清除。

左西替利嗪　Levocetirizime

【药物特点】　该药与氯雷他定同属第二代抗组胺药，药物特点基本相似。

【适应证】 荨麻疹、过敏性鼻炎、湿疹、皮炎、皮肤瘙痒症等。

【用法用量】

1. 成人及 6 岁以上儿童　1 次 5mg，每日 1 次，口服。

2. 2～6 岁儿童　1 次 2.5mg，每日 1 次，口服。

【不良反应】 本品耐受性良好，不良反应轻微且多可自愈，常见不良反应有嗜睡、口干、头痛、乏力等。

【禁忌证】 对本品及其他辅料过敏者禁用。

【注意事项】

1. 有肝功能障碍或障碍史者慎用。

2. 高空作业、驾驶或操作机器期间慎用。

3. 避免与镇静药同服。

4. 酒后避免使用本品。

5. 肾功能减损患者使用本品适当减量。

6. 妊娠期及哺乳期妇女禁用本品。

【药物相互作用】 尚无使用本品进行药物相互作用的研究。消旋西替利嗪与伪麻黄碱、西咪替丁、酮康唑、红霉素、阿奇霉素、格列吡嗪和地西泮间无相互作用。

【用药过量】 本品无特效拮抗药，严重超量服用本品应立即洗胃。

（陈　震）

第8章

益 生 菌

双歧杆菌四联活菌片
Bifidobacterium Tetravaccine Tablets

【药物特点】

1. 为复方制剂，主要组成成分：婴儿双歧杆菌、嗜酸乳杆菌、粪肠球菌、蜡样芽孢杆菌。其中婴儿双歧杆菌、嗜酸乳杆菌和粪肠球菌分别应不低于 0.5×10^6 CFU；蜡样芽孢杆菌应不低于 0.5×10^5 CFU。

2. 本品中婴儿双歧杆菌、嗜酸乳杆菌、粪肠球菌为健康人体肠道正常球菌群，直接补充可抑制肠道中某些致病菌，维持正常肠道蠕动，调整肠道菌群平衡。蜡样芽孢杆菌在肠道中定植，消耗氧气，为双歧杆菌等厌氧菌营造厌氧环境，促进双歧杆菌等厌氧杆菌的生长和繁殖。

3. 本品经口服进入肠道后，会在肠道内生长、繁殖、定植。其中蜡样芽孢杆菌不属于人体肠道正常菌群成员，在肠道中定植 48h 后随粪便排出体外；而其余 3 种菌均是人体肠道中正常菌群，一般定植 10d 以上达到平衡。

【适应证】 用于治疗与肠道菌群失调相关的腹泻、便秘、功能性消化不良。

【用法用量】 用法：口服，餐后用 40℃ 以下温水或温牛奶送服。

6 月龄以下婴儿，每日 2 次，1 次 1 片；6 月龄至 1 岁幼儿，每日 2 次，1 次 2 片；2～6 岁幼儿，每日 2～3 次，1

次 2 片；7～12 岁儿童，每日 3 次，1 次 2～3 片。

【不良反应】　未见明显不良反应报道。

【禁忌证】　尚不明确。

【注意事项】　勿用热开水送服。

【药物相互作用】

1. 氯霉素、头孢菌素、红霉素、青霉素对本品中的活菌有抑制作用。

2. 铋剂、鞣酸、活性炭、酊剂等能抑制、吸附或杀灭活菌，不应合用。

酪酸梭菌二联活菌胶囊
Clostridium Butyricum Bivalent Viable Capsules

【药物特点】

1. 主要组成成分：酪酸梭菌和双歧杆菌活菌菌粉。其中酪酸梭菌不低于 1.0×10^7CFU；双歧杆菌不低于 1.0×10^6CFU。

2. 酪酸梭状芽孢杆菌在肠道能暂时定植，保持 10d 左右后被排除体外；婴儿型双歧杆菌为常住有益菌，口服后能在肠道长期定植生长。

【适应证】　适用于急性非特异性感染引起的急性腹泻，抗生素、慢性肝病等多种原因引起的肠道菌群失调及相关的急慢性腹泻和消化不良。

【用法用量】　用法：口服，餐后用 40℃ 以下温水或温牛奶送服。

儿童，1 次 1 粒，每日 2 次。

【不良反应】　在 Ⅰ～Ⅲ 期临床研究中，仅个别患者出现轻度皮疹，可自行消退。

【禁忌证】　对微生态制剂有过敏史者禁用。

【注意事项】　勿用热开水送服。

【药物相互作用】　本品不宜与抗生素类药物同时服

用。药敏试验表明：酪酸梭菌对氨苄西林、头孢唑林、头孢呋辛、四环素、氯霉素、痢特灵、复方新诺明和氟哌酸等敏感；双歧杆菌对氨苄西林、头孢噻肟、头孢呋辛、红霉素、氯霉素、痢特灵敏感。酪酸梭菌与双歧杆菌两者有相互促进作用。

双歧杆菌乳杆菌三联活菌片
Lactobacillus Bifidus Triple Viable Tablets

【药物特点】

1. 主要组成成分 长型双歧杆菌、保加利亚乳杆菌和嗜热链球菌。每片含长双歧杆菌活菌应不低于 0.5×10^7CFU，保加利亚乳杆菌和嗜热链球菌活菌均应不低于 0.5×10^6CFU。

2. 本品所含 3 种菌 长型双歧杆菌、保加利亚乳杆菌和嗜热链球菌，皆为健康人肠道正常菌群，可在人体肠道中生长、繁殖。

【适应证】 用于治疗肠道菌群失调引起的腹泻、慢性腹泻，抗生素治疗无效的腹泻及便秘。

【用法用量】 用法：口服，餐后用 40℃ 以下温水或温牛奶送服。

1. 6 月龄以下婴儿 1 次 1 片，每日 2～3 次。

2. 6 月龄至 3 岁小儿 1 次 2 片，每日 2～3 次。

3. 4～12 岁小儿 1 次 3 片，每日 2～3 次。

【不良反应】 未见明显不良反应报道。

【禁忌证】 尚无资料报道。

【注意事项】 适宜于冷藏保存。

【药物相互作用】 本品对青霉素、氨苄西林、氯洁霉素、先锋霉素等敏感，如同时使用请错开用药时间。

枯草杆菌二联活菌颗粒
Bacillus Subtilis Bivalent Viable Granules

【药物特点】

1. 主要组成成分　每 1g（1 袋）中含活菌冻干粉 37.5mg，屎肠球菌（R-026）1.35×10^8 个，枯草杆菌（R-179）1.5×10^7 个，维生素 C10mg，维生素 B_1 0.5mg，维生素 B_2 0.5mg，维生素 B_6 0.5mg，维生素 B_{12} 1.0μg，烟酰胺 2.0mg，乳酸钙 20mg（相当于钙 2.6mg），氧化锌 1.25mg（相当于锌 1.0mg）。

2. 本品含有两种活菌　枯草杆菌和肠球菌，可直接补充正常生理菌丛，抑制致病菌，促进营养物质的消化、吸收，抑制肠源性毒素的产生和吸收，达到调整肠道内菌群失调的目的。本品还有婴幼儿生长发育所必须的多种维生素、微量元素及矿物质钙，可补充因消化不良或腹泻所致的缺乏。

【适应证】　消化不良、食欲缺乏、营养不良、肠道菌群紊乱引起的的腹泻、便秘、腹胀、肠道内异常发酵、肠炎，使用抗生素引起的肠黏膜损伤等症。

【用法用量】　用法：口服，餐后用 40℃以下温水或温牛奶送服。

1. 2 岁以下　1 次 1 袋，每日 1～2 次。

2. 2 岁及以上　1 次 1～2 袋，每日 1～2 次。

【不良反应】　极罕见有服有本品腹泻次数增加的现象，停药后可恢复。

【禁忌证】　对本品过敏者禁用。

【注意事项】　本品为活菌制剂，切勿将本品置于高温处，溶解时水温不宜超过 40℃。

【药物相互作用】

1. 本品与抗生素同服可减弱其疗效，应分开服用。

2. 铋剂、鞣酸、活性炭、酊剂等能抑制、吸附活菌，不能并用。

酪酸梭菌肠球菌三联活菌散　Clostridium Butyricum Enterococcus Triple Viable Powder

【药物特点】　本品每 1g 中含有成分：肠球菌 10mg、酪酸梭菌 50mg、糖化菌 50mg。

【适应证】　改善肠内菌群失调引起的各种症状。包括腹泻、便秘、腹泻便秘交替症及胃肠炎。

【用法用量】

1. 用法　口服，餐后用温水或温牛奶送服。

2. 3 月龄以上至 15 岁　1 次半包，每日 3 次。

【不良反应】　临床研究病例中，均无可以认为是由于本品引起的副作用的报道。

【禁忌证】

1. 既往对本剂有过敏史的患者。

2. 对牛乳过敏的患者（曾发生过过敏样症状）。

【注意事项】　患者在服用本品时应仔细观察，如出现过敏症状应停止用药。

【药物相互作用】　混合变化：与氨茶碱、异烟肼混合着色，故请勿混合使用。

地衣芽孢杆菌活菌胶囊 Bacillus Licheniformis Capsule

【药物特点】

1. 主要组成成分：本品每粒含地衣芽孢杆菌活菌数不低于 2.5 亿。辅料为乳糖、淀粉。

2. 本品以活菌进入肠道后，对葡萄球菌、酵母样菌等致病菌有拮抗作用，而对双歧杆菌、乳酸杆菌、拟杆菌、消化链球菌有促生长作用，从而可调整菌群失调达到治疗目的。本品可促使机体产生抗菌活性物质，杀灭致病菌。此外，通过夺氧生物效应使肠道缺氧，有利于大量厌氧菌生长。

【适应证】　用于细菌或真菌引起的急、慢性肠炎、腹泻。也可用于其他原因引起的肠道菌群失调的防治。

【用法用量】

1. 用法　口服，餐后用40℃以下温水或温牛奶送服。

2. 儿童　1次1粒，每日3次，首次加倍。

【不良反应】　个别患者可见便秘。

【禁忌证】　尚不明确。

【注意事项】

1. 本品为活菌制剂，切勿将本品置于高温处，溶解时水温不宜高于40℃。

2. 服用本品时应避免与抗生素合用。

3. 对本品过敏者禁用，过敏体质者慎用。

【药物相互作用】

1. 抗生素与本品合用时可降低其疗效，故不应同服，必要时可间隔3h服用。

2. 铋剂、鞣酸、活性炭、酊剂等能抑制、吸附活菌，不能并用。

布拉酵母菌散　Saccharomyces Boulardii

【药物特点】

1. 主要组成成分：冻干布拉酵母菌，辅料为果糖、乳糖、微粉硅胶、水果味香精。

2. 布拉酵母菌可抑制病原微生物生长，刺激分泌针对梭状芽孢杆菌毒素（毒素 A）的抗体（IgA）；布拉菌分泌的蛋白酶可水解由梭状芽孢杆菌产生的毒素，以剂量相关的方式缓解腹泻。

【适应证】　用于治疗成人和儿童腹泻及肠道菌群失调所引起的腹泻症状。

【用法用量】

1. 用法　口服，40℃以下温水或温牛奶送服。

2. 3 岁以上儿童 每次 1 袋，每日 2 次。

3. 3 岁及以下儿童 每次 1 袋，每日 1 次。

【不良反应】

1. 偶见（0.1%～1%） 全身：变态反应；皮肤：荨麻疹；胃肠道：顽固性便秘，口干。

2. 罕见（<0.1%） 全身：真菌血症；血液循环系统：血管性水肿；皮肤：皮疹。

3. 其他 置入中央静脉导管的住院患者、免疫功能抑制患者、严重胃肠道疾病患者或高剂量治疗的患者中罕见真菌感染，其中极少数患者血液培养布拉酵母菌阳性。极度虚弱的患者中有报道由布拉氏酵母菌引起败血症的病例。

【禁忌证】

1. 对本品中某一成分过敏的患者禁用。

2. 中央静脉导管输液的患者禁用。

3. 因本品含有果糖，对果糖不耐受的患者禁用。

4. 因本品含有乳糖，先天性半乳糖血症及葡萄糖、半乳糖吸收障碍综合征或乳糖酶缺乏的患者禁用。

【注意事项】

1. 本品含活细胞，请勿与超过 50℃的热水或冰冻的或含乙醇的饮料及食物同服。

2. 本品是活菌制剂，如经于传播进入血液循环则会有引起全身性真菌感染的危险，故不得用于高危的中央静脉导管治疗的患者。

3. 建议不要在中央静脉输液的患者附近打开散剂，以避免任何方式，特别是经于传播将布拉酵母菌定植在输液管上。

【药物相互作用】 本品不可与全身性或口服抗真菌药物同时使用。

（张　涛）

第 9 章

静脉营养制剂

小儿复方氨基酸　Compound Amino Acids

【药物特点】

1. 本品含有较高浓度的小儿必需氨基酸，其中有组氨酸、酪氨酸、半胱氨酸。

2. 苯丙氨酸可代谢成酪氨酸，但由于小儿肝酶系统不健全，代谢不能有效地进行。因此，通过增加酪氨酸的量，并减少苯丙氨酸来维持血浆中的浓度平衡。

3. 甲硫氨酸是半胱氨酸和牛磺酸的前体，也是由于小儿肝酶系统不健全，故加入牛磺酸并在应用时酌小儿身体情况再增补适量半胱氨酸，所以本品甲硫氨酸的含量较低。

4. 甘氨酸含量较低，防血氨过高。

5. 含有适量的谷氨酸和天冬氨酸，是因人乳中含量较高。

6. 牛磺酸是甲硫氨酸、半胱氨酸的代谢产物，人乳中含量丰富，有保护细胞膜，促进脑发育、维持视网膜正常功能和防止胆汁淤积及增强心肌细胞功能等作用。

【适应证】

1. 早产儿、低体重儿及各种病因所致不能经口摄入蛋白质或摄入量不足的新生儿。

2. 各种创伤：如烧伤、外伤及手术后等高代谢状态的小儿。

3. 各种不能经口摄食或摄食不足的急、慢性营养不良的小儿：如坏死性小肠结肠炎、急性坏死性胰腺炎、化疗药物反应等。

【用法用量】

1. 采用中心静脉插管或周围静脉给药但均需缓慢滴注。

2. 每日每千克体重用 20～35ml 或遵医嘱。

3. 滴注时每克氮应同时供给 150～200kcal 非蛋白质热量（葡萄糖、脂肪乳）另加维生素、微量元素等。

【不良反应】　输注本品过快，可引起恶心、呕吐、心悸、发热等不良反应。

【禁忌证】　氨基酸代谢障碍者，氮质血症患者禁用。

【注意事项】

1. 肝、肾功能严重障碍者慎用。

2. 应用本品时，需按时监测代谢、电解质及酸碱平衡等，防止并发症。

3. 如发现过敏性皮疹，应立即停药。

4. 静脉滴注速度不宜过快，20kg 儿童一般不宜超过每分钟 20 滴。

5. 药液开启后一次用完，切勿贮存。

6. 如发生浑浊或沉淀时，不可使用。遇冷析出结晶，可置 50～60℃水浴中使溶化并冷至 37℃澄明再用。

【药物相互作用】　尚不明确。

脂肪乳　Intralipid

【药物特点】

1. 本品为复方制剂，系由注射用大豆油经注射用卵磷脂乳化并加注射用甘油制成灭菌乳状液体。含有注射用大豆油和注射用卵磷脂，其中约 60% 的脂肪酸是必需脂肪酸。

2. 脂肪酸是人体的主要能源物质，脂肪酸氧化是体内能量的重要来源。在氧供给充足的情况下，脂肪酸可在体内分解成 CO_2 及 H_2O 并释出大量能量，以 ATP 形式供机体利用。除脑组织外，大多数组织均能氧化脂肪酸，尤以肝及肌肉最活跃。

3. 磷脂是构成细胞生物膜（细胞膜、核膜、线粒体膜）脂双层的基本骨架，还是构成各种脂蛋白的主要组成成分，参与脂肪和胆固醇的运输。磷脂在自然界中广泛分布，植物中以大豆等种子中含量较为丰富，动物中神经组织含量最高。

【适应证】　本品是静脉营养的组成部分之一，为机体提供能量和必需脂肪酸，用于胃肠外营养补充能量及必需脂肪酸，预防和治疗人体必需脂肪酸缺乏症，也为经口服途径不能维持和恢复正常必需脂肪酸水平的患者提供必需脂肪酸。

【用法用量】

1. 用法　本品可单独经中心静脉或外周静脉输注输注或用于配制含葡萄糖、脂肪、氨基酸、电解质、维生素和微量元素等的"全合一"营养混合液输注。只有在可配伍性得到保证的前提下，才能将其他药品加入本品内。

2. 用量

（1）新生儿和婴儿：10%、20%脂肪乳注射液每天使用剂量为0.5～4g/kg，输注速度每小时不超过0.17g/kg，每日最大用量不应超过4g/kg。

（2）早产儿及低体重新生儿：最好是24h连续输注，开始时每日剂量为0.5～1g/kg，以后逐渐增加到每日2g/kg。

（3）儿童：推荐最大剂量每日3g/kg。

【不良反应】　可引起体温升高，偶见发冷畏寒以及恶心、呕吐。

其他不良反应比较罕见。

1. 即刻和早期不良反应：高过敏反应（变态反应、皮疹、荨麻疹），呼吸影响（如呼吸急促以及循环影响（如高血压/低血压）。溶血、网状红细胞增多、腹痛、头痛、疲倦、阴茎异常勃起等。

2. 长期输注本品，婴儿可能发生血小板减少。另外，长期肠外营养时即使不用本品也会有短暂的肝功能指标的异常。偶可发生静脉炎，血管病及出血倾向。

3. 人脂肪廓清能力减退时，尽管输注速度正常仍可能导致脂肪超载综合征。脂肪超载综合征偶尔也可发生于肾功能障碍和感染患者。脂肪超载综合征表现为高脂血症、发热、脂肪浸润、脏器功能紊乱等，但一般只要停止输注，上述症状即可消退。

【禁忌证】　休克和严重脂质代谢紊乱（如高脂血症）患者禁用。

【注意事项】

1. 本品慎用于脂肪代谢功能减退的患者，如肝、肾功能不全，糖尿病酮症酸中毒、胰腺炎、甲状腺功能低下（伴有高脂血症）以及败血症患者。这些患者输注本品时，应密切观察血清三酰甘油浓度。

2. 对大豆蛋白过敏者慎用本品，使用前必须做过敏试验。

3. 新生儿和未成熟儿伴有高胆红素血症或可疑肺动脉高压者应谨慎使用本品。

4. 新生儿，特别是未成熟儿，长期使用本品必须监测血小板数目、肝功能和血清三酰甘油浓度。采血时，如本品还没有从血流中完全清除，则将干扰其他实验室检测项目（如胆红素、乳酸脱氢酶、氧饱和度、血红蛋白等）。绝大多数患者从血液中清除本品的时间为输注后 5～6h。

5. 连续使用本品 1 周以上的患者，必须做脂肪廓清试验以检查患者的脂肪廓清能力。对于婴儿和儿童，监测脂肪廓清能力的最可靠的办法是定期测定血清三酰甘油水平。

【药物相互作用】　尚未发现与其他药品的相互作用。

水溶性维生素　Water-soluble Vitamins

【药物特点】

1. 本品主要成分为多种维生素，每1000瓶中组分：硝酸硫胺 3.1g、核黄素磷酸钠 4.9g、烟酰胺 40g、盐酸吡哆辛 4.9g、泛酸钠 16.5g、维生素 C 钠 113g、生物素 60mg、叶酸 0.4g、维生素 B_{12} 5.0mg、甘氨酸 300g、乙二胺四醋酸二钠 0.5g、对羟基苯甲酸甲酯 0.5g。

2. 本品所含维生素 B_6 能降低左旋多巴的作用。

3. 本品所含叶酸可能降低苯妥英钠的血浆浓度和掩盖恶性贫血的临床表现。

4. 维生素 B_{12} 对剂量羟钴胺治疗某些神经疾病有不利影响。

【适应证】　本品系肠外营养不可少的组成部分之一，用以满足成人和儿童每日对水溶性维生素的生理需要。

【用法用量】

1. 用法　本品可用 10ml 脂肪乳剂、注射用水或 5%～50%葡萄糖液溶解后经中心静脉或外周静脉输注输注或用于配制含葡萄糖、脂肪、氨基酸、电解质、维生素和微量元素等的"全合一"营养混合液输注。

2. 用量　体重在 10kg 以上的儿童每日需要 1 瓶,体重不满 10kg 的儿童，每日每千克体重需要 1/10 瓶。

【不良反应】　对本品中任何一种成分过敏的患者，对本品均可能发生变态反应。

【禁忌证】　对本品中任何一种成分过敏的患者禁用。

【注意事项】　某些高敏患者可发生变态反应。本品加入葡萄糖注射液中进行输注时,应注意避光。新生儿及体重不满 10kg 的儿童，需按体重计算给药剂量。

【药物相互作用】

1. 本品所含维生素 B_6 能降低左旋多巴的作用。

2. 本品所含叶酸可降低苯妥英钠的血药浓度和掩盖恶性贫血的临床表现。

3. 本品所含维生素 B_{12} 对大剂量羟钴铵治疗某些视神经疾病有不利影响。

脂溶性维生素　Fat-soluble Vitamins

【药物特点】

1. 本品为脂溶性维生素复方制剂，每 10ml 所含组分：维生素 A 0.69mg、维生素 D_2 10μg、维生素 E 6.4mg、维生素 K_1 0.20mg、注射用大豆油 1g、注射用卵磷脂 0.12g、甘油（无水）0.22g；氢氧化钠调 pH 约为 8。

2. 本品含维生素 K，可与香豆素类、肝素等抗凝血剂发生相互作用，不宜合用。

【适应证】　本品为肠外营养不可缺少组成部分之一，用以满足儿童每日对脂溶性维生素 A、维生素 D_2、维生素 E、维生素 K_1 的生理需要。

【用法用量】

1. 用法　使用前在无菌条件下，将本品加入到脂肪乳注射液内（100ml 或以上量），轻摇摇匀后输注，并在 24h 内用完。本品也可用于溶解注射用水溶性维生素，将本品 10ml 加入一瓶注射用水溶性维生素，溶解后再加入到脂肪乳注射液中。

2. 用量　11 岁以下儿童及婴儿，每日 1ml/kg 体重，每日最大剂量 10ml。

【不良反应】　偶见体温上升和寒战；经 6～8 周输注后，可能出现血清氨基转移酶、碱性磷酸酶和胆红素升高，减量或暂停药即可恢复正常。

【禁忌证】　本品含维生素 K_1，可与香豆素类抗凝血药发生相互作用，不宜合用。

【注意事项】

1. 必须稀释后静脉滴注。

2. 用前 1h 配制，24h 内用完。

【药物相互作用】　本品含维生素 K_1，可与香豆素类抗凝血药发生相互作用，不宜合用。

多种微量元素注射液
Multi-trace Element Injection

【药物特点】

1. 本品每 10ml 注射液含铬 0.2mol、铜 20mol、铁 20mol、锰 5mol、钼 0.2mol、硒 0.4mol。

2. 一般饮食摄入不会引起微量元素的缺乏和过量，但长期肠外营养，可造成微量元素摄入不足，故本品仅用于体重 15kg 以上儿童及成人长期肠外全营养时补充电解质和微量元素。

【适应证】　本品为肠外营养的添加剂。用以补充人体每日对铬、铜、铁、锰、钼、硒、锌、氟和碘的基本和中等需要。

【用法用量】

1. 用法　10ml（1 安瓿）本品应加入 500～1000ml 的氨基酸注射液或葡萄糖注射液内。混合液的输注时间为 6～8h。

2. 用量　体重 15kg 以上儿童，每日 0.1ml/kg，最大不超过 10ml。

【不良反应】　未进行该项实验且无可靠参考文献。

【禁忌证】　不耐果糖患者禁用。

【注意事项】

1. 微量元素代谢障碍和胆道功能明显减退，以及肾功能障碍者慎用，不耐果糖患者忌用。

2. 本品具有高渗透压和低 pH，故未稀释不能输注。

3. 本品经外周静脉输注时，每 500ml 复方氨基酸注射液或葡萄糖注射液最多可加入本品 10ml。

4. 不可添加其他药物，以避免可能发生的沉淀。

5. 必须在静脉滴注前 1h 内加入稀释液中，输注时间不超过 12h，以免发生污染。

6. 输注速率不宜过快，每分钟不超过 1ml。

7. 长期使用中，注意监测各微量元素缺乏或过量的有关症候，进行相应的药物调整。

【药物相互作用】　在配伍得到保证的前提下可用复方氨基酸注射液或葡萄糖注射液稀释本品。使用时不可直接添加其他药物，以避免可能发生沉淀。

（张　涛）

第10章

维生素制剂

维生素 A　Vitamin A

【药物特点】　维生素 A 在体内具有多种重要功能。它对视网膜的功能起着重要的作用,对上皮组织的生长和分化显然是必需的,同时也为骨生长、生殖和胚胎发育所需要。它还对各种细胞膜具有稳定的作用。从而对膜的通透性起调节作用。

【适应证】　用于治疗小儿维生素 A 缺乏症,如夜盲症、干燥症、角膜软化症和皮肤粗糙等。

【用法用量】

1．用法　口服或肌内注射。

2．用量

（1）维生素 A 缺乏症患儿:先给予治疗剂量的维生素 A,继而按需要给予维持量。儿童维生素 A 缺乏按体重口服 5000U/（kg·d）,或每日补充维生素 A 2.5 万 U,口服服用 2d,然后于 7～10d 后再服 1 次。或肌内注射也可, 共 1～2 周（或大剂量 1 次 20 万 U）,以后再给予预防量。

（2）角膜软化:维生素 A 10 万 U,1 周后再给予 20 万 U, 然后给予预防量。婴儿 450～700μg/d（1500～2000U）,儿童为 700～1500μg/d（2000～4500U）。

（3）呕吐或吸收障碍:肌内注射水溶性维生素 A,腹泻或重症患儿可用维生素 A 水剂每日 3000μg/kg(1 万 U/kg）,连续 5d 后改为 8000μg/d（2.5 万 U/d）直至痊愈。

【不良反应】　推荐剂量未见不良反应。但摄入过量维生素 A 可致严重中毒，甚至死亡。

【禁忌证】　维生素 A 过多症患者禁用。

【注意事项】

1. 必须按推荐剂量服用，不得超量服用。

2. 慢性肾功能减退时慎用。

3. 如服用过量或出现严重不良反应，应立即就医。

4. 对本品过敏者禁用，过敏体质者慎用。

【药物相互作用】

1. 氢氧化铝、硫糖铝能干扰维生素 A 的吸收。

2. 口服避孕药可提高血浆维生素 A 的浓度。

3. 与维生素 E 合用时，可促进维生素 A 吸收和利用。

维生素 B$_1$　Vitamin B$_1$

【药物特点】　维生素 B$_1$（硫胺素）缺乏将导致脚气病，主要影响心血管和神经系统。维生素 B$_1$ 缺乏往往同时有烟酸缺乏。

【适应证】　用于预防和治疗维生素 B$_1$ 缺乏症，如脚气病、神经炎、消化不良等。

【用法用量】

1. 用法　口服或静脉注射。

2. 用量

（1）症状较轻：一般维生素 B$_1$（硫胺素）的剂量为 5mg/d；重症则需 10mg/d 静脉注射，每日 2 次，如症状缓解，则可改为口服。神经症状一般于 24h 内缓解，心脏症状一般于 24～48h 缓解，而水肿则需 48～72h 缓解，运动无力的恢复一般时间较长，需 1～3 个月。

（2）如口服有严重不能耐受的不良反应（如长期腹泻、呕吐或大部分小肠切除后，需要全肠外营养维持者）：可通过肠外途径予以补充。

【不良反应】　推荐剂量的维生素 B_1 几乎无毒性，过量使用可出现头痛、疲倦、烦躁、食欲缺乏、腹泻、水肿。

【禁忌证】　尚不明确。

【注意事项】

1. 注射时偶见变态反应，对于过敏性体质者慎用。

2. 大剂量应用时，测定血清茶碱浓度可受干扰；测定尿酸浓度可呈假性增高；尿胆原可呈假阳性。

【药物相互作用】　本品在碱性溶液中易分解，与碱性药物如碳酸氢钠、枸橼酸钠配伍易引起变质。

维生素 B_2　Vitamin B_2

【药物特点】　维生素 B_2，即核黄素，核黄素水溶性，存在于食物中，大多与蛋白质结合存在，被排出的量随体内的需要，以及可能随蛋白质的流失程度而有所增减。由于膳食中核黄素供给不足或由于某种继发性原因，如需要量增高、吸收、利用障碍引起核黄素缺乏，出现舌、唇、口、外生殖器等皮肤黏膜病变，称为维生素 B_2 缺乏病。

【适应证】　用于预防和治疗维生素 B_2 缺乏症，如口角炎、唇干裂、舌炎、阴囊炎、结膜炎、脂溢性皮炎等。

【用法用量】

1. 用法　口服或肌内注射。

2. 用量　维生素 B_2（核黄素）口服 5mg，每日 3 次，或肌内注射维生素 B_2 每日 5～10mg。核黄素的需要量，婴儿为 0.4～0.5mg/d；儿童及成人为 1～1.2mg/d。接受光疗的新生儿或接受血液透析疗法以及静脉营养等的患儿均应注意补充核黄素。

【不良反应】　在正常肾功能状态下几乎不产生毒性，服用后尿呈黄色，但不影响继续用药。

【禁忌证】　对本品过敏者禁用。

【注意事项】

1. 本品宜饭后服用。

2. 必须按推荐剂量服用，不可超量服用。

3. 对本品过敏者禁用，过敏体质者慎用。

【药物相互作用】

1. 饮酒（乙醇）影响肠道对维生素 B_2 的吸收。

2. 同用吩噻嗪类、三环类抗抑郁药、丙磺舒等药时，维生素 B_2 用量增加。

3. 不宜与甲氧氯普胺（胃复安）合用。

维生素 B_6　Vitamin B_6

【药物特点】　维生素 B_6 参与体内氨基酸、蛋白、脂类、核酸及糖原的代谢。如果缺乏可致抽搐及末梢神经疾病。

【适应证】

1. 适用于维生素 B_6 缺乏的预防和治疗，防治异烟肼中毒。

2. 全胃肠道外营养及因摄入不足所致营养不良、进行性体重下降时的维生素 B_6 的补充。

3. 新生儿遗传性维生素 B_6 依赖综合征。

【用法用量】

1. 用法　口服、肌内注射或静脉注射。

2. 用量

（1）维生素 B_6 推荐的每日适宜摄入量，6 月龄以下的婴儿为 0.1mg，较大婴儿增加为 0.3mg；1～3 岁为 0.5mg，4～6 岁为 0.6mg，7～13 岁为 0.7～0.9mg，14 岁以后为 1.1～1.2mg。合理补充含维生素 B_6 丰富的食物，避免发生维生素 B_6 缺乏。

（2）维生素 B_6 缺乏：通常用维生素 B_6 10～20mg/d 足量治疗，连续 3 周，症状好转后，减量为 2～5mg/d，根据症状连续用数周即可。婴儿，如静脉注射 10mg 维生素 B_6，可立即缓解由维生素 B_6 缺乏所引起的抽搐；如用 10mg/d 口服，需 1～2 周方可缓解。

（3）维生素 B_6 依赖症：必须每日肌内注射 2～10mg，或口服维生素 B_6 10～100mg，需终身应用维生素 B_6 治疗，具有一定的疗效。

（4）异烟肼中毒：每克异烟肼加入 1g 维生素 B_6 静脉注射解毒。

【不良反应】　维生素 B_6 在肾功能正常时几乎不产生毒性，罕见变态反应。若每日应用 200mg，持续 30d 以上，可致依赖综合征。

【禁忌证】　尚不明确。

【注意事项】

1. 维生素 B_6 对下列情况未能证实确实疗效，如痤疮及其他皮肤病、乙醇中毒、哮喘、肾结石、精神病、偏头痛、经前期紧张、刺激乳汁分泌、食欲缺乏。不宜应用大剂量维生素 B_6 治疗未经证实有效的疾病。

2. 维生素 B_6 影响左旋多巴治疗帕金森病的疗效，但对卡比多巴的疗效无影响。

3. 对诊断的干扰：尿胆原试验呈假阳性。

【药物相互作用】

1. 氯霉素、环丝氨酸、乙硫异烟胺、盐酸肼酞嗪、免疫抑制药包括肾上腺皮质激素、环磷酰胺、环孢素、异烟肼、青霉胺等药物可拮抗维生素 B_6 或增加维生素 B_6 经肾排泄，可引起贫血或周围神经炎。

2. 服用雌激素时应增加维生素 B_6 用量。

3. 左旋多巴与小剂量维生素 B_6（每日 5mg）合用，即可拮抗左旋多巴的抗震颤作用。

维生素 B_{12}　Vitamin B_{12}

【药物特点】　本品主要成分为维生素 B_{12}，如日常摄入不足或吸收不良，可导致贫血、神经系统和皮肤黏膜受损。临床上以巨幼细胞性贫血、神经障碍、舌炎和皮肤广泛对称性色素沉着为特征。

【适应证】　主要用于因内因子缺乏所致的巨幼细胞性贫血和小儿维生素 B_{12} 选择性吸收障碍综合征，也可用于亚急性联合变性神经系统病变，如神经炎的辅助治疗。

【用法用量】

1. 用法　口服、肌内注射或静脉注射。

2. 用量

（1）巨幼细胞性贫血和神经炎辅助治疗：口服或肌内注射 1 次 25～100μg，每日或隔日 1 次。避免同一部位反复给药，且对新生儿、早产儿、婴儿、幼儿要特别小心。

（2）小儿维生素 B_{12} 选择性吸收障碍综合征：每个月 250μg 或每 2～3 个月给予 1000μg 静脉注射，本病症需终身补充。

【不良反应】　肌内注射偶可引起皮疹、瘙痒、腹泻及过敏性哮喘，但发生率低，极个别有过敏性休克。有低血钾及高尿酸血症等不良反应报道。

【禁忌证】　尚不明确。

【注意事项】

1. 利伯病（Lebef's disease）即家族遗传性球后视神经炎及抽烟性弱视症。血清中维生素 B_{12} 异常升高，如使用维生素 B_{12} 治疗可使视神经萎缩迅速加剧，但采用羟钴胺则有所裨益。

2. 痛风患者如使用本品，由于核酸降解加速，血尿酸升高，可诱发痛风发作，应加以注意。

3. 神经系统损害者，在诊断未明确前，不宜应用维生素 B_{12}，以免掩盖亚急性联合变性的临床表现。

4. 维生素 B_{12} 缺乏可同时伴有叶酸缺乏，如以维生素 B_{12} 治疗，血常规虽能改善，但可掩盖叶酸缺乏的临床表现；

对该类患者宜同时补充叶酸，才能取得较好疗效。

5. 维生素 B_{12} 治疗巨幼细胞性贫血，在起始 48h，宜查血钾，以便及时发现可能出现的严重低血钾。

6. 抗生素可影响血清和红细胞内维生素 B_{12} 测定，特别是应用微生物学检查方法，可产生假性低值。在治疗前后，测定血清维生素 B_{12} 时，应加以注意。

【药物相互作用】

1. 应避免与氯霉素合用，否则可抵消维生素 B_{12} 具有的造血功能。

2. 体外实验发现，维生素 C 可破坏维生素 B_{12}，同时给药或长期大量摄入维生素 C 时，可使维生素 B_{12} 血药浓度降低。

3. 氨基糖苷类抗生素、对氨基水杨酸类、苯巴比妥、苯妥英钠、扑米酮等抗惊厥药及秋水仙碱等可减少维生素 B_{12} 从肠道的吸收。

4. 消胆胺可结合维生素 B_{12}，减少其吸收。

维生素 C　Vitamin C

【药物特点】　维生素 C 对人体形成正常胶原组织是必需的，人肾上腺及眼晶体中含维生素 C 量特别高。维生素 C 有很强的还原性，具有重要的抗氧化功能，可还原超氧化物及其他活性氧化物，保护 DNA、蛋白质及膜结构，并可参与清除自由基。

【适应证】

1. 用于治疗坏血病，也可用于各种急慢性传染性疾病及紫癜等辅助治疗。

2. 慢性铁中毒的治疗：维生素 C 促进去铁胺对铁的螯合，使铁排出加速。

3. 特发性高铁血红蛋白症的治疗。

【用法用量】

1. 用法　口服、肌内注射或静脉注射。

2. 用量

（1）对轻症患儿给予维生素 C，每日 3 次，每次 100～150mg 口服。

（2）对重症患者及有呕吐、腹泻或内脏出血症状者，应改为静脉注射或肌内注射，1 次 1 日量。

【不良反应】

1. 长期应用每日 2～3g 可引起停药后坏血病。

2. 长期应用大量维生素 C 偶可引起尿酸盐、半胱氨酸盐或草酸盐结石。

3. 快速静脉注射可引起头晕、晕厥。大量服用（每日用量 1g 以上）可引起腹泻、皮肤红而亮、头痛、尿频（每日用量 600mg 以上时）、恶心呕吐、胃痉挛。

【禁忌证】　尚不明确。

【注意事项】

1. 维生素 C 对下列情况的作用未被证实　预防或治疗癌症、牙龈炎、化脓、出血、血尿、视网膜出血、抑郁症、龋齿、贫血、痤疮、不育症、衰老、动脉硬化、溃疡病、结核、痢疾、胶原性疾病、骨折、皮肤溃疡、枯草热、药物中毒、血管栓塞、感冒等。

2. 对诊断的干扰　大量服用将影响以下诊断性试验的结果：①大便隐血可致假阳性；②能干扰血清乳酸脱氢酶和血清转氨酶浓度的自动分析结果；③尿糖（硫酸铜法）、葡萄糖（氧化酶法）均可致假阳性；④尿中草酸盐、尿酸盐和半胱氨酸等浓度增高；⑤血清胆红素浓度下降；⑥尿 pH 下降。

3. 下列情况应慎用　半胱氨酸尿症，痛风，高草酸盐尿症，草酸盐沉积症，尿酸盐性肾结石，糖尿病（因维生素 C 可能干扰血糖定量），葡萄糖-6-磷酸脱氢酶缺乏症，血色病，铁粒幼细胞性贫血或地中海贫血，镰刀形红细胞贫血。

4. 其他　长期大量服用突然停药，有可能出现坏血病症状，故宜逐渐减量停药。

【药物相互作用】

1. 大剂量维生素 C 可干扰抗凝药的抗凝效果。

2. 与巴比妥或扑米酮等合用，可促使维生素 C 的排泄增加。

3. 纤维素磷酸钠可促使维生素 C 代谢为草酸盐。

4. 长期或大量应用维生素 C 时，能干扰双硫仑对乙醇的作用。

5. 水杨酸类能增加维生素 C 的排泄。

6. 不宜与碱性药物（如氨茶碱、碳酸氢钠、谷氨酸钠等）、核黄素、三氯叔丁醇、铜、铁离子（微量）的溶液配伍，以免影响疗效。

7. 与维生素 K_3 配伍，因后者有氧化性，可产生氧化还原反应，使两者疗效减弱或消失。

维生素 D　Vitamin D

【药物特点】　维生素 D_2 和维生素 D_3 统称为维生素 D，是维持高等动物生命所必需的营养素。维生素 D_2 是植物或真菌经紫外线照射的产物，维生素 D_3 是人体皮肤经紫外线照射的产物。维生素 D 缺乏会导致钙、磷代谢紊乱和骨骼的钙化障碍，严重可导致维生素 D 缺乏性佝偻病的发生。

【适应证】

1. 预防及治疗维生素 D 缺乏性佝偻病。

2. 预防及治疗骨质疏松症。

【用法用量】

由于维生素 D_3 的活性是维生素 D_2 的 2～4 倍。推荐选用维生素 D_3 作为维生素 D 的补充剂。

1. 用法　口服或肌内注射。

2. 用量

（1）预防剂量：出生后 1 周开始每日补充维生素 D_3

400U，早产儿每日补充 800U。

（2）治疗剂量：初期每日口服维生素 D_3 125μg（5000U），持续 1 个月后，改为预防量。激期 250μg（1 万U）口服，连服 1 个月后改为预防量。若不能坚持口服或患有腹泻病者，可肌内注射维生素 D_3 大剂量突击疗法，肌内注射维生素 D_3 30 万 U，一般注射 1 次即可，1 个月后改预防量口服。肌内注射前先口服钙剂 4～5d，以免发生医源性低钙惊厥。

【不良反应】　长期过量服用，可出现中毒，早期表现为骨关节疼痛、肿胀、皮肤瘙痒、口唇干裂、发热、头痛、呕吐、便秘或腹泻、恶心等。

【禁忌证】　维生素 D 增多症、高钙血症、高磷血症伴肾性佝偻病者禁用。

【注意事项】

1. 下列情况慎用：动脉硬化、心功能不全、高胆固醇血症、高磷血症、对维生素 D 高度敏感及肾功能不全患者。

2. 必须按推荐剂量服用，不可超量服用。

3. 对本品过敏者禁用，过敏体质者慎用。

4. 在服用维生素 D_3 期间，建议监测血清 25-(OH)D_3、血清钙及尿钙水平，方便剂量调整。

5. 维生素 D_3 的补充与地区、日光照射、饮食、机体状态等相关，请遵医嘱用药。

【药物相互作用】

1. 苯巴比妥、苯妥英、扑米酮等可减弱维生素 D 的作用。

2. 硫糖铝、氢氧化铝可减少维生素 D 的吸收。

3. 正在使用洋地黄类药物的患者，应慎用本品。

4. 大剂量钙剂或利尿药（一些降血压药）与本品同用，可能发生高钙血症。

5. 大量含磷药物与本品同用，可发生高磷血症。

除常用的普通维生素 D_3 或维生素 D_2 制剂外。目前临床常用的还有一些活性维生素 D 药物（如骨化二醇、阿法骨化醇、骨化三醇、帕立骨化醇、卡泊三醇）来预防及治疗因维生素 D 缺乏引起的佝偻病及骨质疏松症。

维生素 E　Vitamin E

【药物特点】　维生素 E 可维持正常的生殖能力和肌肉正常代谢，维持中枢神经和视网膜等组织免受氧化损伤，维持血管系统的完整。维生素 E 缺乏引起生殖障碍，肌肉、肝脏、骨髓和脑功能异常以及溶血。

【适应证】　用于儿童维生素 E 缺乏症或维生素 E 吸收和转运缺陷的治疗。

【用法用量】

1. 用法　口服或肌内注射。

2. 用量

（1）维生素 E 缺乏：口服维生素 E 10mg/d（10～30mg/d），血常规改善后可改为 5mg/d 维持量。对于慢性脂肪吸收不良或胆汁淤滞症应采用水溶性维生素 E 口服或肌内注射。

（2）维生素 E 吸收和转运缺陷的患儿（如无 β 脂蛋白血症）：给予更大的剂量，每日 30mg/kg，口服。

【不良反应】

1. 长期过量服用可引起恶心、呕吐、眩晕、头痛、视物模糊、皮肤皲裂、唇炎、口角炎、腹泻、乳腺肿大、乏力。

2. 长期服用超量，对维生素 K 缺乏患者可引起出血倾向，改变内分泌代谢（甲状腺、垂体和肾上腺），改变免疫机制影响性功能，并有出现血栓性静脉炎或栓塞的危险。

【禁忌证】　尚不明确。

【注意事项】

1. 由于维生素 K 缺乏而引起的低凝血酶原血症患者慎用。

2. 缺铁性贫血患者慎用。

3. 对本品过敏者禁用，过敏体质者慎用。

【药物相互作用】

1. 本品可促进维生素 A 的吸收、利用和肝脏储存。

2. 降低或影响脂肪吸收的药物，如考来烯胺、新霉素以及硫糖铝等，可干扰本品的吸收、不宜同服。

3. 雌激素与本品并用时，如用量大、疗程长，可诱发血栓性静脉炎。

4 本品避免与双香豆素及其衍生物同用，以防止低凝血酶原血症发生。

维 生 素 K　Vitamin K

【药物特点】　维生素 K 又称凝血维生素，是天然和人工合成维生素 K 的总称。维生素 K 不但是凝血酶原的主要成分，而且还能促使肝脏制造凝血酶原，有利于止血。

【适应证】　用于维生素 K 缺乏引起的出血，如梗阻性黄疸、胆瘘、慢性腹泻等所致出血，香豆素类、水杨酸钠等所致的低凝血酶原血症，新生儿出血以及长期应用广谱抗生素所致的体内维生素 K 缺乏。

【用法用量】

1. 用法　肌内注射或静脉注射。

2. 用量

（1）低凝血酶原血症：肌内注射或深部皮下注射，每次 2.5～10mg，每日 1～2 次，24h 内总最不超过 40mg（4 支）。

（2）预防新生儿出血：可于分娩前 12～24h 给母亲肌内注射或缓慢静脉注射 2～5mg（0.2～0.5 支）。也可在新生儿出生后肌内或皮下注射 0.5～1mg（0.05～0.1 支），8h 后可重复。

（3）本品用于重症患者静脉注射时，给药速度不应超过 1mg/min。

【不良反应】

1. 偶见变态反应　静脉注射过快，超过 5mg/min，可引起面部潮红、出汗、支气管痉挛、心动过速、低血压等，曾有快速静脉注射致死的报道。

2. 肌内注射可引起局部红肿和疼痛　新生儿应用本品后可能出现高胆红素血症，黄疸和溶血性贫血。

【禁忌证】　严重肝脏疾病或肝功能不良者禁用。

【注意事项】

1. 有肝功能损伤的患者，本品的疗效不明显，盲目加量可加重肝损伤。

2. 本品对肝素引起的出血倾向无效。外伤出血无必要使用本品。

3. 本品用于静脉注射宜缓慢，给药速度不应超过1mg/min。

4. 本品应避免冻结，如有油滴析出或分层则不宜使用，但可在遮光条件下加热至 70～80℃，振摇使其自然冷却，如可见异物正常则仍可继续使用。

【药物相互作用】　本品与苯妥英钠混合 2h 后可出现颗粒沉淀，与维生素 C、维生素 B_{12}、右旋糖酐混合易出现浑浊。与双香豆素类口服抗凝药合用，作用相互抵消。水杨酸类、磺胺、奎宁、奎尼丁等也影响维生素 K_1 的效果。

叶酸　Folic Acid

【药物特点】　叶酸是一种水溶性 B 族维生素，叶酸缺乏可引起神经管畸形及巨幼红细胞性贫血。

【适应证】

1. 各种原因引起的叶酸缺乏及叶酸缺乏所致的巨幼红细胞贫血。

2. 妊娠期、哺乳期妇女预防给药。

3. 慢性溶血性贫血所致的叶酸缺乏。

【用法用量】

1. 用法　口服。

2. 用量　巨幼细胞型贫血：1 次 5mg，每日 3 次，直至血常规恢复正常。

【不良反应】　不良反应较少，罕见变态反应。长期用药可以出现畏食、恶心、腹胀等胃肠症状。大量服用叶酸时，可使尿呈黄色。

【禁忌证】　维生素 B_{12} 缺乏引起的巨幼细胞贫血不能单用叶酸治疗。

【注意事项】

1. 口服大剂量叶酸，可以影响微量元素锌的吸收。

2. 诊断明确后再用药。若为试验性治疗，应用生理量（每日 0.5mg）口服。

3. 营养性巨幼红细胞性贫血常合并缺铁，应同时补充铁，并补充蛋白质及其他 B 族维生素。

4. 恶性贫血及疑有维生素 B_{12} 缺乏的患者，不单独用叶酸，因这样会加重维生素 B_{12} 的负担和神经系统症状。

5. 一般不用维持治疗，除非是吸收不良的患者。

【药物相互作用】

1. 大剂量叶酸能拮抗苯巴比妥、苯妥英钠和扑米酮的抗癫痫作用，可使癫痫发作的临界值明显降低，并使敏感患者的发作次数增多。

2. 口服大剂量叶酸，可以影响微量元素锌的吸收。

（张　涛）

阿法骨化醇　Afar ossification alcohol

【药物特点】　阿法骨化醇（依安凡）是维生素 D 在肾脏转换后形成的产物，即 1α-（OH）D_3，口服吸收后，只需要在肝脏中发生 25 位羟基化形成 1α，25-（OH）D_3，即

有活性的维生素 D_3 骨化醇,发挥肠道对钙的促进吸收作用。

【适应证】

1. 骨质疏松症。

2. 继发性甲状旁腺功能亢进。

3. 甲状旁腺功能亢进（伴有骨病者）。

4. 甲状旁腺功能减退。

5. 营养和吸收障碍引起的佝偻病和骨软化症。

6. 假性缺钙（D-依赖型Ⅰ）的佝偻病和骨软化症。

【用法用量】

1. 用法　口服。

2. 用量　体重 20kg 以上的儿童无肾性骨病者：1μg/d。体重 20kg 以下儿童可选用阿法骨化醇滴剂, 28 日龄以内新生儿 0.1μg/（kg·d）, 体重 20kg 以下儿童 0.05μg/（kg·d）。

【不良反应】　除了引起患有肾损伤的患者出现高血钙, 高血磷外, 尚无其他不良反应的报道。但长期大剂量服用或患有肾损伤的患者可能出现恶心、头晕、皮疹、便秘、厌食、呕吐、腹痛等高血钙征象, 停药后即可恢复正常。

【禁忌证】

1. 禁用于高钙血症、高磷酸盐血症（伴有甲状旁腺功能减退者除外）, 高镁血症。

2. 具有维生素 D 中毒症状。对本品中任何成分或已知对维生素 D 及类似物过敏的患者不能服用。

【注意事项】

1. 阿法骨化醇可以增加肠道钙磷吸收, 所以应监测血清中的钙磷水平, 尤其是对肾功能不全的患者。在服用阿法骨化醇治疗的过程中, 至少每 3 个月进行 1 次血浆和尿(24h 收集）钙水平的常规检验。

2. 如果在服用期间出现高血钙或高尿钙, 应迅速停药直至血钙水平恢复正常（约需 1 周时间）。然后可以按末次剂量减半给药。

3. 当骨骼愈合的生化指标（如血浆中碱性磷酸酯酶水平趋向正常）时，如不适当地减少用量，则可能发生高血钙症，一旦出现高血钙症就应立即终止钙的补充。

【药物相互作用】

1. 高血钙患者服用洋地黄制剂可能加速心律失常，所以洋地黄制剂与阿法骨化醇同时应用时必须严密监视患者的情况。

2. 服用巴比妥酸盐或其他酶诱导的抗惊厥药的患者，需要较大剂量的阿法骨化醇才能产生疗效。

3. 同时服用矿物油（长期）、消胆胺、硫糖铝和抗酸铝制剂时，可能减少阿法骨化醇的吸收。

4. 含镁的抗酸制药或轻泻剂与阿法骨化醇同时服用可能导致高镁血症，因而对慢性肾透析患者应谨慎使用。

5. 阿法骨化醇与含钙制剂及噻嗪类利尿药同时服用时，可能会增加高血钙的危险。

6. 由于阿法骨化醇是一种强效的维生素 D 衍生物，应避免同时使用药理剂量的维生素 D 及其类似物，以免产生可能的加合作用及高钙血症。

骨化三醇　Calcitriol

【药物特点】　骨化三醇（盖三淳）是维生素 D_3 的重要代谢产物，是经肝脏及肾脏羟基化后的维生素 D，即 1α，$25\text{-}(OH)D_3$，可以直接与维生素 D 受体结合，促进肠道对钙的吸收。

【适应证】

1. 绝经后骨质疏松。

2. 慢性肾衰竭，尤其是接受血液透析患者的肾性骨营养不良症。

3. 术后甲状旁腺功能低下。

4. 特发性甲状旁腺功能低下。

5. 假性甲状旁腺功能低下。

6. 维生素 D 依赖性佝偻病。

7. 低血磷性维生素 D 抵抗型佝偻病等。

【用法用量】

1. 用法　口服。

2. 用量　本品的溶液剂型适用于婴儿和儿童。2 岁以内的儿童，推荐的每日参考剂量为 0.01～0.1μg/kg 体重。

【不良反应】

1. 由于骨化三醇能产生维生素 D 的作用，所以可能发生的不良反应与维生素 D 过量相似，如高血钙综合征或钙中毒。偶见的急性症状包括食欲缺乏、头痛、呕吐和便秘。慢性症状包括营养不良、感觉障碍、伴有口渴的发热、尿多、脱水、情感淡漠、发育停止以及泌尿道感染。

2. 由于骨化三醇的生物半衰期较短，其药动学研究表明，停药或减量数日后升高的血钙即回复正常范围，这一过程要比维生素 D_3 快许多。

3. 对敏感体质的患者可能会发生变态反应。

【禁忌证】

1. 本品禁用于与高血钙有关的疾病，亦禁用于已知对本品或同类药品及其任何赋形剂过敏的患者。

2. 禁用于有维生素 D 中毒迹象的患者。

【注意事项】

1. 高血钙同本品的治疗密切相关。对尿毒症性骨营养不良患者的研究表明，高达 40%使用骨化三醇治疗的患者中发现高血钙。饮食改变（例如增加奶制品的摄入）以至钙摄入量迅速增加或不加控制地服用钙制剂均可导致高血钙。一旦血钙浓度比正常值（9～11mg/100ml，或 2250～2750μmol/L）高出 1mg/100ml，或血肌酐升高到 <120μmol/L，应立即停止服用本品直至血钙正常。肾功能正

常的患者，慢性高血钙可能与血肌酐增加有关。卧床患者，如术后卧床患者发生高血钙概率更大些。

2. 骨化三醇能增加血无机磷水平，这对低磷血症的患者是有益的，但对肾衰竭的患者来说则要小心不正常的钙沉淀所造成的危险。在这种情况下，要通过口服适量的磷结合剂或减少磷质摄入量将血磷保持在正常水平（2～5mg/100ml 或 0.65～1.62mmol/L）。

3. 患维生素 D 抵抗性佝偻病患者（家族性低磷血症），以本品治疗时应继续口服磷制剂。但必须考虑到本品可能促进肠道对磷的吸收，这种作用可能使磷的摄入需要量减少。因此，需要定期进行血钙、磷、镁、碱性磷酸酶以及 24h 内尿中钙、磷定量等实验室检查。本品治疗的稳定期，每周至少测定血钙两次。

4. 由于骨化三醇是现有的最有效的维生素 D 代谢产物，故不需其他维生素 D 制剂与其合用，从而避免高维生素 D 血症。

5. 如果患者由服用维生素 D_2 改服骨化三醇时，则可能需要数月时间才能使血中维生素 D_2 恢复至基础水平。

6. 肾功能正常的患者服用本品时必须避免脱水，故应保持适当的水摄入量。

【药物相互作用】

1. 由于骨化三醇是维生素 D_3 的最重要的代谢产物之一，因此在骨化三醇治疗期间禁止使用药理学剂量的维生素 D 及其衍生物制剂，以避免可能发生的附加作用和高钙血症。

2. 要对患者进行饮食指导，特别是要观察钙质的摄入情况并要对含钙质制剂的使用进行控制。

3. 与噻唑类利尿药合用会增加高钙血症的危险。对正在进行洋地黄类药物治疗的患者，应谨慎制订骨化三醇的用量，因为这类患者如发生高钙血症可能会诱发心律失常。

4. 在维生素 D 类似物和激素之间存在功能性拮抗的关

系。维生素 D 类制剂能促进钙的吸收，而激素类制剂则抑制钙的吸收。

5. 含镁药物（如抗酸药）可能导致高镁血症，故长期接受透析的患者使用本品进行治疗时，不能服用这类药物。

6. 由于本品影响磷在肠道、肾脏及骨骼内的输送，故应根据血磷浓度（正常值 2～5mg/100ml 或 0.6～1.6mmol/L）调节磷结合性制剂的用量。

7. 维生素 D 对抗型佝偻病患者（家族性低磷血症）应继续口服磷制剂。但应考虑骨化三醇可能刺激肠道磷吸收，因为该影响可能改变磷的需要量。

8. 使用二苯乙内酰胺或苯巴比妥等酶诱导剂可能会增加骨化三醇的代谢从而使其血浓度降低。如同时服用这类制剂则应增加骨化三醇的药物剂量。

9. 消胆胺能降低脂溶性维生素在肠道的吸收，故可能诱导骨化三醇在肠道的吸收不良。

（张　涛）

第 11 章

矿物质补充剂

焦磷酸铁 Iron Pyrophosphate

【药物特点】

1. 本品是微囊包裹的焦磷酸铁，为可溶性铁。

2. 铁是红细胞中血红蛋白的组成元素，缺铁时，红细胞合成血红蛋白量减少，致使红细胞体积变小，携氧能力下降，形成缺铁性贫血。

3. 口服本品可补充铁元素，纠正缺铁性贫血。

【适应证】 用于各种原因引起的慢性失血，营养不良，妊娠，儿童发育期等引起的各种缺铁性贫血。

【用法用量】 每袋含元素铁 7mg，口服，服用剂量 1～2mg/（kg·d）。

【不良反应】 通过临床观察，对小儿胃肠道引起的不良反应较轻，偶见黑粪。

【注意事项】

1. 儿童用量请咨询医师或药师。

2. 儿童必须在成人监护下使用。

3. 如正在使用其他药品，使用本品前请咨询医师或药师。

右旋糖酐铁 Iron Dextran

【药物特点】

1. 本品是右旋糖酐和铁的络合物，为可溶性铁。

2. 铁是红细胞中血红蛋白的组成元素。缺铁时，红细胞合成血红蛋白量减少，致使红细胞体积变小，携氧能力下降，形成缺铁性贫血。

3. 口服本品可补充铁元素，纠正缺铁性贫血。

【适应证】 用于明确原因的慢性失血、营养不良、妊娠、儿童发育期等引起的缺铁性贫血。

【用法用量】

1. 饭后口服。

2. 每片含右旋糖酐铁 25mg（以铁元素计），1 次 2～4 片，每日 1～3 次。

【不良反应】

1. 胃肠道不良反应，如恶心、呕吐、上腹疼痛等。

2. 本品可减少肠蠕动而引起便秘，并排黑粪。

【禁忌证】 胃及十二指肠溃疡、溃疡性结肠炎患者禁用。

【注意事项】

1. 对铁剂过敏者禁用。

2. 乙醇中毒、肝炎、急性感染、肠道炎症、胰腺炎等患者慎用。

3. 不应与浓茶同服。

4. 儿童用量请咨询医师或药师。

5. 本品性状发生改变时禁止使用。

6. 如服用过量或发生严重不良反应时应立即就医。

7. 儿童必须在成人监护下使用。

8. 请将此药品放在儿童不能接触的地方。

9. 对本品过敏者禁用，过敏体质者慎用。

10. 如正在使用其他药品，使用本品前请咨询医师或药师。

硫酸亚铁　Ferrous Sulfate

【药物特点】

1. 铁是红细胞中血红蛋白的组成元素。

2. 缺铁时，红细胞合成血红蛋白量减少，致使红细胞体积变小，携氧能力下降，形成缺铁性贫血。

3. 口服本品可补充铁元素，纠正缺铁性贫血。

【适应证】　用于各种原因引起的慢性失血，营养不良，妊娠，儿童发育期等引起的缺铁性贫血。

【用法用量】

1. 预防铁缺乏

（1）液体滴剂（婴儿或儿童）：硫酸亚铁滴剂 75mg/1ml（铁元素 15mg）口服，每日 1 次。

（2）酏剂（年龄≥12 岁）：硫酸亚铁 220mg/5ml（铁元素 44mg）口服，每日 1 次。

（3）片剂（年龄≥12 岁）：硫酸亚铁 325mg（铁元素 65mg）餐后口服，每日 1 次。

2. 推荐膳食营养素供给量（RDA）和最大给药剂量

（1）0～6 月龄：适宜摄入量为铁元素 0.27mg/d；最大给药剂量是 40mg/d（指南推荐剂量）。

（2）7～12 月龄：RDA 是铁元素 11mg/d；最大给药剂量是 40mg/d（指南推荐剂量）。

（3）2～3 岁：RDA 是铁元素 7mg/d；最大给药剂量是 40mg/d（指南推荐剂量）。

（4）4～8 岁：RDA 是铁元素 10mg/d；最大给药剂量是 40mg/d（指南推荐剂量）。

（5）9～13 岁：RDA 是铁元素 8mg/d；最大给药剂量是 40mg/d（指南推荐剂量）。

（6）14～18 岁男性：RDA 是铁元素 11mg/d；最大给药剂量是 45mg/d（指南推荐剂量）。

（7）14～18 岁女性：RDA 是铁元素 15mg/d；最大给药剂量是 45mg/d（指南推荐剂量）。

（8）14～18 岁（妊娠期妇女）：RDA 是铁元素 27mg/d；最大给药剂量是 45mg/d（指南推荐剂量）。

（9）14～18 岁（哺乳期妇女）：RDA 是铁元素 10mg/d；

最大给药剂量是 45mg/d（指南推荐剂量）。

3. 缺铁性贫血

（1）酏剂（年龄≥12 岁）：硫酸亚铁 220mg/5ml（铁元素 4mg）口服，每日 1 次。

（2）铁滴剂（早产儿或低出生体重儿，母乳喂养）：1～12 月龄给予铁元素 2～4mg/（kg·d）口服（分 1 次或 2 次给药）；最大给药剂量为 15mg/d（指南推荐剂量）。

（3）铁滴剂（婴儿和幼儿）初始剂量，铁元素 3mg/（kg·d），在餐间平均分配（指南推荐剂量）。

（4）学龄期儿童：铁元素片剂 60mg 口服，每日 1 次（指南推荐剂量）。

（5）青少年（男性）：铁元素片剂 60mg 口服，每日 2 片（指南推荐剂量）。

（6）青少年和非妊娠女性：铁元素 60～120mg/d，口服（指南推荐剂量）。

【不良反应】

1. 可见胃肠道不良反应，如恶心，呕吐，上腹疼痛，便秘。

2. 本品可减少肠蠕动，引起便秘，并排黑粪。

【禁忌证】

1. 乙醇中毒，肝炎，急性感染，肠道炎症，胰腺炎等患者慎用。

2. 胃与十二指肠溃疡，溃疡性肠。

3. 血色病、含铁血黄素沉着症及不伴有缺铁的其他贫血患者禁用。

4. 严重肝肾功能不全者禁用。

【注意事项】

1. 不应与浓茶同服。

2. 如服用过量或出现严重不良反应，请立即就医。

3. 当药品性状发生改变时禁止服用。

4. 请将此药品放在儿童不能接触的地方。

蛋白琥珀酸铁 Iron Protein Succinylate

【药物特点】 本品中的铁与乳剂琥珀酸蛋白结合，形成铁-蛋白络合物，用以治疗各种缺铁性贫血症。

【适应证】

1. 绝对和相对缺铁性贫血的治疗。

2. 用于铁摄入量不足或吸收障碍、急性或慢性失血。

3. 各种年龄患者的感染所引起的隐性或显性缺铁性贫血的治疗。

4. 妊娠与哺乳期贫血的治疗。

【用法用量】 每日按体重 1.5ml/kg（相当于每日三价铁 4mg/kg 体重），分 2 次于饭前口服。

【不良反应】 偶有发生。尤其用药过量时易发生胃肠功能紊乱（如腹泻、结肠痉挛、恶心、呕吐、上腹部疼痛），在减量或停药后可消失。

【禁忌证】 对本药品过敏者以及含铁血黄素沉着、血色素沉着、再生障碍性贫血、溶血性贫血、铁利用障碍性贫血、慢性胰腺炎合肝硬化患者禁用。

【注意事项】

1. 在开始治疗前，应先找出产生贫血的原因。

2. 本品尤其适用于妊娠与哺乳期妇女贫血的治疗。

3. 本品不会影响患者的反应（驾驶及机器的操作）。

4. 本品不会引起药物依赖性，除了持续性出血、月经过多及妊娠外，不应服用本品超过 6 个月。

多糖铁复合物 Polysaccharide-iron Complex

【药物特点】 本品是一种铁元素含量高达 46% 的低分子量多糖铁复合物。作为铁元素补充剂，可迅速提高血铁水平与升高血红蛋白。

【适应证】　用于治疗单纯性缺铁性贫血。

【用法用量】　儿童需在医师的指导下使用。

【不良反应】　极少出现胃肠刺激或便秘。

【禁忌证】　血色素沉着症及含铁血黄素沉着症者禁用此药。

【注意事项】　请将本品置于儿童接触不到的地方保存。

葡萄糖酸钙　Calcium Gluconate

【药物特点】

1. 钙可以维持神经肌肉的正常兴奋性，促进神经末梢分泌乙酰胆碱。血清钙降低时可出现神经肌肉兴奋性升高，发生抽搐，血钙过高则兴奋性降低，出现软弱无力等。

2. 钙离子能改善细胞膜的通透性，增加毛细管的致密性，使渗出减少，起抗过敏作用。

3. 钙离子能促进骨骼与牙齿的钙化形成，离浓度钙离子与镁离子之间存在竞争性拮抗作用，可用于镁中毒的解救。

4. 钙离子可与氟化物生成不溶性氟化钙，用于氟中毒的解救。

【适应证】

1. 治疗和预防钙缺乏症，如骨质疏松、手足抽搐症、骨发育不全、佝偻病。

2. 急性血钙过低、碱中毒及甲状旁腺功能低下所致的手足搐症。

3. 过敏性疾病。

4. 镁中毒时的解救。

5. 氟中毒的解救。

6. 心脏复苏时应用（如高血钾或低血钙，或钙通道阻滞引起的心功能异常的解救）。

【用法用量】　口服。1 次 1～4 片，每日 3 次。规格：

0.5g（相当于钙 45mg）。

【不良反应】

1. 偶见便秘。

2. 静脉注射可有全身发热，速度过快可产生心律失常甚至心搏停止、呕吐、恶心。可致高钙血症，早期可表现便秘，倦睡、持续头痛、食欲缺乏、口中有金属味、异常口干等，晚期征象表现为精神错乱、高血压、眼和皮肤对光敏感、恶心、呕吐、心律失常等。

【禁忌证】 高钙血症、高钙尿症、含钙肾结石或有肾结石病史患者禁用。

【注意事项】

1. 不宜用于心肾功能不全患者与呼吸性酸中毒患者。

2. 对本品过敏者禁用，过敏体质者慎用。

3. 本品性状发生改变时禁止使用。

4. 请将本品放在儿童不能接触的地方。

5. 儿童必须在成人监护下使用。

6. 如正在使用其他药品，使用本品前请咨询医师或药师。

7. 静脉注射时如漏出血管外，可致注射部位皮肤发红、皮疹和疼痛，并可随后出现脱皮和组织坏死。若发现药液漏出血管外，应立即停止注射，并用氯化钠注射液做局部冲洗注射，局部给予氢化可的松、1%利多卡因和透明质酸，并抬高局部肢体及热敷。

8. 对诊断的干扰：可使血清淀粉酶增高，血清 H-羟基皮质醇浓度短暂升高。长期或大量应用本品，血清磷酸盐浓度降低。

9. 应用强心苷期间禁止静脉注射本品。

氯化钾 Potassium Chloride

【药物特点】

1. 钾是细胞内的主要阳离子，其浓度为 150～

160mmol/L，而细胞外的主要阳离子是钠离子，血清钾浓度仅为 3.5～5.0mmol/L。机体主要依靠细胞膜上的 Na^+-K^+ATP 酶来维持细胞内外的 K^+、Na^+ 浓度差。

2. 体内的酸碱平衡状态对钾代谢有影响，如酸中毒时 H^+ 进入细胞内，为了维持细胞内外的电位差，K^+ 释出到细胞外，引起或加重高钾血症。

3. 代谢紊乱也会影响酸碱平衡，正常的细胞内外钾离子浓度及浓度差与细胞的某些功能有着密切的关系，如糖类代谢、糖原储存和蛋白质代谢、神经、肌肉包括心肌的兴奋性和传导性等。

【适应证】

1. 治疗各种原因引起的低钾血症，如进食不足、呕吐、严重腹泻、应用排钾性利尿药、低钾性家族周期性麻痹、长期应用糖皮质激素和补充高渗葡萄糖后引起的低钾血症等。

2. 预防低钾血症，当患者存在失钾情况，尤其是如果发生低钾血症对患者危害较大时(如使用洋地黄类药物的患者)，需预防性补充钾盐，如进食很少、严重或慢性腹泻、长期服用肾上腺皮质激素、失钾性肾病、Bartter 综合征等。

3. 洋地黄中毒引起频发性、多源性期前收缩或快速心律失常。

【用法用量】

1. 小儿剂量每日按体重 0.22g/kg（3mmol/kg）或按体表面积 3g/m² 计算。由于细胞内钾恢复较慢，治疗低钾血症应持续补钾 4～6d，甚至更长。

2. 用于严重低钾血症或不能口服者。一般用法将 10% 氯化钾注射液 10～15ml 加入 5% 葡萄糖注射液 500ml 中静脉滴注。补钾剂量、浓度和速度根据临床病情和血钾浓度及心电图缺钾图形改善而定。钾浓度不超过 3.4g/L（45mmol/L），补钾速度不超过 0.75g/h（10mmol/h），每日补钾量为 3～4.5g（40～60mmol）。

3. 在体内缺钾引起严重快速室性异位心律失常时，如尖端扭转型心室性心动过速、短阵、反复发作多行性室性心动过速、心室扑动等威胁生命的严重心率失常时，钾盐浓度要高（0.5%，甚至 1%），滴速要快，1.5g/h（20mmol/h），补钾量可达每日 10g 或 10g 以上。如病情危急，补钾浓度和速度可超过上述规定。但需严密动态观察血钾及心电图等，防止高钾血症发生。

【不良反应】

1. 静脉滴注浓度较高，速度较快或静脉较细时，易刺激静脉内膜引起疼痛，甚至发生静脉炎。

2. 高钾血症。应用过量、滴注速度较快或原有肾功能损害时易发生。表现为软弱、乏力、手足口唇麻木、不明原因的焦虑、意识模糊、呼吸困难、心率减慢、心律失常、传导阻滞甚至心搏骤停。心电图表现为高而尖的 T 波，并逐渐出现 P-R 期间延长。P 波消失、QRS 波变宽，出现正弦波。

【禁忌证】

1. 高钾血症患者禁用。

2. 急性肾功能不全、慢性肾功能不全者禁用。

【注意事项】

1. 本品不得直接静脉注射，未经稀释不得进行静脉滴注。

2. 下列情况慎用

（1）代谢性酸中毒伴有少尿时。

（2）肾上腺皮质功能减弱者。

（3）急慢性肾衰竭。

（4）急性脱水，因严重时可致尿量减少，尿 K^+ 排泄减少。

（5）家族性周期性麻痹，低钾性麻痹应给予补钾，但需鉴别高钾性或正常血钾性周期性麻痹。

（6）慢性或严重腹泻可致低钾血症，但同时可致脱水和低钠血症，引起肾前性少尿，胃肠道梗阻、慢性胃炎、溃疡病、食管狭窄、憩室、肠张力缺乏、溃疡性肠炎者、不宜口服补钾，因此时钾对胃肠道的刺激增加，可加重病情。

（7）传导阻滞性心律失常，尤其当应用洋地黄类药物时。

（8）大面积烧伤、肌肉创伤、严重感染、大手术后 24h 和严重溶血，上述情况本身可引起高钾血症。

（9）肾上腺性异常综合征伴盐皮质激素。

3. 用药期间需做以下随访检查：血钾，心电图，血镁、钠、钙，酸碱平衡指标，肾功能和尿量。

赖氨葡锌　Zinc Gluconate Lysine

【药物特点】　本品所含赖氨酸是维持人体氮平衡的必需氨基酸之一，具有促进人体生长的作用；锌为体内多种酶的重要组成成分，具有促进生长发育，改善味觉的作用。

【适应证】　用于防治小儿及青少年因缺乏赖氨酸和锌而引起的疾病。

【用法用量】

1. 规格　每袋含赖氨酸 125mg，葡萄糖酸锌 35mg（相当于锌 5mg）。

2. 口服

（1）1～6 月龄新生儿：每日 0.5 袋。

（2）7～12 月龄儿童：每日 1 袋。

（3）2～10 岁儿童：每日 2 袋。

（4）10 岁以上儿童及成人：每日 3 袋。

【不良反应】　可见轻度恶心、呕吐、便秘等反应。

【禁忌证】　急性或活动性消化道溃疡病患者禁用。

【注意事项】

1. 应按推荐剂量服用。

2. 应餐后服用，可减少胃肠道刺激性。

3. 高氯血症、酸中毒及肾功能不全者慎用。

4. 对本品过敏者禁用，过敏体质者慎用。

5. 本品性状发生改变时禁用。

6. 请将本品放在儿童不能接触的地方。

7. 儿童必须在成人监护下使用。

8. 如正在使用其他药品，使用本品前请咨询医师或药师。

甘油磷酸钠　Sodium Glycerophosphate

【药物特点】　本品作为肠外营养的磷补充剂，用以满足人体每日对磷的需要。磷参与骨质的形成，以磷脂形式参与细胞膜的组成，同时磷与许多代谢中的酶活性有关，在能量代谢中的作用至关重要。

【适应证】

1. 成人肠外营养的磷补充剂。

2. 磷缺乏患者。

【用法用量】

1. 静脉滴注。每日用量通常为 10ml。

2. 对接受肠外营养治疗的患者则应根据患者的实际需要酌情增减。

3. 通过周围静脉给药时，在可配伍性得到保证的前提下，本品 10ml 可加入复方氨基酸注射液或 5%、10%葡萄糖注射液 500ml 中，4～6h 缓慢滴注。稀释应在无菌条件下进行，稀释后应在 24h 内用完，以免发生污染。

4. 本品根据成人对磷的需求量制定处方，主要用于成人患者，儿童应用的临床经验较少。

【不良反应】　未发现明显不良反应。

【禁忌证】

1. 严重肾功能不全，休克和脱水患者禁用。

2. 对本品过敏者禁用。

【注意事项】

1. 肾功能障碍患者应慎用。

2. 本品系高渗溶液，未经稀释不能输注。

3. 注意控制给药速度。

4. 长期用药时应注意血磷、血钙浓度的变化。

锌铁钙口服液 Zinc，Iron and Calcium Oral Solution

【药物特点】

1. 铁是红细胞中血红蛋白的组成元素。缺铁时，红细胞合成血红蛋白减少，致使红细胞体积变小，携氧能力下降，形成缺铁性贫血。口服葡萄糖酸亚铁可补充铁元素，纠正缺铁性贫血。

2. 锌为体内许多酶的重要组成成份，具有促进生长发育、改善味觉等作用，缺乏时生长停滞、生殖无能、伤口不易愈合、机体衰弱，还可发生结膜炎、口腔炎、舌炎、食欲缺乏、慢性腹泻、味觉丧失、神经症状等。口服葡萄糖酸锌可纠正之。

3. 钙可参与骨骼的形成与骨折后骨组织的再建以及肌肉收缩、神经传递、凝血机制并降低毛细血管的渗透性。口服葡萄糖酸钙可补充钙不足。

4. 维生素 B_2 是辅酶的重要组成部分，参与糖、蛋白质、脂肪的代谢，维持正常视觉功能和促进生长。

【适应证】 用于因锌、铁、钙缺乏引起的有关疾病。

【用法用量】

1. 本品组分为葡萄糖酸亚铁 100mg（相当于铁 12mg）、葡萄糖酸锌 30mg（相当于锌 4.3mg）、葡萄糖酸钙 400mg（相当于钙 36mg）、维生素 B_2 3mg。

2. 2～10 岁：每日 2 次，1 次 1 支。

3. 6～12 月龄：每日 1 支。

4. 6 月龄以下：每日半支。

【不良反应】

1. 铁剂口服后均有收敛性，服后常有轻度恶心、胃部或腹部疼痛，多与剂量有关，轻度腹泻或便秘也很常见。

2. 锌剂有胃肠道刺激性，口服可有轻度恶心、呕吐和便秘。

3. 钙剂按推荐剂量服用，少有不良反应，可有嗳气，便秘、腹部不适。

4. 少见的不良反应有高钙血症和肾结石，易发生于长期或大量服用或患有肾功能损害时，表现为厌食、恶心、呕吐、便秘、腹痛、肌肉软弱无力、心律失常、意识模糊、高血压及骨石灰沉着等。

【禁忌证】

1. 含铁血黄素沉着症及不伴缺铁的其他贫血患者禁用。

2. 血色病患者禁用。

3. 肝肾功能严重损害者禁用。

4. 铁过敏者禁用。

5. 进行或活动性消化道溃疡患者禁用。

6. 高钙血症、高钙尿症患者禁用。

7. 含钙肾结石或有肾结石病史患者禁用。

8. 类肉瘤病（可加重高钙血症）患者禁用。

9. 对本品中任一成分过敏者禁用。

【注意事项】

1. 应按推荐的剂量服用，不可过量服用。

2. 下列情况应慎用铁剂

（1）乙醇中毒。

（2）肝炎。

（3）急性感染。

（4）肠道炎症，如肠炎、结肠炎、憩室炎及溃疡性结肠炎。

（5）胰腺炎。

（6）消化性溃疡。

3. 使用铁剂期间应定期做下列检查，以观察治疗反应。

（1）血红蛋白测定。

（2）网织红细胞计数。

（3）血清铁蛋白及血清铁测定。应在确诊为缺锌症时服用，如需长期服用，必须在医师指导下使用。

4. 对诊断的干扰：服用铁剂可使血清结合转铁蛋白或铁蛋白增高，便隐血试验阳性；前者易导致漏诊，后者则与上消化道出血相混淆。长期或大剂量使用钙剂可至血清磷浓度降低。

5. 本品应在饭后立即服用，可减轻胃肠道局部刺激。不应与牛奶同时服用。不应与浓茶同服。口服铁剂不宜与注射铁剂同时使用，以免发生毒性反应。

6. 慢性腹泻或胃肠道吸收功能障碍者慎用（钙的吸收较差，而肠道排钙增多，此时对钙剂需要量增加）。

7. 慢性肾功能不全者慎用（肾脏对钙剂排泄减少，注意高钙血症）。

8. 心室纤颤者慎用。

9. 长期大量用药应定期测血清钙浓度、尿钙排泄量；血清钾、镁、磷浓度；血压及心电图。

10. 服用洋地黄类药物期间慎用。

11. 请将此药品放在儿童不能接触的地方。

12. 儿童必须在成人监护下使用。

13. 当本品性状发生改变时禁用。

碳酸钙 D₃　Calcium Carbonate D₃

【药物特点】

1. 钙是维持人体神经、肌肉、骨骼系统、细胞膜和毛细血管通透性正常功能所必需。

2. 维生素 D 能参与钙和磷的代谢，促进其吸收并对骨质形成有重要作用。

【适应证】　用于儿童、妊娠期妇女的钙补充剂，并帮助防治骨质疏松症。

【用法用量】

1. 口服。吞咽困难者等可以咀嚼后咽下。

2. 1 次半片，每日 1～2 次。每片含碳酸钙 1.25g（相当于钙 500mg），维生素 D_3 200U。辅料为甘露醇、聚维酮 K30、香精、阿司帕坦、硬脂酸镁。

【不良反应】

1. 嗳气、便秘。

2. 过量服用可发生高钙血症，偶可发生奶-碱综合征，表现为高血钙、碱中毒及肾功能不全（因服用牛奶及碳酸钙或单用碳酸钙引起）。

【禁忌证】　高钙血症、高尿酸血症、含钙肾结石或有肾结石病史者禁用。

【注意事项】

1. 心肾功能不全者慎用。

2. 如服用过量或出现严重不良反应，应立即就医。

3. 对本品过敏者禁用，过敏体质者慎用。

4. 本品性状发生改变时禁止使用。

5. 请将本品放在儿童不能接触的地方。

6. 如正在使用其他药品，使用本品前请咨询医师或药师。

维生素 D_2 磷葡钙片　　Wei D_2 Lin Pu Gai Pian

【药物特点】

1. 钙在参与人体骨骼的形成、骨组织的重建、肌肉收缩、神经传递、凝血机制及维持毛细血管通透性等方面具有重要作用，本品含有有机钙和无机钙，满足不同个体对钙的吸收和利用。

2. 本品含磷，且钙磷的比例为 2：1，与母乳中的钙磷比例一致，同补有利于骨骼的生长发育。

3. 维生素 D_2 是人体生长发育的必需物质，尤其对胎儿、婴幼儿更为重要，此外还参与钙、磷代谢，促进其吸收，并对骨质形成有重要作用。

【**适应证**】　用于儿童、孕妇、哺乳期妇女的钙磷补充，也可用于预防和治疗佝偻病。

【**用法用量**】　嚼后服用。成人1次2片，每日3次。

【**不良反应**】　尚不明确。

【**禁忌证**】　高钙血症、高尿酸血症者禁用。

【**注意事项**】

1. 心肾功能不全者慎用。

2. 肾结石患者应在医师指导下使用。

3. 如服用过量或出现严重不良反应，应立即就医。

4. 对本品过敏者禁用，过敏体质者慎用。

5. 本品性状发生改变时禁止使用。

6. 请将本品放在儿童不能接触的地方。

7. 如正在使用其他药品，使用本品前请咨询医师或药师。

（李姝佳）

第 12 章

常用解毒类药物

氯解磷定 Pralidoxime Chloride

【药物特点】 本品系胆碱酯酶复活剂，可间接减少乙酰胆碱的积蓄，对骨骼肌神经肌肉接头处作用明显。本品有增强阿托品的生物效应，故在二药同时应用时要减少阿托品剂量。本品在碱性溶液中易分解，禁与碱性药物配伍。

【适应证】 对急性有机磷杀虫剂抑制的胆碱酯酶活力有不同程度的复活作用，用于解救多种有机磷酸酯类杀虫剂的中毒。但对马拉硫磷、敌百虫、敌敌畏、乐果、甲氟磷（dimefox）、丙胺氟磷（mipafox）和八甲磷（schradan）等的中毒效果较差；对氨基甲酸酯杀虫剂所抑制的胆碱酯酶无复活作用。

【用法用量】

1. 轻度中毒 每次 10～15mg/kg，肌内注射，2～4h 重复 1 次。

2. 中度中毒 每次 15～30mg/kg，肌内注射，每 2 小时用 15mg/kg，重复肌内注射，一般 2～4 次即可。

3. 重度中毒 每次 30mg/kg，稀释至 20ml 缓慢滴注（10min），如症状无改善于 30min 用 15mg/kg，以后根据病情，酌情延长给药时间和减量以至停药。

【不良反应】 注射后可引起恶心、呕吐、心率增快、心电图出现暂时性 ST 段压低和 Q-T 时间延长。注射速度过快引起眩晕、视物模糊、复视、动作不协调。剂量过大可抑制胆碱酯酶、抑制呼吸和引起癫痫样发作。

【注意事项】

1. 有机磷杀虫剂中毒患者越早应用本品越好。皮肤吸收引起中毒的患者，应用本品的同时要脱去被污染的衣服，并用肥皂清洗头发和皮肤。眼部用 2.5%碳酸氢钠溶液和生理氯化钠溶液冲洗。口服中毒患者用 2.5%碳酸氢钠溶液彻底洗胃。由于有机磷杀虫剂可在下消化道吸收，因此，口服患者应用本品至少要维持 72h，以防引起延迟吸收后加重中毒，甚至致死。昏迷患者要保持呼吸道通畅，呼吸抑制应立即进行人工呼吸。

2. 用药过程中要随时测定血胆碱酯酶作为用药监护指标。要求血胆碱酯酶维持在 50%～60%。急性中毒患者的血胆碱酯酶水平与临床症状有关，因此密切观察临床表现亦可及时重复应用本品。

3. 目前常用的碘解磷定、氯解磷定、双复磷、双解磷、甲磺磷定等，用时任选 1 种，切勿 2 种药或 3 种药同时应用，以免毒性增大。

4. 氯解磷定若注射太快，或用量过大和未稀释，则可出现癫痫样发作、抽搐、呼吸抑制，甚至死亡。

5. 该药有抗凝血作用，给药后 1～4h，凝血时间下降到 50%左右，故须注意内脏出血。

6. 对于急性中毒 2～3d 后及慢性中毒患者，因其胆碱酯酶已老化而失去疗效，故难于使其复能，仍须以阿托品治疗为主。

碘解磷定　Pralidoxime Iodide

【药物特点】　与氯解磷定类似，均为胆碱酯酶复活剂，可以减少乙酰胆碱的蓄积。

【适应证】　对急性有机磷杀虫剂抑制的胆碱酯酶活力有不同程度的复活作用，用于解救多种有机磷酸酯类杀虫剂的中毒。但对马拉硫磷、敌百虫、敌敌畏、乐果、甲氟磷

（dimefox）、丙胺氟磷（mipafox）和八甲磷（schradan）等
的中毒效果较差；对氨基甲酸酯杀虫剂所抑制的胆碱酯酶无
复活作用。

【用法用量】　本药用葡萄糖注射液或生理盐水 20～
40ml 稀释后，于 10～15min 内缓慢注射。成人常用量：静
脉注射 1 次 0.5～1g（1～2 支），视病情需要可重复注射。

1. 轻度中毒　每次 10～15mg/kg，稀释后，缓慢（10min）
静脉注射。必要时，2～4h 重复 1 次。

2. 中度中毒　每次 15～30mg/kg，缓慢静脉注射，2～
4h 重复 15mg/kg 静脉注射，一般 2～4 次即可。

3. 重度中毒　每次 30mg/kg，稀释缓慢滴注（10min），
如症状无改善，30min 后重复 15mg/kg，以后视病情需要，
每 2～4 小时重复 1 次或改为静脉滴注。

【不良反应】

1. 注射后可引起恶心、呕吐、心率增快、心电图出现
暂时性 ST 段压低和 Q-T 时间延长。

2. 注射速度过快引起眩晕、视物模糊、复视、动作不
协调。剂量过大可抑制胆碱酯酶、抑制呼吸和引起癫痫发作。

3. 口中有苦味和腮腺肿胀与碘有关。

【注意事项】

1. 对碘过敏患者，禁用本品，应改用氯解磷定。

2. 老年人的心、肾潜在代偿功能减退，应适当减少用
量和减慢静脉注射速度。

3. 有机磷杀虫剂中毒患者越早应用本品越好。皮肤吸
收引起中毒的患者，应用本品的同时要脱去被污染的衣服，
并用肥皂清洗头发和皮肤。眼部用 2.5%碳酸氢钠溶液和生
理氯化钠溶液冲洗。口服中毒患者用 2.5%碳酸氢钠溶液彻
底洗胃。由于有机磷杀虫剂可在下消化道吸收，因此口服患
者应用本品至少要维持 48～72h，以防引起延迟吸收后加重
中毒，甚至致死。昏迷患者要保持呼吸道通畅，呼吸抑制应

立即进行人工呼吸。

4. 用药过程中要随时测定血胆碱酯酶作为用药监护指标。要求血胆碱酯酶维持在 50%～60%。急性中毒患者的血胆碱酯酶水平与临床症状有关,因此密切观察临床表现亦可及时重复应用本品。

5. 使用时如遇本品出现结晶现象, 可在热水中加温, 溶解后使用。

6. 对于急性中毒 2～3d 后及慢性中毒患者, 因其胆碱酯酶已老化而失去疗效, 故难于使其复能, 仍须以阿托品治疗为主。

阿托品　Atropine

【药物特点】　阿托品有直接拮抗积聚乙酰胆碱的作用,对自主神经的作用较强。阿托品得应用应直到出现阿托品化。阿托品化要维持 48h, 以后逐渐减少阿托品剂量或延长注射时间。

【适应证】　用于有机磷类中毒。

1. 拮抗乙酰胆碱对副交感神经和中枢神经系统的作用,消除和减轻毒蕈碱样症状和中枢神经系统症状,并能兴奋呼吸中枢,对抗呼吸中枢的抑制。

2. 对烟碱样症状无作用, 也不能使被抑制的胆碱酯酶复活。

【用法用量】

1. 轻度中毒　开始时 0.02～0.03mg/kg, 肌内注射, 必要时 2～4h 重复 1 次, 直至症状消失。

2. 中度中毒　开始时单用阿托品剂量每次 0.03～0.05mg/kg, 肌内注射或静脉注射, 20～30min 重复 1 次, 根据病情 30～60min1 次。阿托品化后减少剂量并延长给药时间。

3. 重度中毒　首次 0.1mg/kg 静脉注射或肌内注射, 以后 0.05mg/kg，每 5～10 分钟静脉注射，或肌内注射。阿托品化后根据病情，每次 0.02～0.05mg/kg，肌内注射，15～30min 1 次，意识恢复后改为每次 0.02～0.03mg/kg，30～60min 1 次。

【注意事项】

1. 应根据病情灵活掌握，须早期、足量和反复给药，直至"阿托品化"为止。以后根据病情，决定用量和间隔时间。"阿托品化"的指标：瞳孔较前扩大、不再缩小、颜面潮红、皮肤干燥、口干、心率加快、肺部湿啰音显著减少或消失、轻度躁动不安、中毒症状好转等。

2. 判断"阿托品化"必须全面分析，不可只局限于 1～2 个指标，以致贻误抢救时机，如有机磷中毒偶有瞳孔不缩小或心率增快到每分钟 120 次以上，若误以为已经阿托品化，则致阿托品用量不足，反之眼部沾染者，用阿托品后瞳孔可不扩大；呼吸、循环衰竭患者及老年人应用阿托品后，颜面可不潮红；并发肺炎时，肺部啰音可不消失等，如认为阿托品剂量不足而盲目加大，则可发生阿托品过量中毒。

3. 阿托品中毒引起的昏迷，应与有机磷中毒所致昏迷相鉴别。

4. 阿托品中毒的解救：在中枢兴奋出现抽搐时，可用最小有效治疗量的水合氯醛灌肠或副醛肌内注射；有尿潴留、腹胀时，可用毛果芸香碱治疗，但患者如有循环衰竭，则不宜使用；高热可用物理方法降温，此外应停用阿托品，继续观察和对症治疗，禁用胆碱酯酶抑制药。

5. 由于阿托品在体内代谢较快，全身作用仅能维持 2～3h，故在阿托品化，逐渐减量，并间隔 1～4h 重复 1 次，维持至症状、体征基本消失，继续再观察 24～48h 无病情变化方可停药，一般至少观察 3～7d，但乐果中毒停药过早，病情易反复，其疗程较长，有时阿托品需用至 10d 以上，中毒症状才消失。

6. 阿托品不能使胆碱酯酶复活，对烟碱样症状（肌肉颤动、呼吸肌麻痹）无效，因而中度和重度中毒时，应与复活剂联用。

7. 严重缺氧的中毒患者，应用大量阿托品，有引起心室纤颤的危险。因此，对于明显发绀者，应及时纠正缺氧，再给予阿托品治疗。

乙酰胺　Acetamide

【适应证】　用于氟乙酸胺、氟醋酸钠及甘氟中毒特效解毒。

【用法用量】　每日 0.1～0.3g/kg，分 2～4 次注射，一般连续注射 5～7d；也有加用无水乙醇 5～10ml，稀释于 50% 葡萄糖注射液 20～40ml 中静脉注射。危重病例第一次可注射 0.2g/kg，与解痉药和半胱氨酸合用，效果更好。

【不良反应】

1. 注射时可引起局部疼痛，本品 2.5～5g，注射时可加入盐酸普鲁卡因 20～40mg 混合使用，以减轻疼痛。

2. 大量应用可能引起血尿，必要时停药并加用糖皮质激素使血尿减轻。

【注意事项】

1. 氟乙酰中毒患者，包括可疑中毒者均应及时给予本品，尤其早期应给予足量。

2. 与解痉药、半胱氨酸合用，效果较好。

亚甲蓝　Methylthioninium Chloride

【适应证】

1. 本品对化学物亚硝酸盐、硝酸盐、苯胺、硝基苯、三硝基甲苯、苯醌、苯肼等和含有或产生芳香胺的药物（乙酰苯胺、对乙酰氨基酚、非那西丁、苯佐卡因等）引起的高铁血红蛋白血症有效。

2. 对先天性还原型二磷酸吡啶核苷高铁血红蛋白还原酶缺乏引起的高铁血红蛋白血症效果较差。对异常血红蛋白 M 伴有高铁血红蛋白血症无效。对急性氰化物中毒，能暂时延迟其毒性。

【用法用量】

1. 氰化物中毒　1 次 10mg/kg，缓慢静脉注射。至口周发绀消失。

2. 硝酸、亚硝酸盐中毒　1 次 1～2mg/kg，配成 1%溶液，缓慢静脉注射（10min 以上）。或每次 2～3mg/kg，口服，若症状不消失或重现，1h 后可再重复上量治疗。

【不良反应】　本品静脉注射过速，可引起头晕、恶心、呕吐、胸闷、腹痛。剂量过大，除上述症状加剧外，还出现头痛、血压降低、心率增快伴心律失常、大汗淋漓和意识障碍。用药后尿呈蓝色，排尿时可有尿道口刺痛。

【注意事项】

1. 本品不能皮下、肌内或鞘内注射，前者引起坏死，后者引起瘫痪。6-磷酸-葡萄糖脱氢酶缺乏患者和小儿应用本品剂量过大可引起溶血。对肾功能不全患者应慎用。

2. 本品为 1%溶液，应用时需用 25%葡萄糖注射液 40ml 稀释，静脉缓慢注射（10min 注射完毕）。对化学物和药物引起的高铁血红蛋白血症，若 30～60min 皮肤黏膜发绀不消退，可重复用药。先天性还原型二磷酸吡啶核苷高铁血红蛋白还原酶缺陷引起的高铁血红蛋白血症，每日口服 0.3g 和大剂量维生素 C。

氟马西尼　Flumazenil

【药物特点】　氟马西尼可阻断经由苯二氮䓬类受体作用的非苯二氮䓬类药物（如佐匹克隆和三唑并哒嗪）的作用。

【适应证】　用于逆转苯二氮䓬类药物所致的中枢镇静作用。

1. 终止用苯二氮䓬类药物诱导及维持的全身麻醉。

2. 作为苯二氮䓬类药物过量时中枢作用的特效逆转剂。

3. 用于鉴别诊断苯二氮䓬类、其他药物或脑损伤所致的不明原因的昏迷。

【用法用量】　可用 5% 葡萄糖注射液、乳酸林格液或普通生理盐水稀释后注射，稀释后应在 24h 内使用。

1. 氟马西尼可用于逆转咪达唑仑所致的镇静，1～17 岁儿童无明显副作用。患儿接受最多 5 次，每次 0.01mg/kg，总量不超过 1.0mg，速度不超过 0.2mg/min，但有再次出现镇静的可能，因此给药后应监测 1～2h。3～12 岁患儿逆转咪达唑仑所致的镇静所需氟马西尼平均剂量为 0.024mg/kg。

2. 小儿可用氟马西尼滴鼻，建议剂量为 25μg/kg，每次最多 2ml，总量不超过 5ml，可缩短咪达唑仑应用后的苏醒时间。

3. 超适应证：用于拮抗孤独症患儿干细胞移植术依托咪酯的镇静效果。

（《小儿麻醉常用药物超说明书使用专家共识（2017）》）

【不良反应】

1. 少数患者在麻醉时用药，会出现面色潮红、恶心和（或）呕吐。在快速注射氟马西尼后。偶尔会有焦虑、心悸恐惧等不适感。这些副作用通常不需要特殊处理。

2. 在有癫痫病史或严重肝功能不全的人群中尤其是在有苯二氮䓬类长期用药史或在有混合药物过量的情况下。使用该药有癫痫发作的报道。

3. 在混合药物过量的情况下特别是环类抗抑郁药过量使用本品来逆转苯二氮䓬类的作用可能引起不良反应(如惊厥和心律失常)。

4. 有报道此类药物对有惊恐病史的患者可能诱发惊恐发作。

5. 对长期应用苯二氮䓬类药物并在本品给药前刚停药

或数周前停药的患者。注射本品过快可能会出现苯二氮䓬类激动剂的戒断症状。缓慢注射 5mg 地西泮或 5mg 咪达唑仑后这些症状将消失。

【注意事项】

1. 癫痫持续状态的儿童使用苯二氮䓬类药物引起的呼吸抑制使用氟马西尼拮抗可能再次发生抽搐。

2. 氟马西尼逆转苯二氮䓬类药物致儿童的中枢镇静作用后、同时摄入水合氯醛与卡马西平后使用氟马西尼、服用过量三环类抗抑郁药后使用氟马西尼有时会出现心律失常，氟马西尼本身并不会产生类似不良影响。

3. 不推荐用于长期接受苯二氮䓬类药物治疗的癫痫患者。

4. 使用本品时，应对再次镇静呼吸抑制及其他苯二氮䓬类反应进行监控，监控的时间根据苯二氮䓬类的作用量和作用时间来确定。

5. 勿在神经肌肉阻断药的作用消失之前注射本品。

6. 不推荐用于苯二氮䓬类的依赖性治疗和长期的苯二氮䓬类戒断综合征的治疗。

7. 对于 1 周内大剂量使用过苯二氮䓬类药物，以和（或）较长时间使用苯二氮䓬类药物者，应避免快速注射本品，否则将引起戒断症状，如兴奋、焦虑情绪不稳轻微混乱和感觉失真。

8. 使用本品最初 24h 内，避免操作机器或驾驶机动车。

硫代硫酸钠　Sodium Thiosulfate

【药物特点】　本品所供给的硫，通过体内硫转移酶，将硫与体内游离的或已与高铁血红蛋白结合的 CN⁻ 相结合，使变为毒性很小的硫氰酸盐，随尿排出而解毒。

【适应证】　主要用于氰化物中毒，也可用于砷、汞、铅、铋、碘等中毒。

超说明书适应证：作为非特异性抗炎药，用于皮炎、湿疹、荨麻疹、药物性皮炎，副银屑病的治疗。

【用法用量】

1. 金属中毒　每次 10～20mg/kg，配制成 5%～10%溶液，静脉或肌内注射，每日 1 次，用 3～5d。或 10～20ml 口服，每日 2 次（口服只能作用于胃肠道内未被吸收的毒物）。

2. 氰化物中毒　25%溶液每次 0.25～0.5g/kg，缓慢静脉注射（10～15min 注完）

【不良反应】

1. 本品静脉注射后除有暂时性渗透压改变外，尚未见其他不良反应。

2. 静脉注射过快，可有血压下降。

【注意事项】

1. 静脉注射 1 次量容积较大，应注意一般的静脉注射反应。

2. 本品与亚硝酸钠从不同解毒机制治疗氰化物中毒，应先后做静脉注射，不能混合后同时静脉注射。本品继亚硝酸钠静脉注射后，立即由原针头注射本品，口服中毒者，须用 5%溶液洗胃，并保留适量于胃中。

3. 药物过量可引起头晕、恶心、乏力等。

二巯丁二钠　Sodium Dimercaptosuccinate

【药物特点】　二巯丁二钠能与机体组织蛋白质和酶的巯基竞争结合金属离子，并能夺取已与酶结合的金属离子，从而保护和恢复酶的活性，本品与金属离子结合形成的复合物主要由尿排出。本品能提高体内金属尿排泄量，解毒效果较好，如解锑毒为二巯基丙醇的 10 倍，对汞、铅等中毒亦较好。

【适应证】　本品用于治疗锑、汞、砷、铅、铜等金属中毒及肝豆状核变性。

【用法用量】

1. 急性中毒　首次 30～40mg/kg，以注射用水配制成 5%～10%的溶液，于 15min 静脉注射，之后每次 20mg/kg，每小时 1 次，连用 4～5 次。

2. 慢性中毒　每次静脉注射 20mg/kg，每周用 3d 停 4d，可连用 1 个月，稀释方法同上。

【不良反应】　约有 50%患者在静脉注射本品过程中出现轻度头晕、头痛、四肢无力、口臭、恶心、腹痛，少数患者有皮疹，皮疹呈红色丘疹，有瘙痒，以面、额、胸前处为多见。其他不良有咽喉干燥、胸闷、食欲缺乏等。个别患者有血清丙氨酸氨基转移酶和天冬氨酸氨基转移酶暂时增高。本品对肾脏无损害。不良反应大多与静脉注射速度有关，停用本药后可自行消失。

【注意事项】

1. 严重肝功能障碍者禁用。

2. 本品应用过程中对血浆蛋白、红细胞、白细胞、血小板、血糖、钾、钠、氯化物、非蛋白氮、肌酐、尿酸、二氧化碳结合力、胆固醇、钙、磷、碱性磷酸酶、乳酸脱氢酶、肌酐磷酸激酶、铜蓝蛋白以及心电图均无影响。少数患者应用本品后有短暂的 ALT 和 AST 增高，因此对有肝脏疾病者应慎用。

3. 在应用本品前和用药过程中，每 1～2 周检查肝功能。

4. 本品为无色或略带微红色粉末状结晶，变色不能用。

5. 本品水溶液极不稳定，久放可减少药效和出现毒性。故不可做静脉滴注，应即用即配，15min 内用药完毕。

（邹　凝）

第13章

血液及血液制品

第一节　血液制品

人免疫球蛋白　Human Immunoglobulin

【药物特点】

1. 本品主要成分为人免疫球蛋白，系由健康人血浆，经低温乙醇蛋白分离法提取，并经低 pH 孵放病毒灭活处理制成。

2. 使用人免疫球蛋白在 6 周到 3 个月内有可能干扰麻疹、风疹、腮腺炎和水痘减毒活疫苗的主动免疫应答。

【适应证】

1. 原发性免疫球蛋白缺乏症，如 X 联锁低免疫球蛋白血症，常见变异性免疫缺陷病，免疫球蛋白 G 亚型缺陷病等。

2. 继发性免疫球蛋白缺陷病，如重症感染，新生儿败血症等。

3. 自身免疫性疾病，如原发性血小板减少性紫癜，川崎病。

【用法用量】

1. 用法　静脉滴注或以 5% 葡萄糖注射液稀释 1～2 倍做静脉滴注，开始滴注速度为每分钟 1.0ml（约每分钟 20滴），持续 15min 后若无不良反应，可逐渐加快速度，最快滴注速度不得超过每分钟 3.0ml（约每分钟 60 滴）。

2. 用量

（1）原发性或继发性免疫缺陷并感染：原发性免疫缺陷，400～800mg/kg 体重，给药间隔时间视患者血清 IgG 水平和病情而定，一般每个月 1 次，以血清 IgG 维持在 3.0g/kg 左右。

继发性免疫缺陷，400～500mg/kg 体重，30d 左右用药 1 次。

上述疾病在病程中如有继发感染，症状严重，在敏感抗生素和综合治疗基础上，再及时静脉滴注丙种球蛋白，每日 400～500mg/kg 体重，连用 3～4d。

（2）原发性血小板减少性紫癜：每日 400mg/kg 体重，连续 5d。维持剂量每次 400mg/kg 体重，间隔时间视血小板计数和病情而定，一般每周 1 次。

（3）重症感染：每日 200～400mg/kg 体重，连续 3～5d。

（4）川崎病：发病 10d 内应用，儿童治疗剂量 2.0g/kg 体重，1 次输注，8～12h 缓慢静脉滴注。

（5）急性感染性多发性神经炎：每日给予 400mg/kg，静脉滴注，连用 5d。

（6）急性重症系统性红斑狼疮和急性重症皮肌炎：每日丙种球蛋白 400mg/kg 体重，连用 5d；或 1g/kg 体重，122d，然后酌情 1.0g/kg 体重，1 个月 1 次。

（7）自身免疫性溶血性贫血：每日 400mg/kg 体重，静脉滴注，连用 5d；亦可用 1g/kg，每个月 1 次。

【不良反应】　　一般无不良反应。

极个别患者在输注时出现一过性头痛、心慌、恶心等不良反应，可能与输注速度过快或个体差异有关。

上述反应大多轻微且常发生在输液开始 1h 内，因此建议在输注的全过程定期观察患者的总体情况和生命特征，必要时减慢或暂停输注，一般无须特殊处理即可自行恢复。个别患者可在输注结束后发生上述反应，一般在 24h 内均可自行恢复。

【注意事项】

1. 本品只能静脉输注。

2. 本品瓶子有裂纹、瓶盖松动或超过有效期时不得使用。

3. 本品呈现浑浊、异物、絮状物或沉淀时不得使用。

4. 本品一旦开启应立即一次性用完，未用完部分应废弃，不得留作下次使用或分给他人使用。

5. 本品虽然呈酸性（pH4），但其缓冲能力极弱。有试验证明按 1000mg/kg 接受本品所承受的酸负载还不到一个正常人酸碱缓冲能力的 1%。因此，一般情况下无须考虑本品的酸负载。但有严重酸碱代谢紊乱的患者需大剂量输注本品时应慎用。

6. 本品所含麦芽糖对受者的血糖测定可能产生干扰，因此使用本品的患者用血糖测定结果知道治疗时应考虑这一因素。

7. 患者被动接受本品中各种抗体可能干扰某些血清学试验，导致假阳性结果，如 Coombs 试验，CMV 血清学试验，1-3-β-D 等。

8. 运输及储存过程中严禁冻结。

9. 对人免疫球蛋白过敏或有其他严重过敏史者及有抗 IgA 抗体的选择性 IgA 缺乏者禁用。

人血白蛋白　Human Albumin

【药物特点】　本品为人血液制品，因原料来自人血，虽然对原料血浆进行了相关病原体的筛查，并在生产工艺中加入了去除和灭活病毒的措施。

【适应证】

1. 治疗失血、创伤和烧伤等引起的休克。

2. 治疗脑水肿及损伤引起的颅压升高。

3. 治疗肝硬化及肾病引起的水肿或腹水。

4. 预防和治疗低蛋白血症。

5. 治疗新生儿高胆红素血症。

6. 用于心肺分流术、烧伤及血液透析的辅助治疗和成人呼吸窘迫综合征。

【用法用量】　采用静脉滴注或静脉推注。为防止大量注射使机体组织脱水，必要时可采用 5%葡萄糖注射液或氯化钠注射液适当稀释做静脉滴注。开始滴注速度应不超过每分钟 1ml(约为每分钟 30 滴)，持续 15min 后若无不良反应，可逐渐加快速度。但滴注速度最快不得超过每分钟 2ml (约为每分钟 60 滴)。

1. 低血容量　初始治疗剂量对大龄儿童和成年人应为 250～500ml，对婴儿和低龄儿童为每千克体重 12～20ml。如果疗效不显著，可以在 30min 间隔后重复使用。

2. 低白蛋白血症　一般成人每日剂最为 50～75g，儿童为 25g，但每千克体重每日补充量不超过 2g。

3. 失血、创伤、烧伤引起的休克　可直接输注本品 5～20g，隔 4～6h 重复输注 1 次。

4. 新生儿高胆红素血症　可按 1～3g/kg 体重直接输注本品，于换血输液前 30min 使用。

5. 心肺分流术、烧伤及血液透析的辅助治疗和成人呼吸窘迫综合征　输入量和维持时间取决于临床体征，注意维持电解质平衡。

6. 脑水肿及损伤引起的颅压升高　可直接输注本品 10～20g。同时合用利尿药。

7. 肝硬化及肾病引起的水肿或腹水　可每日输注本品 5～10g，直至水肿消失，血清白蛋白含量恢复正常为止。

【不良反应】　使用本品一般不会产生不良反应，偶可出现寒战、发热、颜面潮红、皮疹、恶心呕吐等症状，快速输注可引起血管超负荷导致肺水肿，偶有变态反应。

【注意事项】

1. 本品只能静脉输注。

2. 本品瓶子有裂纹、瓶盖松动或超过有效期时不得使用。

3. 本品呈现浑浊、异物、絮状物或沉淀时不得使用。

4. 本品一旦开启应立即一次性用完，未用完部分应废弃，不得留作下次使用或分给他人使用。

5. 有明显脱水者应同时补液。

6. 为防止血容量过载引起心力衰竭，输注过程应严格监控患者的生命体征和肺动脉楔压或中心静脉压。

7. 对于存在肾功能不全或有肾功能不全病史的患者，临床医师应根据患者的症状、体征、实验室检查综合评估利弊，酌情使用。

8. 运输及储存过程中严禁冻结。

9. 对白蛋白有严重过敏者、高血压患者、急性心脏病者、正常血容量及高血容量的心力衰竭患者、严重贫血患者，禁用。

人纤维蛋白原　Human Fibrinogen

【药物特点】　主要成分：人纤维蛋白原。本品系由健康人血浆，经分离、提纯，并经病毒灭活处理、冻干制成。含盐酸精氨酸、枸橼酸钠稳定剂，不含防腐剂和抗生素。

【适应证】

1. 先天性纤维蛋白原减少或缺乏症。

2. 获得性纤维蛋白原减少症：严重肝脏损伤；肝硬化；弥散性血管内凝血；产后大出血和因大手术、外伤或内出血等引起的纤维蛋白原缺乏而造成的凝血障碍。

【用法用量】

1. 用法　使用前先将本品及灭菌注射用水预温至30～37℃，然后按瓶签标示量（25ml）注入预温的灭菌注射用水，置30～37℃水浴中，轻轻摇动使制品全部溶解（切忌剧烈振摇以免蛋白变性）。用带有滤网装置的输液器进行静脉滴往。滴注速度一般以每分钟 60 滴左右为宜。

2. 用量　应根据病情及临床检验结果，包括凝血试验指标和纤维蛋白原水平等来决定给药量。一般首次给 1～2g，如需要可遵照医嘱继续给药。

【不良反应】　尚未进行系统的临床不良反应观察。根据相关报道，少数病例可出现变态反应和发热。本品增加了100℃ 30min 干热法处理新工艺步骤，可能导致免疫原性改变，少数患者可能出现变态反应甚至严重变态反应，故在使用本品时应注意配备良好急救措施。本品含有 4.5% 的盐酸精氨酸作为稳定剂，大剂量使用时可能存在代谢性酸中毒等风险。

【注意事项】

1. 本品专供静脉输注。

2. 本品溶解后为澄明略带乳光的溶液，允许有少量细小的蛋白颗粒存在，为此用于输注的输血器应带有滤网装置，但如发现有大量或大块不溶物时，不可使用。

3. 在寒冷季节溶解本品或制品刚从冷处取出温度较低的情况下，应特别注意先使制品和溶解液的温度升高到30～37℃，然后进行溶解。温度过低往往会造成溶解困难并导致蛋白变性。

4. 本品一旦溶解应尽快使用。

5. 在治疗消耗性凝血疾病时，需注意只有在肝素的保护及抗凝血酶Ⅲ水平正常的前提下，凝血因子替代疗法才有效。

6. 应在有效期内使用。如配制时发现制剂瓶内已失去真空度，请勿使用。

7. 使用本品期间，应严密监测患者凝血指标和纤维蛋白原水平，根据结果调整本品的用量。

8. 由于体外酶活性检测方话的局限性，不同厂家生产的纤维蛋白原可能活性不完全相同，在相互替换时需要注意用量的调整。

9. 本品含有 4.5% 的盐酸精氨酸作为稳定剂，大剂量使用时可能存在代谢性酸中毒的风险,建议在使用前及使用期间进行电解质监测,根据结果调整剂量或停止使用本品。已存在代谢紊乱的患者应慎用本品。

10. 本品新增加了 100℃ 30min 干热法病毒灭活工艺,可能会导致人纤维蛋白原体内生物活性下降和免疫原性改变,建议仅在无其他有效治疗方法又确实需要补充纤维蛋白原的情况下经权衡利弊后使用。

注射用重组人凝血因子Ⅷ　Recombinant Human Coagulation FactorⅧ　For Injection

【药物特点】

1. 主要成分为重组人凝血因子Ⅷ。辅料为蔗糖、甘氨酸、组氨酸、氯化钙、氯化钠、聚山梨酯。

2. 临床前研究对患有 A 型血友病的小鼠、豚鼠、兔子和狗在使用本品后, 对安全有效的恢复凝血的能力进行评价。剂量为临床推荐剂量的数倍(按千克体重折算), 未见实验动物出现急性和亚急性毒性反应。

【适应证】

1. 出血的控制和预防　本品是一种抗血友病因子,用于患有 A 型血友病的成年人和儿童患者(0~16 岁)出血症状的控制和预防。

2. 围术期应用　本品可在患有 A 型血友病的成年和儿童患者的围术期应用。

3. A 型血友病儿童患者的常规预防　本品可用于儿童患者的常规预防,即对既往没有关节损伤的儿童患者常规预防, 以降低出血发生频率和降低发生关节损伤的风险(注:该适应证的依据为国外临床试验结果,尚未积累中国儿童的临床数据)。

4. 其他　本品不适用于血管性血友病。

【用法用量】

1. 用法　本品专供静脉输注，应在临床医师的严格监督下使用。用前应先将制品及其稀释液预温至 25～37℃，然后将稀释液按瓶签标示量注入瓶内，轻轻摇动，使制品完全复溶（注意勿使产生泡沫），然后用带有滤网装置的输血器进行静脉滴注，滴注速度一般以每分钟 60 滴左右为宜。制品复溶后应立即使用，并在 1h 内输完，不得放置。

2. 用量　给药剂量必须参照体重、是否存在抑制物，出血的严重程度等因素。下列公式可用于计算剂量。

所需因子Ⅷ单位（U）/次=0.5×患者体重（kg）×需提升的因子Ⅷ活性水平（正常的%）。例：50kg 患者所需因子Ⅷ单位（U）/次=0.5×50（kg）×30（%）=750U。

（1）轻度至中度出血：单一剂量 10～15U/kg 体重，将因子Ⅷ水平提高到正常人水平的 20%～30%。

（2）较严重出血或小手术：需将因子Ⅷ水平提高到正常人水平的 30%～50%，通常首次剂量 15～25U/kg 体重。如需要，每隔 8～12h 给予维持剂量 10～15U/kg 体重。

（3）大出血：危急生命的出血（如口腔、泌尿道及中枢神经系统出血）或重要器官（如颈、喉）、腹膜后、髂腰肌附近的出血：首次剂量 40U/kg 体重，然后每隔 8～12h 给予维持剂量 20～25U/kg 体重。疗程需由医师决定。

（4）手术：只有当凝血因子Ⅷ抑制物水平无异常增高时，方可考虑择期手术。手术开始时血液中因子Ⅷ浓度需达到正常水平的 60%～120%。通常在术前按 30～40U/kg 体重给药。术后 4d 内因子Ⅷ最低应保持在正常人水平的 60%，接下去的 4d 减至 40%。

（5）获得性因子Ⅷ抑制物增多症：应给予大剂量的凝血因子Ⅷ，一般超过治疗血友病患者所需剂量 1 倍以上。

（6）甲型血友病儿童患者的常规预防：既往没有关节损伤的儿童患者常规预防推荐剂量为 25U/kg，隔日用药。

【不良反应】　不良反应包括寒战、恶心、倦怠、头晕、头痛、发热、皮疹、颜面潮红、畏寒等症状，这些症状通常是暂时的。偶见肝功能障碍及变态反应。

【注意事项】

1. 大量反复输入本品时，应注意出现变态反应、溶血反应及肺水肿的可能性，对有心脏病的患者尤应注意。

2. 本品溶解后，一般为澄清略带乳光的溶液，允许微量细小蛋白颗粒存在，为此用于输注的输血器必须带有滤网装置，但如发现有大块不溶物时，则不可使用。

3. 本品对于因缺乏因子Ⅸ所致的乙型血友病，或因缺乏因子Ⅺ所致的丙型血友病均无疗效，故在用前应确诊患者系属因子Ⅷ缺乏，方可使用本品。

4. 输注速度过快可能出现发绀、心悸，大量给药可能引起血管内栓塞症。应慎重给药。

5. 多次输注可能出现抑制因子，使用时应注意观察。

6. 有资料证明血液制品目前所采用的制造工艺在完全去/灭活人细小病毒 B 19 方面存在一定难度，不能完全排除因给药而受到感染的可能性，因此应严格观察给药过程。

7. 本品不得用于静脉外的注射途径。

8. 本品一旦被溶解后应立即使用。未用完部分必须弃去。

（邹　　凝）

第二节　成分输血

血浆　Plasma

【输注指征】

1. 一般儿科血浆输注指征

（1）各种原因导致 PT、APTT＞正常对照值 1.5 倍，存在活动出血的风险。

（2）已知凝血因子缺乏而又无法获得相应的凝血因子进行补充。

（3）各种疾病导致机体出现多种凝血因子缺乏，患者存在活动性出血，或需手术治疗，或有明显的凝血功能试验结果异常。

（4）大量失血或大量输血引起继发性凝血因子缺乏。

（5）各种原因造成凝血因子水平低于正常水平的 20%～30%，存在活动性出血，或需进行手术治疗。

（6）口服香豆素类药物导致 PT 延长并伴出血表现。

（7）血栓性血小板减少性紫癜需给予血浆输注和血浆置换联合应用者。

（8）抗凝血酶Ⅲ缺乏，肝衰竭出现凝血因子缺乏，心脏直视手术等。

（9）禁止将血浆用来扩容、增加胶体渗透压、补充白蛋白、增加免疫力和营养。

2. 新生儿血浆输注指征

（1）获得性凝血因子缺乏，如大量输血、体外循环等。

（2）先天性凝血因子缺乏。

（3）维生素 K 依赖性凝血因子缺乏。

（4）抗凝蛋白缺乏血栓形成。

（5）禁止将血浆用来扩容、增加胶体渗透压、补充白蛋白、增加免疫力和营养。

【用法用量】　所有凝血因子不足或缺乏所致的出血均可补充新鲜血浆，一般用量为 10～20ml/kg。但不同凝血因子的半衰期不同，应结合患儿所处状态正确使用。

红细胞　Erythrocyte

【输注指征】

1. 一般儿科红细胞输注指征

（1）Hb<60g/L 或 Hct<0.20，伴有明显贫血症状。

（2）急性失血（如消化道大出血）或急性非免疫性溶血性贫血（如 G6PD 缺乏症急性溶血期、遗传性球形红细胞增多症、地中海贫血合并感染出现急性溶血等），估计出血或溶血将持续加剧时输注指征应适当放宽。

（3）急性免疫性溶血性贫血患者的输血应慎重。若生命体征稳定，Hb＞40g/L，可暂不输血。若确需输血应在大剂量丙种球蛋白和糖皮质激素的冲击治疗下输注同型或 "O" 型洗涤红细胞，也可采用血浆置换的方法予以治疗。

（4）重型 β 地中海贫血或中间型 β 地中海贫血和部分 HbH 病患者（Hb 持续低于 70g/L 以下，脾大）应考虑定期输注红细胞，并维持 Hb 水平在 90g/L 以上（100～120g/L 较为适宜）。再生障碍性贫血患者应维持 Hb 水平在 50～60g/L。

（5）造血干细胞移植术中需成分输血支持治疗的患者，为预防抑制物抗宿主疾病（GVHD）的发生应使用经过辐照的去白细胞悬浮红细胞。当受血者与供血者血型不符时，或受血者处于血型转换期时，应输注经辐照的洗涤红细胞。

（6）DIC 患者 Hb＜80g/L，或 Hct＜0.24，并伴有心慌、发绀等临床缺氧症状或存在活动性出血。

（7）婴幼儿围术期 Hb 水平应维持在 80～90g/L。

2. 新生儿红细胞输注指征

（1）出生 24h 内静脉血 Hb＜130g/L。

（2）急性失血量≥血容量的 10%。

（3）医源性失血累计≥血容量的 5%～10%。

（4）严重新生儿溶血病患儿伴血脑屏障发育不完善者应进行换血治疗。

（5）外科手术时，Hb 应维持在 100g/L（或 Hct＞0.30）以上。

（6）慢性贫血患儿，Hb＜100g/L（或 Hct＜0.25～0.3），并伴有贫血症状。

（7）患有严重呼吸系统疾病的新生儿 Hb＜130g/L。

3. 极低出生体重儿红细胞输注指征

（1）出生时严重贫血和（或）低血容量性休克。

（2）一次性失血量≥血容量的 10%。

（3）第一周 Hct＜0.40，第二周 Hct＜0.35。

（4）出生后第 2 周仍有严重肺部疾病或动脉导管未闭的患婴，Hct＜0.40。

（5）2 周龄以上慢性肺部疾病患儿 Hct＜0.35。

【用法用量】　一般说，输注全血 6.5～7ml/kg，悬浮红细胞 3.5～4ml/kg 可提高 Hb 约 10g/L。去白细胞悬浮红细胞及洗涤红细胞在制备过程中分别有最大不超过 15% 和 30% 的红细胞丢失，因此输注量可适当增加。

红细胞输注量（ml）=［期望 Hb 值（g/L）-当前 Hb 值（g/L）］×体重（kg）×0.3（输悬浮红细胞为 0.3，若输全血则为 0.6）。

儿童输血量应按每次 10ml/kg 进行输注，必要时 8～12h 后重复输注。输血速度宜慢（特别是出生后 1 周内），以避免引起脑血流波动导致颅内出血。

新生儿一般按每次 10～20ml/kg，采用输血泵缓慢静脉输注，一般不少于 2h。

血小板　Platelet

【输注指征】

1. 一般儿科血小板输注指征

（1）血小板计数＜5×10⁹/L，需紧急输注血小板。

（2）血小板计数＜10×10⁹/L 时，可能引起危及生命的颅内或重要脏器的自发出血时，应及时输注足量血小板。

（3）对 ITP（免疫性/特发性血小板减少性紫癜）患者而言，一般不主张输注血小板进行治疗，但急性 ITP 患儿有大出血或需进行手术治疗时输注血小板是需要的。同时给予糖皮质激素和（或）丙种球蛋白，其不但可以阻断抗原-抗体反应,减少血小板的破坏，还可起到减少出血危险的作用。

（4）一般预防性血小板输注的临界值为 $10×10^9/L$，但血小板<$20×10^9/L$，伴有发热、感染或有潜在出血部位需预防性输注血小板。若血小板计数≥$10×10^9/L$，但临床有明显出血症状或疑有重要部位出血（如颅内出血、眼底出血等）需预防性输注血小板。

急性白血病、再生障碍性贫血、DIC、化疗等导致血小板减少时，还可能伴有多种凝血因子的缺乏，出血情况可能与血小板减少严重程度不成正比，应加以注意。

血小板计数（30~50）$×10^9/L$，一般不需输注血小板，但若伴有出血倾向且需进行创伤治疗者，如手术、活检时需预防性输注血小板。

（5）血小板计数<$50×10^9/L$，伴有出血倾向。

（6）DIC 时血小板大量消耗，当血小板计数<$50×10^9/L$ 或渗血不止时，应输入足量血小板。

（7）特发性血小板减少性紫癜患者处于月经期时应维持血小板计数>$50×10^9/L$ 水平，以减少出血风险。

（8）一般侵入性检查或腹部手术血小板应提升至 $50×10^9/L$ 以上，但脑部、内眼、某些泌尿外科手术应将血小板提升至 $100×10^9/L$ 以上。

（9）先天及获得性血小板功能障碍并伴出血，如血小板无力症、巨大血小板综合征、血小板型血管性假血友病、尿毒症、阿司匹林类药物等所致的出血。

（10）血小板生成障碍性血小板减少伴严重出血，如白血病、再生障碍性贫血、淋巴瘤、大剂量化疗和放疗、急性特发性血小板减少性紫癜出现大出血或需接受手术治疗。

2. 新生儿血小板输注指征

（1）血小板计数<$20×10^9/L$，即便病情稳定也应预防性输注。

（2）血小板计数<50×10⁹/L，需进行侵入性检查时。

（3）血小板计数在（50～100）×10⁹/L，伴有明显出血的情况。

（4）血小板计数在（50～100）×10⁹/L，病情不稳定时应考虑预防性输注。英国对未足月或足月新生儿的输注血小板的参考阈值为：$50 \times 10^9/L$，有出血症状；$30 \times 10^9/L$，无出血症状；$20 \times 10^9/L$，无出血、病情稳定的未足月或足月新生儿。一般建议维持新生儿血小板计数>$50 \times 10^9/L$，早产儿血小板计数>$100 \times 10^9/L$ 的水平。

（5）若血小板减少症是由血小板过度激活所致（如肝素诱导性血小板减少症、血栓性血小板减少性紫癜等），应针对病因进行治疗，输注血小板无效，甚至可能加重血栓形成。例如，血栓性血小板减少性紫癜患者除非发生威胁生命的出血，否则应避免输注血小板。肝素诱导型血小板减少症患者输注血小板后可导致急性动脉栓塞。

【用法用量】

1. 体重较小的儿童（体重低于20kg），给予10～15ml/kg直至1个成人剂量的浓缩血小板。

2. 体重较大的儿童，应当使用1个成人剂量的浓缩血小板。也可按以下计算公式计算。

应用血小板数=（期望达到的血小板计数−输血前血小板计数）×体表面积×2.5×1/0.67（约33%的血小板进入脾脏）

3. 血小板输注的时间建议在30min左右输完。

冷沉淀　Coldprecipitate

【输注指征】

1. 儿童及成人甲型血友病、血管性假血友病。

2. 先天性或获得性纤维蛋白原缺乏症及FⅧ缺乏症。

3. 严重创伤、烧伤、严重感染、白血病和肝衰竭时，引起的获得性纤维结合蛋白缺乏患者,纤维结合蛋白是机体的一种调理蛋白,当水平下降明显时,可使单核巨噬系统功能受抑制,从而导致吞噬功能降低。

4. 手术后出血:DIC、重症创伤等患者的替代疗法。

5. 用于治疗口腔及胃溃疡:总有效率为 97.5%。

6. 获得性凝血因子缺乏、严重肝病等。

【用法用量】

常用剂量　补充凝血因子需 10～20U/kg（6～10U/50kg）,补充纤维蛋白原:成人 1 次 8～10U,儿童 2U/10kg。

治疗血友病甲出血时,宜尽快使患者接受负荷剂量的冷沉淀,以使患者因子Ⅷ迅速达到所期望的浓度,其后每 8～12 小时以小剂量维持。为防止血友病甲的患者术后出血,在术后可能需要给患者输注 10d 或更长时间的冷沉淀。期间应定期检测Ⅷ因子水平,调整冷沉淀用量。

冷沉淀用于治疗Ⅷ因子缺乏时,可借助以下公式计算用量。所需的冷沉淀袋数=[期望Ⅷ因子升高水平（%）×患者血浆容量（ml）]。患者血浆容量可使用 4%体重（kg）×1000公式替代。

（邹　凝）

第14章

常用中成药

第一节 解表清热

小儿豉翘清热颗粒

【成分】 连翘、淡豆豉、薄荷、荆芥、栀子(炒)、大黄、青蒿、赤芍、槟榔、厚朴、黄芩、半夏、柴胡、甘草。

【适应证】 小儿风热感冒挟滞证，发热咳嗽，鼻塞流涕，咽红肿痛，纳呆口渴，脘腹胀满，便秘或大便酸臭，溲黄。

【用法用量】 开水冲服。每日3次。

6月龄至1岁：1次1～2g(0.5～1袋)。

2～3岁：1次2～3g(1～1.5袋)。

4～6岁：1次3～4g(1.5～2袋)。

7～9岁：1次4～5g(2～2.5袋)。

10岁及以上：1次6g(3袋)。

【不良反应及禁忌证】 尚不明确。

【注意事项】 尚不明确。

小儿咽扁颗粒

【成分】 金银花、射干、金果榄、桔梗、玄参、麦冬、人工牛黄、冰片。

【适应证】 清热利咽，解毒止痛。用于小儿肺卫热盛所致的喉痹、乳蛾，症见咽喉肿痛、咳嗽痰盛、口舌糜烂；

急性咽炎、急性扁桃体炎见上述证候者。

【用法用量】 开水冲服。

1～2岁：1次4g，每日2次。

3～5岁：1次4g，每日3次。

6～14岁：1次8g，每日2～3次。

【不良反应及禁忌证】 尚不明确。

【注意事项】 尚不明确。

金银花口服液

【成分】 金银花。辅料为蔗糖，苯甲酸钠。

【适应证】 清热解毒，疏散风热。用于暑热内犯所致的中暑、痱疹鲜红、头部疖肿。

【用法用量】 口服。疗程3日。

3岁以下：1次10ml，每日2次。

3～7岁：1次10ml，每日3次。

7岁以上：1次20ml，每日3次。

【不良反应及禁忌证】 尚不明确。

【注意事项】

1. 服药时饮食宜清淡。

2. 不宜在服药期间同时服用滋补性中药。

3. 服药3d症状无缓解，或出现其他严重症状时应停药，并去医院就诊。

4. 按照用法用量服用，婴幼儿应在医师指导下服用。

5. 对本品过敏者禁用，过敏体质者慎用。

6. 药品性状发生改变时禁止服用。

7. 儿童必须在成人监护下使用。

8. 请将此药品放在儿童不能接触的地方。

9. 如正在服用其他药品，使用本品前请咨询医师或药师。

蒲地蓝消炎口服液

【药物特点】　本品对大肠埃希菌和脆弱类杆菌所致小鼠皮下混合感染的脓肿形成有一定抑制作用,对金黄色葡萄球菌和脆弱类杆菌腹腔注射所致小鼠感染有一定的保护作用,对二甲苯致小鼠耳廓肿胀和角叉菜胶所致大鼠足跖肿胀均有一定的抑制作用,对伤寒菌苗所致家兔体温升高也有一定的抑制作用。

【成分】　蒲公英、苦地丁、板蓝根、黄芩。

【适应证】　清热解毒,抗炎消肿。用于疖肿、腮腺炎、咽炎、扁桃体炎等。

【用法用量】　口服。1 次 10ml, 每日 3 次, 小儿酌减。如有沉淀, 摇匀后服用。

【不良反应】　恶心、呕吐、腹胀、腹痛、腹泻、乏力、头晕等;皮疹、瘙痒等变态反应。

【禁忌证】　对本药品及所含成分过敏者禁用。

【注意事项】

1. 孕妇慎用。

2. 过敏体质者慎用。

3. 症见腹痛、喜暖、泄泻等脾胃虚寒者慎用。

【药物相互作用】　如与其他药物同时使用可能会发生药物相互作用,详情请咨询医师或药师。

四季抗病毒合剂

【成分】　鱼腥草、桔梗、桑叶、连翘、荆芥、薄荷、紫苏叶、苦杏仁、芦根、菊花、甘草。

【适应证】　清热解毒,消炎退热。用于上呼吸道感染,病毒性感冒, 流感, 腮腺炎等病毒性感染疾病。症见头痛,发热, 流涕, 咳嗽等。

【用法用量】　口服。每日 3 次。或遵医嘱。

成人：1 次 10～20ml。

2 岁以下：1 次 2.5～3ml。

2～5 岁：1 次 5ml。

6～7 岁：1 次 5～10ml。

【不良反应及禁忌证】　尚不明确。

【注意事项】　本品如有少量沉淀，可摇匀后服用，不影响疗效。

清开灵口服液

【成分】　胆酸、珍珠母、猪去氧胆酸、栀子、水牛角、板蓝根、黄芩苷、金银花。

【适应证】　清热解毒，镇静安神。用于外感风热时毒、火毒内盛所致高热不退、烦躁不安、咽喉肿痛、舌质红绛、苔黄、脉数者；上呼吸道感染、病毒性感冒、急性化脓性扁桃体炎、急性咽炎、急性气管炎、高热等病症属上述证候者。

【用法用量】　口服。1 次 2～3 支（20～30ml），每日 2 次；儿童酌减。

【不良反应及禁忌证】　尚不明确。

【注意事项】　久病体虚患者如出现腹泻时慎用。

参苏口服液

【成分】　党参、紫苏叶、葛根、前胡、茯苓、半夏（制）、陈皮、枳壳（炒）、桔梗、甘草、木香、生姜、大枣。

【适应证】　益气解表，疏风散寒，祛痰止咳。用于身体虚弱、感受风寒所致的感冒，症见恶寒发热、头痛鼻塞、咳嗽痰多、胸闷呕逆、乏力气短。

【用法用量】　口服，1 次 10ml，每日 3 次。

【不良反应】　偶见口干、头晕。

【禁忌证及注意事项】　尚不明确。

【药物相互作用】　如与其他药物同时使用可能会发生药物相互作用，详情请咨询医师或药师。

第二节　消　　导

山葡健脾颗粒

【成分】　山楂、沙棘（鲜）、葡萄糖酸锌。

【适应证】　健脾消食。用于 1～7 岁儿童缺锌患者或表现为脾虚食滞引起的厌食，异食癖，反复口疮，上呼吸道感染等症。

【用法用量】　口服。1 次 1 袋，每日 1 次。

【不良反应及禁忌证】　尚不明确。

【注意事项】

1. 使用疗程不超过 3 个月。

2. 在医师指导下使用。

健儿消食口服液

【成分】　黄芪、白术（麸炒）、陈皮、麦冬、黄芩、山楂（炒）、莱菔子（炒）。辅料：蜂蜜，山梨酸。

【适应证】　健脾益胃，理气消食。用于小儿饮食不节损伤脾胃引起的纳呆食少，脘胀腹满，手（足）心热，自汗乏力，大便不调，以至厌食、恶食。

【用法用量】　口服，用时摇匀；每日 2 次。

3 岁以下：1 次 5～10ml。

3 岁及以上：1 次 10～20ml。

【不良反应及禁忌证】　尚不明确。

【注意事项】

1. 患儿平时应少吃巧克力及带颜色的饮料，以及油腻厚味等不易消化的食品。

2. 过敏体质者慎用。

3. 药品性状发生改变时禁止服用。

4. 儿童必须在成人的监护下使用。

5. 请将此药品放在儿童不能接触的地方。

6. 如正在服用其他药品，使用本品前请咨询医师或药师。

四磨汤口服液

【成分】　木香、枳壳、槟榔、乌药。

【适应证】　顺气降逆，消积镇痛。用于婴幼儿乳食内滞证，症见腹胀、腹痛、啼哭不安、厌食纳差、腹泻或便秘；中老年气滞、食积证，症见脘腹胀满、腹痛、便秘；以及腹部手术后促进肠胃功能的恢复。

【用法用量】　口服。

新生儿：1次3～5ml，1日3次，疗程2d。

幼儿：1次10ml，1日3次，疗程3～5d。

成人：1次20ml，1日3次，疗程1周。

【不良反应】　尚不明确。

【禁忌证】　孕妇、肠梗阻、肠道肿瘤、消化道术后禁用。

【注意事项】

1. 一般手术患者在手术后12h第一次服药，再隔6h第二次服药，以后常法服用或遵医嘱。

2. 冬天服用时，可将药瓶放置温水中加温5～8min后服用。

3. 药液如有微量沉淀，属正常情况，可摇匀后服用，以保证疗效。

胃 肠 安 丸

【成分】　木香、沉香、枳壳（麸炒）、檀香、大黄、厚朴（姜制）、麝香、巴豆霜、大枣（去核）、川芎等。

【适应证】　芳香化浊，理气镇痛，健胃导滞。用于湿浊中阻、食滞不化所致的腹泻、纳差、恶心、呕吐、腹胀、腹痛；消化不良、肠炎（肠系膜淋巴结炎、幽门螺杆菌感染、轮状病毒感染）、痢疾见上述证候者。

【用法用量】　口服。

成人：1 次 4 丸，每日 3 次。

1 岁以下：1 次 1 丸，每日 2～3 次。

1～3 岁：1 次 1～2 丸，每日 3 次。3 岁以上酌加。

【不良反应】　尚不明确。

【禁忌证】　孕妇禁用。

【注意事项】　本品含巴豆霜；运动员慎用；脾胃虚弱者慎用。

第三节　止 咳 平 喘

小儿咳喘灵泡腾片

【成分】　麻黄、金银花、苦杏仁、板蓝根、石膏、甘草、瓜蒌；辅料：酒石酸、碳酸氢钠、甘露醇、阿斯帕坦、中链酸脂肪酸甘油三酯、聚山梨酯、硬脂酸镁。

【适应证】　宣肺、清热，止咳、祛痰。用于上呼吸道感染引起的咳嗽。

【用法用量】　把药片放入杯中，加温开水使药物完全溶解后口服。每日 3 次。

1～3 岁：1 次 1 片，用温开水 30ml 泡腾溶解后口服。

4～5 岁：1 次 1.5 片，用温开水 60ml 泡腾溶解后日服。

6～7 岁：1 次 2 片，用温开水 100ml 泡腾片溶解后口服。

【不良反应及禁忌证】　尚不明确。

【注意事项】

1. 运动员慎用：运动员应在医师指导下使用。

2. 忌食生冷辛辣食物。

3. 在服用咳嗽药时应停止服补益中成药。

4. 本品是以清宣肺热，止咳平喘为主，可以在小儿发热初起，咳嗽不重的情况下服用，若见高热痰多，气促鼻扇者应及时就诊。

5. 咳嗽久治不愈，或频咳伴吐，则应去医院就诊。

6. 按照用法用量服用，服药 3d 症状无改善或服药期间症状加重者，应及时就医。

7. 对本品过敏者禁用，过敏体质者慎用。

8. 本品性状发生改变时禁止使用。

9. 儿童必须在成人的监护下使用。

10. 请将本品放在儿童不能接触的地方。

11. 如正在服用其他药品，使用本品前请咨询医师或药师。

肺力咳合剂

【成分】　黄芩、前胡、百部、红花龙胆、梧桐根、白花蛇舌草、红管药。

【适应证】　清热解毒、镇咳祛痰、用于痰热犯肺所引起的咳嗽痰黄，支气管哮喘，气管炎见上述证候者。

【用法用量】　口服，7 岁以下，1 次 10ml；7～14 岁，1 次 15ml；成人，1 次 20ml；每日 3 次；或遵医嘱。

【不良反应及禁忌证】　尚不明确。

【注意事项】

1. 孕妇慎服。

2. 本品含辅料阿斯帕坦。苯丙酮尿酸症患者不宜使用。

3. 用时摇匀。

百 蕊 颗 粒

【成分】　百蕊草。

【适应证】　清热消炎，止咳化痰。用于急慢性咽喉炎、支气管炎、鼻炎、感冒发热、肺炎等。

【用法用量】　开水冲服。1 次 1 袋，每日 3 次。

【不良反应及禁忌证】　尚不明确。

【注意事项】　尚不明确。

清宣止咳颗粒

【成分】　桑叶、薄荷、苦杏仁（炒）、桔梗、白芍、枳壳、陈皮、紫菀、甘草。辅料：蔗糖、糊精。

【适应证】　疏风清热，宣肺止咳。用于小儿外感风热咳嗽，证见：咳嗽，咳痰，发热或鼻塞，流涕，微恶风寒，咽红或痛。

【用法用量】　开水冲服。1～3 岁：每次 1/2 包；4～6 岁：3/4 包；7～14 岁：每次 1 包；每日 3 次。

【不良反应】　尚不明确。

【禁忌证】　糖尿病患儿禁服。

【注意事项】

1. 忌食辛辣、生冷、油腻食物。

2. 婴儿应在医师指导下服用。

3. 脾虚易腹泻者慎服。

4. 风寒袭肺咳嗽不适用，症见发热恶寒、鼻流清涕、咳嗽痰白等。

5. 服药 3d 症状无缓解，应去医院就诊。

6. 对本品过敏者禁用，过敏体质者慎用。

7. 本品性状发生改变时禁止使用。

8. 儿童必须在成人监护下使用。

9. 请将本品放在儿童不能接触的地方。

10. 如正在使用其他药品，使用本品前请咨询医师或药师。

小儿化痰止咳颗粒

【成分】 桔梗流浸膏、桑白皮流浸膏、吐根酊、盐酸麻黄碱。辅料：折腾、枸橼酸、枸橼酸钠、香精。

【适应证】 祛痰镇咳。用于小儿支气管炎所致的咳嗽、咳痰。

【用法用量】 开水冲服。1 岁 1 次 1/2 袋；2～5 岁，1 次 1 袋；6～10 岁，1 次 1～2 袋；每日 3 次。

【不良反应】 可见恶心、呕吐。

【禁忌证】 高血压、动脉硬化、心绞痛、甲状腺功能亢进等患者禁用。

【注意事项】

1. 忌食辛辣、生冷、油腻食物。

2. 婴儿及糖尿病患儿应在医师指导下服用。

3. 心脏病患儿慎用。脾虚易腹泻者慎服。

4. 本品含盐酸麻黄碱。运动员慎用；青光眼患者应在医师指导下使用；服用后如有头晕、头痛、心动过速、多汗等症状应咨询医师或药师。

5. 本品为祛痰、止咳的中西药复方制剂，适用于小儿肺热咳嗽轻症。

6. 不能过量服用，可引起严重的恶心呕吐。

7. 服药 3d 症状无缓解，应去医院就诊。

8. 严格按照用法用量服用，本品不宜长期服用。

9. 对本品过敏者禁用，过敏体质者慎用。

10. 本品性状发生改变时禁止使用。

11. 儿童必须在成人监护下使用。

12. 请将本品放在儿童不能接触的地方。

13. 如正在使用其他药品，使用本品前请咨询医师或药师。

14. 本品不应与优降宁等单胺氧化酶抑制药合用。

15. 本品不应与磺胺嘧啶、呋喃妥因同用。

16. 本品不应与洋地黄类药物同用。

17. 如与其他药物同时使用可能会发生药物相互作用，详情请咨询医师或药师。

小儿肺热咳喘口服液

【成分】　麻黄、苦杏仁、石膏、甘草、金银花、连翘、知母、黄芩、板蓝根、麦冬、鱼腥草。辅料：苯甲酸钠、甜蜜素。

【适应证】　清热解毒，宣肺化痰。用于热邪犯于肺卫所致发热、汗出、微恶风寒、咳嗽、痰黄，或兼喘息、口干而渴。

【用法用量】　口服。

1~3 岁，1 次 1 支，每日 3 次；4~7 岁，1 次 1 支，每日 4 次；8~12 岁，每次 2 支，每日 3 次，或遵医嘱。

【不良反应】　大剂量服用，可能有轻度胃肠不适反应。

【禁忌证】　尚不明确。

【注意事项】

1. 忌辛辣、生冷、油腻食物。

2. 不宜在服药期间同时服用滋补性中药。

3. 婴儿应在医师指导下服用。

4. 风寒闭肺、内伤久咳者不适用。

5. 高血压、心脏病患儿慎用。脾虚易腹泻者应在医师指导下服用。

6. 发热，体温超过 38.5℃的患者，应去医院就诊。

7. 服药 3d 天症状无缓解，应去医院就诊。

8. 对本品过敏者禁用，过敏体质者慎用。

9. 本品性状发生改变时禁止使用。

10. 儿童必须在成人监护下使用。

11. 请将本品放在儿童不能接触的地方。

12. 如正在使用其他药品，使用本品前请咨询医师或药师。

13. 运动员慎用。

第四节　镇　静　止　惊

回　春　散

【成分】　白丑、白鲜皮、土茯苓、五加皮、连翘、金银花、薄荷、山豆根、花粉、山栀、皂角子、桔梗、甘草、人参。

【适应证】　清热定惊，驱风祛痰。用于小儿惊风，感冒发热，呕吐腹泻，咳嗽气喘。

【用法用量】　口服。每日 2 次。

1 岁以下：1 次 0.1g（1/3 袋）。

1～2 岁：1 次 0.2g（2/3 袋）。

3～4 岁：1 次 0.3g（1 袋）。

5 岁以上：1 次 0.4～0.6g（4/3～2 袋）。

【不良反应及禁忌证】　尚不明确。

【注意事项】　运动员慎用。

安宫牛黄丸

【成分】　牛黄、水牛角浓缩粉、麝香、珍珠、朱砂、雄黄、黄连、黄芩、栀子、郁金、冰片。

【适应证】　清热解毒，镇惊开窍。用于热病，邪入心包，高热惊厥，神昏谵语；卒中昏迷及脑炎、脑膜炎、中毒性脑病、脑出血、败血症见上述证候者。

【用法用量】　口服。1 次 1 丸，每日 1 次；3 岁以内，1 次 1/4 丸；4～6 岁，1 次 1/2 丸，每日 1 次；或遵医嘱。

【不良反应】　有文献报道不当使用本品致体温过低，

亦有个别患者引起变态反应。

【禁忌证】 尚不明确。

【注意事项】

1. 本品为热闭神昏所设，寒闭神昏不得使用。

2. 本品处方中含麝香，芳香走窜，有损胎气，孕妇慎用。

3. 服药期间饮食宜清淡，忌食辛辣油腻之品，以免助火生痰。

4. 本品处方中含朱砂、雄黄，不宜过量久服，肝肾功能不全者慎用。

5. 在治疗过程中如出现肢寒畏冷，面色苍白，冷汗不止，脉微欲绝，由闭证变为脱证时，应立即停药。

6. 高热神昏，卒中昏迷等口服本品困难者，当鼻饲给药。

7. 孕妇及哺乳期妇女、儿童、老年人使用本品应遵医嘱。

8. 运动员慎用。

9. 过敏体质者慎用。

10. 儿童必须在成人的监护下使用。

11. 如正在服用其他药品，使用本品前请咨询医师。

12. 服用前应除去蜡皮、塑料球壳及玻璃纸；本品可嚼服，也可分份吞服。

第五节 补 气

槐杞黄颗粒

【成分】 槐耳菌质、枸杞子、黄精。辅料为蔗糖、淀粉、矫味剂。

【适应证】 益气养阴。适用于气阴两虚引起的儿童体质虚弱，反复感冒或老年人病后体虚，头晕，头昏，神疲乏力，口干气短，心悸，易出汗，食欲缺乏，大便秘结。

【用法用量】 开水冲服。

儿童：1～3 岁，1 次半袋，每日 2 次；4～12 岁，1 次 1 袋，每日 2 次。

成人：每次 1～2 袋，每日 2 次。

【不良反应】　偶见轻微腹泻。

【禁忌证】　糖尿病患者禁服。

【注意事项】

1. 忌辛辣、生冷、油腻食物。

2. 感冒发热患者不宜服用。

3. 本品宜饭前服用。

4. 高血压、心脏病、肝病、肾病等慢性病患者应在医师指导下使用。

5. 服药 2 周症状无缓解，应去医院就诊。

6. 孕妇应在医师指导下使用。

7. 对本品过敏者禁用，过敏体质者慎用。

8. 本品性状发生改变时禁止使用。

9. 儿童必须在成人监护下使用。

10. 请将本品放在儿童不能接触的地方。

11. 如正在使用其他药品，使用本品前请咨询医师或药师。

（邹　凝）

参 考 文 献

冯国艳，李惠英，李发双，等. 西咪替丁联合用药治疗过敏性紫癜研究进展[J]. 医药前沿，2018，8（22）：9-10.

李永昌. 干扰素雾化吸入佐治婴儿病毒性肺炎临床观察[J]. 实用医技杂志，2005，12（7）：1882-1883.

慢性乙型肝炎特殊患者抗病毒治疗专家委员会. 慢性乙型肝炎特殊患者抗病毒治疗专家共识：2014 年更新. 中国肝脏病杂志（电子版），2014，6（1）：77-83.

王斌，周爱华，陈静，等. 多索茶碱辅助治疗儿童哮喘急性发作临床研究[J]. 儿科药学杂志，2013，19（7）：24-26.

韦昆成. 干扰素联合沙丁胺醇、布地奈德雾化吸入佐治毛细支气管炎疗效观察[J]. 儿科药学杂志，2008，14（4）：41-43.

吴小华，杨康志，吴珊霞，等. α-2b 干扰素雾化吸入治疗疱疹性咽峡炎 80 例疗效观察[J]. 现代中西医结合杂志，2007，16（18）：2528-2529.

张家祥，林惠泉，陈锦珊，等. 多索茶碱静脉应用治疗儿童哮喘急性发作的临床研究[J]. 中华儿科杂志，2004，42（2）：143-144.

张绍军. 干扰素雾化吸入治疗流行性感冒探讨[J]. 现代中西医结合杂志，2007，16（5）：618-619.

APASL Asian-Pacific Association for the Study of the Liver. Asian-Pacific consensus statement on the management of chronic hepatitis B：a 2012 update. Hepatol Int，2012，6（4）：531-561.

Centers for Disease Control and Prevention，National Institutes of Health，HIV Medicine Association of the Infectious Diseases Society of America，et al. Guidelines for the prevention and treatment of opportunistic infections among HIV-exposed and HIV-infected children. Recommendations from CDC，the National Institutes of Health，the HIV Medicine Association of the Infectious Diseases Society of America，the Pediatric Infectious Diseases Society，and the American Academy of Pediatrics[J]. MMWR Recomm Rep，2009，58（11）：1-166.

Centers for Disease Control and Prevention，National Institutes of Health，HIV Medicine Association of the Infectious Diseases Society of America，et al. Guidelines for Prevention and Treatment of Opportunistic Infections in HIV-Infected Adults and Adolescents：Recommendations from the CDC，the National Institutes of Health，and the HIV Medicine Association of the Infectious Diseases Society of America[J]. MMWR Recomm Rep，2009，58（4）：1-207.

Chapman SW，Dismukes WE，Proia LA，et al. Clinical practice guidelines for the management of blastomycosis：2008 update by the Infectious Diseases Society of America[J]. Clin Infect Dis，2008，46（12）：1801-1812.

Etienne M Sokal，Massimiliano Paganelli，Stefan Wirth，et al. Management of chronic hepatitis B in childhood：ESPGHAN clinical practice guidelines：

Consensus of an expert panel on behalf of the European Society of Pediatric Gastroenterology, Hepatology and Nutrition.

Kauffman CA, Bustamante B, Chapman SW, et al. Clinical practice guidelines for the management of sporotrichosis: 2007 update by the Infectious Diseases Society of America[J]. Clin Infect Dis, 2007, 45（10）: 1255-1265.

Muelleman PJ, Doyle JA, House RF Jr. Eczema herpeticum treated with oral acyclovir. J Am Acad Dermatol, 1986, 15: 716-717.

Panel on Antiretroviral Therapy and Medical Management of HIV-Infected Children: Guidelines for the use of antiretroviral agents in pediatric HIV infection. AIDSinfo, U. S. Department of Health and Human Services（HHS）. Rockville, MD. 2015. Available from URL: http: //aidsinfo. nih. gov/ contentfiles/ lvguidelines/pediatricguidelines. pdf. As accessed 2015-04-16.

Patterson TF, Thompson GR, Denning DW, et al. Practice guidelines for the diagnosis and management of aspergillosis: 2016 update by the Infectious Diseases Society of America[J]. Clin Infect Dis, 2016, 63（4）: 1-60.

Product Information. ZOVIRAX（R）topical cream, acyclovir 5% topical cream. Valeant Pharmaceuticals North America LLC（per DailyMed）, Bridgewater, NJ, 2011.

Product Information: acyclovir oral capsules, oral tablets, acyclovir oral capsules, oraltablets. Mylan Pharmaceuticals Inc.（per DailyMed）, Morgantown, WV, 2012.

Product Information: acyclovir oral suspension, acyclovir oral suspension. Actavis Mid Atlantic LLC（per DailyMed）, Lincolnton, NC, 2010.

Product Information: BARACLUDE（R）oral tablets, solution, entecavir oral tablets, solution. Bristol-Myers Squibb Company（per manufacturer）, Princeton, NJ, 2014.

Product Information: EPIVIR（R）oral tablets, oral solution, lamivudine oral tablets, oral solution. ViiV Healthcare（per FDA）, Research Triangle Park, NC, 2016.

Product Information: EPIVIR-HBV oral tablets oral solution, lamivudine oral tablets oral solution. GlaxoSmithKline（per FDA）, Research Triangle Park, NC, 2013.

Product Information: MYCAMINE（R）lyophilized powder for IV injection, micafungin sodium lyophilized powder for IV injection. Astellas Pharma US, Inc.（per manufacturer）, Northbrook, IL, 2013.

Van Burik JA, Ratanatharathorn V, Stepan DE, et al. Micafungin versus fluconazole for prophylaxis against invasive fungal infections during neutropenia in patients undergoing hematopoietic stem cell transplantation[J]. Clin Infect Dis, 2004, 39（10）: 1407-1416.

Walsh TJ, Anaissie EJ, Denning DW, et al. Treatment of aspergillosis: clinical practice guidelines of the Infectious Diseases Society of America[J]. Clin Infect Dis, 2008, 46（3）: 327-360.

Wheat LJ, Freifeld AG, Kleiman MB, et al. Clinical practice guidelines for the management of patients with histoplasmosis: 2007 update by the Infectious Diseases Society of America[J]. Clin Infect Dis, 2007, 45（7）: 807-825.

Woolfson H. Oral acyclovir in eczema herpeticum. Br Med J, 1984, 288: 531-532.